常见疼痛综合征

Atlas of Common Pa Syndromes

（第4版）

[美] 史蒂文·沃尔德曼
（Steven D. Waldman） —— 著

谭宏宇　王天龙　冯艺 ———— 主译

清华大学出版社

北京

北京市版权局著作权合同登记号　图字：01-2018-0456

Elsevier (Singapore) Pte Ltd.
3 Killiney Road, #08-01 Winsland House I,
Singapore 239519
Tel: (65) 6349-0200; Fax: (65) 6733-1817

Atlas of Common Pain Syndromes, 4/E
Copyright © 2019 by Elsevier, Inc. All rights reserved.
Previous editions copyrighted 2012, 2008, and 2002.
ISBN: 9780323547314

This Translation of Atlas of Common Pain Syndromes, 4/E by Steven D. Waldman was undertaken by Tsinghua University Press and is published by arrangement with Elsevier (Singapore) Pte Ltd.

Atlas of Common Pain Syndromes, 4/E by Steven D. Waldman由清华大学出版社进行翻译，并根据清华大学出版社与爱思唯尔（新加坡）私人有限公司的协议约定出版。

《常见疼痛综合征》（第4版）（谭宏宇　王天龙　冯艺　主译）

ISBN: 9787302615040

Copyright © 2022 by Elsevier (Singapore) Pte Ltd. and Tsinghua University Press.

All rights reserved. No part of this publication may be reproduced or transmitted in any form or by any means, electronic or mechanical, including photocopying, recording, or any information storage and retrieval system, without permission in writing from Elsevier (Singapore) Pte Ltd. and Tsinghua University Press.

Printed in China by Tsinghua University Press under special arrangement with Elsevier (Singapore) Pte Ltd. This edition is authorized for sale in the People's Republic of China only, excluding Hong Kong SAR, Macau SAR and Taiwan. Unauthorized sale of this edition is a violation of the contract.

版权所有，侵权必究。举报：010-62782989，beiqinquan@tup.tsinghua.edu.cn。

图书在版编目（CIP）数据

常见疼痛综合征：第4版 / （美）史蒂文·沃尔德曼(Steven D. Waldman) 著；谭宏宇，王天龙，冯艺主译. — 2版. — 北京：清华大学出版社，2022.8
书名原文: Atlas of Common Pain Syndromes
ISBN 978-7-302-61504-0

Ⅰ. ①常⋯　Ⅱ. ①史⋯ ②谭⋯ ③王⋯ ④冯⋯　Ⅲ. ①疼痛—诊疗　Ⅳ. ①R441.1

中国版本图书馆CIP数据核字(2022)第139341号

责任编辑：肖　军
封面设计：钟　达
责任校对：李建庄
责任印制：丛怀宇

出版发行：清华大学出版社
　　　　　网　　　址：http://www.tup.com.cn, http://www.wqbook.com
　　　　　地　　　址：北京清华大学学研大厦A座　　　　邮　　编：100084
　　　　　社　总　机：010-83470000　　　　邮　　购：010-62786544
　　　　　投稿与读者服务：010-62776969, c-service@tup.tsinghua.edu.cn
　　　　　质量反馈：010-62772015, zhiliang@tup.tsinghua.edu.cn
印　装　者：北京博海升彩色印刷有限公司
经　　销：全国新华书店
开　　本：210mm×285mm　　　印　　张：32.25　　　字　　数：1010千字
版　　次：2019年4月第1版　　　2022年10月第2版　　　印　　次：2022年10月第1次印刷
定　　价：298.00元

产品编号：089671-01

译 者 名 单

主　审　叶铁虎
主　译　谭宏宇　王天龙　冯　艺
译　者　（按姓氏笔画排序）

丁　蕾	北京大学肿瘤医院
于　玲	北京大学肿瘤医院
马艳辉	首都医科大学宣武医院
王天龙	首都医科大学宣武医院
王　蕊	首都医科大学宣武医院
付天啸	北京大学肿瘤医院
冯　艺	北京大学人民医院
冯　帅	首都医科大学宣武医院
朱文智	北京大学肿瘤医院
仲崇琳	首都医科大学宣武医院
刘英华	北京大学肿瘤医院
刘　淼	首都医科大学宣武医院
江　鸽	北京大学肿瘤医院
李　君	北京大学人民医院
李宗超	北京大学肿瘤医院
李　硕	北京大学肿瘤医院
杨　磊	北京大学肿瘤医院
杨蕙帆	北京大学人民医院
吴　洁	首都医科大学宣武医院
吴梦鸽	北京大学肿瘤医院
何自静	北京大学肿瘤医院
张云霄	北京大学肿瘤医院
张婷婷	北京大学肿瘤医院
陈冀衡	北京大学肿瘤医院
范志毅	北京大学肿瘤医院
钮　昆	北京大学肿瘤医院
贾怡童	首都医科大学宣武医院
郭云观	北京大学人民医院
董长江	北京大学肿瘤医院
韩　琦	北京大学肿瘤医院
谢乙宁	北京大学肿瘤医院
潭宏宇	北京大学肿瘤医院
樊　珍	首都医科大学宣武医院

前言

　　最近，一位医学生告诉我，她辗转数周一直诊断不明，最终才被确诊为百日咳。请记住，当时我们位于堪萨斯城，而不是孟加拉国。我问了她数个问题："你小时候接种过疫苗吗？""是的""你最近出过国吗？""没有""患上百日咳时感觉如何？""简直糟透了"，她从来没有见过百日咳的病例。然后我问她"百日咳是如何诊断出来的？"学生讲述：刚开始她觉得自己在小儿科轮转时患上了支气管炎，于是两次去校医院咨询，医师也认为她的诊断是支气管炎或早期肺炎，当地的急诊科也给出了同样的诊断；后来她由于呼吸衰竭入住进了ICU。但其间有一名二年级医学生刚刚在医学微生物学课上学习过百日咳，该学生认为也许她的咳嗽是百日咳造成的。开始大家还嘲笑这名同学的判断，但是最终诊断证实为百日咳。

　　你也许会奇怪为什么我会在一本疼痛管理书的前言中提到这个故事。在我看来，我们临床医师总会将自己禁锢在我们各自特定的、个人的疼痛诊断框架中；在这个框架中，我们总会更加相信一些常见的情况，总是坚持循证医学模式。然而，假如遇到特殊情况，这种框架就会约束我们分析患者的病史，也缩小我们的诊断视野。我希望通过第4版《常见疼痛综合征》帮助临床医师认识、诊断和治疗那些他们根本没有想过的疼痛疾病，最终为患者提供更有效的疼痛治疗。

致谢

在此特别感谢爱思唯尔出版社编辑迈克尔·休斯顿（Michael Houston）和凯瑟琳·德弗朗西斯科（Kathryn DeFrancesco），感谢他们敏锐的洞察力，合理的建议和务实高效的职业道德。

史蒂文·沃尔德曼
Steven D. Waldman, MD, JD

目 录

第1节

三叉神经第一支急性带状疱疹
（Acute Herpes Zoster of the First Division of the Trigeminal Nerve）

ICD-10 CODE B02.22

临床综合征

　　带状疱疹是由水痘带状疱疹病毒（varicella-zoster virus，VZV）所引起的传染病。VZV感染不具有免疫力的宿主后，最初的临床表现就如小儿患水痘（varicella）时的表现一样。一般在感染的初期，病毒会移行至脊神经背根或脑神经节（cranial ganglia），随后保持休眠状态而不引起临床症状。在部分个体，病毒会重新活化，然后沿着三叉神经第一分支的感觉路径移动，产生典型的带状疱疹疼痛和皮肤病变。

　　为何病毒的重新活化只发生在部分人的身上，尚不十分清楚，但推论认为：细胞免疫的下降在疾病的进展中扮演了重要角色，病毒在神经节内大量复制后播散到相对应的感觉神经，从而产生临床病变。患有恶性肿瘤（尤其是淋巴瘤）、慢性疾病以及接受各种疗法（化学治疗、激素治疗、放射治疗）的患者细胞免疫反应低下，因此比健康人更易患急性带状疱疹，这也解释了为何带状疱疹多发生在60岁以上老年，而非20岁以下青少年。

　　急性带状疱疹常发生的部位在胸部皮节（thoracic dermatomes），其次是三叉神经第一分支。在很少见的情况下，病毒会侵犯膝状神经节

（geniculate ganglion）而导致听力缺失、耳部水泡和疼痛（图1-1），这一系列症状称作Ramsay Hunt综合征，该病需与三叉神经第一分支的急性带状疱疹鉴别。

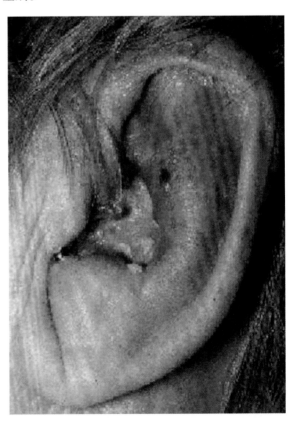

图1-1　Ramsay Hunt综合征

症状和体征

一旦发生病毒再活化，其引起的神经节炎和周围神经炎会产生疼痛，并可能伴有感冒样症状。在三叉神经第一支分布区域的疼痛通常会由不明显的钝痛（dull aching sensation）进展为感觉异常性疼痛（dysesthetic）或神经痛。大部分急性带状疱疹患者的疼痛症状要比皮疹早出现 3 ~ 7 天，因此常导致误诊（见鉴别诊断）。然而当典型的皮疹出现时，大部分患者已可以明确带状疱疹的诊断。如同水痘一样，带状疱疹的皮疹会出现成群的斑点病灶，然后很快变成丘疹，随后再变成水泡（图 1-2）。这些水泡最后会合并、结痂（图 1-3）。此时患部会极度疼痛，任何活动或碰触都会加重疼痛（例如穿衣服或者盖被子）。当这些病灶愈合后，结痂脱落会留下粉红色的瘢痕，然后逐渐地淡化和萎缩。

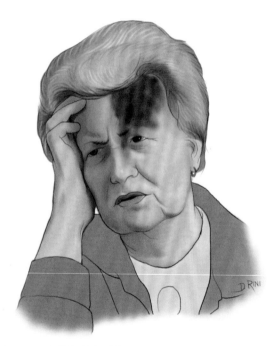

图 1-2 三叉神经的急性带状疱疹的疼痛症状通常发生于水泡状皮疹之前

大部分患者的皮肤表面病灶愈合后，感觉敏化和疼痛也会随之消失。然而有些患者仍有持续疼痛，这种急性带状疱疹常见且令人恐惧的并发症称作疱疹后神经痛（post herpetic neuralgia），高龄人群比普通人群患急性带状疱疹的概率更高（图 1-4）。疱疹后神经痛的程度从轻微可自愈的疼痛到持续性烧灼样痛，触摸、活动时甚至气温改变都会加重疼痛。

这种持续不断的疼痛严重到足以致残，甚至导致患者自杀。为了避免本可自愈的疾病衍变成灾难性的后果，医师必须尽其所能治疗三叉神经的急性带状疱疹。

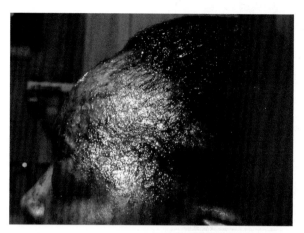

图 1-3 侵犯左侧三叉神经眼支的急性带状疱疹

（Waldman SD. *Pain management*[M]. Philadelphia: Elsevier; 2007.）

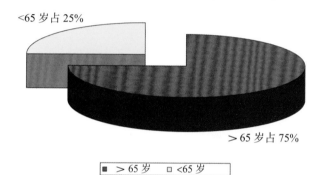

<65 岁占 25%

>65 岁占 75%

■ > 65 岁　□ <65 岁

图 1-4 急性带状疱疹患者的年龄分布

检查

虽然临床大部分病例的诊断并不困难，但少数患者仍需进行确诊试验。对于患有其他相似临床表现的皮肤病患者需要进行确诊试验，例如同时患有卡波西肉瘤（Kaposi's sarcoma）的获得性免疫缺陷综合征患者。对于这些患者，聚合酶链反应检测和免疫荧光抗体检测可以快速确诊带状疱疹病毒，并与单纯疱疹感染鉴别（图 1-5）。对于不复杂的病例，可以取刚形成的水泡基底制作 Tzanck 涂片镜检，如果可以看到多核巨细胞以及嗜酸性内含物，急性带状疱疹的可能性更大（图 1-6）。但是这种价格低廉的床旁检查无法鉴别带状疱疹病毒和单纯疱疹病毒。

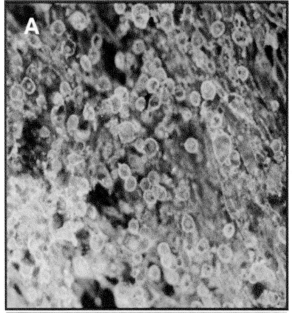

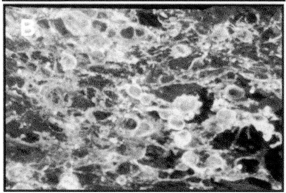

图 1-5　荧光抗体结合膜抗原检测抗水痘 - 带状疱疹病毒 IgG（A）阳性，（B）阴性对照

（Sauerbrei A, Färber I, Brandstädt A, Schacke M, Wutzler P. Immunofluorescence test for sensitive detection of varicella-zoster virus-specific IgG: an alternative to fluorescent antibody to membrane antigen test[J]. *J Virol Methods*. 2004;19(1):15-30.）

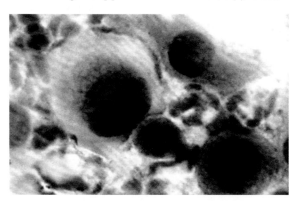

图 1-6　Tzanck 染色显示出的多核巨细胞

（Courtesy Dr. John Minarcik）

鉴别诊断

　　我们须对三叉神经急性带状疱疹患者进行仔细的评估，包括完整的病史和体格检查。目的是排除由于潜在的恶性肿瘤或全身性疾病所致的免疫力低下的情况。及早诊断使我们可以尽早了解临床情况，并预知可能出现的并发症，包括脊髓炎或疾病的播散。造成三叉神经第一支分布区域疼痛的疾病有三叉神经痛、鼻窦疾病、青光眼、眶后肿瘤、炎性疾病（例如 TolosaHunt 综合征）以及颅内病变（包括肿瘤）。

治疗方法

　　治疗三叉神经急性带状疱疹的挑战有两部分：①缓解急性疼痛及症状；②预防并发症（包括带状疱疹后神经痛）。大部分疼痛专家认为越早开始治疗，发生疱疹后神经痛的概率越小。此外，老年人发生带状疱疹后神经痛的风险最高，更应该尽早且积极地接受治疗。

神经阻滞术

　　通过星状神经节阻滞术（stellate ganglion block）采用局部麻醉药（简称局麻药）和糖皮质激素阻滞交感神经是治疗三叉神经急性带状疱疹的首选方法，此法可以缓解疼痛症状，同时可以预防疱疹后神经痛的发生。当水疱结痂时，激素也可以减少神经瘢痕（neural scarring）。一般认为，交感神经阻滞术可减少病毒所致的三叉神经及半月神经节的交感刺激。如果不治疗，交感神经过度兴奋会导致神经微血管床的血流下降，进而造成局部缺血。如果局部缺血持续存在，产生神经内水肿，增加神经内压力，会进一步减少神经内血流，从而导致不可逆的神经损伤。

　　交感神经阻滞术应多次重复治疗，直到患者疼痛完全缓解。当疼痛再发时，应再次进行阻滞术。如果不能早期行交感神经阻滞术，部分患者（尤其是老年人）会遗留疱疹后神经痛。偶尔也有少数患者对星状神经节阻滞术无效，但对三叉神经阻滞术有效。

阿片类镇痛药

当我们进行交感神经阻滞术时，阿片类镇痛药可有效缓解带状疱疹急性期的剧烈疼痛。阿片类镇痛药对神经病理性疼痛疗效较差，这种情况比较常见。规律服用而非按需服用长效的阿片类镇痛药［如吗啡（morphine elixir）、美沙酮（methadone）］可辅助交感神经阻滞术缓解疼痛。因为急性带状疱疹患者大部分高龄或合并多系统疾病，我们应当严密监测强效阿片类药物潜在的不良反应（如精神错乱或眩晕，可导致患者跌倒）。服用阿片类药物的同时应每日补充膳食纤维和氧化镁乳剂预防便秘。

辅助性镇痛药

抗惊厥药加巴喷丁（gabapentin）是治疗三叉神经急性带状疱疹神经炎性疼痛的一线用药。研究认为，加巴喷丁可能有助于预防疱疹后神经痛。应该在病程的早期使用加巴喷丁，同时可以配合神经阻滞术、阿片类镇痛药以及其他辅助类镇痛药（包括抗抑郁药）使用，但应谨慎其对中枢神经的不良反应。加巴喷丁起始剂量为睡前 300mg，在可接受的不良反应下从 300mg 往上递增，直到总剂量达到每日最大量 3 600mg。普瑞巴林起始剂量为 50mg 每日 3 次，不良反应可接受的情况下滴定至最高剂量 100mg 每日 3 次。因为普瑞巴林主要由肾排泄，肾功能不全的患者应减量。

对于患有严重神经病理性疼痛且对神经阻滞术以及加巴喷丁无效的患者可考虑使用卡马西平（carbamazepine）。服药期间应该定期检测血药浓度，特别是正在进行化学治疗（简称化疗）或放射治疗（简称放疗）的患者。苯妥英（phenytoin）也有助于治疗神经病理性疼痛，但不应用于淋巴瘤患者；此药会诱发类似假淋巴瘤状态，而难以和真正的淋巴瘤区分。

抗抑郁药（antidepressants）在起始治疗急性带状疱疹时也可起到辅助作用，该药物有助于缓解带状疱疹急性期的睡眠障碍。抗抑郁药也可用于对阿片类镇痛药效果较差的神经病理性疼痛。治疗数周之后，抗抑郁药可发挥调节情绪的作用，这对部分患者的治疗非常重要。我们要密切观察这些服药患者有无中枢神经系统的不良反应。此外，这些药物会引起尿潴留和便秘，并容易被误认为是带状疱疹脊髓炎所致。

抗病毒药

可选的抗病毒药数量有限，包括泛昔洛韦（famciclovir）和阿昔洛韦（acyclovir），其可以缩短急性带状疱疹的病程，甚至可防止疾病发展。抗病毒药可以有效减轻免疫力受损患者的病情。这些抗病毒药可以与上述疗法同时使用，但必须严密监测药物不良反应。

辅助治疗（adjunctive treatments）

对部分急性带状疱疹患者的病灶给予冷敷可以缓解症状。热敷会加重大部分患者的疼痛症状，这可能与加速细纤维传导有关；如果冷敷疗法无效，热敷偶尔对少数患者或许有帮助。经皮神经电刺激以及按摩对少数患者可能也有效。这些疗法创伤小、风险低，是那些无法或不愿意接受交感神经阻滞术或者无法忍受药物治疗患者的备选方案。

硫化铝（aluminum sulfate）是一种温和的浸泡液，将其涂抹在皮肤上可以使结痂和有渗出液的病灶干燥，大部分的患者都会觉得症状得到舒缓。氧化锌（zinc oxide）药膏也可以当作一种保护剂，尤其是在对温度敏感的愈合期时使用。局部贴敷料也可以作为护垫来保护正在愈合的伤口免于接触衣服和床单。

并发症和注意事项

大部分三叉神经急性带状疱疹的患者是可以自愈的，然而老年人和免疫力受损的患者容易产生并发症。对于那些已经患有严重多重全身疾病的患者，病毒会在皮肤和内脏散播，轻微的皮疹就可以发展为足以致命的全身性感染。脊髓炎可能导致肠道、膀胱和下肢瘫痪。三叉神经受侵犯引起的眼部并发症包括从严重畏光到伴随失明的角膜炎。

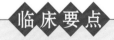

临床要点

因为带状疱疹疼痛较皮疹早出现 3~7 天，因此可能会误诊为其他疼痛疾病（例如三叉神经痛、青光眼）。医师应该建议患者出现皮疹后要立刻就诊。有些疼痛专家认为，对于少数免疫力强的患者，当 VZV 再度活化时，免疫反应可减弱自然病程，可能不会出现典型的急性带状疱疹的皮疹。当疼痛发生在三叉神经第一支分布区而未出现皮疹则称作无疱型带状疱疹（zoster sine herpete）。在作出诊断之前，造成头痛的其他病因必须先被排除。

（李　君　译　杨蕙帆　审校）

原书参考文献

Bandaranayake T, Shaw AC. Host resistance and immune aging. *Clin Geriatr Med.* 2016; 32 (3): 415 – 432 .

Kansu L, Yilmaz I. Herpes zoster oticus (Ramsay Hunt syndrome) in children: case report and literature review. *Int J Pediatr Otorhinolaryngol.* 2012; 76 (6): 772 – 776 .

Lee HY, Kim MG, Park DC, et al. Zoster sine herpete causing facial palsy. *Am J Otolaryngol.* 2012; 33 (5): 565 – 571 .

O' Connor KM, Paauw DS. Herpes zoster. *Med Clin North Am.* 2013; 97 (4): 503 – 522 .

Schmader K. Zoster herpes. *Clin Geriatr Med.* 2016; 32 (3): 539 – 553 .

Staikov I, Neykov N, Marinovic B, et al. Herpes zoster as a systemic disease. *Clin Dermatol.* 2014; 32 (3): 424 – 429S .

Waldman D. Ocular pain. In : *P ain review.* 2nd ed. Philadelphia : Saunders; 2016 : 211 – 213 .

Yawn BP, Wollan PC, St. Sauver JL, et al. Herpes zoster eye complications: rates and trends. *Mayo Clin Proc.* 2013; 88(6): 562 – 570 .

第 2 节

偏头痛
（Migraine Headache）

ICD-10 CODE **G43.109**

临床综合征

偏头痛是一种周期性发作的单侧头痛，它可能最早于儿童时期发作，大部分患者是在 30 岁前开始发病。其发作的频率不固定，从几天一次到几个月一次都有可能。频繁发作的偏头痛通常和镇痛药物反弹现象（analgesic rebound）有关。60%～70% 偏头痛患者为女性，多伴有家族史。偏头痛患者人格特征常表现为一丝不苟、爱干净、强迫性以及生性拘谨，他们易被日常琐事所困扰，且常觉得难以妥善应对每天的生活压力。偏头痛的诱因包括：睡眠或饮食规律的改变；摄取了含酪胺的食物、味精、硝酸盐、巧克力、酒或柑橘类水果。内源性和外源性激素的改变（如使用避孕药），服用硝酸甘油治疗

心绞痛也会诱发偏头痛。典型的偏头痛分为 4 个阶段：①前驱期；②先兆；③头痛；④后期（图 2-1）。有些偏头痛患者会有预感或预警到偏头痛即将发生。这种预感或预警称为前驱期，可能表现为情绪改变、食欲大增、频繁呻吟、精力改变和便秘。约 20% 的偏头痛患者在疼痛发作前会发生神经性事件，称为先兆（aura）。先兆最常以视觉混乱的形式出现，也可能是嗅觉和听力的改变，分别称为嗅觉先兆和听觉先兆。偏头痛后，一些患者会出现一段时间的意识错乱、眩晕、虚弱或兴奋，称为后期。

体征和症状

从定义上来讲，偏头痛是单侧头痛，虽然每次头痛发作可能会换边，但绝不会是双侧。疼痛通常在眼眶周围或眶后（retroorbital）。疼痛的性质如重击，且强度剧烈。从发作开始到顶峰历时很短，时

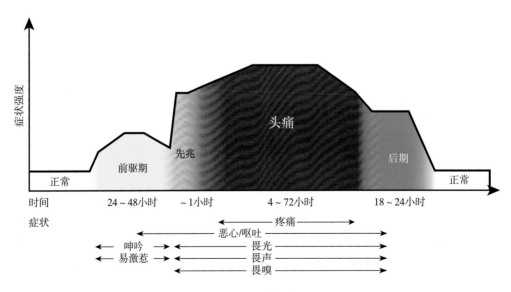

图 2-1　偏头痛的四个阶段

（Burgos-Vega C, Moy J, Dussor G. Meningeal afferent signaling and the pathophysiology of migraine[J]. *Prog Mol Biol Transl Sci.* 2015;131:537-564.）

间可以从 20 分钟到 1 个小时不等。与紧张性头痛相比，偏头痛常合并全身性症状（包括恶心呕吐、畏光以及畏声），食欲、心情和性欲也会跟着改变。月经也是一个常见的发作诱因。如前所述，约 20% 的患者头痛前会有先兆（有先兆偏头痛）。先兆是大脑皮质特殊区域缺血所致。视觉先兆通常发生在头痛发作前 30 ~ 60 分钟，常表现为斑点状盲区，称为暗点（scotoma）；或者 "Z" 字形的视野分裂，称为闪光暗点（fortification spectrum）（图 2-2）。有的患者会在先兆时偶尔出现视野完全缺失。听觉先兆通常表现为对声音的过度敏感，听力的改变也有报道，例如感觉到声音距离远于实际的来源。嗅觉先兆通常表现为感受到实际上不存在的强烈气味，或者对其他正常气味过度敏感（如咖啡或复印机油墨）。缺乏神经系统症状的偏头痛称为无先兆偏头痛。

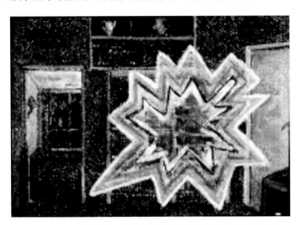

图 2-2　艺术家对视觉先兆 "Z" 字型视觉分裂的展现
（Podoll K, Ayles D. Sarah Raphael's migraine with aura as inspiration for the foray of her work into abstraction[J]. *Int Rev Neurobiol*. 2006;74:109-118.）

在很少数的情况下，患者会伴有特别长时间且合并头痛的神经系统功能障碍，这种神经系统功能障碍若持续超过 24 小时则被称为先兆延长的偏头痛（migraine with prolonged aura）。这类患者有变成永久性神经系统功能缺损的风险，因此我们必须注意相关危险因素（如高血压、抽烟和口服避孕药）。复杂性先兆偏头痛（migraine with complex aura）则更少见，这类患者会伴有显著的神经系统功能障碍，可能包括失语或偏瘫，而且也可能发展成永久性神经系统功能缺损。

所有类型偏头痛的患者都会有全身症状（图 2-3），查体常发现皮肤苍白、发抖、冒汗以及光敏感，颞动脉及其周围会有触痛。有先兆的患者，神经系统查体常有阳性体征，而在无先兆偏头痛的前期、中期和后期，神经系统查体常为阴性。

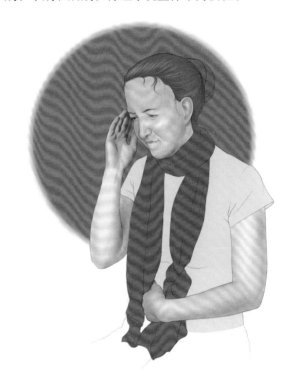

图 2-3　偏头痛是一种不定期发作的单侧头痛，女性患者多见

检查

偏头痛并无特殊的检查方法，检查的主要目的在于找出隐匿的病变，或类似偏头痛的疾病（见鉴别诊断）。对于所有新发的、考虑为偏头痛的患者，应行头颅磁共振成像（MRI）检查。如果头痛症状合并神经系统功能障碍，则应行加强 MRI 检查（图 2-4）或进一步行 MRI 血管扫描。患者原有的偏头痛症状最近出现变化时，也应该做 MRI 检查。如果对诊断有质疑，则应该进行实验室检查，包括红细胞沉降率、血液常规检测以及血液生化系列。有视觉症状的患者应进行眼科检查。

鉴别诊断

诊断偏头痛需要有特定的头痛病史。偏头痛常常会和紧张性头痛混淆，从而会产生不合理的治疗方案，由于这两种头痛的处理是截然不同的。表 2-1 区分了偏头痛和紧张性头痛，有助于明确诊断。

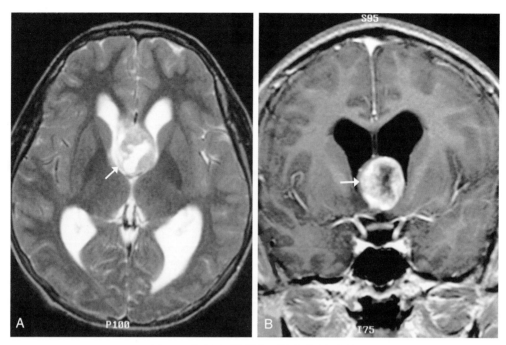

图 2-4　侵犯透明隔的多形性胶质母细胞瘤

A 为经侧脑室前角下方的轴位 T2 加权像 MRI，透明隔下方可见一卵圆形、密度不均的高密度影（箭头所示）阻塞两侧前角，肿瘤内可见不规则高密度影，说明其中央有坏死；B 为注入造影剂后，冠状面 T1 加权像显示肿瘤边缘出现信号增强（箭头所示），而中央区域未增强

（Haaga JR，Lanzieri CF，Gilkeson RC. *CT and MR imaging of the whole body*[M]. 4th ed. Philadelphia: Mosby, 2003: 140.）

眼、耳、鼻和鼻窦的疾病可能会和偏头痛表现相似。通过了解特定的病史和查体，结合适当的检查，可以发现隐匿在这些器官的疾病。在治疗头痛患者时必须考虑到青光眼、颞动脉炎、鼻窦炎、颅内病变［如硬膜下血肿、肿瘤（图 2-4）、脑脓肿、脑积水以及假性脑肿瘤］、炎症及类肉瘤病，这些情况都可能和偏头痛混淆。

表 2-1　偏头痛和紧张性头痛的比较		
	偏头痛	紧张性头痛
发作至高峰的时间	数分钟至 1 小时	数小时至数日
频率	极少超过每周 1 次	每天发作或持续发作
位置	颞部	环颈部或头部（circumferential）
性质	重击感	酸痛、压力感、束带感
侧别	总是单侧	通常双侧
先兆	可能有	绝无
恶心、呕吐	常见	少见
持续时间	通常小于 24 小时	通常数日

治疗方法

在选择最佳治疗方案时，应该充分了解患者头痛的发作频率、严重程度、对生活的影响、神经系统功能异常、既往的检查和治疗、药物滥用或误用的病史以及全身性疾病（如周围血管或冠状动脉疾病）。

如果偏头痛发作的频率不高，可尝试使用中断性疗法。如果头痛经常发生导致患者无法正常工作或必须住院时，应采用预防性疗法。

中断疗法（abortive therapy）

为使中断疗法有效，必须在头痛刚出现时就进行，但真正实行起来比较困难，因为偏头痛从发作到顶峰历时很短，再加上患者常感到恶心、呕吐，限制了口服药的使用，为此可以使用注射或经黏膜吸收药物。

中断药物包括含有半乳糖二酸甲异辛烯胺（isometheptene mucate）复合物、非甾体抗炎药奈普芬、麦角碱（ergot alkaloids）、曲普坦类（包括舒马普坦、利扎曲坦、阿莫曲坦、那拉曲坦、佐米曲坦、伐曲坦和依来曲普坦以及静脉注射用的利多卡因合并抗呕吐药物。吸入纯氧有助于中断偏头痛，局麻药阻滞蝶腭神经节（sphenopalatine ganglion）也可能有效果。含咖啡因制剂、巴比妥盐（barbiturates）、麦角胺、曲普坦类以及阿片类药物有导致镇痛药反弹性头痛（analgesic rebound headache）的风险，镇痛药反弹性头痛比原发的偏头痛更难治疗。麦角胺和曲普坦类不可用于患有周围血管疾病、冠状动脉疾病或高血压的患者。

预防性疗法（prophylactic therapy）

对大部分偏头痛的患者而言，预防性疗法比中断疗法更适合。预防性疗法的主要药物为 β- 受体阻断剂。普萘洛尔类药物可以控制或减少偏头痛的发作频率和强度，并有助于预防偏头痛先兆，其合理的起始剂量为每天 80mg。普萘洛尔不能用于哮喘或敏感性呼吸道疾病的患者。

丙戊酸、钙离子通道阻断剂（如维拉帕米）、可乐定（clonidine）、三环类抗抑郁剂以及非甾体抗炎药也曾经被用来预防偏头痛。每种药物各有利弊，医师的治疗方案应根据每位患者的需要个性化制定。

并发症和注意事项

偏头痛对大部分患者而言是痛苦但非致命的疾病。先兆延长的偏头痛或复杂性先兆偏头痛有发展为永久性神经系统功能缺损的风险，医师应熟知这些风险。严重的偏头痛偶尔会合并持续的恶心、呕吐从而导致脱水，需要住院静脉输液治疗。

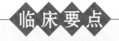

有些患者对传统治疗反应欠佳，常常是因为实际上患有的是紧张性头痛、镇痛药反弹性头痛或头痛综合征的并发症。医师必须确定患者没有服用明显过量含咖啡因或血管作用的药物（例如巴比妥盐类、麦角胺和曲普坦等），它们都可能引起镇痛药反弹性头痛，这些患者的头痛需等药物戒断后才会改善。

（李　君　译　杨蕙帆　审校）

原书参考文献

Beres SJ, Liu GT. New advancements in migraine assessment and treatment. *Adv Ophthalmol Optom*. 2016; 1 (1): 249 - 260.

Finkel AG. Botulinum toxin and the treatment of headache: A clinical review. *Toxicon*. 2015; 107 (Pt A): 114 - 119 .

Hale N, Paauw DS. Diagnosis and treatment of headache in the ambulatory care setting: a review of classic presentations and new considerations in diagnosis and management. *Med Clin North Am*. 2014 ; 98 (3): 505 - 527 .

Peck KR, Johnson YL , Smitherman TA. Migraine. In: Aminoff MJ, Boller F, Swaab DF, eds. *Handbook of clinical neurology*. Vol. 138. Elsevier; 2016: 283 - 293, [Chapter 16].

Waldman SD. Migraine headache. In: *Pain review*. 2nd ed. Philadelphia: Elsevier; 2016: 200 - 203 .

Younger D S. Epidemiology of migraine. *Neurol Clin*. 2016; 34 (4): 849 - 861.

第 3 节

紧张性头痛
(Tension-Type Headache)

ICD-10 CODE **G44.209**

临床综合征

紧张性头痛，既往曾被称为肌收缩性头痛，是最常见的头痛类型。其症状可以是间断性或是长期性的，但不一定和肌收缩有关。该类患者常伴有睡眠障碍，他们常常在工作、婚姻、社交或性心理上存在许多困难。紧张性头痛患者的明尼苏达人格测验显示：患者不仅有边缘性抑郁，还有身心疾病（somatization）。大部分研究者认为部分身心疾病患者表现为肌肉不正常收缩，而其他患者则仅表现为头痛。

体征和症状

紧张性头痛通常为双侧，但也可以是单侧，并且通常侵犯额部、颞部以及枕部区域（图 3-1）。在上述解剖区域，可能出现束带样、无搏动性的持续疼痛或者紧绷感（图 3-2），颈部的症状也比较常见。紧张性头痛一般经过数小时至数日后逐渐固定，停止进展。患者没有相关的先兆，常伴有显著的睡眠障碍，表现为入睡困难、夜间经常觉醒或早醒。头痛最常发生在上午 4 ~ 8 点以及下午 4 ~ 8 点。虽然男女都会患病，但以女性居多。紧张性头痛非遗传性疾病，但如果孩子模仿并学习他们父母的疼痛行为，紧张性头痛可能在家庭或族群中聚集发病。

急性、短暂的紧张性头痛的诱因多为生理或心理上的压力，压力可能是和同事或配偶的争吵，或者是异常繁重的工作负担。生理压力如长途开车或久坐引起的颈部劳累、颈部挥鞭伤或者长期暴露在荧光屏强光之下都可能促发头痛。颈椎退行性变（如颈椎病）也可诱发紧张性头痛。引起紧张性头痛的诱因同样也会引起颞颌关节功能紊乱。

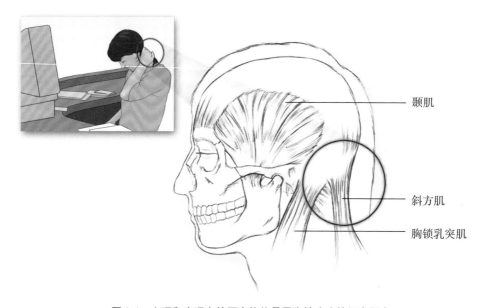

颞肌

斜方肌

胸锁乳突肌

图 3-1　心理和生理上的压力往往是紧张性头痛的促发因素

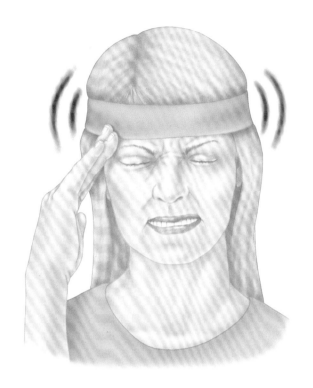

图 3-2 紧张性头痛表现为额部、颞部、颈部以及枕部束带样、无搏动性的持续疼痛或者紧绷感

（Redrawn from Kaufman DM. *Kaufman's clinical neurology for psychiatrists*[M]. 7th ed. Philadelphia: Elsevier; 2013:F9-1.）

检查

紧张性头痛无特殊检查方法。检查的主要目的是发现隐匿的病变或鉴别类似紧张性头痛的疾病（见鉴别诊断）。所有近期发作的、怀疑是紧张性头痛的患者，都应该进行头颅 MRI 扫描，如果有明显的枕部或颈部症状，应做颈椎 MRI。原来稳定的紧张性头痛症状发生变化时，也应该进行 MRI 检查。如果对紧张性头痛的诊断有疑问，应该进行筛查性的实验室检查，包括血液常规检测、红细胞沉降率以及血液生化系列。

鉴别诊断

紧张性头痛通常在临床上有特定的头痛病史。紧张性头痛常被误诊为偏头痛，尽管它们有明显的不同，这样的误诊会导致不合理的治疗。表 3-1 有助于鉴别紧张性头痛和偏头痛，协助医师做出正确诊断。

颈椎及其周围软组织的疾病也可能和紧张性头痛相似。Arnold-Chiari 畸形与紧张性头痛表现相似，在后颅窝和颈椎 MRI 中可以轻易发现异常（图 3-3）。急性前额鼻窦炎的患者虽然表现出全身不适感，但偶尔会和紧张性头痛相混淆。颞动脉炎、慢性硬膜下血肿以及颅内病变（如肿瘤），也可能会被误诊为紧张性头痛。

治疗方法

中断疗法

在选择最佳治疗方案时，应该充分了解患者头痛的发作频率、严重程度、对生活的影响、既往治疗的结果、药物滥用或误用的病史。如果患者的头痛仅仅一两个月发作一次，可以通过教导患者避免压力以缓解疼痛。镇痛药或非甾体抗炎药可以在急性发作时缓解头痛。镇痛药合并巴比妥类药物或阿片类药物对头痛并无意义，其滥用和依赖的风险远大于受益。应避免对既往有药物误用或滥用病史的患者使用中断疗法。很多药物，包括简单的镇痛药和非甾体抗炎药如果滥用也会造成严重的后果。

表 3-1　紧张性头痛和偏头痛的比较		
	偏头痛	紧张性头痛
发作至高峰的时间	数分钟至 1 小时	数小时至数日
频率	极少超过每周 1 次	每天发作或持续发作
位置	颞部	颈部或环头部（circumferential）
性质	重击感	酸痛、压力感、束带感
侧别	总是单侧	通常双侧
先兆	可能有	绝无
恶心、呕吐	常见	少见
持续时间	通常小于 24 小时	通常数日

预防性治疗

如果头痛发生频率多于每月一次，甚至使患者无法工作或社交，此时就必须使用预防性治疗。

抗抑郁药（antidepressants）

抗抑郁药是预防性治疗的首选药物，该药物不但可以减少头痛的频率和强度，同时可以改善睡眠障碍并治疗潜在的抑郁。医师应告知患者此类药物的不良反应，包括镇静、口干、视物模糊、便秘以

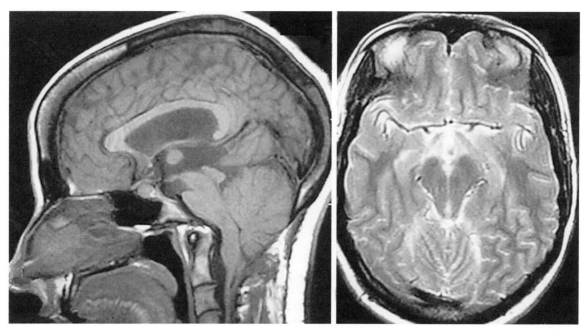

图 3-3　Arnold-Chiari 畸形的 MRI 表现

A 为 T1 加权像矢状位核磁可见 Arnold-Chiari 畸形 II 型，后颅窝变小而枕骨大孔增宽，小脑、延髓下移伴随桥脑和第四脑室延长（黑色箭头），脑干在穿过齿突时受压弯曲，丘脑间联合（白色箭头）和喙状的顶盖（白色虚线箭头）分别可见块状物；B 为 T2 加权像轴位可见变小的后颅窝和喙状的顶盖（黑色虚线）

（Waldman SD, Campbell RSD. Imaging of pain[M]. Philadelphia: *Saunders*, 2011: 30.）

及尿潴留，同时应告知患者该药对改善睡眠会立刻起效，而对头痛的缓解一般需要 3～4 周。

阿米替林（amitriptyline）可作为抗抑郁药的首选，从睡前一次 25mg 开始，在不良反应耐受的情况下，剂量以 25mg 递增。如果患者无法忍受阿米替林镇静和抗胆碱能的不良反应，可以考虑其他药物：包括曲唑酮（trazodone）睡前 75～300mg 或者氟西汀（fluoxetine）午餐时间 20～40mg。因为这些药物具有镇静的特点（除了氟西汀以外），老年人以及有跌倒风险的患者使用时必须要小心谨慎。有心律不齐倾向的患者使用时也要小心，因为这些药物可能会诱发心律失常。常见的镇痛药或长效非甾体抗炎药可以与抗抑郁药联用治疗严重的头痛。

生物反馈法（biofeedback）

指导患者进行放松训练，教会他们处理事务的策略，学会减压技巧，可能有助于缓解部分紧张性头痛。如果要获得较好的疗效，患者的选择至关重要，如果患者有明显的抑郁症状，在尝试生物反馈法之前应该先治疗抑郁。使用生物反馈法可以让患者控制头痛而避免药物不良反应。

颈椎硬膜外神经阻滞术

对于其他治疗方法无效的患者，许多研究已经证实：使用激素进行颈椎硬膜外神经阻滞术可以长期缓解头痛，此种疗法也可以用于抗抑郁药发挥疗效前的等待时段。颈椎硬膜外神经阻滞术可以依据临床症状，以天或周为周期，分次注射治疗。

并发症和注意事项

紧张性头痛患者除了会对阿片类药物、巴比妥类药物、轻度镇静剂或酒精等产生依赖以外，少数患者还可能患有中度的抑郁或无法控制的焦虑状态。门诊就医后若治疗效果不佳，可在头痛专科或精神病学机构住院治疗，使潜在伴发的症状获得改善，并且同时治疗头痛。单胺氧化酶抑制剂通常会降低紧张性头痛患者的发作频率和严重程度，每日 3 次服用剂量为 15mg 的苯乙肼（phenelzine）通常有效，经过 2～3 周后，剂量可以逐渐减少为每日 3 次适当的维持剂量 5～10mg。如果患者在服用单胺氧化酶抑制剂时未注意饮食禁忌或同时服用一些具有协同作用的药物，可能会发生致命的高血压危象，因此对于依从性好的患者才能使用这类药物，医师也应非常清楚如何安全使用这些药物。

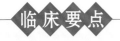 **临床要点**

　　虽然紧张性（肌肉收缩）头痛经常发生，但常会被误诊为偏头痛。通过有针对性地询问头痛病史及体格检查，医师可以很确定地做出诊断。适当的药物疗法和非药物疗法相配合，并注意避免药物成瘾，可以很好地缓解和长期控制大多数患者的紧张性头痛。

（李　君　译　杨蕙帆　审校）

原书参考文献

Freitag F. Managing and treating tension-type headache. *Med Clin North Am*. 2013; 97 (2): 281 - 292 .

Moore AR, Derry S, Wiffen PJ, et al. Evidence for effi cacy of acute treatment of episodic tension-type headache: Methodological critique of randomised trials for oral treatments. *Pain*. 2014 ; 2220 - 2228 .

Waldman SD. Targeted headache history. *Med Clin North Am*. 2013; 97 (2): 185 - 195 .

Waldman SD. Cervical epidural block: translaminar approach. In: *Atlas of interventional pain management*. 4th ed . Philadelphia : Elsevier; 2015: 178 - 186 .

Waldman SD. Tension-type headache. In: *Pain review*. 2nd ed. Philadelphia: Elsevier; 2017 : 198 - 200 .

第 4 节

丛集性头痛

（Cluster Headache）

ICD-10 CODE G44.009

临床综合征

丛集性头痛因其头痛发作特点而得名，即头痛发作呈丛集性出现，在丛集期之间有无痛的间歇期。与其他类型的头痛不同，丛集性头痛较常发生在男性，男女比为 5 : 1。该病比紧张性头痛或偏头痛少见，一般认为只影响约 0.5% 的男性。对不熟悉该病的医师来说，丛集性头痛最常和偏头痛混淆，然而特定的头痛病史可以让医师轻易地分辨出这两种截然不同的头痛类型（表 4-1）。

表 4-1　丛集性头痛和偏头痛的比较		
	丛集性头痛	偏头痛
男：女	5:1	1:2
发病年龄	30~40 岁	月经初潮至 20 岁
家族史	无	有
先兆	绝无	可能有（约 20%）
生物节律性	有	无
发作至高峰时距	数秒至数分	数分至 1 小时
频率	每天 2~3 次	极少大于每周 1 次
持续时间	45 分钟	一般小于 24 小时

丛集性头痛在 30 岁晚期或 40 岁早期发病，相较之下偏头痛大多在 20 岁早期显现。有别于偏头痛，丛集性头痛无家族倾向，而且患者不会有先兆。头痛一般发作于患者入睡约 90 分钟之后。据报道，有些患者的睡眠因工作而日夜颠倒时，发作时间和睡眠的相关性依然不变。丛集性头痛也具有明显的季节周期性，每年都发生在相同的季节，多在深秋或春季。

在丛集期（cluster period），一天发作两到三次，每次历时 45 分钟到 1 小时。丛集期通常持续 8 ~ 12 周，其间穿插小于 2 年的间歇期。有极少的患者间歇期会越来越短，而发生频率可能增加十倍，这种状况称为慢性丛集性头痛，与早先所提到的较常见的间断性丛集性头痛（episodic cluster headache）不同。

体征和症状

丛集性头痛的特点是单侧头痛，疼痛常位于眶后以及颞部，性质为深部的烧灼痛和钻孔样痛。丛集性头痛发作时查体可发现霍纳综合征：眼睑下垂、瞳孔异常收缩、脸部潮红以及结膜充血（图 4-1）。此外，常伴有流泪和流涕。随着反复的发作，眼部症状可能会持久存在。部分患者也可观察到面颊区风干橘皮状的皮肤（peau d'orange skin）、眉间深锁的皱纹以及毛细血管扩张。

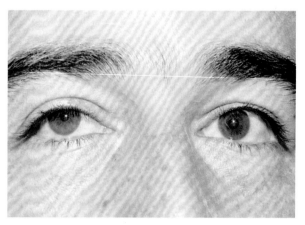

图 4-1　霍纳综合征的眼部表现

右侧上睑下垂、下睑上抬、瞳孔缩小

（Reede DL, Garcon E, Smoker WR, Kardon R. Horner's syndrome: clinical and radiographic evaluation[J]. *Neuroimaging Clin N Am*, 2008, 18(2):369–385.）

小剂量酒精、硝酸盐、组胺以及血管活化物质可诱发丛集性头痛发作，高海拔偶尔也会诱发该病。当疼痛发作时，患者会无法安静平躺，他们会来回踱步或在椅子上摇来摇去；相反，其他类型的头痛患者会通过躺在黑暗、安静的房间来缓解头痛。

丛集性头痛的程度非常严重，医师必须密切观察药物滥用或误用的情况。长期无法缓解的丛集性头痛会导致患者自杀。

检查

丛集性头痛无特殊检查方法。检查的目的主要是发现隐匿的病变或鉴别类似丛集性头痛的疾病（见鉴别诊断）。对于所有近期发生头痛，并考虑为丛集性头痛的患者，应该进行头颅 MRI 扫描。如果患者的头痛症状合并神经系统功能障碍，则应进行加强 MRI 检查（图 4-2）或 MRI 血管扫描。患者之前的头痛症状近期出现变化时，也应该做 MRI 检查。如果对诊断有质疑，则应该进行筛检性的实验室检查，包括红细胞沉降率、血液常规以及血液生化系列检测。有眼部症状的患者必须进行眼科检查，包括测量眼内压。

鉴别诊断

通常根据临床上特定的头痛病史可以诊断丛集性头痛。偏头痛常和丛集性头痛混淆，从而导致不合理的治疗计划，而这两种头痛症状的处理是截然不同的。表 4-1 区分丛集性头痛和偏头痛可有助于明确诊断。

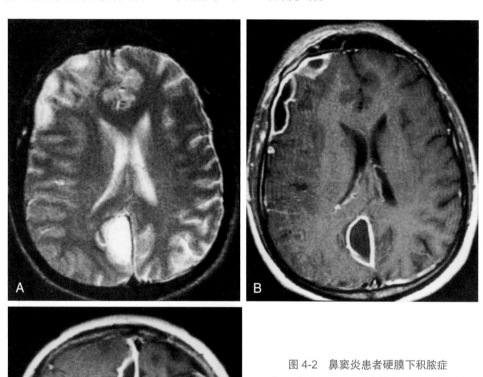

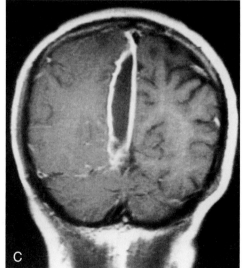

图 4-2　鼻窦炎患者硬膜下积脓症
A 为 T2 加权 MRI 显示右前额凸面和大脑镰右侧分别有高密度轴外的液体堆积；B 和 C 为加强 MRI 显示右侧额凸面和大脑镰有轴外的液体堆积，并且在堆积物外周有强化，该液体信号强度比脑脊液略高（Haaga JR, Lanzieri CF, Gilkeson RC. *CT and MR imaging of the whole body*[M]. 4th ed. Philadelphia: Mosby, 2003: 209.）

眼、耳、鼻和鼻窦的疾病也可能和丛集性头痛很相似。特定的病史和查体，结合适当的检查，可以让医师正确地诊治任何隐匿在这些器官的疾病。在治疗头痛时必须考虑到青光眼、颞动脉炎、鼻窦炎、颅内病变［如硬膜下血肿、肿瘤（图 4-2）、脑部脓肿、脑积水以及假性脑肿瘤］、炎症、类肉瘤病。这些情况都可能和丛集性头痛的症状相似。

治疗方法

大部分偏头痛的患者用 β- 受体阻滞剂治疗后会获得改善，而丛集性头痛的患者则需要更加个体化的治疗。初始治疗一般是口服泼尼松配合每日一次的蝶腭神经节阻滞术（sphenopalatine ganglion blocks）。泼尼松（prednisone）合理的起始剂量为每日 80mg 分两次给药，每天以 10mg 逐渐减量。如果头痛没有迅速获得控制，可以面罩吸 100% 浓度氧气。奥曲肽（一种生长激素抑制素）也可治疗急性丛集性头痛发作。

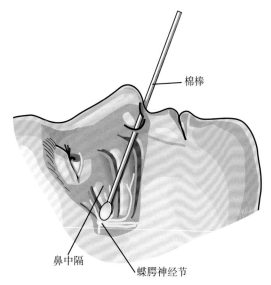
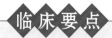

图 4-3　蝶腭神经节阻滞是治疗丛集性头痛的有效方法
（Waldman SD. *Atlas of interventional pain management*[M]. 4th ed. Philadelphia: Elsevier; 2015.）

如果头痛持续发作并且确定是丛集性头痛，则可考虑尝试使用碳酸锂（lithium carbonate）。碳酸锂的治疗窗口很窄，必须小心使用。起始剂量为睡前 300mg，经过 48 小时后可以增加到 300mg 每日两次。如果经过 48 小时后没有出现不良反应，剂量可以增加到 300mg 每日三次，此后维持此剂量

10 天，之后应在一周以上的时间内逐渐减量。如果此疗法无效，可以考虑其他药物，包括美西麦角（methysergide）、舒马普坦和类似舒马普坦的药物。

前述的疗法对很少数的患者无效。这些患者的疼痛很严重，有自杀的危险，需要更积极地治疗。注射甘油或射频消融破坏三叉神经节可作为进一步的治疗方案。有报道称脑深部电刺激术可作为难治性丛集性头痛的治疗选择。

并发症和注意事项

丛集性头痛患者的主要风险在于会因长期且严重的疼痛变得萎靡甚至自杀。因此，如果医师在控制患者疼痛上存在困难的话，应该考虑让其住院治疗。

临床要点

丛集性头痛是在临床上遇到的最痛苦的头痛之一，必须将其视为疼痛急症。丛集性头痛一般比偏头痛更难治疗，需要更加个体化的疗法。由于丛集性头痛后果可能很严重，因此应在治疗之初尽早使用多种治疗手段。医师应通过询问病史知晓哪些丛集性头痛的患者需要使用阿片类药物。

（李　君　译　杨蕙帆　审校）

原书参考文献

Forde G, Duarte RA, Rosen N. Managing chronic headache disorders. *Med Clin North Am*. 2016; 100 (1): 117 - 141 .

Grover PJ, Pereira EA, Green AL, et al. Deep brain stimulation for cluster headache. *J Clin Neurosci*. 2009; 16 (7): 861 - 866.

Nesbitt AD, Goadsby PJ. Trigeminal autonomic cephalalgias (TACs) - cluster headache. In: *E ncyclopedia of the neurological sciences*. 2nd ed. Oxford: Academic Press; 2014 : 499 – 503 .

Schankin CJ, Goadsby PJ. Mapping the brain in primary headache disorders. In: Arthur W, Toga, ed. *Brain mapping. Waltham* : Academic Press; 2015 : 1123 - 1133 .

Waldman SD. Sphenopalatine ganglion block: transnasal approach. In : *Atlas of interventional pain management*. ed 4. Elsevier : Philadelphia; 2015 : 11 - 14 .

Waldman SD. Cluster headache. In: *Pain review*. Elsevier: Philadelphia; 2017 : 203 - 204 .

第5节

游泳者头痛
（Swimmer's Headache）

ICD-10 CODE **G50.8**

临床综合征

由于游泳的人数逐渐增多，游泳者头痛也越发常见。游泳者头痛患者最常的主诉是其开始游泳后出现短暂的单侧前额头痛，此类头痛其实是因为神经受到卡压所致。太大或者太紧的游泳镜会在眶上孔处压迫在此穿行的眶上神经，而导致游泳者头痛（图5-1）。大部分患者的症状会隐匿出现，通常当患者已经游了一段时间后，造成了眶上神经长时间受压迫而发生疼痛。有报道称一些急性发作的游泳者头痛常由于游泳时患者觉得某一边泳镜进水而将游泳镜突然拉紧后引起。大部分患者在拿掉游泳镜后

头痛症状会得到改善，但长期压迫眶上神经将导致永久性的神经损伤。

体征和症状

游泳者头痛通常为单侧发作，主要位于眶上神经支配区域（图5-2）。游泳者头痛常出现患侧眶上神经支配的皮肤敏感，该症状会放射至同侧前额和头皮。这种皮肤敏感会发展成钝痛和触痛，患者常会主诉头发痛。长时间压迫眶上神经会使眶上区域以及前额产生麻木感。查体会发现眶上神经所支配区域触痛，也有少部分人会有麻木感，还有些患者会因游泳镜压迫太紧而出现眼睑水肿，甚至少数患者会因眼睑里疏松组织间隙内脆弱的血管受损而出现紫斑症状（purpura）。

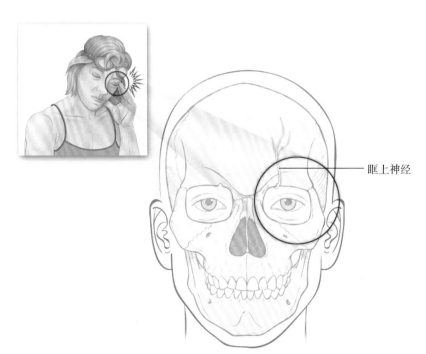

眶上神经

图 5-1 泳镜压迫眶上神经引起游泳者头痛

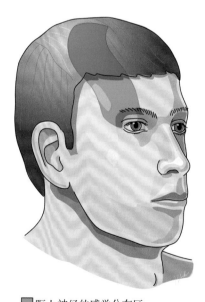

■ 眶上神经的感觉分布区

图 5-2 眶上神经的感觉分布区
（Waldman SD. *Atlas of interventional pain management*[M]. 2nd ed. Philadelphia: Saunders, 2004: 40.）

检查

游泳者头痛无特殊检查。检查的目的主要是发现隐匿的病变或鉴别类似游泳者头痛的疾病（见鉴别诊断）。对于所有近期发生头痛，并考虑为游泳者头痛的患者，应该进行头颅 MRI 扫描。因为很多游泳者常患有鼻窦炎，因此特别建议进行 CT 扫描检查额窦。如果对游泳者头痛的诊断有质疑，则应该进行筛查性的实验室检查，包括红细胞沉降率、血液常规检测以及血液生化检查。

鉴别诊断

游泳者头痛的诊断通常表现在临床上有特定的头痛病史。偏头痛常会与游泳者头痛混淆，从而导致采用了不合理的治疗方案。表 5-1 比较了游泳者头痛和偏头痛的区别。

表 5-1　游泳者头痛和偏头痛的比较		
	游泳者头痛	偏头痛
发作至高峰的时间	数分钟	数分钟至 1 小时
频率	游泳时发作	极少超过每周 1 次
位置	由眶上区域放射至单侧前额和头皮	颞部
性质	由皮肤和头皮敏感进展为钝痛和麻木	重击感
侧别	通常为单侧	总是单侧
先兆	绝无	可能有
恶心呕吐	极少	常见
持续时间	通常摘掉泳镜疼痛就会减轻，但也可发展成为慢性疼痛	通常小于 24 小时

如前所述，额窦的疾病会类似于游泳者头痛，而可通过 MRI 或 CT 扫描鉴别。有少部分颞动脉炎会与游泳者头痛混淆，但前者会出现全身不适感。颅内病变（如肿瘤）可能也会误诊为游泳者头痛（图 5-3）。

治疗方法

最好的治疗方法就是及时摘掉泳镜，然后换一副质地柔软的泳镜，或者量身定制一副泳镜，如此一来就不会压迫眶上神经。镇痛药和非甾体抗炎药可以帮助缓解症状，但如果滥用的话，还是会导致严重的后果。

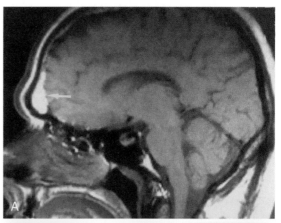
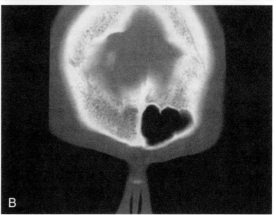
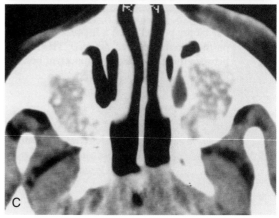

图 5-3　颅内病变可能与游泳者头痛相似

A 为颅中线矢状位 T1 加权 MRI，额窦可见增强的信号（箭头所示），这可能代表高代谢肿瘤中的脂肪、出血或顺磁物质；B 为冠状面 CT 显示未气室化和未发育的右额窦，右额窦的髓质信号即为 A 检查中的异常信号；C 为上颌窦未加强的轴位 CT 显示镰状细胞病，上颌窦内斑纹样信号为高代谢性髓质

（Haaga JR, Lanzieri CF, Gilkeson RC. *CT and MR imaging of the whole body*[M]. 4th ed, Philadelphia: Mosby, 2003: 565.）

如果摘掉泳镜后症状依然存在，可以考虑使用加巴喷丁。在开始使用之前，要取得血液检查结果作为基线对照，然后睡前服用 300mg 加巴喷丁治疗两晚。患者应注意可能发生的不良反应，包括眩晕、镇静作用、认知障碍和皮疹。在不良反应允许下，以 300mg 为阶梯提高，均分为两次服用，使用两天以上，直到疼痛获得缓解或者达到每天总量 2 400mg。如果此时患者觉得疼痛有部分缓解，检查血药浓度，然后以 100mg 为阶梯滴定。加巴喷丁每日剂量很少需要超过 3 600mg。如果出现明显的睡眠障碍，可以睡前服用起始剂量为 25mg 的阿米替林，在不良反应耐受的条件下，逐渐调高剂量可能会有所帮助。

极少数患者仍有持续症状，下一步治疗可能需要用局麻药和激素行眶上神经阻滞术。患者仰卧位，头呈自然姿势，常规皮肤消毒。用手触摸眶上切迹，将 3.8cm 25G 针头于切迹的水平面垂直进针。然后以 3 ~ 4ml 的局麻药和 40mg 甲泼尼龙扇状注射到神经的周边分枝（图 5-4）。将针头方向调整至由眶上切迹向内朝向鼻上端可阻滞滑车上神经。部分患者偶尔会诱发异常感觉。

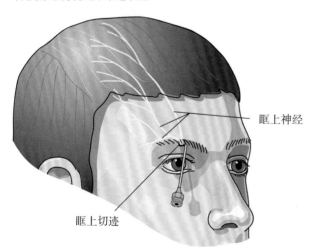

眶上神经

眶上切迹

图 5-4　眶上神经阻滞术针尖的位置

并发症和注意事项

大部分游泳者头痛虽然症状十分痛苦，但是通常可以自愈，所以在明确诊断后治疗相对容易。若不及时摘掉游泳镜可能会导致永久性的神经损伤，产生钝痛以及麻木。若将颅内病变或者全身性疾病（如额窦炎或者肿瘤），误诊为该病将会导致灾难性的结果。

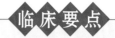

因游泳人数的增多，游泳者头痛发病率也随之增高，但该病常被误诊为鼻窦性头痛（sinus headache）或偶尔被误诊为偏头痛。通过询问特定的病史及查体，医师诊断的可信度会更高。治疗应避免使用可能上瘾的药物，采取适当的药物配合非药物疗法，能使大部分患者的头痛得到很好的缓解和长期控制。

（李　君　译　杨薏帆　审校）

原书参考文献

Headache Classification Committee of the International Headache Society. The international classification of headache disorders: 3rd Edition (beta version). *Cephalalgia*. 2013;33(9):629–808.

Krymchantowski AV. Headaches due to external compression. *Curr Pain Headache Rep*. 2010;14(4):321–324.

Levin M. Nerve blocks and nerve stimulation in headache disorders. *Tech Reg Anesth Pain Manag*. 2009;13(1):42–49.

Pareja JA, Caminero AB. Supraorbital neuralgia. *Curr Pain Headache Rep*. 2006;10(4):302–305.

Sharma RR, Pawar SJ, Lad SD, et al. Frontal intraosseous cryptic hemangioma presenting with supraorbital neuralgia. *Clin Neurol Neurosurg*. 1999;101(3):215–219.

Waldman SD. Supraorbital nerve block. In: *Atlas of interventional pain management*. 4th ed. Philadelphia: Saunders; 2015:55–57.

第6节

镇痛剂过量性头痛

（Analgesic Rebound Headache）

ICD-10 CODE **G44.10**

临床综合征

　　镇痛剂过量性头痛是近期被确认的一种头痛综合征，是指患者因过度服用药物来治疗头痛，从而产生新的头痛症状。过度使用这些药物导致头痛频率逐渐增加，进而对中断或预防性药物变得没有疗效反应。经过数周的时间，患者间断性偏头痛或紧张性头痛会变得更加频繁，甚至变为每日慢性头痛。这种每日头痛会逐渐对镇痛药以及其他药物的反应降低，患者如果忘记或延迟服用中断或预防性镇痛药，头痛症状会加重（图6-1）。镇痛剂过量性头痛可能会被医师忽视，并且由于含咖啡因的非处方镇痛药的广告铺天盖地的宣传，也使得这种头痛变得更加多见。

体征和症状

　　镇痛剂过量性头痛的临床表现与偏头痛或紧张性头痛类似，其可能表现出这两种常见头痛各自相同的特点，又与其典型的特点不完全相同，进而使诊断变得困难。镇痛剂过量性头痛的共性是常常过度使用下列任何一种药物：普通镇痛药如对乙酰氨基酚；鼻炎用药（sinus medications）；阿司匹林、咖啡因及布他比妥（butalbital）的复方制剂；非甾体抗炎药；阿片类镇痛药；麦角胺以及曲坦类，如舒马普坦（表6-1）。

检查

　　镇痛剂过量性头痛并无特殊的检查方法。检查

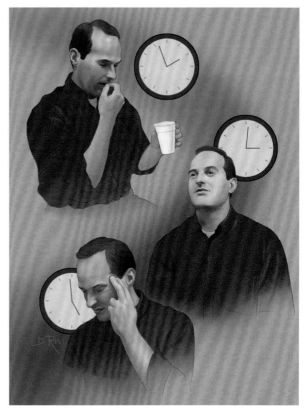

图 6-1　镇痛剂过量性头痛与服用药物之间的典型时间关系

表 6-1　镇痛剂过量性头痛的相关药物
轻度镇痛药
非甾体抗炎药
阿片类镇痛药
鼻炎药
麦角胺
含布他比妥的复方制剂
曲坦类药物（如舒马普坦）

的目的主要是发现隐匿的病变或鉴别类似于紧张性头痛或偏头痛的疾病（见鉴别诊断）。对于所有近期发生并考虑为镇痛剂过量性头痛的患者，应该进行头颅 MRI 扫描，而如果有明显的枕部或颈部症状，建议做颈椎 MRI。患者之前紧张性头痛或偏头痛症

状稳定，但最近出现症状变化时，也应该做 MRI 检查。如果对镇痛剂过量性头痛的诊断有疑虑，也应该进行筛查性的实验室检查，包括血液常规、红细胞沉降率以及血液生化检查。

鉴别诊断

镇痛剂过量性头痛通常要在临床上具有特定的头痛病史。因为镇痛剂过量性头痛会表现出多种头痛的特点，如果不仔细询问药物使用史（尤其是非处方镇痛药物）会混淆诊断。当原先稳定的头痛症状发生改变时必须要谨慎对待，在没有重新仔细检查患者之前，切勿自行归因于镇痛药物的过度使用。

治疗方法

治疗镇痛剂过量性头痛应该停止药物的过度使用或滥用，而且要完全戒断至少 3 个月。加用恰当的头痛中断治疗（例如普萘洛尔）可能会进一步减轻镇痛剂过量性头痛（图 6-2）。注意避免一些药物的停药反应，例如巴比妥和（或）阿片类药物，因为此举会出现严重不良反应，包括惊厥和急性戒断综合征。在这种情况下有必要逐渐停药，可能还需要住院治疗。许多患者无法耐受门诊停药，所以需要在头痛专科住院治疗。如果要通过门诊方式治疗，应该要仔细地对患者解释下列几点：

- 头痛和相关症状在好转前会变得更严重。
- 不论继续使用多小的剂量，都会使镇痛剂过量性头痛持续发生。
- 患者不可自行服用药物。
- 明显地过度使用阿片类、含有布他比妥或麦角胺的复方制剂会引起生理性依赖，必须在熟悉如何处理生理性依赖的医师的监督指导下，停止使用这些药物。
- 如果患者遵从医嘱，停用引起镇痛剂过量性头痛的药物，头痛会逐渐好转。

并发症和注意事项

患者过度使用或滥用药物，包括阿片类、麦角胺类以及布他比妥类，会形成对这些药物的生理性依赖。突然停药会引起药物戒断综合征，如果没有妥善处理，可能危及生命，所以大部分患者需要住院治疗，逐渐减量或停药。

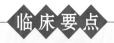

镇痛剂过量性头痛比较常见。镇痛剂过量性头痛的发生可归咎于医师给患者开具了过多的、不恰当的药物。当存有疑问时，医师应该完全避免中断药物，并改以预防性药物来治疗大部分患者的头痛。

（李　君　译　杨薏帆　审校）

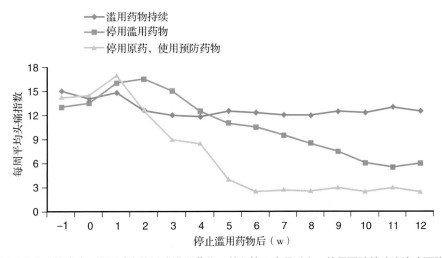

图 6-2　镇痛剂过量头痛的治疗：停用过度使用或滥用药物，并坚持 3 个月以上，使用预防性头痛治疗可降低头痛发生率

原书参考文献

Abrams BM. Medication overuse headaches. *Med Clin North Am.* 2013;97(2):337–352.

Calabresi P, Cupini LM. Medication-overuse headache: similarities with drug addiction. *Trends Pharmacol Sci.* 2005;26(2):62–68.

Michultka DM, Blanchard EB, Appelbaum KA, et al. The refractory headache patient. II. High medication consumption (analgesic rebound) headache. *Behav Res Ther.* 1989;27(4):411–420.

Ready DM. Too much of a good thing: medication overuse headache. In: Diamond S, ed. *Headache and migraine biology and management.* San Diego: Academic Press; 2015:253–266.

Rojo E, Pedraza MI, Muñoz I, et al. Chronic migraine with and without medication overuse: experience in a hospital series of 434 patients. *Neurología (English Edition).* 2015;30(3):153–157.

Waldman SD. Analgesic rebound headache. In: *Pain review.* Philadelphia: Elsevier; 2017:219–220.

Westergaard ML, Glümer C, Hansen EH, et al. Prevalence of chronic headache with and without medication overuse: associations with socioeconomic position and physical and mental health status. *Pain.* 2014;155(10):2005–2013.

第 7 节

枕神经痛
（Occipital Neuralgia）

ICD-10 CODE **M53.82**

临床综合征

枕神经痛（occipital neuralgia）通常是枕大神经和枕小神经挫伤所引起（图 7-1）。枕大神经是第二颈神经背根的主要分支和第三颈神经的少量分支。枕大神经沿着枕动脉，穿过上项线（superior nuchal ridge）下方的筋膜，支配区从头皮后内侧延伸到头顶。枕小神经源自第二和第三颈神经的主要前支，沿着胸锁乳突肌的后缘穿过其上方，然后分为表皮分支，支配区从头皮外侧到头部表面及耳郭。

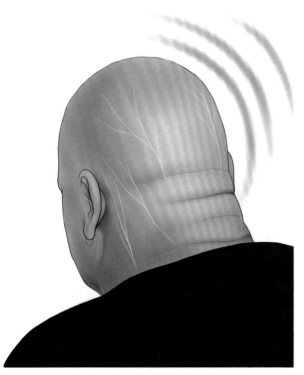

图 7-1　枕神经痛是枕大神经和枕小神经受到挫伤所致

引起枕神经痛的不常见原因包括：工作时颈部过度伸展（例如粉刷天花板）所引起的反复性微创伤（repetitive microtrauma）；长时间盯着位置太高的电子计算机显示器引起的颈椎过伸。枕神经痛的特点是在枕大神经和枕小神经所分布的颅底部持续的疼痛，伴有偶发的突然电击样感。比较常见的紧张性头痛偶尔会和枕神经痛的疼痛症状相似。

体征和症状

当患有枕神经痛的患者触摸项线水平面的枕大神经和枕小神经时，会出现神经支配区域的神经痛（neuritic pain）。部分患者转动或侧弯颈椎时会诱发疼痛。

检查

枕神经痛并无特殊的检查方法，检查的主要目的是查找隐匿的病变，或和枕神经痛相似的疾病（见鉴别诊断）。对于所有近期发生头痛并考虑为枕神经痛的患者，应该进行头颅和颈椎 MRI 检查。当早先稳定的颈部神经痛患者发生症状改变时，也应该进行 MRI 检查。头颅和颈椎的 CT 扫描也有助于发现和枕神经痛症状相似的颅内病变（图 7-2）。如果对枕神经痛的诊断有疑问的话，也应该进行筛查性的实验室检查，包括血液常规、红细胞沉降率以及血液生化检查。枕大神经和枕小神经的神经阻滞术有助于确诊并区分枕神经痛和紧张性头痛。枕大神经和枕小神经在上项线处很容易被阻滞。

鉴别诊断

枕神经痛并不是常见的头痛原因。枕大神经和枕小神经在未受伤时很少发生枕神经痛。累及头枕区域的头痛常源自紧张性头痛。紧张性头痛对枕部神经阻滞没有反应，但是对抗抑郁药（如阿米替林）加上颈部硬膜外阻滞术非常有效。当患者的症状与枕神经痛相符却对枕大神经和枕小神经阻滞术无效时，应重新考虑枕神经痛的诊断。

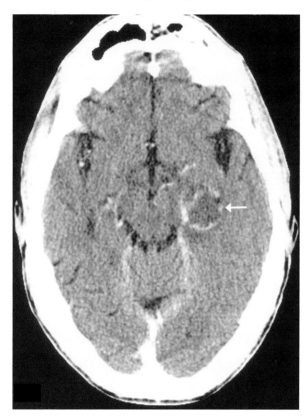

图7-2　幕上室管膜瘤轴位CT显示位于左侧颞叶内侧面有一囊样的低密度肿块伴有不规则环状

（Haaga JR, Lanzieri CF, Gilkeson RC. *CT and MR imaging of the whole body*[M]. 4th ed. Philadelphia: Mosby, 2003: 149.）

治疗方法

枕神经痛的治疗主要是使用局麻药联合激素进行神经阻滞术，同时谨慎使用非甾体抗炎药、肌松药、三环类抗抑郁药以及物理疗法。进行枕大神经和枕小神经阻滞术时，患者取坐姿，头颈屈曲，前额顶在一个铺了软垫的床旁桌上。用12ml的无菌注射器抽取8ml局麻药。当治疗枕神经痛或累及枕大神经和枕小神经的疼痛时，首次阻滞要将总量为80mg的甲泼尼龙加进局麻药，后续阻滞则加入40mg。在上项线的水平面先扪及枕动脉，常规消毒，用长约2.5cm、22G针头在邻近动脉内侧垂直进针，

直到触及其下方枕骨的骨膜。此时应告知患者有可能诱发感觉异常。然后将针尖朝上，轻轻回抽后，将5ml药物以类似扇状的分布注射，要小心避开位于内侧的枕骨大孔（foramen magnum）（图7-3）。将针尖朝外且稍微朝下可以阻滞枕小神经以及数条枕大神经的表面分支。轻轻回抽后，将剩下的3～4ml药物注入（图7-3）。如果患者在诊断性阻滞后，疼痛缓解后复发，射频术可作为下一步的治疗选择（图7-4）。如果枕神经痛患者经上述治疗后疼痛缓解的状态难以维持，也可考虑行枕神经电刺激术（图7-5）。

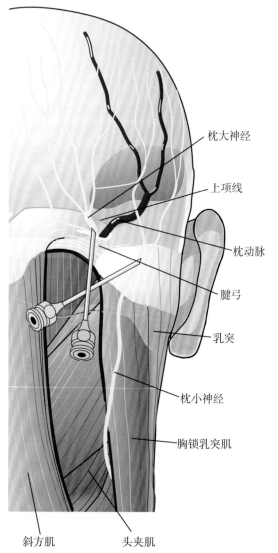

图7-3　枕大神经和枕小神经阻滞时针尖的位置

（Waldman SD. *Atlas of interventional pain management* [M]. 2nd ed. Philadelphia: Saunders, 2004: 25.）

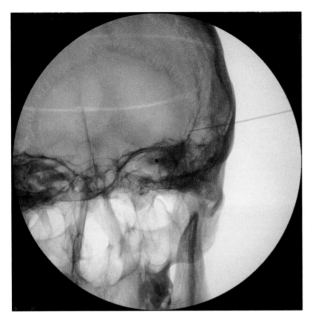

图 7-4　枕大神经射频术

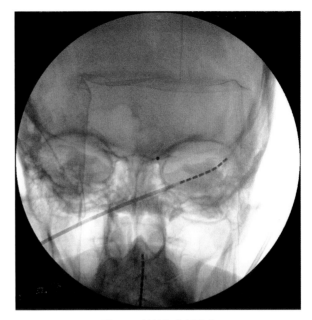

图 7-5　枕神经电刺激术

并发症和注意事项

　　头皮的血管特别丰富，加上枕大神经和枕小神经邻近动脉，意味着医师必须注意局麻药的安全剂量，特别是当在两侧神经阻滞同时进行时。由于血管结构丰富以及邻近动脉，阻滞后容易产生瘀血和血肿。在注射后立即按压所阻滞的区域可以减少这些并发症。阻滞术后冷敷 20 分钟也可以减少疼痛和出血。应避免不慎将针置入枕骨大孔，在此区域若不慎将局麻药注入蛛网膜下腔会立刻出现全脊麻（total spinal anesthesia）。医师必须保证诊断正确，并注意鉴别同时存在的头痛症状以及被误认为是枕神经痛的颅内病变和颈椎病。

原书参考文献

Finiels P-J, Batifol D. The treatment of occipital neuralgia: review of 111 cases. *Neurochirurgie*. 2016;62(5):233–240.

Hong J, Ball PA, Fanciullo GJ. Neurostimulation for neck pain and headache. *Headache*. 2014;54(3):430–444.

Levin M. Nerve blocks and nerve stimulation in headache disorders. *Tech Reg Anesth Pain Manag*. 2009;13(1):42–49.

Sodde P, Tunstall RG. Occipital neuralgia and its treatment. In: Tubbs SR, Rizk E, Shoja MM, et al., eds. *Nerves and nerve injuries*. San Diego: Academic Press; 2015:35–51.

Waldman SD. Occipital neuralgia. In: *Pain review*. 2nd ed. Philadelphia: Saunders; 2009:234–235.

Waldman SD. Occipital nerve block. In: *Atlas of interventional pain management*. 4th ed. Philadelphia: Saunders; 2015:24–26.

临床要点

　　枕大神经和枕小神经阻滞术无法缓解头痛的最常见原因就是误诊。所有头痛严重到需要神经阻滞术的患者都应该进行头颅 MRI 检查，以排除隐匿的颅内病变。此外应该考虑做颈椎的 X 线片，以排除先天异常，如 Arnoid-Chiari 畸形，该病可能会因患者枕部头痛而被忽视。

（李君　译　杨薏帆　审校）

第 8 节

脑假瘤

（Pseudotumor Cerebri）

ICD-10 CODE G93.2

临床综合征

　　脑假瘤是引起头痛相对常见的病因，但它常常会被忽视。脑假瘤的发病率约为 2.2/100 000，与丛集性头痛的发病率接近。我们知道脑假瘤会导致先天性颅内压增高，其常常发生于 20 ~ 45 岁的超重女性。在超重女性中，脑假瘤的发病率达到了20/100 000。脑假瘤常常与妊娠相关。目前脑假瘤的病因尚不完全明确，但人们发现患者普遍存在脑脊液吸收障碍。脑假瘤的诱因包括患者服用了特定药物，如四环素、维生素 A、糖皮质激素和萘啶酸（表 8-1），其他诱因包括血质不调（blood dyscrasias）、贫血、内分泌疾病和慢性呼吸衰竭，但许多患者确切的诱因并不清楚。

体征和症状

　　超过 90% 伴有头痛症状的脑假瘤患者为女性，且在做 Valsalva 试验时头痛会加重。脑假瘤伴发的中枢神经系统非特异性症状和体征包括眩晕、视觉障碍（复视）、耳鸣、恶心、呕吐、眼痛等，使本来简单的诊断变得难以鉴别，基本上所有的脑假瘤患者都会有如下特点：①眼底镜检查发现视盘水肿（图8-1）；②女性；③肥胖。视盘水肿的程度因人而异，患者可能会伴有轻微的视野缺损，表现为盲点扩大和鼻下象限视野缺损（图 8-2）。如果脑假瘤未经治疗，可能会出现失明（图 8-3）。

检查

　　通常诊断脑假瘤需要具备如下条件：①症状和

表 8-1　引起颅内压增高的药物
维生素
维生素 A
类维生素 A
抗生素
四环素及其衍生物
萘啶酸
呋喃妥因
青霉素
蛋白激酶 C 抑制剂
碳酸锂
组胺受体拮抗剂
西咪替丁
糖皮质激素
糖皮质激素撤药反应
左炔诺孕酮
达那唑
醋酸亮丙瑞林
三苯氧胺
生长激素
缩宫素
合成糖皮质激素
非甾体抗炎药
酪洛芬
吲哚美辛
罗非考昔
抗心律失常药
胺碘酮
抗惊厥药
苯妥英钠
多巴胺前体
左旋多巴
卡比多巴

体征提示颅内压增高，如视盘水肿；②头颅 MRI和 CT 结果正常；③腰椎穿刺显示脑脊液压力增高；④脑脊液生化、培养和细胞学检查均正常（表8-2）。如果怀疑有颅内压增高，应急查头颅 MRI 和

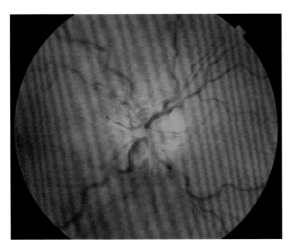

图 8-1　脑假瘤患者的严重视盘水肿

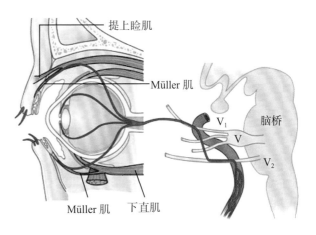

图 8-3　上睑的 Müller 肌起自提上睑肌的下面，若阻断支配该肌肉的交感神经会引起上睑下垂；下睑的 Müller 肌会在 Horner 综合征中使下睑上抬（"颠倒的上睑下垂"）（Reede DL, Garcon E, Smoker WR, Kardon R. Horner's syndrome: clinical and radiographic evaluation[J]. *Neuroimaging Clin N Am*, 2008; 18(2):369–385.）

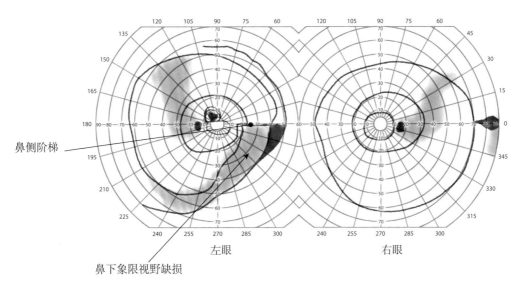

图 8-2　脑假瘤最常见的视野缺损包括盲点的异常扩大和鼻下象限的视野缺损

CT 以排除颅内占位性病变、感染或其他病变。脑假瘤患者相比正常患者的脑室偏小或正常。如果确定扩大的脑室没有占位性病变，就可以进行腰椎穿刺，以明确脑脊液压力和脑脊液生化、培养、细胞学检查结果。光学相干断层扫描（Optical coherence tomography，OTC）可能也有益于监测降低脑脊液压力的措施是否有效。

表 8-2　脑假瘤的诊断标准

1. 症状和体征提示颅内压增高，如视盘水肿
2. 头颅 MRI 和 CT 结果正常
3. 腰椎穿刺显示脑脊液压力增高
4. 脑脊液生化、培养和细胞学检查均正常

鉴别诊断

　　如果能确定患者有明确的病因导致颅内压增高，那么这种颅内压增高就是继发的而不是先天的。我们应该首先考虑继发性颅内压增高而非先天性颅内压增高，在表 8-3 中列出了继发性颅内压增高的病因，包括颅内出血、颅内肿瘤、颅内或颈椎畸形（如 Chiari 畸形、大脑静脉窦血栓形成、脑室系统畸形）、肝功能衰竭和颅内感染都可引起颅内压增高。如果将本来可以治疗的疾病误诊为脑假瘤，会显著增加并发症和病死率。

表 8-3　继发性颅内高压的常见病因
颅内出血
脑室内出血
蛛网膜下腔出血
脑实质内出血
硬膜下血肿
硬膜外血肿
颅内肿瘤
原发性脑肿瘤
脑膜瘤
松果腺瘤
垂体瘤
后颅窝肿瘤
错构瘤
颅内或颈椎畸形
Chiari 畸形
颅缝早闭
颅面骨发育异常
脑静脉窦血栓形成
脑室系统畸形
中脑导水管硬化
Dandy-Walker 综合征
颅内感染
脑膜炎
脑炎
颅内脓肿
颅内寄生虫感染
硬膜外脓肿
颅内肉芽肿
嗜酸细胞肉芽肿
韦格纳肉芽肿病
肉状瘤病
铅中毒

治疗方法

经上述四项标准确诊为脑假瘤的患者，首先应口服乙酰唑胺治疗，如果对该药耐受差，可口服呋喃苯胺酸或氯噻酮。如果患者对利尿剂效果不佳，也可短期服用糖皮质激素（如地塞米松）。如果反应仍较差，神经外科手术治疗包括脑脊液分流术可作为下一步的治疗方式。如果视盘水肿持续存在，可行视神经鞘减压手术。

并发症和注意事项

如上所述，未治疗的脑假瘤会造成永久性视力丧失和严重的并发症。而且，若将继发性颅内高压误诊治为脑假瘤，将会引发灾难性的后果。

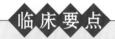

脑假瘤多发于女性患者，如果能考虑到该病，诊断就相对明确。脑假瘤的患者行眼底镜检查时会发现视盘水肿，而且该病总发生于肥胖患者。视野检查会发现轻微的视野缺损，包括暗点的扩大和鼻下象限的视野缺损。有些药物会是脑假瘤的致病因素，因此应仔细询问用药史。同其他头痛综合征一样，必须排除引起颅内高压的因素（肿瘤、出血）。

（李　君　译　杨蕙帆　审校）

原书参考文献

Aylward SC, Reem RE. Pediatric intracranial hypertension. *Pediatr Neurol*. 2017;66:32–43.

Ball AK, Clarke CE. Idiopathic intracranial hypertension. *Lancet Neurol*. 2006;5(5):433–442.

Elder BD, Sankey EW, Goodwin CR, et al. Outcomes and experience with lumbopleural shunts in the management of idiopathic intracranial hypertension. *World Neurosurg*. 2015;84(2):314–319.

Handley JD, Baruah BP, Williams DM, et al. Bariatric surgery as a treatment for idiopathic intracranial hypertension: a systematic review. *Surg Obes Relat Dis*. 2015;11(6):1396–1403.

House PM, Stodieck SRG. Octreotide: the IIH therapy beyond weight loss, carbonic anhydrase inhibitors, lumbar punctures and surgical/interventional treatments. *Clin Neurol Neurosurg*. 2016;150:181–184.

Micieli JA, Al-Obthani M, Sundaram ANE. Pseudo-Foster Kennedy syndrome due to idiopathic intracranial hypertension. *Can J Ophthalmol*. 2014;49(4):e99–e102.

Wall M. Update on idiopathic intracranial hypertension. *Neurol Clin*. 2017;35(1):45–57.

第 9 节

蛛网膜下腔出血

（Intracranial Subarachnoid Hemorrhage）

ICD-10 CODE 160.9

临床综合征

蛛网膜下腔出血（intracranial subarachnoid hemorrhage，SAH）是脑血管意外中预后最差的疾病之一，低于 60% 的患者认知和生理功能会恢复至发病前的状况。65% ~ 70% 的 SAH 是由于颅内小动脉瘤破裂引起，其余的患者大部分由动静脉畸形、肿瘤或血管瘤引起（图 9-1）。因为小血管瘤的血管壁缺乏完整的肌层和弹力纤维层，所以容易破裂。一些全身性疾病会增加颅内小血管瘤的患病风险，如马方综合征、Ehlers-Danlos 综合征、镰状细胞贫血、纤维肌性血管发育异常和弹性假黄瘤（表 9-1）。高血压、嗜酒、嗜可卡因和大脑动脉粥样硬化也会增加 SAH 的风险。黑色种人的患病风险是白色种人的两倍。SAH 患病的平均年龄为 50 岁。即使经过积极先进的治疗，SAH 的病死率仍接近 25%。

体征和症状

大量 SAH 患者发病前会有先兆，称为前哨性头痛（sentinel headache），这种头痛被认为是由即将破裂的动脉瘤发生渗漏所引起。前哨性头痛发作突然，头痛程度从发作到高峰进展非常迅速，常常伴有畏光、恶心、呕吐。在 SAH 发生的前 3 个月，有 90% 的患者会经历这种前哨性头痛。

在 SAH 发作时，患者会突发极度剧烈的头痛，患者常形容其为一生中经历的最剧烈的头痛（图 9-2）。常常会伴有恶心、呕吐、畏光、眩晕、嗜睡、

表 9-1　会增加颅内小血管瘤患病风险的全身性疾病
马方综合征
Ehlers Danlos 综合征
镰状细胞贫血
多囊肾
主动脉缩窄
纤维肌性血管发育异常
弹性假黄瘤

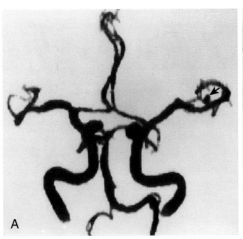
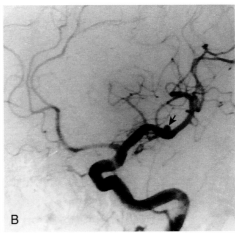

图 9-1　1 例常染色体显性遗传的多囊肾患者同时患有颅内小动脉瘤

A 为 3D-TOF MRI 脑血管成像显示左侧大脑中动脉分叉点的动脉瘤（箭头）；B 为血管造影显示的同一处病变（箭头）

（Edelman RR, Hesselink JR, Zlatkin MB, et al. *Clinical magnetic resonance imaging*[M]. 3rd ed. Philadelphia: Saunders, 2006: 1420.）

精神错乱、颈强直和颈背痛（表9-2）。急性 SAH 病情危急，多达 50% 的患者会因持续不断的出血、颅内压迅速增高而失去意识。颅内高压也会造成脑神经麻痹，尤其是外展神经麻痹。体格检查常发现神经系统体征、轻度瘫痪、视网膜下出血和视盘水肿。

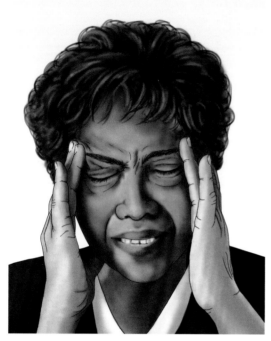

图 9-2　蛛网膜下腔出血相关的头痛通常是患者经历过的最严重的头痛

表 9-2　SAH 的症状
极度头痛
恶心、呕吐
畏光
眩晕
嗜睡
认知障碍
颈强直
颈背痛

检查

怀疑 SAH 的患者，需紧急完成两项事情：①确认是否存在与 SAH 相似的隐匿疾病；②确认是否存在 SAH。患者如果突发极度剧烈的头痛怀疑是 SAH，必须紧急检查头颅 CT（图 9-3）。使用多层螺旋 CT 进行脑血管造影对 SAH 的诊断率接近 100%。如果需要手术介入治疗或出血点无法确认时，脑血管造影也非常必要。

如果 CT 还不能确认动脉瘤，MRI 脑血管造影会有帮助，而且它在诊断动静脉畸形中会更加准确（图 9-4）。SAH 患者同时应进行实验室筛查，包括红细胞沉降率、血液常规检测、凝血和血液生化检查。计划手术的患者或贫血患者应检查血型和交叉配血。与此同时，SAH 患者应进行眼底检查观察视盘水肿的情况。

若想了解脑脊液中是否含有血细胞，可进行腰椎穿刺，但在颅内高压时进行腰椎穿刺过于危险，因此须极为谨慎。由于 SAH 患者会出现血液内高浓度的儿茶酚胺和下丘脑功能紊乱，心电图常表现为异常。

鉴别诊断

与 SAH 相鉴别的大多数疾病基本都是非常严重的疾病，它们都有严重的并发症和很高的病死率。表 9-3 列出了可能误诊为 SAH 的疾病，包括脑卒中、免疫性疾病、感染、肿瘤、高血压危象、脑脊液漏和各种能够引起头痛的良性肿瘤。

表 9-3　与蛛网膜下腔出血相似的
疾病
脑卒中
脑出血
脑缺血
脑肿瘤
感染
脑膜炎
脑炎
脑脓肿
寄生虫感染
高血压危象
脑脊液流失
硬膜穿刺后头痛
自发性脑脊液漏
免疫性疾病
狼疮性脑炎
血管炎
多肌炎
头痛
丛集性头痛
霹雳性头痛
偏头痛
冰锥头痛
性相关性头痛

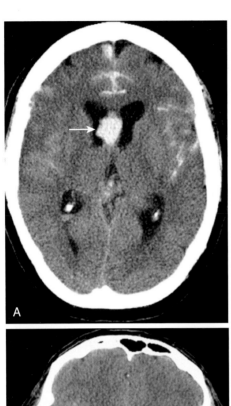

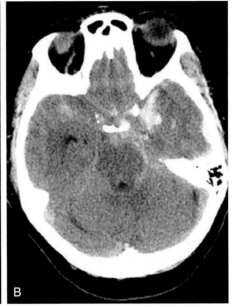

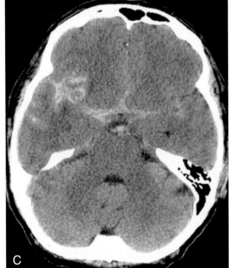

图 9-3　未强化的 CT 扫描显示厚血凝块的特殊位置也可以帮助预测动脉瘤破裂的位置

A 为大脑半球裂之间形成血性连接提示前交通动脉瘤破裂（箭头）；B 为鞍上池左侧局部血液聚集提示左后交通动脉瘤破裂；C 为大脑右侧裂血液聚集提示大脑中动脉瘤破裂

（Marshall SA, Kathuria S, Nyquist P, et al. Noninvasive imaging techniques in the diagnosis and management of aneurysmal subarachnoid hemorrhage[J]. *Neurosurg Clin North Am*, 2012, 21(2): 305–323.）

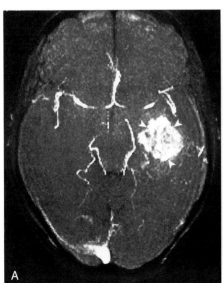

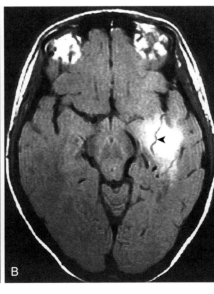

图 9-4　动脉畸形引起的左侧颞叶出血

A 为在梯度回波 MRI 中血肿因含有高铁血红蛋白显示出高信号（箭头），未显示出异常血管；B 为使用流动预饱和技术的自旋回声 MRI，血肿中的异常血管可以显示出来（箭头所示）

（Mattle H, Edelman RR, Atkinson DJ. *Zerebrale Angiographie mittels Kernspintomographie*[J]. Schweiz Med Wochenschr, 1992, 122: 323–333.）

治疗方法

药物治疗

SAH 首先应立即进行药物治疗，着眼于将脑损害和危重并发症降到最低。患者应取平卧位，头抬高 30°～35° 促进脑静脉血回流。准确记录出入量，积极控制血压，应早期进行中心静脉置管。监测血氧饱和度和呼气末二氧化碳浓度以预防呼吸功能不全。避免过度使用阿片类药物和镇静剂，以防颅内高压和大脑缺血引起的肺换气不足。预防癫痫发作，必要时可有创治疗癫痫。尽量避免呕吐以防颅内压进一步升高。尤其在使用糖皮质激素治疗颅内高压时，应预防消化道出血。为避免血栓性静脉炎可使用空气压力带。当患者出现意识不清时，应行气管插管避免颅内压升高，保持过度换气减少血液二氧化碳浓度。使用地塞米松、甘露醇和呋塞米降低颅内压。使用钙通道阻滞剂和镁离子减轻脑血管痉挛，改善局部缺血，研究显示他汀类药物也有此作用。抗纤溶药物（如氨基己酸）可降低部分患者再出血的风险。

手术治疗

脑积水引起的高颅压可能需要进行脑室引流治疗，但降低颅压不可过快，否则会增加再出血的风险。通过手术夹闭动脉瘤或介入栓塞动脉瘤治疗出血或再出血，其并发症和病死率都很高，但如果保守治疗失败，手术可能就十分必要。

并发症和注意事项

诊断和治疗 SAH 的并发症和注意事项分为三类：第一，在严重的 SAH 发生之前没有识别出前哨性头痛；第二，误诊造成延误治疗，可能最终导致并发症甚至死亡；第三，缺乏合理的治疗方案，同样会导致发生本可以避免的并发症甚至死亡，例如静脉血栓脱落引起的肺栓塞或未保护气道而引起的吸入性肺炎。

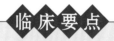

在严重的 SAH 发生前，若能及时识别前哨性头痛并积极地治疗，会为患者争取到最佳的预后结果。SAH 一旦发生，治疗会非常困难，最终结果也不尽如人意。在 SAH 的治疗过程中，严密监测和治疗高血压、低血压、呼吸功能异常等对避免并发症的产生至关重要。

（李君　译　杨蕙帆　审校）

原书参考文献

Abraham MK, Chang WW. Subarachnoid hemorrhage. *Emerg Med Clin North Am*. 2016;34(4):901–916.

Edlow JA, Abraham MK. Neurologic emergencies—making the diagnosis and treating the life threats. *Emerg Med Clin North Am*. 2016;34(4):xvii–xviii.

Howard RS. The management of haemorrhagic stroke. *Anaesthesia & Intensive Care Medicine*. 2016;17(12):596–601.

Manhas A, Nimjee SM, Agrawal A, et al. Comprehensive overview of contemporary management strategies for cerebral aneurysms. *World Neurosurg*. 2015;84(4):1147–1160.

Perry JJ, Stiell IG, Sivilotti MA, et al. Clinical decision rules to rule out subarachnoid hemorrhage for acute headache. *JAMA*. 2013;310(12):1248–1255.

第10节

三叉神经痛
（Trigeminal Neuralgia）

ICD-10 CODE G50.0

临床综合征

许多患者因三叉神经根在出脑干处被扭曲的血管压迫，从而引起三叉神经痛（图 10-1）。听神经瘤（acoustic neruomas）、胆脂瘤（cholesteatomas）、动脉瘤（aneurysms）、血管瘤（angiomsa）以及骨骼异常也都可能引起神经压迫。三叉神经痛的疼痛程度和丛集性头痛相似，剧烈疼痛会导致自杀，所以应该作为急症处理。刷牙、剃须和洗脸等触摸脸部的日常活动（图 10-2）都会诱发三叉神经痛。大部分患者的疼痛可以通过药物控制。2% ~ 3% 的三叉神经痛患者有多发性硬化。三叉神经痛也称为痛性抽搐（tic douloureux）。

体征和症状

三叉神经痛为面部三叉神经支配区的间断性疼痛，97% 的病例为单侧疼痛。少数双侧三叉神经痛会累及到相同的神经分支。第二分支和第三分支受累占绝大多数患者，第一分支受累小于 5%。57% 的单侧三叉神经痛的疼痛部位在右侧。疼痛的特点是阵发电击样疼痛，持续数秒至两分钟以内。症状从发作进展到高峰非常迅速。

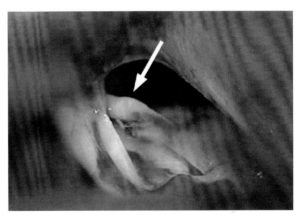

图 10-1 经过二次放疗患者的左侧微血管减压
注意放疗相关的小脑上动脉血管硬化（箭头指示）被微分离工具牵离神经
（Chen JCT. Microvascular decompression for trigeminal neuralgia in patients with and without prior stereotactic radiosurgery[J]. *World Neurosurg*. 2012;78(1–2):149–154.）

三叉神经痛的患者会忌讳接触诱发区，相反其他面部疼痛的患者（如颞颌关节功能障碍）时常揉搓患部区域，或热敷患部区域，或冷敷患部区域。若三叉神经痛难以控制，患者通常需要住院治疗。在两次发作间期，患者相对无痛。如果在剧烈的疼痛消失后仍然感到钝痛，提示有器质性病变持续压迫神经。除非患有多发性硬化，此病几乎不会在 30 岁以前发生。

三叉神经痛的患者通常会有严重的抑郁（甚至导致患者自杀），急性发作时常伴随着焦虑。疼痛时

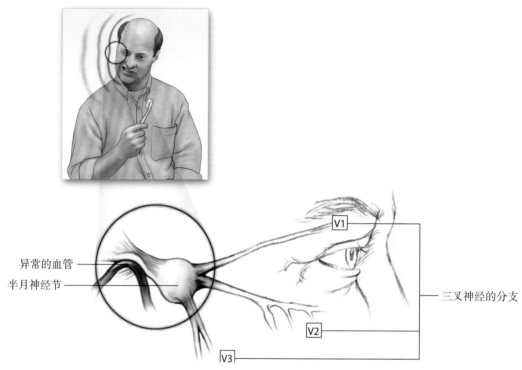

异常的血管
半月神经节

V1

V2

V3

三叉神经的分支

图 10-2　刷牙触发了疼痛的发作

容易伴有睡眠不足，进而加重焦虑或抑郁。同时伴有多发性硬化的患者可能会表现出疾病所特有的欣快样的痴呆（euphoric dementia）。医师应该安慰三叉神经痛的患者，告诉他们三叉神经痛基本都可以被控制。

检查

初步诊断为三叉神经痛的患者应该进行大脑和脑干的 MRI 扫描，以排除后颅窝或脑干损伤以及脱髓鞘疾病（图 10-3）。MRI 血管造影也有助于判断三叉神经是否被血管压迫（图 10-4）。如果怀疑有任何潜在或伴发的鼻窦疾病，应该进行鼻窦影像学检查。如果对三叉神经痛的诊断存有疑问的话，应该进行筛检性的实验室检查，包含血液常规检测、红细胞沉降率和血液生化系列。开始用卡马西平治疗前，必须先检查血液常规检测，作为基线比较（见治疗方法）。

鉴别诊断

三叉神经痛一般可以明确诊断，诊断依据包括特定的病史和查体。眼、耳、鼻、喉和牙齿的疾病都可能和三叉神经痛相似或者与三叉神经痛并存，进而混淆了诊断。非典型面痛有时会和三叉神经痛混淆，但可以通过疼痛的特点来区分，非典型面痛为钝痛和酸痛（dull and aching），而三叉神经痛的疼痛为刺痛和神经痛（sharp and neuritic）。三叉神经痛发生在三叉神经分支支配区，而非典型面痛并不存在任何特定的神经分布。所有 50 岁以前出现三叉神经痛的患者，应该考虑是否可能存在多发性硬化。

治疗方法

药物治疗

卡马西平

卡马西平是治疗三叉神经痛的一线药物。对此药具有快速有效的反应基本上可以确定临床诊断。虽然卡马西平安全有效，但对于该药的使用仍存在一些隐患。此药虽然可以很好地控制疼痛，但是有时因实验室检查数值异常而误以为是该药造成的，于是将其停药，所以开始用卡马西平治疗前，必须先检查血常规、尿常规和血液生化检查，作为基线对照。

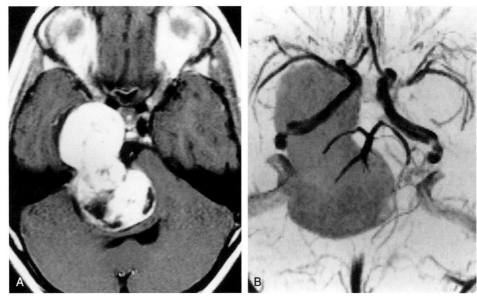

图 10-3　右侧三叉神经和神经节的囊状坚硬的神经鞘瘤

A 为轴向强化 MRI 显示哑铃状的肿瘤由后颅窝延伸过切迹到右侧颅中窝内侧，肿块不均匀的强化提示肿瘤细胞减少并囊变为更坚硬的成分；B 为在 MRI 检查后进行 MRI 血管造影显示肿瘤因显像延迟而呈基本均匀的强化，注意详细展示的颅底肿瘤，包括移位的右侧颈动脉的岩内段（Stark DD, Bradley WG Jr. *Magnetic resonance imaging*[M]. 3th ed. St Louis, 1999, Mosby.）

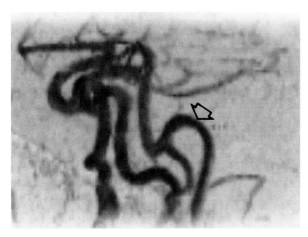

图 10-4　1 例 69 岁三叉神经痛患者的左侧三叉神经受到血管压迫

3D-TOF-MRI 血管造影显示右侧椎动脉向头侧伸展至左侧桥脑角池（箭头，Stark DD, Bradley WG Jr, editors. *Magnetic resonance imaging*[M]. Vol 3. 3rd ed. St Louis: Mosby; 1999: 1214.）

如果卡马西平治疗疼痛有效，应开始慢慢给予，起始剂量为睡前 100～200mg 给予两晚。患者要注意不良反应，包括眩晕、镇静、精神错乱和红疹。在允许的情况下，每两天可以增加 100～200mg，分两次给予，直到能控制疼痛或达到每日总剂量 1200mg。应该注意实验室检查以避免罕见而危及

生命的血液性恶病质（blood dyscrasia）。如果血液常规检测异常或出现红疹应立刻停药。疏于对使用卡马西平患者的检查可能会出现再生障碍性贫血（aplastic anemia）等严重后果。如果疼痛被控制，至少应该继续使用卡马西平 6 个月，然后再考虑减药。应该注意的是：要告知患者，没有医师指导的情况下，不应自行改变药物剂量、停止使用药物。

加巴喷丁

在极少数情况下，卡马西平不能控制患者疼痛，此时可以考虑使用加巴喷丁。如同卡马西平，在开始治疗前应先获得血液常规检测等检查结果作为基线。患者要注意药物不良反应，包括眩晕、镇静、认知障碍和皮疹。加巴喷丁起始剂量为睡前 300mg，给予两晚。在允许的情况下，每两天可以增加 300mg，分两次给予，直到能控制疼痛或达到每日总剂量 2 400mg。如果患者仅仅感到疼痛部分缓解，监测血液指标，然后使用 100mg 的剂型谨慎滴定。很少有每天需要超过 3 600mg 的情况。

巴氯芬

对于使用卡马西平或加巴喷丁无法缓解疼痛的患者，巴氯芬可能有效。在开始使用巴氯芬治疗前

同样应该先获得血液常规检测等检查结果，并应告知患者药物有不良反应。起始剂量为睡前 10mg，给予两晚；在不良反应可接受的情况下，连续 7 天，每天增加 10mg，分两次给予，直到能控制疼痛或达到每日总剂量 80mg。此药物有明显肝脏和中枢神经系统不良反应，包括无力和镇静。如同卡马西平，在使用巴氯芬时，必须仔细监测各实验室指标。

使用如上三种药物前都应该告知患者，过早减量或停药可能会引起疼痛复发，并会更加难以控制。

侵入性治疗

三叉神经阻滞术

以局麻药和激素进行三叉神经阻滞术是对药物治疗三叉神经痛很好的辅助方法。当药物还在调整至有效浓度过程中，此技术能迅速缓解疼痛。最初的阻滞可采用丁哌卡因加上甲泼尼龙，接下来使用较低剂量的甲泼尼龙，以相似的方法每日进行神经阻滞。这种方法也可以用来控制爆发性疼痛（breakthrough pain）。

三叉神经节后注射甘油（retrogasserian injection of glycerol）

经合理的药物治疗后仍没有效果的患者，可将少量的甘油注射入三叉神经节的区域，可以提供长期的缓解。此技术应该由非常了解神经毁损程序（neurodestructive procedures）的医师执行（图 10-5）。

三叉神经节射频消融

三叉神经节可通过在双平面 X 线透视引导（biplanar fluoroscopic guidance）下进行射频损毁。对于难治的三叉神经痛，在前述治疗方法都已经失败并且不适合做三叉神经根显微血管减压术时，可以考虑此技术。

三叉神经节球囊压迫

在 X 线引导下将球囊探针经卵圆孔置入 Meckel 腔隙。当球囊接近三叉神经节时膨胀球囊即可压迫神经节。这项技术适用于药物治疗效果不佳和无法接受更加侵入性治疗的患者。

三叉神经根显微血管减压术（microvascular decompression of the trigeminal root）

此技术又称为 Jannetta 术式（Jannetta procedure），是难治性三叉神经痛神经外科治疗方式。三叉神经因受压迫引起单一神经病变即是这一手术的理论依据。操作上包括：找到靠近脑干的三叉神经根，通过 Teflon 棉垫将压迫神经的血管分开，达到缓解疼痛的目的。

伽马刀

伽马刀是一种无痛的门诊手术，使用钴源性聚焦伽马射线破坏三叉神经与脑桥交界处的前部、三叉神经邻近脑桥的入点、三叉神经中后部或三叉神

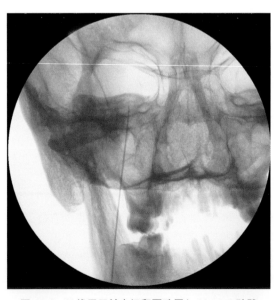

图 10-5　X 线显示针尖经卵圆孔置入 Meckel 腔隙

经脑池段。并发症包括面部麻木和感觉缺失。

并发症和注意事项

　　三叉神经痛可严重到足以导致自杀，因此必须将其视为急症处理，应该强烈建议此类患者住院治疗。如果三叉神经痛在剧烈的疼痛消失后依然感到钝痛，则高度提示神经被病灶所压迫，如脑干肿瘤或神经鞘瘤。三叉神经痛几乎不会出现在 30 岁之前，除非伴有多发性硬化；而所有这样的患者都应该进行 MRI 检查，以确诊有无脱髓鞘性疾病。

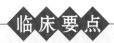

　　对于控制疼痛效果不佳的三叉神经痛患者，在其等待药物起效的时候，可以通过局麻药和激素进行三叉神经阻滞术。此技术可以快速控制疼痛，避免住院治疗。

（李君　译　杨蕙帆　审校）

原书参考文献

Alper J, Shrivastava RK, Balchandani P. Is there a magnetic resonance imaging-discernible cause for trigeminal neuralgia? A structured review. *World Neurosurg*. 2017; 98: 89–97.

Donahue JH, Ornan DA, Mukherjee S. Imaging of vascular compression syndromes. *Radiol Clin North Am*. 2017; 55(1): 123–138.

Hitchon PW, Holland M, Noeller J, et al. Options in treating trigeminal neuralgia: experience with 195 patients. *Clin Neurol Neurosurg*. 2016;149:166–170.

Hoo JY, Sathasivam HP, Lau SH, et al. Symptomatic trigeminal neuralgia secondary to tumours: a case series. *J Oral Maxillofac Surg Med Pathol*. 2017;29(1):71–76.

Howard RS. The management of haemorrhagic stroke. *Anaesth Intensive Care Med*. 2016;17(12):596–601.

Waldman SD. Gasserian ganglion block. In: *Atlas of interventional pain management*. 4th ed. Philadelphia: Elsevier; 2015:32–37.

Waldman SD. Gasserian ganglion block: balloon compression technique. In: *Atlas of interventional pain management*. 4th ed. Philadelphia: Elsevier; 2015:32–37.

Waldman SD. Gasserian ganglion block: radiofrequency lesioning. In: *Atlas of interventional pain management*. 4th ed. Philadelphia: Elsevier; 2015:32–37.

第11节

颞下颌关节功能紊乱
（Temporomandibular Joint Dysfunction）

ICD-10 CODE M26.60

临床综合征

颞下颌关节功能紊乱（又名咀嚼肌筋膜疼痛综合征，myofascial pain dysfunction of the muscles of mastication）的特点是关节自身的疼痛放射至下颌、耳、颈和扁桃体。颞下颌关节是一个真关节，以纤维关节盘分为上下两个腔。此关节盘的内部紊乱（internal derangement）可能会导致疼痛和颞下颌关节功能紊乱，然而，关节囊外的因素所导致颞下颌关节疼痛更为常见。颞下颌关节由下颌神经的分支支配。颞下颌关节功能紊乱所累及的肌肉包括颞肌（temporalis）、咀嚼肌（masseter）、翼外肌和翼内肌（internal and external pterygoid）、斜方肌（trapezius）以及胸锁乳突肌（sternocleidomastoid）。

体征和症状

颞下颌关节功能紊乱经常伴有头痛，使得其和紧张性头痛难以区分。精神紧张常常是促发和加重颞下颌关节功能紊乱的因素之一（图 11-1）。患者常有磨牙症或下颌紧闭病史。

牙齿咬合不正可能在疾病进展中也发挥了作用。颞下颌关节的内部紊乱和关节炎表现为张嘴和

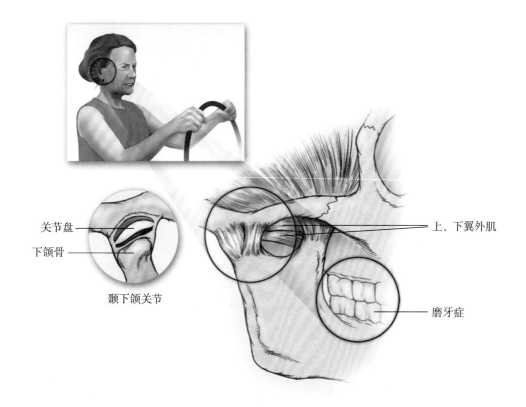

关节盘 —
下颌骨 —

颞下颌关节

上、下翼外肌

磨牙症

图 11-1　精神紧张常为颞下颌关节功能紊乱的诱发因素

闭嘴时发出"咔嚓"声响。如果不处理，患者可能会感到在前述区域的疼痛加重，同时下巴活动与张口动作受限。

当触摸颞下颌关节功能紊乱所累及的肌肉时，可以发现激痛点（trigger points）。在关节活动范围内出现捻发感（crepitus）提示其为关节炎而非肌筋膜所造成的功能障碍。在严重的病例中可能出现下颌移位（图 11-2）。

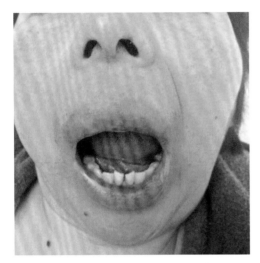

图 11-2　继发于类风湿关节炎的颞下颌关节功能紊乱患者的下颌移位

检查

受颞下颌关节功能紊乱所困扰的患者其颞下颌关节的 X 线通常没有异常，但 X 线可以用来协助诊断关节炎症、退变性关节炎以及晶体沉积性疾病（图 11-3 和图 11-4）。关节镜检和关节成像有助于临床医师确认盘的紊乱和关节本身的异常（图 11-5 和图 11-6）。核磁共振也可以提供更多关节盘和关节表面的细节，在复杂病例中应考虑做核磁检查。如果怀疑是关节炎或颞动脉炎，必须进行血液常规检测、红细胞沉降率和抗核抗体检查。将少量的局麻药注射入关节内可以作为一种诊断性治疗，以判断颞下颌关节是否为疼痛来源（图 11-7）。

鉴别诊断

颞下颌关节功能紊乱的临床症状可能会与来自牙齿和鼻窦的疼痛相混淆，其特点也与非典型面痛相似，仔细地询问和查体常可帮助医师区分症状。

颧骨和下颌的肿瘤与咽后部肿瘤一样，可能会产生不明确的疼痛而被误认为是颞下颌关节疼痛，任何有面部疼痛的患者，应该首先排除可能为致命的疾病。任何患者在外伤、感染或中枢神经系统伤害后

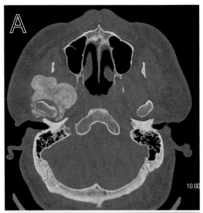
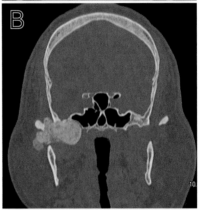
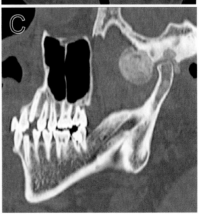

图 11-3　计算机断层扫描（CT）显示右侧颞下颌关节（TMJ）周围的巨大钙化肿物
A 为轴位 CT 扫描显示右侧 TMJ 髁突周围戒指形钙化肿物，肿物与髁突不连续；B 为冠状位 CT 扫描显示关节间隙内的钙化肿物，骨重吸收和冠突基底变窄，病变延伸进入颅中窝；C 为右侧 TMJ 矢状位 CT 扫描，钙化肿物限制髁突头端移动（Kudoh K, Kudoh T, Tsuru K, et al. A case of tophaceous pseudogout of the temporomandibular joint extending to the base of the skull[J]. *Int J Oral Maxillofac Surg.* 2017;46(3):355–359）

表现出不明确的面部疼痛应该考虑到面部反射性交感神经营养不良。颞下颌关节功能紊乱疼痛的特点是钝痛和酸痛；而面部反射性交感神经营养不良的疼痛是烧灼痛，常伴随明显的触摸痛（allodynia）。

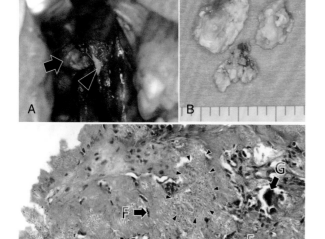

图11-4 口腔内活检

A 为颞下颌关节（TMJ）肿物术野显示"粉笔样"钙化的沉淀物（箭头），三角箭头指示右侧下颌骨冠突；B 为标本为白色、"粉笔样"；C 为标本组织化检查显示纤维组织（苏木素伊红染色法）中晶体沉积（三角箭头），沉积晶体由杆形和菱形晶体组成，被异物型巨细胞（标记为"G"）和成纤维细胞（标记为"F"）包裹（Kudoh K, Kudoh T, Tsuru K, et al. A case of tophaceous pseudogout of the temporomandibular joint extending to the base of the skull[J]. *Int J Oral Maxillofac Surg.* 2017;46(3):355–359.）

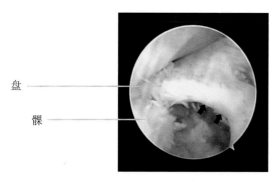

盘

髁

图11-5 严重咀嚼功能障碍患者左侧颞下颌关节的关节镜影像

骨关节炎伴有盘穿孔，以及暴露的髁（黑箭头指示盘穿孔）（Israel HA. Internal derangement of the temporomandibular joint: new perspectives on an old problem[J]. *Oral Maxillofac Surg Clin North Am.* 2016;28(3):313– 333.）

星状神经节阻滞术有助于区分这两种疼痛症状，因为对交感神经阻滞术的疼痛面部反射性交感神经营养不良有效果；而对颞下颌关节功能紊乱则无反应。除此之外，颞下颌关节功能紊乱的疼痛必须与颞动脉炎相关的颌错位（jaw claudication）所引起的疼痛相鉴别。

治疗方法

治疗的主要方法包括：药物治疗（如三环类抗抑郁药）、仪器治疗（如口腔矫正器）、物理疗法和关节内注射治疗。抗抑郁药如去甲替林（nortriptyline）睡前一次25mg，可帮助睡眠并治疗潜在的肌筋膜疼痛症状。矫正器（orthotic devices）可以帮助患者避免可能加重其临床症状的咬牙和磨牙。关节内注射有助于缓解急性疼痛，帮助患者耐受物理疗法。关节内注射也可以治疗引起患者疼痛和关节功能障碍的关节炎。关节盘移位很少需要通过手术恢复关节的正常功能和减少疼痛。

进行颞下颌关节的关节内注射时，患者取平卧位，颈椎处于自然姿势。要求患者张口和闭口数次，以确认颞下颌关节位置，同时触诊外耳道正前方和稍微下面一点的区域。在确认关节位置后，要求患者将下颌维持固定在自然姿势。在治疗颞下颌关节功能紊乱、颞下颌关节的内部紊乱、关节炎或累及颞下颌关节的疼痛时，将总量为20mg的甲泼尼龙加入局麻药作为首次阻滞的药物；后续的阻滞治疗则在局麻药中加入10mg的甲泼尼龙。将颞下颌关节上方覆盖的皮肤常规消毒，用长约2.5cm、25G管心针直接插入颧弓下缘在关节腔的中央。以垂直颧骨的角度进针约0.64 ~ 1.90cm，直到有突破感，表示已经进入关节腔（图11-3）。小心地回吸无血之后，将1ml溶液缓慢注入。如果症状持续，间隔5 ~ 7天后，可以反复进行关节腔内的注射。超声引导进针可增加TMJ关节注射进针的准确性（图11-8）。

并发症和注意事项

此区域有丰富的血管，容易导致阻滞术后瘀血或形成血肿，因此应告知患者可能出现的并发症。尽管此区域血运丰富，如果显示出有利的风险 – 受益比（对表现为凝血异常情况的患者而言）使用25G或

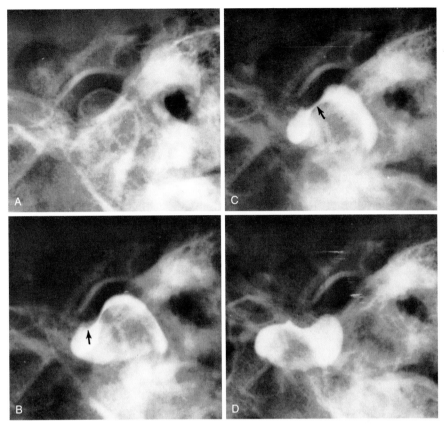

图 11-6　1 例 22 岁女性患者的颞下颌关节 X 线显示关节盘脱位，经复位后出现咔嚓声和间歇性疼痛

A 为经颅闭口的 X 线放大后显示在下颌窝有正常的骨质解剖结构及等中心的髁状突；B 为在闭口状态下，将造影剂充满关节下方的空间后显示出关节盘的下表面，注意关节盘的后韧带位于髁状突的前方（箭头）并在前隐窝显著膨出，此现象可诊断为关节盘向前脱位；C 为在口半张状态下，造影剂重新分布，髁状突已经转移向后韧带（箭头），造影剂位于髁状突和隆突之间；D 为在口全张的状态下，髁状突转移到隆突之前，此时它已经越过了明显变厚的后韧带而引起咔嚓声

（Resnick D. *Diagnosis of bone and joint disorders*[M]. 4th ed. Philadelphia: Saunders, 2002: 1723.）

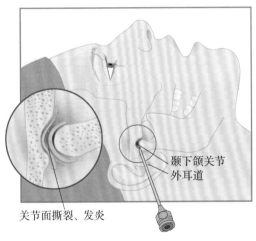

关节面撕裂、发炎

颞下颌关节
外耳道

图 11-7　颞下颌关节注射时正确的针尖位置

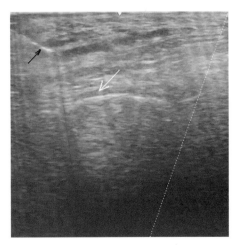

图 11-8　超声引导下颞下颌关节注射的图像

黑箭头，针；白箭头，颞下颌关节

者 27G 针还是可以安全地进行关节内注射的。在注射后立即用手对阻滞的区域按压，可以减少这些并发症。阻滞术后冷敷 20 分钟也可以减少术后疼痛和

出血。其他的并发症有阻滞面神经造成面瘫，当发生此情况时，必须用无菌滴眼液和眼罩来保护角膜。

临床要点

　　必须检查评估颞下颌关节功能紊乱的程度，以便制订一个合理的治疗计划。要排除感染和发炎的原因，包括结缔组织（collagen vascular disease）。当颞下颌关节疼痛发生在老年患者身上时，必须和颞动脉炎相关的颌错位相鉴别。颞下颌关节功能紊乱常伴随压力和焦虑，必须要关注和处理好这些因素。肌筋膜疼痛的部分最好以三环类抗抑郁药治疗（如阿米替林）治疗。牙齿咬合不正以及磨牙应该用咬合矫正器处理。受颞下颌关节功能紊乱困扰的患者应该避免使用麻醉镇痛药和苯二氮䓬类药物。

（李君　译　杨蕙帆　审校）

原书参考文献

Connelly ST, Myung J, Gupta R, et al. Clinical outcomes of Botox injections for chronic temporomandibular disorders: do we understand how Botox works on muscle, pain, and the brain? *Int J Oral Maxillofac Surg.* 2017;46(3):322–327.

da Silva PA, de Fatima Fernandes Lopes MT, Freire FS. A prospective study of 138 arthroscopies of the temporomandibular joint. *Braz J Otorhinolaryngol.* 2015; 81(4):352–357.

Graff-Radford SB, Abbott JJ. Temporomandibular disorders and headache. *Oral Maxillofac Surg Clin North Am.* 2016;28(3): 335–349. ISSN 1042-3699.

Israel HA. Internal derangement of the temporomandibular joint: new perspectives on an old problem. *Oral Maxillofac Surg Clin North Am.* 2016;28(3):313–333.

Kudoh K, Kudoh T, Tsuru K, et al. A case of tophaceous pseudogout of the temporomandibular joint extending to the base of the skull. *Int J Oral Maxillofac Surg.* 2017;46(3):355–359.

第 12 节

持续特发性面痛
(Atypical Facial Pain)

ICD-10 CODE **G50.1**

临床综合征

持续特发性面痛（又名非典型面痛）是一种异质群体的疼痛综合征，患者持续特发性面痛的症状无法将其像三叉神经痛那样分类。疼痛会一直持续，但疼痛程度的差别较大。持续特发性面痛几乎总是单侧出现，疼痛特点是酸痛或抽痛，而非三叉神经痛中典型的电击样的疼痛。大部分持续特发性面痛的患者为女性。患者常感觉疼痛在三叉神经分布区，但疼痛感常有明显的神经分布区重叠（图 12-1）。

头痛也经常伴随有持续特发性面痛，使持续特发性面痛难以和紧张性头痛区分。精神紧张是持续特发性面痛的诱发因素或加重因素。一些患者会出现抑郁和睡眠障碍。部分持续特发性面痛的患者会有面部外伤、感染或头部肿瘤病史，但大部分的病例并无明确的病因。

体征和症状

表 12-1 比较了持续特发性面痛和三叉神经痛。三叉神经痛特点为突发电击样的神经痛，持续特发性面痛的性质是钝痛和酸痛，其强度可能有不同。三叉神经痛的疼痛通常位于三叉神经分支区域内，

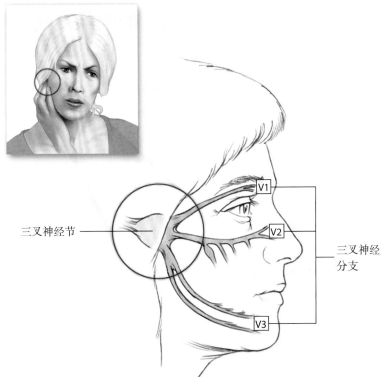

三叉神经节

V1

V2

三叉神经
分支

V3

图 12-1　持续特发性面痛患者经常揉搓面部，而三叉神经痛患者一般不会

而持续特发性面痛的分布常重叠了这些分支的分界。持续特发性面痛的患者没有激痛点，这也与三叉神经痛不同。

表 12-1	三叉神经痛与非典型面痛的比较	
	三叉神经痛	非典型面痛
疼痛模式	突发或间断	持续
疼痛性质	电击样或放射样痛	钝痛、抽痛、酸痛
无痛间期	常有	很少
疼痛分布区	三叉神经某分支	重叠三叉神经分支
激痛点	有	无
潜在的心理疾病	很少	常见

检查

持续特发性面痛患者的头部 X 线检查并无异常，但 X 线检查可以用来确认肿瘤和骨性异常（图 12-2）。脑部和鼻窦 MRI 有助于医师确认颅内病变，如肿瘤、鼻窦疾病和感染。如果怀疑是关节炎或颞动脉炎，则必须进行血液常规检测、红细胞沉降率、抗核抗体检查。将少量的局麻药注入颞下颌关节腔内可以判断颞颌关节是否为疼痛的来源。如果患者感觉枕部或颈部有明显的疼痛，还必须做颈椎 MRI。

鉴别诊断

持续特发性面痛的临床症状可能会和源自牙齿或鼻窦的疼痛混淆，或者被误诊为三叉神经痛。仔细地问诊和查体可以帮助医师区分疼痛症状。颧骨和下颌的肿瘤如同下颅窝和咽后部肿瘤一样，可能会产生不明确的疼痛而误认为是持续特发性面痛所致，因此任何患有面部疼痛的患者都应该排除这些潜在致命性疾病（图 12-3）。任何患者在外伤、感染或中枢神经系统损伤后表现出不明确的面部疼痛也应该考虑到面部的反射性交感神经营养不良。持续特发性面痛是钝痛和酸痛；而面部反射性交感神经营养不良的疼痛会造成烧灼痛，而且通常表现为明显的触摸痛。星状神经节阻滞术有助于区分这两种疼痛症状，因为面部反射性交感神经营养不良的疼痛对此交感神经阻滞术立即有反应；而持续特发性面痛则不是。持续特发性面痛必须和颞动脉炎相关的颌跛行引起的疼痛相鉴别。

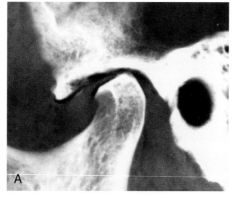
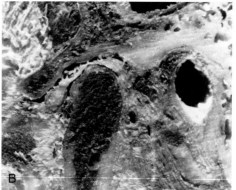

图 12-2　骨性关节炎的 X 线片（A）和矢状片（B）的比较

（Resnick D: *Diagnosis of bone and joint disorders*[M] 4th ed, Philadelphia: Saunders, 2002:1739.）

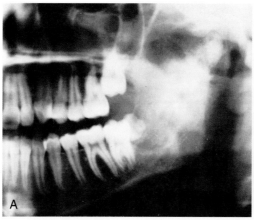
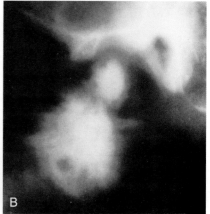

图 12-3　1 例 12 岁女性下颌骨（A）和髁状突头部和颈部（B）的骨癌

（Resnick D. *Diagnosis of bone and joint disorders*[M]. 4th ed, Philadelphia: Saunders, 2002:1726.）

治疗方法

治疗的主要方法包括：药物治疗（如三环类抗抑郁药）、仪器治疗（如口腔矫正器）、物理疗法。三叉神经阻滞术和颞下颌关节内注射治疗可能有效。抗抑郁药（如去甲替林睡前一次 25mg），可帮助缓解睡眠障碍并治疗任何潜在的肌筋膜疼痛症状。矫正器可以帮助患者避免可能加重其临床症状的咬牙和磨牙。应注意治疗潜在的抑郁和焦虑。使用局部药物，包括辣椒素、利多卡因和局部麻醉剂的混合物，以及将肉毒杆菌毒素 A 注射到咀嚼肌中也可能有帮助。

并发症和注意事项

对持续特发性面痛的患者，最大的挑战是能否诊断出引起患者疼痛的隐匿病变。持续特发性面痛的诊断是一种排除性诊断。如果需要进行三叉神经阻滞术或颞下颌关节内注射，必须注意此区域血运丰富，进行阻滞术可能造成术后瘀血或血肿，需要告知患者可能存在的并发症。

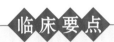

临床要点

　　持续特发性面痛要谨慎检查，以便制订一个合理的治疗计划。要排除感染和发炎的原因，包括结缔组织疾病。压力和焦虑常伴随持续特发性面痛，必须要关注和处理这些因素。持续特发性面痛中的肌筋膜疼痛最用以三环类抗抑郁药（如阿米替林）治疗。牙齿咬合不正或磨牙应该用咬合矫正器。患有持续特发性面痛的患者应避免使用阿片类药物和苯二氮䓬类药物。

（杨蕙帆　译　李　君　审校）

原书参考文献

Brown JA. The neurosurgical treatment of neuropathic facial pain. *Otolaryngol Clin North Am.* 2014; 47(2): 343–349.

Nguyen CT, Wang MB. Complementary and integrative treatments: atypical facial pain. *Otolaryngol Clin North Am.* 2013; 46(3): 367–382.

Rahimpour S, Lad SP. Surgical options for atypical facial pain syndromes. *Neurosurg Clin N Am.* 2016;27(3):365–370. ISSN 1042-3680.

Scully C. Atypical (idiopathic) facial pain. In: *Oral and maxillofacial medicine.* 3rd ed. Churchill Livingstone; 2013:235–238.

Waldman SD. Atypical facial pain. In: *Pain review.* 2nd ed. Philadelphia: Elsevier; 2017:233–234.

第13节

舌骨综合征

（Hyoid Syndrome）

临床综合征

舌骨综合征是由附着在舌骨上的茎突舌骨韧带（stylohyoid ligament）出现钙化或炎症而引起。茎突（styloid process）起自耳道正下方，由颞骨朝尾侧和腹侧延伸。茎突舌骨韧带头侧附着于茎突，尾侧附着于舌骨。在舌骨综合征中，茎突舌骨韧带附着于舌骨的尾侧发生钙化（图 13-1），其他附着于舌骨的肌腱炎也可能引起疼痛。舌骨综合征也可伴随 Eagle 综合征。弥漫性特发性骨质增生症（diffuse idiopathic skeletal hyperostosis，DISH）患者易于发生舌骨综合征，因为在该疾病中茎突舌骨韧带有钙化倾向（图 13-2）。

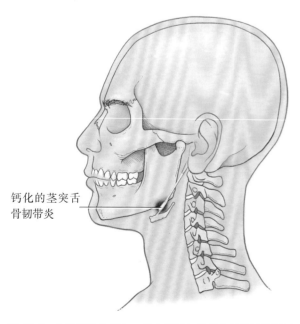

钙化的茎突舌骨韧带炎

图 13-1　在舌骨综合征中，茎突舌骨韧带附着于舌骨的尾侧发生钙化

体征和症状

舌骨综合征的疼痛特点是随着下颌活动、脖子转动或吞咽而发生刺痛和刀割样疼痛。疼痛由下颌角开始并放射到颈部前外侧（图 13-3）；常累及同侧耳部。部分患者会主诉咽部异物感。在茎突舌骨韧带附着于舌骨大角的位置注射局部麻醉药和糖皮质激素注射，既是诊断方法，也是治疗方法。

检查

对于舌骨综合征，并无特殊检查。颈部 X 线、CT 或 MRI 可以显示茎突舌骨韧带尾侧附着于舌骨处的钙化情况。这种钙化高度提示具有上述症状的患者为舌骨综合征。如果怀疑关节炎或颞动脉炎，则需要检测血常规、红细胞沉降率和抗核抗体。如前所述，在茎突舌骨韧带附着于舌骨的位置注射少量麻醉药，有助于确定这是否是患者疼痛的来源。如果患者以吞咽困难为主要的临床表现，则必须进行胃镜检查，尤其应注意贲门，以确定有无食道肿瘤或反流性食道炎造成的狭窄。

鉴别诊断

舌骨综合征的诊断是一个排除性诊断，医师首先必须排除其他状况（表 13-1）。胸骨舌骨肌综合征可能与舌骨综合征的症状相似，表现为下外侧颈部肿块，在患者吞咽时出现，吞咽完成后消失（图 13-4）。咽后感染和肿瘤可能会产生不明确的疼痛及类似于舌骨综合征的疼痛，因此必须排除发生其他潜在的危及生命疾病的可能（图 13-5）。

舌骨骨髓炎，尤其是免疫功能低下的患者，也可能与舌骨综合征的症状相似。舌咽神经痛是另一

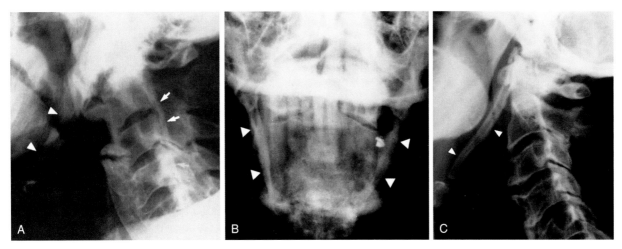

图 13-2　DISH 中颈椎的异常表现

A 和 B 为一例 DISH 患者 X 线片的异常包括前骨质广泛增生、后纵韧带钙化（箭头）及两侧茎突舌骨韧带的钙化（箭头）；C 为另一例患者，注意其茎突舌骨韧带广泛的钙化（箭头）及脊椎 DISH 所导致的变化（Resnick D. *Diagnosis of bone and joint disorders*[M]. 4th ed. Philadelphia: Saunders, 2002: 1483.）

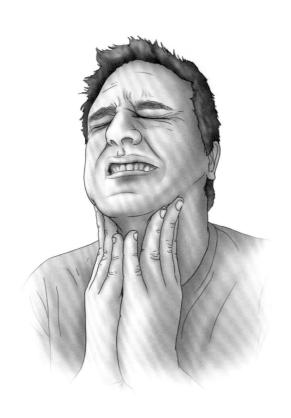

图 13-3　舌骨综合征的疼痛呈刺痛和刀割样痛，在活动下颌、转动脖子或吞咽时发生，疼痛由下颌角开始并放射到颈部前外侧

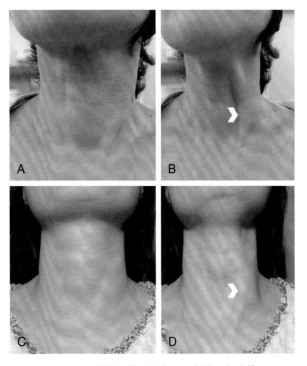

图 13-4　胸骨舌骨肌综合征患者的颈部照片

静息状态如（A、C）所示，吞咽时出现异常肌肉（B、D 白色箭头），注意肌肉在锁骨中部的异常附着（Kim JS, Hong KH, Hong YT, et al. Sternohyoid muscle syndrome[J]. *Am J Otolaryngol*. 2015;36(2):190–194, Figure 1.）

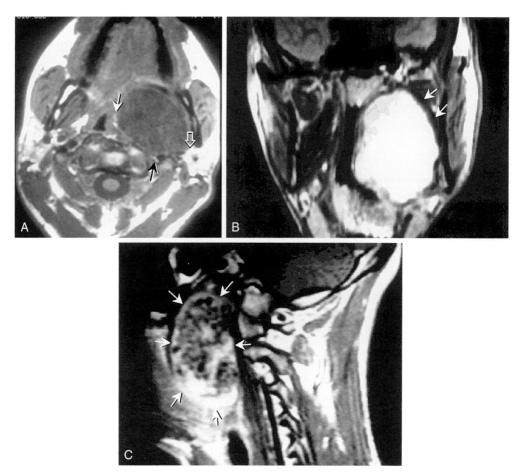

图 13-5   多形性腺瘤

A 为无增强的轴位 T1 加权像 MRI 显示相对于邻近肌肉低信号的边界清晰的肿瘤，此肿瘤使得茎突前咽喉附近的脂肪向内移动（实心白色箭头），颈内动脉向后移动（实心黑色箭头），在病灶和腮腺深叶之间未显示出完整的脂肪（空心白色箭头）；B 为中度加强的冠状面 MRI 显示相对于临近肌肉和淋巴结组织，高信号的均匀的边界清晰的肿瘤，口咽黏膜被推向内侧，左侧翼内肌压迫并向头侧移位（箭头）；C 为加强的矢状位 T1 加权像 MRI 显示不均匀加强的肿瘤（箭头），多发的低信号区域表示可能发生钙化或纤维化（Haaga JR, Lanzieri CF, Gilkeson RC, eds. *CT and MR imaging of the whole body*[M].4th ed. Philadelphia: Mosby; 2003:653.）

种可能被误认为舌骨综合征的疼痛症状。不过，舌咽神经痛的疼痛与三叉神经痛的电击样疼痛类似，而舌骨综合征的疼痛则是与活动有关的尖锐刺痛。由于舌咽神经痛可能与严重的慢性心律失常和晕厥有关，临床医师必须注意区分这两种综合征。

表 13-1   与舌骨综合征相似的疾病
舌咽神经痛
咽后肿瘤
咽后脓肿
舌骨骨髓炎
非典型面痛
下颌部肿瘤
食管疾病
颞动脉炎引起的颌错位

治疗方法

治疗舌骨综合征疼痛最好的方法是在茎突舌骨韧带附着处注射局部麻醉药和糖皮质激素。由于此区域的血运丰富，应该由熟悉该区域解剖的医师进行注射。在轻症病例中，可以尝试采用非甾体类抗炎药进行试验性治疗。抗抑郁药，如去甲替林睡前单次用药 25mg，可帮助缓解睡眠障碍，并治疗潜在的肌筋膜疼痛综合征。

并发症和注意事项

治疗舌骨综合征患者时，主要挑战在于能否诊

断出引起患者疼痛的潜在病变。如果在茎突舌骨韧
带尾侧附着处进行注射是治疗计划的一部分，那么
临床医师应当牢记，该区域血运丰富以及位置临近
大血管，容易导致阻滞术后瘀斑和血肿形成的发生
率增加，并应告知患者这一潜在的并发症。

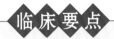

　　对于此区域疼痛的患者，临床医师应该寻
找隐匿的恶性疾病。喉部、咽部和颈前三角的
肿瘤可能出现和舌骨综合征相同的临床症状。
鉴于舌骨综合征疼痛要比恶性肿瘤疼痛发生率
低，舌骨综合征的诊断通常为一种排除性诊断。

（杨蕙帆　译　李　君　审校）

原书参考文献

Carlson GW. The pharyngoesophageal region. In: McCarthy JG, Galiano RD, Boutros SG, eds. *Current Therapy in Plastic Surgery*. Philadelphia: Saunders; 2005:172–175.

Ernest III EA, Salter G. Hyoid bone syndrome: a degenerative injury of the middle pharyngeal constrictor muscle with photomicroscopic evidence of insertion tendinosis. *J Prosthet Dent*. 1991;66(1):78–83.

Kim JS, Hong KH, Hong YT, et al. Sternohyoid muscle syndrome. *Am J Otolaryngol*. 2015;36(2):190–194.

Lee JC, Seo HG, Lee WH, et al. Computer-assisted detection of swallowing difficulty. *Comput Methods Programs Biomed*. 2016;134:79–88.

Rubin MM, Sanfilippo RJ. Osteomyelitis of the hyoid caused by torulopsis glabrata in a patient with acquired immunodeficiency syndrome. *J Oral Maxillofac Surg*. 1990;48(11):1217–1219.

van der Westhuijzen AJ, van der Merwe J, Grotepass FW. Eagle's syndrome: lesser cornu amputation—an alternative surgical solution? *Int J Oral Maxillofac Surg*. 1999;28(5):335–337.

第 14 节

面部反射性交感神经营养不良
（Reflex Sympathetic Dystrophy of the Face）

ICD-10 CODE **G90.59**

临床综合征

反射性交感神经营养不良（Reflex Sympathetic Dystrophy of the Face，RSD）并非面部和颈部疼痛的常见原因。面部 RSD 也称为慢性区域性疼痛综合征 I 型，是临床医师必须考虑到才能做出诊断的典型病例。虽然此疾病在患者间的表现相对一致，而且颈部和面部的 RSD 与其在上肢或下肢的表现相对应，但常会误诊。为了治疗患者疼痛，诊断和治疗可能需要扩大范围。所有面部 RSD 患者几乎都有创伤史（图 14-1），主要包括以下形式：软组织、牙齿或面部骨骼的急性损伤，感染，癌症，关节炎或中枢神经系统损伤。

体征和症状

面部 RSD 的特征表现是烧灼痛。疼痛与皮肤和黏膜的痛觉异常有关，但不会沿着脑神经或周围神经走行。RSD 常有激痛点，特别是口腔黏膜，受累区域的皮肤和黏膜常会出现营养改变（图 14-2），也可以观察到汗腺调节神经（sudomotor）和血管运动神经（vasomotor）的变化，但与四肢 RSD 患者相比，其表现不显著。通常，RSD 患者为了减少疼痛，常有拔牙史。此外，患者他们也常出现明显的睡眠障碍和抑郁。

检查

虽然没有针对 RSD 的特异性检查，但在使用局部麻醉药进行星状神经节阻滞后，如果患者出现明显的疼痛缓解，则可以做出推定诊断。然而，考虑到可导致面部 RSD 的组织损伤的多样性，临床医师必须努力寻找可能与 RSD 相似或共存的隐匿性疾病（见鉴别诊断）。所有推定诊断为 RSD 的患者都应做脑 MRI，如果有明显的枕部或颈部症状，还需做颈椎 MRI。还应进行实验室检查，包括血常规、红细胞沉降率和全血生化，以排除感染或引起组织

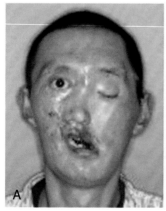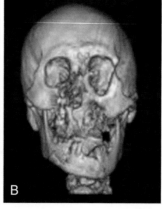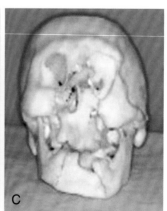

图 14-1　继发于全面部骨折的重度面部畸形患者

A 为术前的面部照片；B 为颅骨三维重建 CT 显示牙齿咬合区的下颌骨骨折，左侧中面部严重骨折移位，右侧面部骨质缺损；C 为基于 CT 三维重建图像制作的立体模型辅助手术治疗（He D, Zhang Y, Ellis E III. Panfacial fractures: analysis of 33 cases treated late[J]. *J Oral Maxillofac Surg*. 2007, 65(12):2459–2465.）

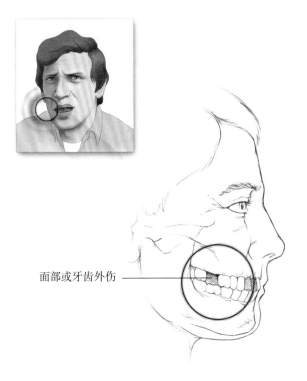

面部或牙齿外伤

图 14-2 反射性交感神经营养不良常出现于面部外伤后（如拔牙等）

损伤的炎症性病因，这些可能是 RSD 的病灶。

鉴别诊断

　　面部 RSD 的临床症状可能会与来自牙齿或鼻窦的疼痛相混淆，或者可能被误认为是非典型面痛或三叉神经痛（表 14-1）。仔细地问诊和查体可以帮助医师区分这些重叠的疼痛症状。星状神经节阻滞有助于区分 RSD 和非典型面痛，前者很容易对交感神经阻滞有反应，而后者无反应。颧骨和下颌肿瘤与后颅窝和咽后肿瘤一样，可能会产生不明确的

疼痛，而被误认为是面部 RSD，因此任何面部疼痛的患者都应该注意排除这些致命性疾病。面部 RSD 必须和颞动脉炎相关的颌错位引起的疼痛相鉴别。

治疗方法

　　治疗面部 RSD 需要两个阶段。首先，必须识别并清除任何导致持续交感神经功能障碍的组织创伤病灶。其次，可使用局部麻醉药阻滞星状神经节从而阻断面部的交感神经支配。治疗可能需要一段时间，需要每天进行星状神经节阻滞。对受累皮肤进行触觉脱敏（tactile desensitization）的针灸治疗也可能有效。潜在的抑郁和睡眠障碍最好使用三环类抗抑郁药，例如睡前给予去甲替林 25mg。加巴喷丁有助于减缓神经炎性疼痛，起始剂量为睡前 300mg，缓慢加量并逐渐分次服用，最大剂量为每天 3600mg。普瑞巴林是加巴喷丁的合理替代品，在某些患者中的耐受性更好。普瑞巴林每天三次，每次 50mg，如果能耐受药物不良反应，可逐渐加量，最大剂量为每日 3 次，每次 100mg。因为普瑞巴林主要经肾代谢，肾功能较差的患者应减量服用。尽管静脉输注甘露醇清除自由基已被用作难治性 RSD 的最后治疗手段，但未能有更大规模的研究证明其有效性。

　　应该避免使用阿片类镇痛药和苯二氮䓬类药物，以防止成瘾。

并发症和注意事项

　　面部 RSD 的主要并发症与误诊有关。在这种情况下，药物依赖、抑郁和治疗多次失败不再是个

表 14-1　面部反射性交感神经营养不良的鉴别诊断			
	三叉神经痛	非典型面痛	面部反射性交感神经营养不良
疼痛模式	突发、间歇性发作	持续	持续
疼痛性质	电击样或放射样痛	钝痛、抽痛、酸痛	烧灼痛、触痛
无痛间歇期	常见	很少	很少
疼痛区域	三叉神经某一支分布区	重叠三叉神经分支	重叠三叉神经分支
激痛点	有	无	有
潜在心理疾病	很少	常见	常见
皮肤营养改变	无	无	有
汗腺调节神经和血管运动神经改变	无	无	常有

例。星状神经节阻滞是缓解疼痛一项安全有效的技术，但它并非没有不良反应和风险。

（杨蕙帆 译 李 君 审校）

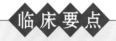

临床要点

　　识别面部 RSD 的关键在于临床上要考虑和怀疑到该疾病。对于任何与既往外伤相关的烧灼痛或触摸痛患者，都应该怀疑 RSD。一旦发现这些症状，对疼痛区域的交感神经进行阻滞，则可以证实诊断。对大部分病例而言，反复的交感神经阻滞联合辅助性治疗，通常可以缓解疼痛。每位医师建议使用交感神经阻滞治疗该病的频率和次数都不同，但尽早而且积极地进行交感神经阻滞，能够快速缓解疼痛和失能。

原书参考文献

Heir GM, Nasri-Heir C, Thomas D, et al. Complex regional pain syndrome following trigeminal nerve injury: report of 2 cases. *Oral Surg Oral Med Oral Pathol Oral Radiol*. 2012;733–739.

Jaeger B, Singer E, Kroening R. Reflex sympathetic dystrophy of the face: report of two cases and a review of the literature. *Arch Neurol*. 1986;43(7):693–695.

Waldman SD. Reflex sympathetic dystrophy of the face. In: *Pain review*. 2nd ed. Philadelphia: Elsevier; 2009:253–254.

Waldman SD. Stellate ganglion block: anterior approach. In: *Atlas of interventional pain management*. 4th ed. Philadelphia: Saunders; 2015:134–139.

Waldman SD, Waldman K. Reflex sympathetic dystrophy of the face and neck: report of six patients treated with stellate ganglion block. *Reg Anesth Pain Med*. 1987;12(1):15–17.

第 15 节

颈椎小关节综合征
（Cervical Facet Syndrome）

ICD-10 CODE **M47.812**

临床表现

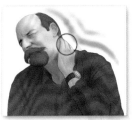

颈椎小关节综合征（cervical facet syndrome）是指颈椎关节突关节（facet joint）病变导致的颈部、头部、肩部和上肢近端放射痛的总称，放射痛部位与脊神经皮节范围并不符合。疼痛性质为难以描述的钝痛，可以是单侧的也可以是双侧的。颈椎小关节综合征的疼痛会因颈椎的屈曲、伸展及侧屈而加重，通常晨练后也会加重疼痛。每个关节突关节受两节脊神经的支配，神经纤维来自于对应脊髓节段以及上一节段的脊神经后支，这就解释了为什么关节突关节所引起的疼痛是难以描述的，也解释了为什么必须同时阻滞受累节段及上一节段脊神经后支才能完全缓解疼痛。

症状和体征

大多数颈椎小关节综合征患者在按压颈椎棘突旁的肌肉时会有压痛，也可能表现为肌肉痉挛。患者颈椎活动受限，并经常在颈椎屈曲、伸展、旋转及侧曲时痛感明显（图 15-1）。除非同时合并神经根病变、神经丛病变或压迫性神经病变，一般不会有运动或感觉缺失。

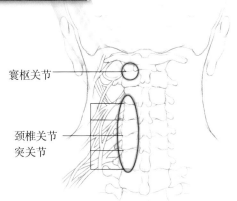

寰枢关节

颈椎关节
突关节

图 15-1　颈椎小关节综合征在颈椎屈曲、伸展、旋转和侧屈时加重

如果是 C_{1-2} 关节突关节患病，疼痛放射至耳后和枕部；C_{2-3} 关节突关节患病，疼痛放射至前额和眼部；C_{3-4} 关节突关节所导致的疼痛放射至枕下区上部和项部后外侧区下部；C_{4-5} 关节突关节导致的疼痛会放射至颈根部；C_{5-6} 关节突关节导致的疼痛会放射至肩部和肩胛骨内侧；C_{6-7} 关节突关节导致的疼痛会放射至冈上窝和冈下窝（图 15-2）。

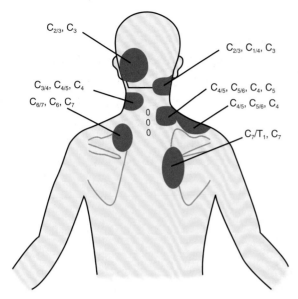

图 15-2 由 C_1 至 $C_7 \sim T_1$ 关节突关节和 C_3 至 C_7 脊神经后支引起的放射痛分布区

(Sial KA, Simopoulos TT, Bajwa ZH, et al. Cervical facet syndrome. In: Waldman SD, Bloch JI, eds. *Pain management* [M]. Philadelphia: Saunders; 2007:561–567, Figure 53.2.)

检查

几乎所有人达到 50 岁时在 X 线平片上都会表现出颈椎关节突关节的某些异常（图 15-3）。疼痛学专家们过去一直争论这些异常证据的临床意义，直到计算机断层扫描（CT）和磁共振成像（MRI）的出现，这些异常的关节突关节与颈神经根及其周边结构之间的关系才被清楚地了解。所有怀疑患有颈椎小关节综合征的患者都应进行颈椎 MRI 检查。然而，从这种复杂的成像技术中收集到的数据只能提供一个假定诊断，为了进一步证实是哪个特定的关节突关节导致了患者的疼痛，需要对关节腔内进行诊断性注射局部麻醉药。如果对颈椎小关节综合征的诊断存疑，应该进行筛查性实验室检查包括血常规、红细胞沉降率、抗核抗体测定、人白细胞抗原（HLA）-B27 抗原筛查以及血液生化检查，以排除导致疼痛的其他病因。

鉴别诊断

诊断颈椎小关节综合征必须排除其他疾病。需要结合病史、查体、影像学检查和关节腔内的诊断性注射进行确诊。类似于颈椎小关节综合征的疾病

包括颈部扭伤、颈部滑囊炎、颈部肌筋膜炎、炎症性关节炎以及颈部脊髓、神经根、神经丛和神经纤维的病变。

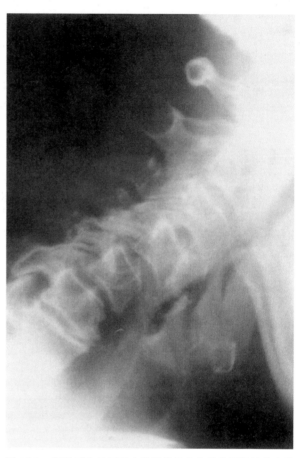

图 15-3 颈椎侧位片显示上段颈椎关节突关节骨性关节炎伴有 C_4 与 C_5 关节突关节半脱位。此外，还可见 C_{5-6} 和 C_{6-7} 椎间盘退行性变，C_{6-7} 骨赘形成，C_5 与 C_6 小关节半脱位

(Brower AC, Flemming DJ. *Arthritis in black and white* [M]. 2nd ed. Philadelphia: Saunders; 1997:290.)

治疗

颈椎小关节综合征的最佳治疗策略是采取多种治疗形式相结合。治疗可以先采用热敷和深层组织按摩为主的物理疗法，同时结合非甾体抗炎药和骨骼肌松弛药。接下来可以进行颈椎关节突关节阻滞术。为了缓解症状，使用局部麻醉药和激素进行脊神经后支的内侧支阻滞或关节腔内注射均非常有效（图 15-4）。如果患者对关节突关节阻滞术效果虽然明显但难以维持，就应考虑对受影响的关节突关节神经内侧支进行射频毁损术。如伴有睡眠障碍和抑郁，最好给予三环类抗抑郁药（如去甲替林），可在

睡前单次给药 25mg。

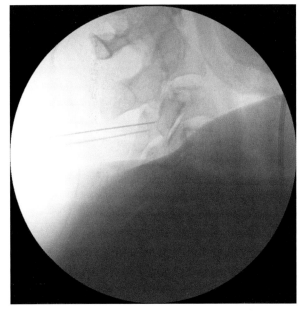

图 15-4　颈神经后内侧支阻滞治疗颈椎小关节综合征的 X 线影像

颈椎关节突关节阻滞与寰枕关节阻滞经常联合用于治疗疼痛。虽然在解剖意义上寰枕关节并非真正的关节突关节，但是疼痛医师常认为这两种关节阻滞术在技术层面是相似的，所以一般寰枕关节也被当作是关节突关节。

并发症及注意事项

鉴于注射部位邻近脊髓和神经根出口处，因此颈椎关节突关节阻滞必须由熟悉局部解剖并且对介入性疼痛治疗技术有经验的医师操作。邻近椎动脉，加上该区域血运丰富，很容易发生血管内注射的风险，即使是少量局部麻醉药注射到椎动脉也会导致惊厥发作，而且注射部位与脑和脑干也相距不远，在颈椎关节突关节阻滞后，局麻药吸收入血引起的共济失调并不少见。阻滞后许多患者头痛和颈部疼痛的症状会短暂加重。

临床要点

颈椎小关节综合征是导致颈部、枕部、肩部和上肢疼痛的常见原因。通常会与颈部扭伤以及颈部肌筋膜炎混淆。诊断性的关节腔内阻滞术可以确诊。临床医师必须仔细排除颈段脊髓疾病如脊髓空洞症等，这些疾病早期的临床表现与颈椎小关节综合征相似。强直性脊柱炎也可能有类似颈椎小关节综合征的表现，必须要正确鉴别，以避免进一步的关节损伤和功能障碍。

许多疼痛专家认为，颈椎关节突关节阻滞和寰枕关节阻滞在"挥鞭伤"的颈扭伤痛和颈源性头痛的治疗过程中未被充分使用，所以当颈椎硬膜外阻滞或枕神经阻滞不能有效缓解头痛和颈扭伤痛时，应该考虑实施关节突关节阻滞和寰枕关节阻滞。

（董长江　译　谭宏宇　审校）

原书参考文献

Candido KD, England B. Cervical spine pain related to the facet joints. *Tech Reg Anesth Pain Manag*. 2015;19(3–4):109–118.

Contreras R, Ortega-Romero A. Ultrasound-guided interventional procedures for cervical pain. *Tech Reg Anesth Pain Manag*. 2013;17(3):64–80.

Hurdle MFB. Ultrasound-guided spinal procedures for pain: a review. *Phys Med Rehabil Clin N Am*. 2016;27(3):673–686.

Khezri N, Ailon T, Kwon BK. Treatment of facet injuries in the cervical spine. *Neurosurg Clin N Am*. 2017;28(1):125–137.

Uhrenholt L, Charles AV, Hauge E, et al. Pathoanatomy of the lower cervical spine facet joints in motor vehicle crash fatalities. *J Forensic Leg Med*. 2009;16(5):253–260.

Waldman SD. Cervical facet block: medial branch technique block. In: *Atlas of interventional pain management*. 3rd ed. Philadelphia: Saunders; 2009:157–160.

Waldman SD. Cervical facet joints. In: *Pain review*. 2nd ed. Philadelphia: Elsevier; 2017:58–59.

Waldman SD. Cervical facet syndrome. In: *Pain review*. 2nd ed. Philadelphia: Elsevier; 2017:241–243.

White K, Hudgins TH, Alleva JT. Cervical facet mediated pain. *Dis Month*. 2009;55(12):729–736.

第 16 节

颈神经根病

（Cervical Radiculopathy）

ICD-10 CODE **M54.12**

临床表现

颈神经根病是指由颈神经根病变导致的神经源性颈部疼痛及上肢放射痛。除了疼痛，患者还可能出现麻木、无力和反射功能丧失。这些症状通常是单侧的。C_6 和 C_7 神经根是最常见的受累部位。颈神经根病的病因包括椎间盘突出、椎间孔狭窄、肿瘤、骨赘形成以及罕见的感染。年龄校正后，估计颈神经根病的患病率为 83/10 万，其中吸烟、头顶负重、女性、白色人种和关节炎是易患因素。

体征和症状

颈神经根病患者通常会主诉受累神经根的支配区有疼痛、麻木、触电感和感觉异常（表 16-1）。患者也可能有患侧无力和协调性变差。肌肉痉挛和颈部疼痛并且累及斜方肌区和肩胛骨内侧区的放射痛是比较常见的症状。查体会发现皮肤感觉减退、肌无力及神经反射改变。C_7 神经根病的患者常会将患侧的手放在头顶来缓解疼痛（图 16-1）。压头试验阳性（Spurling 征）：医师在患者头顶施压，同时要求

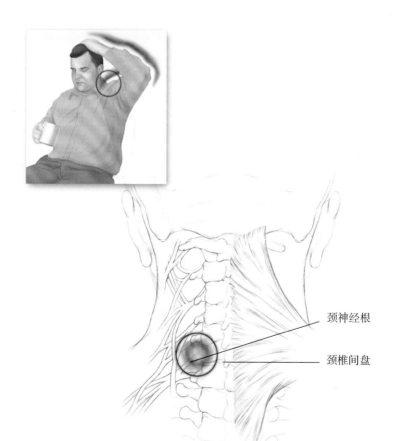

颈神经根

颈椎间盘

图 16-1　C_7 颈神经根病的患者常将患侧的手放在头顶来缓解疼痛

神经根	疼痛	感觉异常	肌无力	反射异常
C_5	颈部、肩部、臂前外侧	三角肌区麻木	三角肌、肱二头肌	肱二头肌反射
C_6	颈部、肩部、臂外侧	拇指和示指的后外侧	肱二头肌、腕伸肌、拇长肌	肱桡肌反射
C_7	颈部、肩部、臂外侧、前臂背侧	示指、中指、手背	肱三头肌	肱三头肌反射

表 16-1　颈神经根病的临床特点

患者伸展和旋转颈椎，将加重疼痛。

　　颈神经根病患者偶尔也会合并脊髓压迫，从而伴有脊髓型颈椎病。脊髓型颈椎病最常见的病因是颈椎间盘突出、椎管狭窄、肿瘤及罕见的感染。脊髓型颈椎病患者上肢灵活性降低，极少数也会出现下肢无力和肠道、膀胱功能障碍，这种情况需要神经外科急诊手术。

检查

　　磁共振成像（MRI）可以很好地显示颈椎及其内部组织（图 16-2）。MRI 具有高度的准确性，可以识别颈椎病的病因（图 16-3）。如果患者无法进行 MRI 检查，比如植入起搏器的患者，可以选择 CT 或 X 线平片。如果 MRI 的诊断模棱两可，可行椎间盘造影术。如果怀疑有骨折或骨质异常（如转移性疾病），则应该做同位素骨扫描和 X 线平片。

　　以上检查可为临床医师提供有价值的神经解剖学信息，而肌电图和神经传导速率检查则可提供神经生理学信息，可以确定神经根和臂丛的实际状态。肌电图还可以区分神经根病变和神经丛病变，也可以发现伴发的卡压性神经病变（如腕管综合征）。如果对颈神经根病的诊断有疑问，可进行血常规、红细胞沉降率、抗核抗体测定、人类白细胞抗原（HLA）-B27 抗原以及血液生化等实验室检查。

鉴别诊断

　　颈椎神经根病可以通过病史、查体、CT 或 MRI 来确诊。类似于颈神经根病的疼痛综合征包括颈部扭伤、颈椎滑囊炎、颈部肌筋膜炎、炎症性关节炎、心源性疼痛、颈椎皮节急性带状疱疹、上肢周围神经卡压综合征、胸廓出口综合征以及颈部脊髓、神经根、神经丛、神经纤维的相关疾病（表 16-2）。

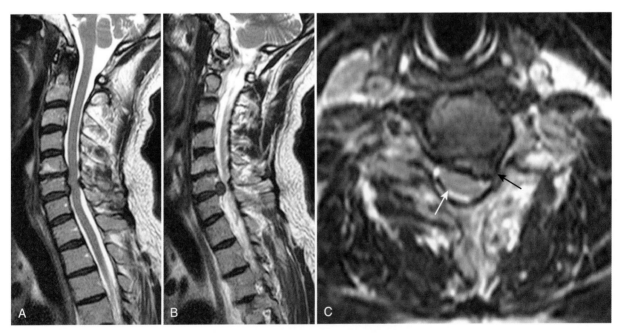

图 16-2　左侧神经根病患者的磁共振成像

A 为 T2W MRI 正中矢状位显示 C_{5-6} 椎间盘退变，椎间隙狭窄；B 为 C_{6-7} 椎间隙狭窄不明显，但也有椎间盘突出，在 T2W MRI 矢状旁位图像上更为明显；C 为 T2W 轴位 MRI 显示椎间盘明显的旁正中突出（黑色箭头），压迫颈髓

(Waldman SD, Campbell R. *Imaging of pain*[M]. Philadelphia: Saunders; 2011, Figure 16.1.)

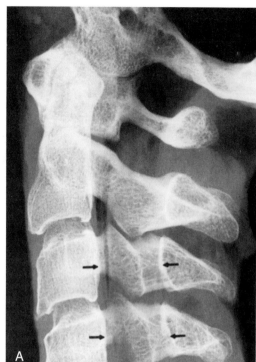
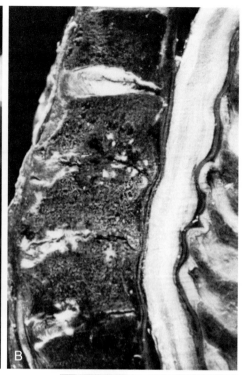
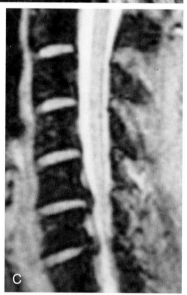

图 16-3　颈椎椎管狭窄

A 为椎管的矢状径可通过测量椎体后缘至棘突椎板线之间的距离（箭头之间），在 C_4 至 C_7 节段，如果椎管直径大于或等于 13 mm，则不太可能出现脊髓受压；B 为颈椎矢状位片显示由椎间软骨（骨）增生所致的椎管狭窄，椎体前部有骨赘，椎体后纵韧带松弛肥厚；C 为矢状位多平面梯度回顾 (MPGR) 磁共振成像显示由椎体后缘骨质增生所致的下段颈椎椎管狭窄（Resnick D. *Diagnosis of bone and joint disorders*[M]. 4th ed. Philadelphia: Saunders; 2002:1655.）

表 16-2　颈神经根病的鉴别诊断	
临床诊断	**症状和体征**
脊髓型颈椎病	手灵活性下降，步态改变，肠或膀胱功能障碍，上肢运动神经元病变（如霍夫曼征阳性）
急性带状疱疹	受累脊髓颈节的皮节出现皮疹伴疼痛
心源性疼痛	疼痛放射到左肩和上肢
急性臂丛神经炎（Parsonage-Turner 综合征）	急性上肢疼痛，通常继发无力和感觉障碍
上肢周围神经卡压综合征	受累的周围神经分布区有感觉缺失和无力
胸廓出口综合征	臂丛神经根受压引起的疼痛和无力

治疗

颈椎神经根病的最佳治疗方法是多模式治疗。开始可以先用理疗包括热敷和深层按摩，同时结合使用非甾体抗炎药物和骨骼肌松弛剂来治疗。接下来可以选择颈椎硬膜外神经阻滞术，注射局部麻醉药和糖皮质激素对疼痛缓解非常有效。伴有睡眠障碍和抑郁最好用三环类抗抑郁药（如去甲替林），睡前可单次服用 25mg。如果患者对颈椎硬膜外阻滞术无效，又不适合神经外科手术治疗，可行脊髓电刺激疗法（图 16-4）。

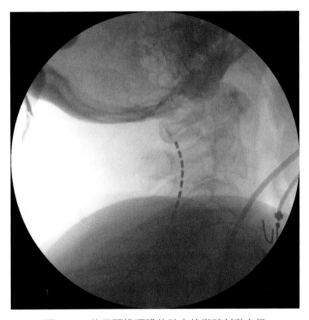

图 16-4　位于颈椎硬膜外腔内的脊髓刺激电极

并发症和注意事项

如果不能准确诊断颈神经根病，可能会使患者进一步发展为脊髓型颈椎病，如果脊髓型颈椎病得不到及时救治，可能会进展为四肢麻痹或四肢瘫痪。

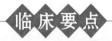

颈神经根病有时和正中神经卡压的症状比较相似，因此颈神经根病需要与腕管综合征相鉴别。此外，颈椎神经根病和腕管综合征可并存，这种情况常见于腕管综合征患者。

（董长江　译　谭宏宇　审校）

原书参考文献

Corey DL, Comeau D. Cervical Radiculopathy. *Med Clin North Am.* 2014;98(4):791–799.

Leveque J-CA, Marong-Ceesay B, Cooper T, et al. Diagnosis and treatment of cervical radiculopathy and myelopathy. *Phys Med Rehabil Clin N Am.* 2015;26(3):491–511.

Waldman SD. Cervical epidural nerve block: the translaminar approach. In: *Atlas of interventional pain management.* 4th ed. Philadelphia: Elsevier; 2015:187–192.

Waldman SD. Cervical spinal cord stimulation: stage I trial stimulation. In: *Atlas of interventional pain management.* 4th ed. Philadelphia: Elsevier; 2015:891–894.

Waldman SD. Cervical radiculopathy. In: *Pain review.* 2nd ed. Philadelphia: Saunders; 2017:236–237.

第17节

颈部肌筋膜炎

（Fibromyalgia of the Cervical Musculature）

ICD-10 CODE M54.12

临床表现

肌筋膜炎是一种慢性疼痛综合征，可以局部发病，也可以全身发病。颈部肌筋膜炎是临床上常见疼痛综合征之一。查体发现肌筋膜激痛点是诊断的必要条件。这些激痛点被认为是受累肌肉微损伤的结果，刺激激痛点可诱发或加重疼痛。虽然这些激痛点通常局限于颈椎棘突旁肌、斜方肌和颈部的其他肌肉内，但疼痛常常反射到其他部位。这种反射性疼痛可能被误诊，或归因于其他系统性疾病，从而导致检查过度，治疗无效。

颈部肌筋膜激痛点的病理生理机制尚不清楚，但组织损伤似乎是常见原因。过度伸展引起的急性肌肉损伤通常可以导致肌筋膜疼痛。比较细微的肌肉损伤，比如重复性动作引起的微损伤、肌肉纤维暴露在极热或极冷环境受到的损伤、肌肉过度使用、主动肌 / 拮抗肌的慢性功能失调以及伴发其他疾病（如神经根病），也可引起颈部肌筋膜疼痛。

还有许多因素可以诱发颈部肌筋膜疼痛。例如，业余运动员进行不熟悉的运动可能会患上肌筋膜疼痛综合征；在电子计算机前或看电视时的不良坐姿也可能是致病因素。此外，既往肌肉损伤可能导致功能异常，也会增加肌筋膜疼痛的风险。如果患者合并营养不良或抑郁、述情障碍（一种自我意识情绪能力缺失的人格障碍）等心理疾患，更加强化了这些诱发因素的作用。

颈椎肌筋膜炎常伴有身体僵硬和疲劳，加重了疾病相关的功能障碍，而且使治疗变得更加复杂。肌筋膜炎可以是原发病，也可以与其他疼痛性疾病包括神经根病和慢性疼痛综合征伴发。心理或行为异常包括抑郁和述情障碍，经常与肌肉损伤伴发，所以有效的治疗计划必须考虑处理这些合并症。研究显示，5- 羟色胺转运基因异常容易使患者的疼痛进展为肌筋膜疼痛综合征。

体征和症状

如前所述，诊断颈部肌筋膜疼痛综合征的必要条件是存在肌筋膜激痛点。这个激痛点提示病理性损伤，其特征是按压此处产生剧烈压痛。按压或者牵拉激痛点不仅会产生强烈的局部疼痛，还会产生牵涉痛，牵涉痛部位与脊神经皮节区域并不相符。当按压激痛点时，可触及条索状肌肉痉挛带，而且也可以诱发肌肉不自主的收缩，称为跳跃征（jump sign）阳性（图 17-1）。颈部肌筋膜炎的特征包括跳跃征阳性，还有颈部僵硬、活动疼痛以及上肢牵涉痛。虽然这种特征性的牵涉痛已经研究和认识，但是该病还是会经常误诊。

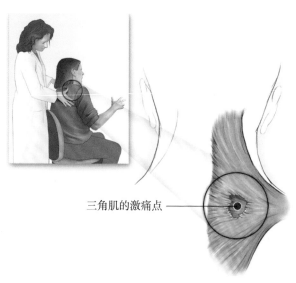

三角肌的激痛点

图 17-1　按压激痛点，跳跃征阳性

检查

对临床确定的激痛点进行活检通常不会发现组织学异常。存在激痛点的肌肉被描述为"虫蛀"或"蜡样变性"。有研究报道称某些颈部肌筋膜炎患者血浆肌红蛋白升高，但其他研究者重复证实这一发现，也有研究发现电生理检查显示某些患者肌肉张力增加，但其他研究者再次证明这个结论是不可重复的。因此，诊断该病还是要基于临床上发现颈部肌肉的激痛点及跳跃征，而不是依靠特殊的实验室检查、电生理检查或影像学检查。

鉴别诊断

临床医师必须排除与颈部肌筋膜炎相似的疾病，包括原发性肌肉炎性疾病、多发性硬化症、莱姆病、甲状腺功能低下及结缔组织疾病等（表 17-1）。使用电生理检查和影像学检查是明智的，可以鉴别并存的疾病如髓核突出或肩袖撕裂等。临床医师还必须鉴别患者的心理疾患和行为异常，因为其可能掩盖或加重肌筋膜炎。

表 17-1　肌筋膜炎的鉴别诊断

疾病	症状和体征	实验室检查
类风湿关节炎	主要为关节痛、关节肿胀和关节压痛	80%~90% 的患者类风湿因子阳性，影像学表现为关节侵蚀
系统性红斑狼疮	多系统受累，常见关节炎、关节痛和皮疹	抗核抗体和其他自身抗体
多发性骨关节炎	多发的关节痛	影像学表现为关节退行性变
风湿性多肌痛	肩部和骨盆带近端疼痛，常见于老年人	约 80% 的患者红细胞沉降率升高
多发性肌炎或其他肌肉疾病	对称性近端肌肉无力	血清肌酶（肌酐肌酶、醛缩酶）升高，肌电图异常，肌肉组织活检异常
脊柱关节病	颈部、胸背部、前胸壁或腰部特定部位的疼痛；疼痛致使脊柱活动度受限和僵硬	X 线可见关节炎和椎体改变
软骨病	弥漫的骨痛，骨折，近端肌肉病变，伴有肌肉无力	低维生素 D，低磷酸盐，骨密度检查异常
莱姆病	皮疹、关节炎或关节痛、地方性流行病	莱姆血清学检查阳性［酶联免疫吸附试验（ELISA），蛋白印迹试验（Western Blot）］
甲状腺功能减退	畏寒，神情淡漠，便秘，增重，脱发	促甲状腺激素升高
睡眠呼吸暂停综合征	睡眠时中断呼吸，严重打鼾，白天睡眠过度	多导睡眠图异常
丙型肝炎	右上腹痛，恶心，食欲减退	肝功能异常（丙氨酸转氨酶）、丙肝病毒抗体阳性、丙肝病毒 RNA 阳性
甲状旁腺功能亢进	口渴，排尿增多，肾结石，恶心或呕吐，食欲减退，骨密度减低、便秘	血清钙和甲状旁腺激素升高
库欣综合征	高血压、糖尿病、多毛症、满月脸、增重	24 小时尿游离皮质醇升高
艾迪生病	体位性低血压、恶心、呕吐、皮肤色素沉着、体重减轻	肾上腺皮质激素（ACTH）兴奋试验减低
多发性硬化	视觉改变（单侧部分或完全视力丧失），腿部麻木上升或躯干带状麻木，言语不清（构音障碍）	头部或脊髓 MRI，脑脊液免疫分析，视觉诱发电位
神经病变	射击痛或灼烧痛、刺痛、麻木	鉴别发病原因（例如糖尿病、腰椎间盘突出），肌电图、神经传导检查、神经活检

（Arnold LM. The pathophysiology, diagnosis and treatment of fibromyalgia[J]. *Psychiatr Clin North Am*, 2010, 33(2):375–408.）

治疗

治疗的重点是阻断肌筋膜激痛点，并使患部肌肉长期放松。由于医学界对患病机制了解甚少，因此在制订治疗计划时常需要反复试验。保守治疗包括激痛点注射局部麻醉药或生理盐水。由于许多颈部肌筋膜炎患者伴有抑郁和焦虑，在治疗计划中应该包括抗抑郁药治疗。普瑞巴林和加巴喷丁也被证明可以缓解肌筋膜炎，米那西普兰是 5- 羟色胺 - 肾上腺素再摄取抑制剂，也被证明对肌筋膜炎的治疗有效。如果患者对其他治疗无效。

此外，还有几种治疗颈部肌筋膜炎的辅助疗法。热敷或冷敷与激痛点注射及抗抑郁药联合，可以缓解疼痛。使用经皮神经刺激或电刺激受累肌肉可以减轻某些患者的疼痛。运动也可以减轻症状缓解疲劳。如果传统治疗方法对患者无效，将微量的 A 型肉毒杆菌毒素直接注射到激痛点，已经证明是有效的。

并发症和注意事项

如果医师对相关的解剖结构了解充分，激痛点注射是非常安全的。严格遵守无菌原则，既可以防止患者感染，也可以最大限度地预防性降低操作者的风险。激痛点注射的不良作用大多与注射部位及其周边组织的针刺创伤有关。注射后应立即对注射部位加压，可降低瘀斑和血肿的发生率。避免使用过长的针头可以减少注射部位及其周边组织的创伤。当注射部位靠近胸膜腔的时候，要特别谨慎，避免发生气胸。

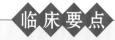

临床要点

颈部肌筋膜炎是一种常见病，常与多种躯体和心理疾病并存，但仍然时常被误诊。对于怀疑患有颈肌筋膜炎的患者，必须仔细评估检查以确定可能伴发的疾病。治疗的重点是阻断激痛点，缓解疼痛。通过激痛点注射局部麻醉药或生理盐水，同时服用抗抑郁药来治疗潜在的抑郁，可以有效实现治疗目标。理疗、冷敷、热敷、经皮神经刺激以及电刺激在某些情况下也可能是有帮助的。对于传统治疗无效的患者，应考虑使用 A 型肉毒杆菌毒素注射。

（董长江　译　谭宏宇　审校）

原书参考文献

Andrade A, de Azevedo Klumb Steffens R, Vilarino GT, et al. Does volume of physical exercise have an effect on depression in patients with fibromyalgia? *J Affect Disord*. 2017;208(15):214–217.

Di Tella M, Ghiggia A, Tesio V, et al. Pain experience in fibromyalgia syndrome: the role of alexithymia and psychological distress. *J Affect Disord*. 2017;208(15):87–93.

Farré M, Farré A, Fiz J, et al. Cannabis use in fibromyalgia. In: Preedy VR, ed. *Handbook of cannabis and related pathologies*. San Diego: Academic Press; 2017:e158–e167.

Goldenberg DL, Clauw DJ, Palmer RE, et al. Opioid use in fibromyalgia: a cautionary tale. *Mayo Clin Proc*. 2016;91(5):640–648.

Sluka KA, Clauw DJ. Neurobiology of fibromyalgia and chronic widespread pain. *Neuroscience*. 2016;338(3):114–129.

Wolfe F, Clauw DJ, Fitzcharles MA, et al. 2016 Revisions to the 2010/2011 fibromyalgia diagnostic criteria. *Semin Arthritis Rheum*. 2016;46(3):319–329.

第18节

颈部扭伤
（Cervical Strain）

ICD-10 CODE **S13.4xxA**

临床表现

急性颈部扭伤是指颈部肌肉疼痛综合征，但是不包括神经根性颈部疼痛，疼痛可反射至肩部和肩胛骨内侧，反射痛部位与脊神经皮节并不符合，多伴有头痛。常累及斜方肌，导致肌肉痉挛，随后发生颈椎活动受限。颈部扭伤一般是由颈椎及相关软组织损伤引起的（图18-1），但也可在无明显诱因的情况下发生。鉴于世界上超过93%的人口使用智能手机，因此由低头看手机时姿势不当而导致颈部扭伤的案例越来越多就不足为奇了（图18-2）。低头看手机的时间越长，则发病的可能性就越大。如果低头的角度越大，则颈椎及软组织越容易受伤。发病原因可能是软组织、关节突关节或椎间盘的病理改变。

症状和体征

颈部疼痛是颈部扭伤的特征，原发于枕部的疼痛可放射至肩部和肩胛骨内侧。颈部扭伤的疼痛会因颈椎和肩部的活动加重。多伴有头痛，并可能随着情绪紧张而加重。患者常有睡眠障碍，无法专注于简单的工作。长时间发病可能导致抑郁。

查体时，触诊有压痛；常伴有棘突旁肌和斜方肌的痉挛。颈部活动受限，增加活动范围会加重疼痛。尽管患者常主诉上肢疼痛，但上肢神经检查无异常。

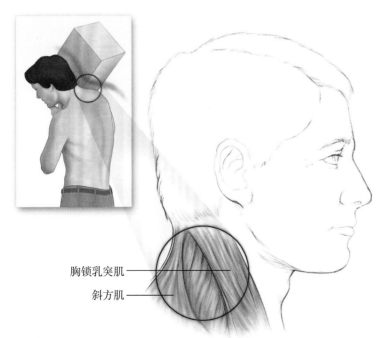

胸锁乳突肌 ——

斜方肌 ——

图 18-1　颈部扭伤通常由颈椎及相邻软组织损伤引起

正确姿势　　　　　错误姿势：颈椎易于扭伤

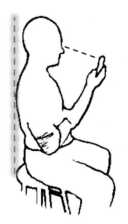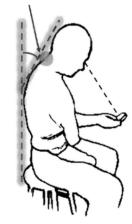

图 18-2　使用智能手机时，姿势不当和颈部过度前屈可能会导致颈椎扭伤

（Lamonaca F, Polimeni G, Barbé K, et al. Health parameters monitoring by smartphone for quality of life improvement[J]. *Measurement*. 2015;73:82–94.）

检查

　　颈部扭伤并无特异性检查。检查的主要目的在于排除类似于颈部扭伤的隐匿性疾病（见鉴别诊断）。X 线平片可以发现骨质异常包括关节炎、骨折、先天畸形（如 Arnold-Chiari 畸形）及肿瘤（图 18-3），也可以显示颈椎曲度变直。近期发病的颈部扭伤患者都应该进行颈椎磁共振成像（MRI）检查，如果有明显的枕部或头部疼痛，应进行头部 MRI（图 18-4）。为了排除潜在的炎症性关节炎、感染及肿瘤，应该筛查血常规、红细胞沉降率、抗核抗体、HLAB-27 抗原及血液生化。

图 18-3　Ⅰ型 Arnold-Chiari 畸形患者矢状位

T1W (A) 和 T2W (B) MRI 小脑扁桃体突出穿过枕骨大孔（虚线），并伴有脊髓空洞，第四脑室正常，未见脑膜膨出或其他结构缺损；C 为经 C1 水平 T2W 轴位 MRI 上可见小脑扁桃体疝出（白色箭头）；D 为通过中段颈椎 T2W MRI 轴位图像也能清楚地显示脊髓空洞 (Waldman SD, Campbell R. *Imaging of pain*[M]. Philadelphia: Saunders; 2011, Figure 8-1.)

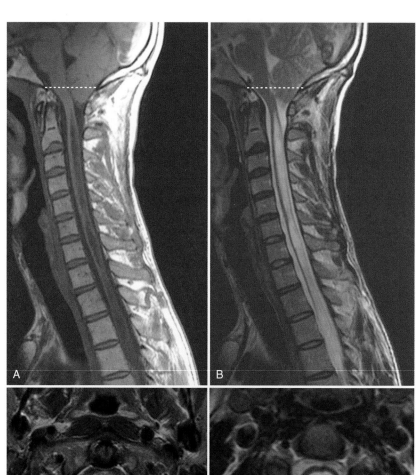

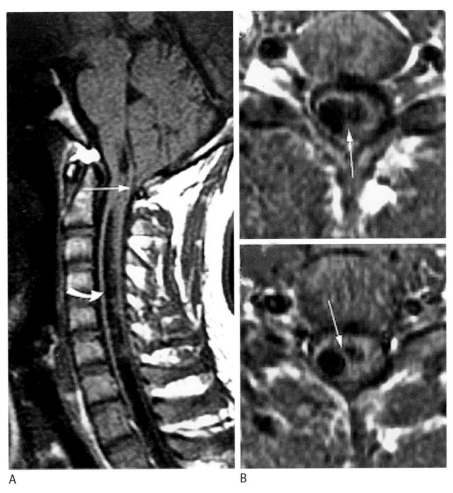

图 18-4　脊髓空洞症

A 为颈椎 T1 加权矢状位核磁共振成像 (MRI) 显示 I 型 Chiari 畸形，小脑扁桃体疝出枕骨大孔 (直箭头)，颈髓内可见空洞 (弯箭头)；B 为 T1 加权轴位 MRI 显示空洞呈偏心性，内部可见隔膜或袋状结构 (箭头，Edelman RR, Hesselink JR, Zlatkin MB, et al. eds. *Clinical magnetic resonance imaging*[M]. 3rd ed. Philadelphia: Saunders; 2006:2304.)

鉴别诊断

颈部扭伤的临床诊断需要结合病史、查体、X 线和 MRI 来确诊。与颈椎扭伤的疼痛综合征相似的疾病包括颈部滑囊炎、颈部肌筋膜炎、炎症性关节炎以及颈段脊髓、神经根、神经丛和神经纤维的疾病。

治疗

颈部扭伤最好采取多种方法联合治疗。物理疗法包括热敷和深层肌肉按摩，同时配合非甾体抗炎药和肌肉松弛药。颈椎硬膜外阻滞、颈神经后内侧支阻滞或关节突关节内注射局部麻醉药和糖皮质激素可以非常有效地缓解症状。如果伴有睡眠障碍或

抑郁最好用三环类抗抑郁药（如去甲替林）治疗，可在睡前单次给药 25mg。

颈椎关节突关节阻滞与寰枕关节阻滞经常联合用于治疗疼痛。虽然在解剖意义上寰枕关节并非真正的关节突关节，但是疼痛医师大多认为这两种关节阻滞术在技术层面是相似的，所以一般寰枕关节也被当作是关节突关节。

并发症及注意事项

鉴于注射部位邻近脊髓和神经根出口处，因此颈椎关节突关节阻滞必须由熟悉局部解剖并且对介入性疼痛治疗技术、有经验的医师操作。由于邻近椎动脉，加上该区域血运丰富，很容易发生血管内注射的事故，即使是少量局部麻醉药注射到椎动脉

也会导致惊厥发作，而且注射部位与脑和脑干也相距不远，在颈椎关节突关节阻滞后，局麻药吸收入血导致患者共济失调的案例并不少见。阻滞后许多患者还可能出现头痛和颈部疼痛短暂性加重。

临床要点

颈部扭伤是引起颈部、枕部、肩部及上肢疼痛的常见原因，通常会与颈椎神经根病和颈部肌筋膜炎相混淆。临床医师必须仔细排除颈段脊髓疾病（如脊髓空洞症等），这些疾病的早期临床表现与颈部扭伤相似。强直性脊柱炎也可能有类似颈部扭伤的表现，必须要正确鉴别，以避免进一步的关节损伤和功能障碍。

许多疼痛专家认为，颈椎关节突关节阻滞和寰枕关节阻滞在"挥鞭伤"颈椎痛和颈源性头痛的治疗过程中未被充分使用，所以当颈椎硬膜外阻滞或枕神经阻滞不能有效缓解头痛和颈椎痛时，应该考虑实施关节突关节阻滞和寰枕关节阻滞。

（董长江　译　谭宏宇　审校）

原书参考文献

Candido KD, England B. Cervical spine pain related to the facet joints. *Tech Reg Anesth Pain Manag*. 2015;19(3–4):109–118.

Chiarotto A, Clijsen R, Fernandez-de-las-Penas C, et al. Prevalence of myofascial trigger points in spinal disorders: a systematic review and meta-analysis. *Arch Phys Med Rehabil*. 2016;97(2):316–337.

DeBritz JN, Wiesel SW. Treatment options for disorders of the cervical spine. In: Nordin MN, Andersson GB, Pope MH, eds. *Musculoskeletal disorders in the workplace*. 2nd ed. Philadelphia: Mosby; 2006:73–86.

Devereaux M. Neck pain. *Med Clin North Am*. 2009;93(2):273–284.

Groeneweg R, Haanstra T, Bolman CAW, et al. Treatment success in neck pain: the added predictive value of psychosocial variables in addition to clinical variables. *Scand J Pain*. 2017; 14:44–52.

Gustafsson E, Thomée S, Grimby-Ekman A, et al. Texting on mobile phones and musculoskeletal disorders in young adults: a five-year cohort study. *Appl Ergon*. 2017;58:208–214.

Ris I, Juul-Kristensen B, Boyle E, et al. Chronic neck pain patients with traumatic or non-traumatic onset: differences in characteristics. A cross-sectional study. *Scand J Pain*. 2017;14:1–8.

White K, Hudgins TH, Alleva JT. Cervical sprain/strain definition. *Dis Month*. 2009;55(12):724–728.

第 19 节

颈长肌肌腱炎
（Longus Colli Tendinitis）

ICD-10 CODE M65.20

临床表现

颈长肌肌腱易发生肌腱炎，通常是由于肌腱受到重复性创伤或羟基磷灰石钙晶体沉积引起的。这种晶体沉积一般发生在颈长肌上部肌腱纤维，在颈椎侧位平片上很容易识别。颈长肌肌腱炎一般为急性发作，表现为咽后部疼痛，常伴有体温轻度升高和白细胞增多，故常被误诊为急性咽炎或咽后壁脓肿。颈长肌肌腱炎多发于 30 岁至 60 岁的人群。

症状和体征

颈长肌肌腱炎疼痛局限于咽后部，表现为持续性剧烈疼痛，吞咽时疼痛加重（图 19-1）。除吞咽疼痛外，患者还可能有颈前区疼痛。颈长肌肌腱炎的疼痛经常反射至颈前区和颈后部（图 19-2）。患者常会有低热，白细胞计数会轻度升高。经口腔触压上部肌肉附着处会诱发疼痛。

检查

所有咽后部疼痛的患者均应行 X 线检查。在寰

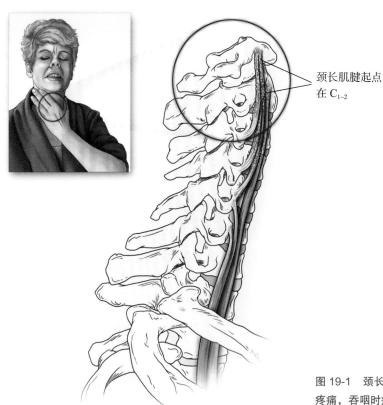

颈长肌腱起点
在 C_{1-2}

图 19-1　颈长肌肌腱炎局限于咽后部，表现为持续性剧烈疼痛，吞咽时疼痛加重

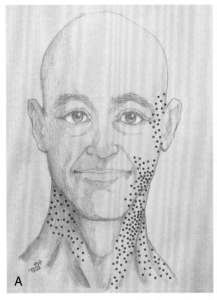
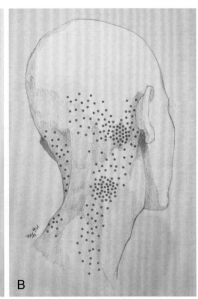

图 19-2　颈长肌牵涉痛示意图，前面 (A) 和后面 (B)，点密度表示这个部位疼痛的可能性

(Minerbi A, Ratmansky M, Finesto-ne A, et al. The local and referred pain patterns of the longus colli muscle[J]. *J Bodyw Mov Ther*. 2017;21(2): 267–273, Figure 6.)

椎前弓下方、上部肌腱附着处可见到特征性不规则钙化影，高度提示颈长肌肌腱炎（图 19-3）。计算机断层扫描（CT）显示得更清晰（图 19-4），而 MRI 显示边界清楚的条索状椎前积液可以确诊该病（图 19-5）。与咽后壁或椎前脓肿不同，积液囊壁信号不增强。对于怀疑患有颈颈长肌肌腱炎的患者，还需进一步检查血常规、红细胞沉降率和生化全项。

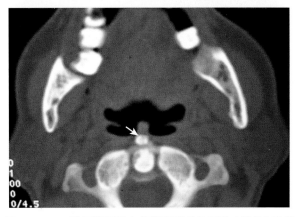

图 19-4　CT 显示颈长肌上部肌腱附着处钙化（箭头）注意与寰椎前弓的关系

（Omezzine SJ, Hafsa C, Lahmar I, et al. Calcific tendinitis of the longus colli: diagnosis by CT[J]. *Joint Bone Spine*. 2008;75(1):90–91.）

鉴别诊断

　　颈长肌肌腱炎常被误诊为急性咽炎或咽后壁脓肿，偶尔也会被误诊为早期的扁桃体周围脓肿。误诊会使病人接受不必要的抗生素治疗，甚至偶尔也会对疑似"脓肿"进行手术引流。累及这一解剖区域，临床上更应该考虑与原发性或继发性肿瘤鉴别。

治疗

　　在治疗颈长肌肌腱炎的疼痛和功能障碍时，应首选非甾体抗炎药联合环氧化酶 -2 抑制剂。局部的

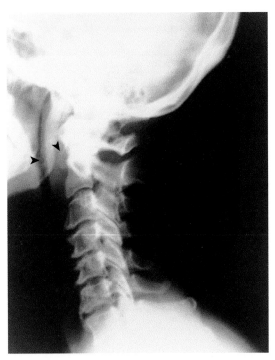

图 19-3　颈椎侧位 X 线片显示在 C_1-C_2 颈长肌上部肌腱附着处（箭头所示）有模糊的钙化影

(Guss DA, Jacoby IJ. Longus colli tendinitis causing acute neck pain[J]. *J Emerg Med*. 2002;22(2):211–212.)

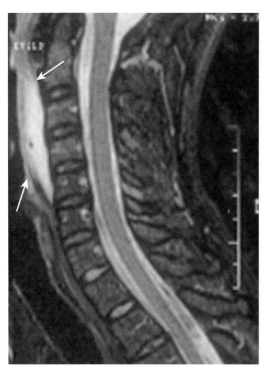

图 19-5　颈部 MRI 显示 C₂ 至 C₅ 椎体前方可见 5cm × 0.7cm 大小的积液（箭头）

(Benanti JC, Grambling O, Bulat PI, et al. Retropharyngeal calcific tendinitis: report of five cases and review of the literature[J]. *J Emerg Med*. 1986;1(1):15–24.)

冷敷或热敷可能会有帮助（图 19-6）。如果经上述治疗症状不能缓解，下一步可以在颈长肌上部肌腱附着处注射局部麻醉药和糖皮质激素。注射前，临床医师必须确定这一解剖区域不存在隐匿性感染。在超声引导下进行阻滞，操作简单，同时可以避免周

边组织结构（包括甲状腺、颈动脉、颈静脉及颈神经根）的损伤（图 19-7）。

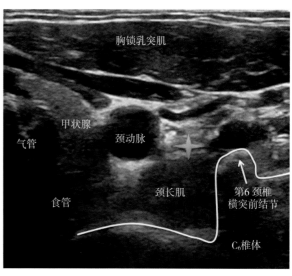

图 19-7　在超声引导下进行阻滞，操作简单，同时可以避免周边组织结构（包括甲状腺、颈动脉、颈静脉及颈神经根）的损伤

并发症及注意事项

颈长肌肌腱炎治疗失败的主要原因是未能及时确诊而误诊为其他疾病（如咽后壁脓肿或扁桃体周围脓肿），导致过度治疗。确诊后应立即给予非甾体抗炎药，对此治疗无效者，局部注射局部麻醉药和糖皮质激素可以迅速缓解症状。注射前需要充分了解颈部相关解剖结构，同时应坚持无菌操作原则，

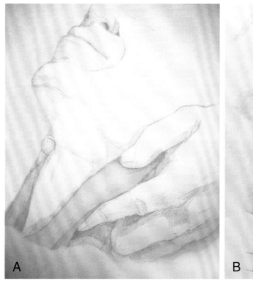
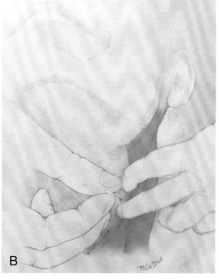

图 19-6　颈长肌按摩 (A) 和针刺疗法 (B) 的技术演示

将操作风险降到最低。为了减少瘀斑和血肿的风险，注射后应立即按压注射点。注射本身也可能造成肌腱损伤。如果肌腱的炎症很重或受到过创伤，直接注射很容易造成肌腱撕裂。为避免出现此并发症，临床医师应该操作轻柔，进针时若遇到明显阻力应立即停止进针。约25%的患者在注射后会出现短暂的疼痛加剧，应提前告知患者这种可能性。

临床要点

颈长肌肌腱易发生肌腱炎。羟基磷灰石钙沉积在肌腱周围，从而使后续治疗变得更加困难。非甾体抗炎药通常可以有效地缓解疼痛。如果治疗效果不佳，可以在肌腱的炎症部位适量注射局部麻醉药和糖皮质激素。

（董长江　译　谭宏宇　审校）

原书参考文献

Ea H-K, Lioté F. Diagnosis and clinical manifestations of calcium pyrophosphate and basic calcium phosphate crystal deposition diseases. *Rheum Dis Clin North Am*. 2014;40(2):207–229.

Javanshir K, Rezasoltani A, Mohseni-Bandpei MA, et al. Ultrasound assessment of bilateral longus colli muscles in subjects with chronic bilateral neck pain. *Am J Phys Med Rehabil*. 2011;90:293–301.

Roldan CJ, Carlson PJ. Longus colli tendonitis, clinical consequences of a misdiagnosis. *Am J Emerg Med*. 2013;31(10):1538.e1–1538.e2.

Suyama Y, Kishimoto M, Nozaki T, et al. Acute calcific tendinitis of the longus colli muscle. *Arthritis Rheumatol*. 2015;67:2446.

Torbati SS, Vos EM, Bral D, et al. Calcific tendinitis of the longus colli muscle. *Ear Nose Throat J*. 2014;93:492–493.

Waldman SD. Longus colli tendinitis. In: *Waldman's comprehensive atlas of diagnostic ultrasound of painful conditions*. Philadelphia: Kluwer Wolters; 2016:215–221.

第 20 节

咽后脓肿
（Retropharyngeal Abscess）

ICD-10CODE **J39.0**

临床综合征

咽后脓肿曾经是一种几乎仅见于儿童的疾病，但现在在成年人群中更为常见。它可能是由上呼吸道感染、咽后部创伤（如困难气道）或异物引起穿孔等原因导致的后遗症（图 20-1），咽后脓肿经常被误诊，可能导致危及生命的并发症，如果未行有效治疗也会导致死亡。咽后脓肿引起的并发症和死亡主要是由气道阻塞、纵隔炎、感染扩散至硬膜外腔、坏死性筋膜炎、颈动脉糜烂引起，如果发生在免疫功能不全的患者会导致无法控制的脓毒症。咽后间隙的后方为椎前筋膜，前方为颊咽筋膜，与颈动脉鞘相邻（图 20-2），咽后间隙由颅骨基底后方延伸至纵隔，这一间隙很容易受到需氧细菌（如链球菌、

葡萄球菌和嗜血杆菌）和厌氧细菌（如拟杆菌）的侵犯。偶尔也有真菌和结核杆菌感染免疫功能不全患者的报道。

咽后脓肿患者最初表现为咽喉痛、颈部疼痛、吞咽困难和吞咽疼痛（图 20-3）。当脓肿增大并压迫邻近结构时，疼痛变得更加剧烈并且局限。患者由低热和不明确的全身症状，包括全身不适和厌食，进展为伴有高热和寒战等明显的脓毒症的表现。此时，即使给予适当的抗生素进行治疗并对脓肿行手术切开引流，但咽后脓肿相关的死亡率仍会显著上升。

体征和症状

咽后脓肿最初表现为感染部位不明确的疼痛。此时，患者可能有轻微的吞咽疼痛和颈椎活动受限。体检检查可能显示咽后肿胀。患者也可能出现低烧、盗汗。理论上，如果患者接受糖皮质激素治疗，全身症状可能减轻，或者发病延迟。随着脓肿逐渐增大，患者情况会急剧变差，出现发热和寒战。当患者发现吞咽越来越困难时，颈项强直和呼吸喘鸣音也可能很明显。一旦感染扩散到纵隔或中枢神经系统，即使采用积极的内科和外科治疗，其病死率依然很高。

检查

超过 80% 的咽后脓肿的侧位 X 线可以看到增宽的咽后软组织；不到 10% 的患者可以看到有液平面的软组织团块，此征象可以确诊咽后脓肿（图 20-4）。在 MRI 和高速螺旋 CT 普及的时代，这两种检查因其对该病有高度的准确性，更应作为该病的首选无创检查（图 20-5 和图 20-6）。怀疑患有咽后脓肿的患者都应该将 MRI 和 CT 作为常规的紧急检查。

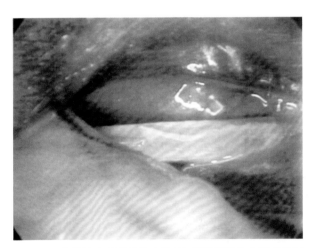

图 20-1　内镜检查显示异物（骨刺）穿透颈段的食管引起咽后脓肿

（Poluri A, Singh B, Sperling N, et al. Retropharyngeal abscess secondary to penetrating foreign bodies[J]. *J Craniomaxillofac Surg*, 2000, 28(4):243–246.）

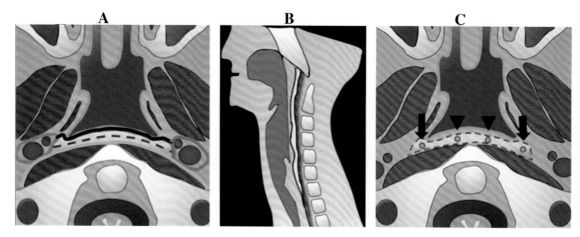

图 20-2　咽喉间隙 (RPS) 的正常解剖

轴位图像显示内脏筋膜（黑线）、椎前筋膜（绿线）、颈动脉鞘（蓝线）和鼻翼筋膜（紫色虚线）(A). 矢状图像显示咽后间隙（黄色区域）和危险区域（红色区域）(B). 在咽后间隙内（C）显示了内侧咽后淋巴结（箭头）和外侧咽后淋巴结（箭头，Tomita H, Yamashiro T, Ikeda H, et al. Fluid collection in the retropharyngeal space: a wide spectrum of various emergency diseases[J].*Eur J Radiol.* 2016;85(7):1247–1256.)

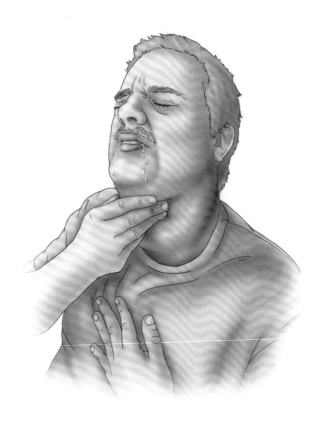

图 20-3　咽后脓肿的患者疼痛剧烈，随着吞咽变得越来越困难，患者会不停的流涎

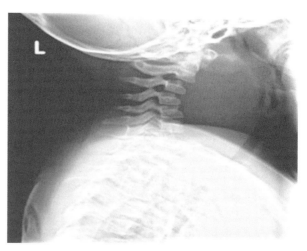

图 20-4　颈部侧位 X 线显示椎骨前软组织肿胀导致颈椎后凸 (Strovski E, Mickelson J-I, Ludemann JP. Minimally invasive drainage of a giant retropharyngeal abscess[J]. *Int J Pediatr Otorhinolaryngol Extra*. 2009;4(2):92–95.)

此外，超声也可帮助诊断咽后脓肿。

所有怀疑患有咽后脓肿的患者都应接受一系列实验室检查，包括血液常规检测、红细胞沉降率、血生化检查。研究表明，C 反应蛋白高的患者，其发病率和死亡率更高，因此具有一定价值。对所有怀疑患有咽后脓肿的患者应立即进行血培养和尿培养，以便在诊疗过程中及时使用敏感的抗菌药物。抽取脓液的革兰氏染色和培养也应进行，但不应该拖延至培养结果出来后才使用抗菌药物。

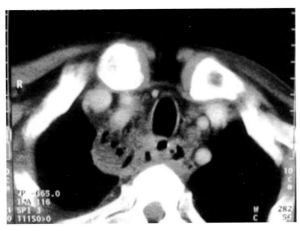

图 20-5　CT 显示在上纵隔、咽后区、咽旁间隙有多发的气液聚集

（Abu Abeeleh M, Al Smady M, Qasem H, et al. Descen-ding necrotizing mediastinitis: a fatal disease to keep in mind[J]. *Heart Lung Circ*, 2010, 19(4): 254–256.）

鉴别诊断

　　任何出现咽喉痛、发热、颈部疼痛、吞咽困难和咽后肿胀的患者，尤其是有咽后间隙外伤史的患者，都应高度怀疑患有咽后脓肿。在表 20-1 中列出了常见的需要与咽后脓肿相鉴别的疾病。使用糖皮质激素治疗和免疫功能不全者，即使严重感染，全身症状也可能不明显（例如获得性免疫缺陷综合征、恶性疾病）。

治疗方法

　　咽后脓肿必须尽早治疗，这样才能有效降低并发症和死亡率。咽后脓肿的治疗有两个目标：①抗生素控制感染；②脓肿引流以减轻对气道邻近组织的压迫。由于许多咽部脓肿的致病菌为金黄色葡萄球菌，最初的抗生素方案应包括万古霉素治疗葡萄球菌感染。血培养和尿液培养样本留取后，需及时经验性使用覆盖革兰氏阴性和厌氧菌的抗生素。抗生素治疗可根据培养和敏感性报告进行调整。如上文所述，如果怀疑咽后脓肿，应立即使用抗生素，不应非要拖延至确诊时才使用。

　　单纯使用抗生素治疗很少能治愈咽后脓肿，除非在病程早期就确诊；外科手术引流脓肿非常必要。怀疑患有咽后脓肿的患者应格外注意气道管理，一旦出现气道压迫应早期行气管插管。

　　在治疗咽后脓肿过程中需要做一系列 CT 和 MRI 检查以判断病情转归，当患者病情出现恶化时应立即重复做这些影像学检查。

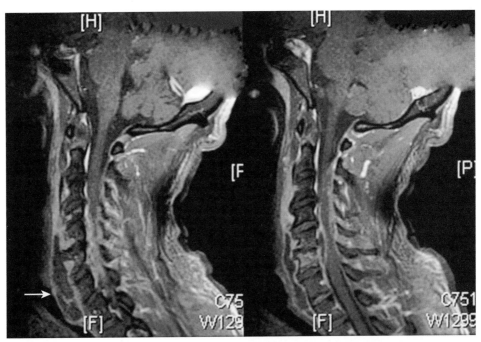

图 20-6　矢状位加强的 T1 加权像的术前 MRI 显示椎体前的脓肿（箭头），硬膜外脓肿引起 C_{3-7} 脊髓受压，C_{5-6} 椎间盘炎

（Yanni DS, LaBagnara M, Saravanan R, et al. Transcervical drainage of epidural and retropharyngeal abscess[J]. *J Clin Neurosci*, 2010, 17(5):636–638.）

表 20-1　咽后脓肿的鉴别诊断
• 血管性水肿
• 进食腐蚀物
• 颈椎硬膜外脓肿
• 颈椎硬膜下脓肿
• 会厌炎
• 食管炎
• 食管异物
• 咽部异物
• 气管异物
• 颈长肌腱炎
• 川崎病
• 纵隔炎
• 脑膜炎
• 单核细胞增多症
• 牙源性感染
• 小儿发热
• 扁桃体周围脓肿
• 咽炎
• 严重的鹅口疮
• 鼻窦炎

并发症和注意事项

如果不能快速准确地诊断和治疗咽后脓肿，对临床医师和患者都会产生灾难性的后果。咽后脓肿对气道的压迫发病隐匿，这种假象误使临床医师认为病情安全平稳，而未能认识到感染扩散到中枢神经系统导致永久性神经损伤。如果怀疑咽后脓肿，应按照表20-2中程序诊疗。

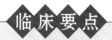

临床要点

延误诊断会给患者和临床医师带来极大的风险，造成不良结果。在没有得到证实之前，临床医师应将所有出现咽痛、发热、颈部疼痛、吞咽疼痛及困难、咽后部肿胀等症状的患者，均视为咽后脓肿，并对其进行相应的治疗。过度依赖单一的阴性或可疑的影像学检查结果是错误的。患者出现任何病情恶化，都应做连续的 CT 或 MRI 检查。

（江　鸽　译　陈冀衡　审校）

表 20-2　咽后脓肿引起脊髓受压的诊疗程序
• 立即血、尿培养检查
• 立即使用覆盖金黄色葡萄球菌的高剂量抗菌药物
• 立即做最易完成且能够发现脊髓受压（如脓肿、肿瘤或其他占位）的影像学检查
• CT
• MRI
• 脊髓造影术
• 同时立即咨询神经外科医师
• 持续仔细观察监测患者神经系统体征
• 如果达不到上述条件，立即以最快速度转往三级医疗中心
• 如果患者出现神经系统恶化征象，复查影像检查并再次请外科医师会诊

原书参考文献

Cavicchiolo ME, Berlese P, Bressan S, et al. Retropharyngeal abscess: an unusual presentation of Kawasaki disease. Case report and review of the literature. *Int J Pediatr Otorhinolaryngol Extra*. 2012;179–182.

Hu X, Liu L. A huge retropharyngeal abscess causing airway and esophageal obstruction associated with cervical spine tuberculosis. *Spine J*. 2016;16(4):e227–e229.

Santos Gorjón P, Blanco Pérez P, Morales Martín AC, et al. Deep neck infection: review of 286 cases. *Acta Otorrinolaringol (English Edition)*. 2012;31–41.

Schott CK, Counselman FL, Ashe AR. A pain in the neck: non-traumatic adult retropharyngeal abscess. *J Emerg Med*. 2013;44(2):329–331.

Tomita H, Yamashiro T, Ikeda H, et al. Fluid collection in the retropharyngeal space: a wide spectrum of various emergency diseases. *Eur J Radiol*. 2016;85(7):1247–1256.

Wang K-Y, Lin H-J, Chen Y-H. Retropharyngeal abscess with descending necrotizing mediastinitis. *J Emerg Med*. 2012;43(1):114–115.

第 21 节

颈胸椎棘突间滑囊炎
(Brachial Plexopathy)

ICD-10 CODE M71.50

临床综合征

颈椎下部和胸椎上部的棘突间韧带，以及其相关肌肉在过度劳累后容易出现急性和慢性疼痛。一般认为滑囊炎是造成疼痛的主要原因。在长时间的颈部过度伸展活动（例如粉刷天花板）或是长时间固定姿势使用电子计算机时，患者常会出现颈部中线疼痛。

体征和症状

疼痛部位为 $C_7 \sim T_1$ 棘突间区域的非放射性疼痛。疼痛特点是持续的钝痛和酸痛。患者试图采取颈部向前的驼背姿势以缓解持续的疼痛（图 21-1）。相对于颈部扭伤的疼痛，颈胸椎棘突间滑囊炎的疼痛通常会在活动时减轻，休息时加重。查体时深触 $C_7 \sim T_1$ 区域会找出压痛点，且常伴有相关的棘旁肌肉结构反射性痉挛。患部活动范围明显减少，且疼痛会随着下部颈椎和上部胸椎的伸展而加重。

检查

MRI 可查出棘突间滑囊炎，但颈胸椎的滑囊炎并无特殊的检查（图 21-2）。检查的主要目的是找出可能相似于颈胸椎滑囊炎隐匿性病变（见鉴别诊断）。X 线可以查出颈椎的骨质异常，包括关节炎、骨折、先天畸形（如 Arnold-Chiari 畸形）和肿瘤。近期发生颈部扭伤的应行颈部 MRI 检查，如果出现明显的枕部或头痛症状，则应行头部 MRI 检查

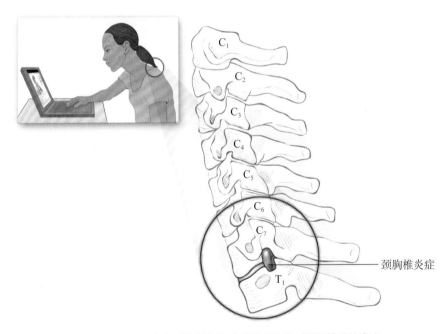

图 21-1　患者采取颈部向前的驼背姿势以缓解持续的疼痛

（图 21-3）。超声也可用于临床进一步区分棘突间实性和囊性肿块（图 21-4）。为排除潜在的炎症性关节炎、感染和肿瘤，应筛查血常规、红细胞沉降率、抗核抗体和全血生化系列。

鉴别诊断

颈胸椎滑囊炎的诊断是一种临床排除性诊断。需要通过结合病史、查体、影像学检查来确诊。与

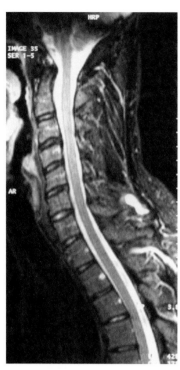

图 21-2　C$_{6-7}$ 棘突滑囊炎（2cm×2cm×2.5cm）T2 像
（Perka C, Schneider SV, Buttgereit F, et al. Development of cervical interspinous bursitis after prolonged sports trauma: a case report[J]. *Joint Bone Spine*, 2006, 73(1):118–120.）

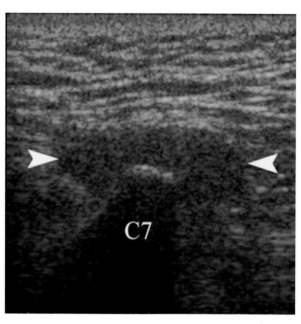

图 21-4　颈椎中线后路纵向灰阶超声（US）扫描
一名 78 岁男性患者，颈部和双肩有炎性疼痛和僵硬，超声显示第七颈椎（C7）棘突周围软组织低回声肿胀（箭头之间）(Falsetti P, Acciai C. Ultrasound in assessment of cervical interspinous bursitis in polymyalgia rheumatica[J]. *Joint Bone Spine*. 2013;80(3):342–343. Figure 1)

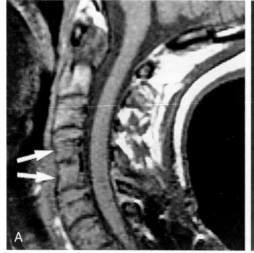

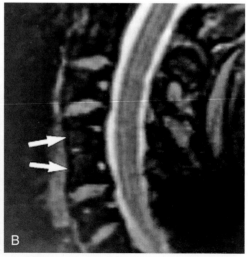

图 21-3　颈椎融合畸形
T1（A）和 T2（B）矢状位 MRI 显示 C$_4$ 和 C$_5$ 椎体之间缺乏间隙（箭头，Edelman RR, Hesselink JR, Zlatkin MB, et al. *Clinical magnetic resonance imaging*[M]. 3rd ed. Philadelphia: Saunders, 2006: 2306.）

颈胸椎滑囊炎的疼痛综合征相似的疾病包括：颈部扭伤、颈部纤维性肌炎、炎症性关节炎、颈部脊髓疾病、颈部神经根和神经丛以及神经疾病。先天畸形（如 Amold-Chiari 畸形）和颈椎的融合综合征（Klippel-Feil 综合征）也可能表现为与颈胸滑囊炎相似的症状。

治疗方法

颈胸椎滑囊炎应采用多模式的综合治疗。物理治疗包括矫正功能性异常（如不正确的姿势、不适当的座椅或电子计算机显示器高度等）、热疗和深度镇静的按摩，联合使用非甾体抗炎药（NSAIDs）和肌松药效果更佳。如果物理疗法无法快速缓解症状，可使用局部麻醉药和糖皮质激素进行棘突间韧带与黄韧带之间的阻滞术（图 21-5）。也可行颈椎硬膜外阻滞术、脊神经背根的内侧支阻滞术或者进行小关节的关节腔内注射。如果症状持续，可以使用肌松药如替扎尼定。潜在的睡眠障碍和抑郁症最好用三环类抗抑郁药治疗，如去甲替林以起始量 25mg 睡前服用。

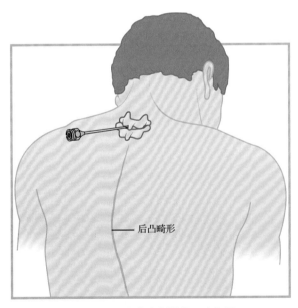

图 21-5　颈胸囊穿刺针的正确位置

(Waldman SD. *Atlas of pain management injection techniques*. 2nd ed. Philadelphia: Elsevier; 2007.)

并发症和注意事项

该部位临近脊髓和神经根出口处，因此颈椎硬膜外阻滞术和关节突关节阻滞术只能由了解此区域解剖结构以及对介入性疼痛处理技术有经验的医师进行。由于临近椎动脉，加上此区域血运丰富，即使少量局部麻醉药物进入椎动脉都有产生癫痫的可能。并且该区域与大脑和脑干临近，在颈椎关节突关节阻滞术后因血管吸收局部麻醉药物而产生运动失调的情况也时有发生。在颈椎关节突关节注射之后，很多患者会有头痛和颈椎痛加重的主诉。

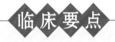

为使症状长期缓解，应矫正引起颈胸椎滑囊炎的功能性异常。物理疗法包括热疗、温和的伸展运动和深度镇静的按摩，联合应用非甾体抗炎药效果更佳。对于保守治疗无效的患者可注射局部麻醉药和糖皮质激素治疗。由于剧烈运动会加重症状，故应适当减少运动。

（江　鸽　译　陈冀衡　审校）

原书参考文献

Perka C, Schneider SV, Buttgereit F, et al. Development of cervical interspinous bursitis after prolonged sports trauma: a case report. *Joint Bone Spine*. 2006;73(1):118–120.

Falsetti P, Acciai C. Ultrasound in assessment of cervical interspinous bursitis in polymyalgia rheumatica. *Joint Bone Spine*. 2013;80(3):342–343.

Waldman SD. *Cervicothoracic interspinous bursitis. Pain review*. 2nd ed. Philadelphia: Elsevier; 2017:238–239.

Waldman SD. I*njection technique for cervicothoracic bursitis. Atlas of pain management injection techniques*. 4th ed. Philadelphia: Elsevier; 2017:84–85.

第 22 节

臂丛神经病变

（Brachial Plexopathy）

ICD-10CODE G54.0

临床综合征

　　臂丛神经病变是一组症状的集合，包括神经源性疼痛和相应的无力，并会从肩部辐射至锁骨上方区域和上肢（图 22-1）。臂丛神经病变的原因很多，比较常见的原因包括颈肋或异常的肌肉压迫神经丛（如胸廓出口综合征）、肿瘤侵犯神经丛（如肺上沟瘤）、对臂丛的直接创伤（如拉伸伤和撕脱伤），炎症因素（如神经痛性肌萎缩、带状疱疹）和放疗后神经丛病变。

体征和症状

　　臂丛神经病变的患者常主诉疼痛会放射至锁骨上方区域和上肢。疼痛特点是神经炎性的疼痛，当神经丛被肿瘤侵犯时，疼痛的性质可变成深处的锐痛。活动会加重疼痛，患者会减少此类活动。由于该病可致粘连性肩关节囊炎，因此易混淆诊断。如果怀疑胸廓出口综合征，可行爱德生试验（图 22-2）。如果桡动脉脉搏随着颈部伸展和头部转向患侧而消失，则此试验为阳性。由于爱德生试验不具特异性，所以不应仅以此结果决定治疗方式（见检查）。如果患者出现剧烈疼痛后短暂的极度无力，可通过肌电图确认是否存在臂丛神经炎症。

检查

　　所有表现为臂丛神经病变的患者，尤其是无外伤史的患者，必须行颈椎和臂丛神经的 MRI（图 22-3）。MRI 禁忌者可以行 CT 和超声检查。肌电图和神经传导速度测试非常敏感，而有经验的肌电图医师可描绘出神经丛异常的部位。如怀疑是炎症为主的神经丛病变，必须行肌电图检查，而肩部肌肉的 MRI 通常会显示肌肉水肿和去神经支配引起的萎缩（图 22-4）。如疑诊为肺上沟瘤或臂丛神经肿瘤，

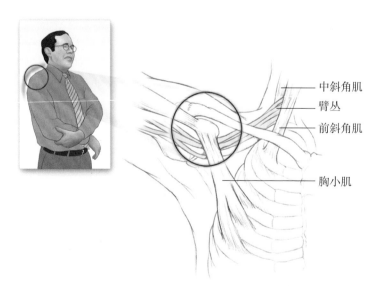

中斜角肌
臂丛
前斜角肌

胸小肌

图 22-1　疼痛从肩部放射至锁骨上方的区域和上肢

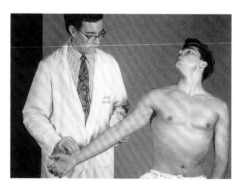

图 22-2　爱德生试验
患者深呼吸，充分伸展颈部，头部转向患侧，检查者压迫斜角肌三角，若桡动脉搏动消失为阳性，且可复制患者的症状

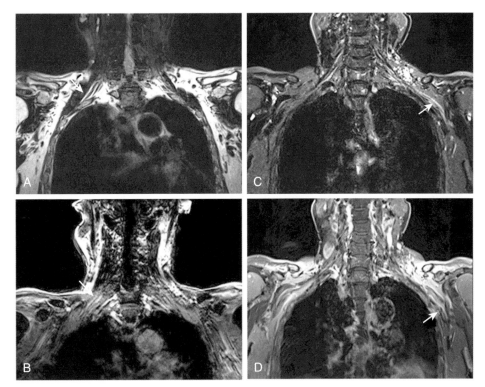

图 22-3　臂丛冠状位 MRI

病例 1：运动症状出现 10 天后行 MRI 检查，可见 T2 像呈高信号的轻微的臂丛水肿（A）和相对应部位的对比加强（B），箭头为中部和上部的神经干；病例 2：运动无力 8 周后 MRI 冠状位 T2 短翻转恢复成像（C）和 T2 加强的快速自旋回波成像（D）显示左侧臂丛神经束水平的高信号和明显强化，也显示出了内侧束（箭头）

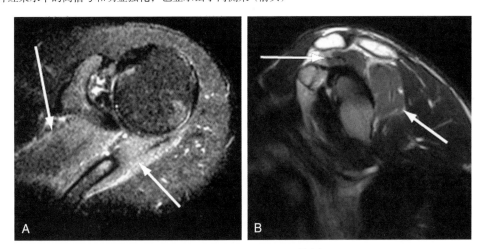

图 22-4　Parsonage-Turner 综合征

轴位短翻转恢复成像（A）和矢状位 T2 加权像 MRI（B），高信号提示肌肉间隙水肿伴有冈上肌和冈下肌去神经性萎缩（箭头）

可行 X 线或 CT 检查。如果对诊断存有疑问，应筛查血液常规检测、红细胞沉降率、抗核抗体和全血生化系列检查，以排除造成患者疼痛的其他原因。

鉴别诊断

　　颈髓、椎骨和椎间盘的病变与臂丛神经病变相似。行 MRI、CT、超声和肌电图检查，有助于诊断。应注意导致患者症状的病因很多，脊髓空洞症、颈椎脊髓的肿瘤和颈椎神经根出髓区的肿瘤（如神经鞘瘤）可出现相似症状，故难以诊断（图 22-5）。表现出臂丛神经病变却缺乏明确创伤病史且有吸烟史患者，应高度怀疑肺上沟瘤。椎间盘突出、转移性肿瘤或颈椎关节粘连引起明显的神经根压迫的表现也可能类似臂丛神经病变。肺尖感染导致压迫并刺激神经丛的案例极少见。

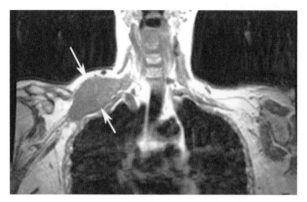

图 22-5　臂丛神经鞘瘤，在冠状位 T1 加权 MRI 图像上，可见沿神经丛纵轴方向的梭形肿物

治疗方法

药物疗法

加巴喷丁

加巴喷丁是治疗臂丛神经病变神经病理性疼痛的一线药物。加巴喷丁起始剂量为睡前 300mg，给予两晚，并提醒患者注意潜在的不良反应，包括头晕、镇静、意识混乱和红疹。在不良反应能耐受的情况下，每两天可以增加 300mg，分两次给予，直到能控制疼痛或达到每日总剂量 2400mg。如果患者疼痛部分缓解，应监测血药浓度，然后使用 100mg 的剂量小心地上调药物剂量。很少有每日药量超过 3600mg 的情况。

普瑞巴林

相对于加巴喷丁，普瑞巴林也可作为备选药物，部分患者对此药有更好的耐受性，普瑞巴林的起始剂量 50mg 每日 3 次。也可在耐受不良反应的情况下增至 100mg 每日三次，由于该药主要由肾脏排泄，故肾功能受损的患者应减少剂量。

卡马西平

卡马西平对使用加巴喷丁而无法缓解疼痛的患者有效。尽管卡马西平相对安全，但意识混乱和焦虑也会伴随药物使用而发生。有时误认为其可致实验室数值异常，故而停药。应该在服此药前应进行血液常规检测、尿常规和血液生化系列的基线测量记录。

如果卡马西平治疗疼痛有效，应逐量给予，以睡前 100～200mg 为起始剂量服用两晚。患者应注意药物的不良反应，包括眩晕、镇定、意识混乱和红疹。在耐受不良反应的情况下，可每两天增加 100～200mg，分两次给予，直至控制疼痛或达到每日总剂量 1200mg。应注意实验室检查以避免罕见而危及生命的恶性疾病。如果血液常规检测异常或出现红疹应立刻停药。疏于对使用卡马西平患者的检查可能会出现再生障碍性贫血等严重后果。当疼痛得到缓解时，至少应继续使用卡马西平 6 个月，然后再进行减药。应告知患者，无医师指导时不可自行改变药物的剂量、停用或继续使用药物。

巴氯芬

对于使用卡马西平或加巴喷丁无法缓解疼痛的患者，巴氯芬可能有效。如前所述，在使用巴氯芬治疗前应该先进行血液常规检测等检查将其结果作为基线，并应告知患者药物的不良反应，巴氯芬与卡马西平和加巴喷丁的相关不良反应相同。起始剂量为睡前 10mg，给予两晚；在不良反应允许的情况下，连续 7 天，每天增加 10mg，分两次给予，直到能控制疼痛或达到每日总剂量 80mg。此药有明显的肝脏和中枢神经系统副作用，包括肌无力和过度镇定。当使用巴氯芬时，必须定期监测各实验室指标。

患者须知，过早减量或停药可能会引起疼痛复发，并会更加难以控制。

侵入性治疗

臂丛神经阻滞术

用药物治疗的同时，以局部麻醉药和糖皮质激素进行臂丛神经阻滞术同样有效。当药物未发挥药效前，神经阻滞可快速减轻疼痛。初始的阻滞可以丁哌卡因加甲泼尼龙进行。接下来每日的神经阻滞可以类似的方法进行，甲泼尼龙的剂量亦可以减少。此方法也可用于控制突发性疼痛。

射频消融臂丛神经

可以在双平面 X 线透视引导下进行臂丛神经的射频毁损。此技术适用于患者对前述疗法都无效，以及治疗由肿瘤或臂丛神经撕脱伤所引起的疼痛。

脊髓背根入髓区切开术

脊髓背根入髓区切开术是针对难以治愈的臂丛神经病变的患者所选择的神经外科手术方法，这些患者对前述的治疗方法都无效或出现疼痛均是由肿瘤或臂丛神经撕脱伤所引起的。这是神经外科手术方法，故而存在一定的风险。

康复训练

对于臂丛神经病变的患者，采用物理疗法以维持功能和缓解疼痛是治疗计划中很重要的一部分。肩部的异常，包括肩关节脱位和粘连性肩关节囊炎必须积极加以治疗。为避免功能缺失的进一步加重，应以职业疗法（occupational therapy）来协助日常生活。

并发症和注意事项

臂丛神经病变导致的疼痛很难治疗，其对阿片类镇痛药反应很差，且也可能对上述所有的药物均反应不佳。无法缓解的臂丛神经病变的疼痛会导致自杀，因此建议患者住院治疗。正确地诊断及寻找病因，对于成功治疗疼痛以及臂丛神经病变相关的功能缺失至关重要，神经丛的拉伤和挫伤可随着时间的推移而康复，但肿瘤或者颈椎神经根撕脱伤引起的神经丛病变则需积极治疗。

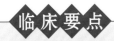

临床要点

对于疼痛尚未得到控制且须等待药物起效的患者，可使用局部麻醉药和糖皮质激素进行臂丛神经阻滞术作为暂时缓解治疗。正确的诊断对于临床医师设计合理的治疗方案至关重要。

（江　鸽　译　陈冀衡　审校）

原书参考文献

Chen AM, Hall W, Guiou M, et al. Brachial plexopathy after radiation therapy for head-and-neck cancer. *Int J Radiat Oncol Biol Phys*. 2009;75(3 suppl 1):S31–S32.

Choi J-Y, Kang CH, Kim B-J, et al. Brachial plexopathy

following herpes zoster infection: Two cases with MRI findings. *J Neurol Sci*. 2009;285(Issues 1–2):224–226.

Dropcho EJ. Neurotoxicity of radiation therapy. *Neurol Clin*. 2010;28(1):217–234.

Ferrante MA, Kissel JT. Chapter 14 - Neoplastic Plexopathies. In: Newton HB, ed. *Handbook of neuro-oncology neuroimaging*. 2nd ed. San Diego: Academic Press; 2016:111–123.

Tosti R, Rossy W, Sanchez A, et al. Burners, stingers, and other brachial plexus injuries in the contact athlete. *Oper Tech Sports Med*. 2016;24(4):273–277.

Upadhyaya V, Upadhyaya DN, Kumar A, et al. MR neurography in traumatic brachial plexopathy. *Eur J Radiol*. 2015;84(5):927–932.

Waldman SD. *Brachial plexus block: interscalene approach. atlas of interventional pain management*. 4th ed. Philadelphia: Elsevier; 2015:203-210.

Waldman SD. Painful conditions of the brachial plexus. In: *Waldman's comprehensive atlas of diagnostic ultrasound of painful conditions*. Philadelphia: Kluwer Wolters; 2016:301–312.

Waldman SD. *Brachial plexopathy. pain review*. 2nd ed. Philadelphia: Elsevier; 2017:260–261.

第 23 节

肺上沟瘤综合征

(Pancoast Tumor Syndrome)

ICD-10CODE **C34.10**

临床综合征

肺上沟瘤综合征是肺尖的肿瘤直接向臂丛神经侵犯的结果。这样的肿瘤经常会侵犯 T_1 和 T_2 脊神经以及 C_8 脊神经，造成典型的临床症状，包括手臂疼痛，以及霍纳综合征（图 23-1）。第一和第二肋骨的破坏也常见。该病常会被误诊，在确诊前患者常被当作颈椎神经根病或原发性肩部病变来治疗。

体征和症状

肺上沟瘤综合征的患者会主诉疼痛放射至锁骨上方区域和上肢（图 23-2）。因为肿瘤是从臂丛神经的下方长出，所以其较低部位首先会被侵犯，从而造成疼痛位置在胸部上端和颈部下端的皮节处。疼痛的特点是神经炎性疼痛，而当臂丛神经被肿瘤侵犯时，疼痛的性质可能变为深处的锐痛。颈部和肩部的活动会加重疼痛，所以患者通常处于强迫体位。被误诊冻结肩。随着疾病不断进展，可出现霍纳综合征（图 23-3）。

检查

所有表现为臂丛神经病变的患者，尤其是没有明确外伤史的患者，必须进行颈椎和臂丛神经的 MRI 检查（图 23-4 和 23-5）。MRI 禁忌者可行 CT 和或超声检查（图 23-6）。PET 可能有助于了解该区域可疑肿块的性质（图 23-7）。肌电图和神经传导速度测试非常敏感，而有经验的肌电图医师可描绘出神经丛异常的部位。如果有明确的吸烟史而疑诊为肺上沟瘤或臂丛部位的肿瘤，都应接受胸部 X 线和肺尖部的 CT 检查。如果对诊断存在疑问，应该筛查血液常规检测、红细胞沉降率、抗核抗体和血生化系列，以排除造成患者疼痛的其他原因。

鉴别诊断

颈椎的脊髓、椎骨和椎间盘的病变与肺上沟瘤的臂丛神经病变相似。MRI 和肌电图检查有助于诊断。医师应注意，造成患者该症状的病因很多，脊髓空洞症、颈椎脊髓的肿瘤以及颈椎神经根出髓区的肿瘤（例如神经鞘瘤）起病隐匿，故而难以诊断。表现出臂丛神经病变却无创伤病史且有吸烟史的患者，应该将肺上沟瘤列为高度可能的诊断。颈椎间盘突出、转移性肿瘤或颈椎关节粘连引起明显的神经根压迫，其表现也可能与臂丛神经病变类似。肺尖感染导致压迫并刺激神经丛的案例极少见。

治疗

肺上沟瘤综合征主要的治疗方法是针对肿瘤本身。根据病理类型和受累程度选择放疗或化疗。对于侵犯臂丛神经的肿瘤进行手术治疗比较困难，而且预后通常不佳。

药物疗法

阿片类镇痛药

阿片类镇痛药是肺上沟瘤综合征相关疼痛的主要治疗方法。虽然阿片类镇痛药对治疗神经病理性疼痛效果一般，但由于疼痛的程度严重且没有其他治疗办法，故可适当应用。起始应给予短效但强效的阿片类药物如羟考酮。速释型的吗啡或美沙酮也

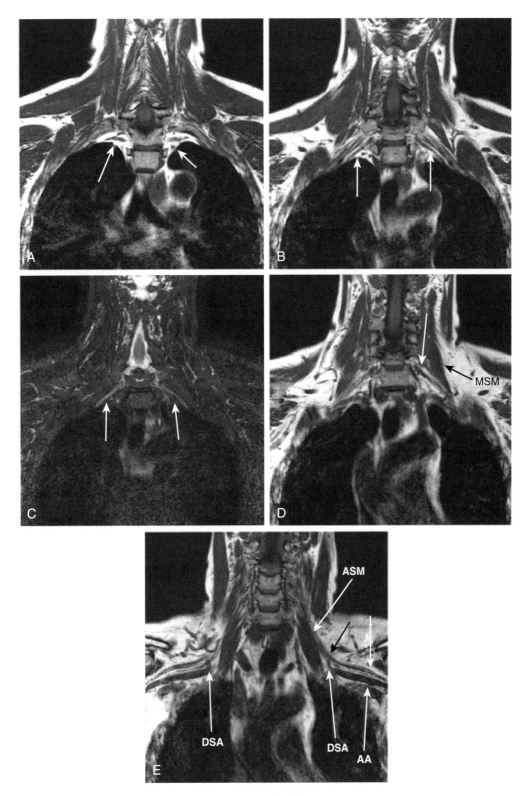

图 23-1　正常冠状位 MRI

A 为位于 T_1 神经根后方的一层影像，很接近于肺尖（长箭头），短箭头表示星状神经节；B 的影像比 A 靠前一层，显示出 C_8 神经根（箭头所示）；C 为与 B 同一层面的 T2 短翻转恢复成像显示正常 C_8 神经根的信号略有增强（箭头所示）；D 中箭头示 C_7 神经根，MSM 为中斜角肌；E 为臂丛神经束（白色箭头）显示为线性结构，位于腋窝动脉（AA）上方，肩胛背动脉（DSA）走行于臂丛神经干之间，黑色箭头指向上方的神经干，ASM 为前斜角肌

（Van Es HW, Bollen TL, van Heesewijk HP: MRI of the brachial plexus: a pictorial review[J]. *Eur J Radiol*, 2010, 74(2):391–402.）

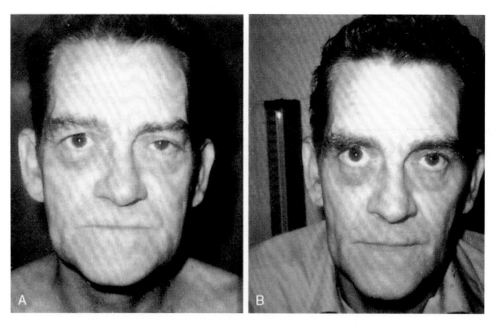

图 23-2　肺上沟瘤综合征患者的霍纳综合征

A 为 58 岁的男性患者表现为慢性左臂和肩部疼痛，同时伴有下臂和手的进行性无力，体格检查显示临床表现为肺上沟肿瘤、左眼睑下垂、瞳孔缩小、左面部、手臂和上胸部出汗减少，及肺尖肿瘤肿块，累及臂丛和相邻肋骨；B 为经过放射治疗后，霍纳综合征的症状已经消失，疼痛和神经症状也减轻了，肺上沟瘤的生存率很低（5 年时低于 30%），进行性局部疾病和远处转移影响生存率

（Salgia R, Blanco R, Skarin AT. Lung cancer and tumors of the heart and mediastinum. *Atlas of diagnostic oncology*[M]. 4th ed. Philadelphia; 2010: 98-159.）

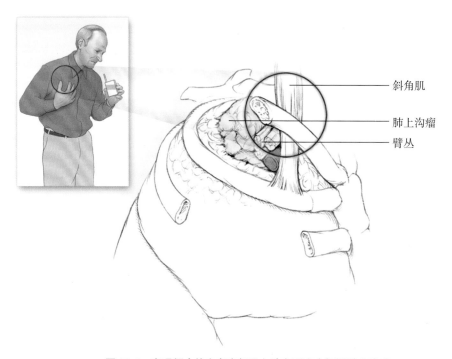

斜角肌

肺上沟瘤

臂丛

图 23-3　有吸烟史的患者肩部及上肢有剧痛应怀疑肺上沟瘤

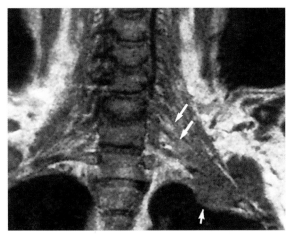

图 23-4 肺上沟瘤（腺癌）侵犯臂丛神经

65 岁男性患者，主诉肩部剧烈疼痛并放射至肘部、前臂的内侧以及第四、五的手指的尺神经分布区；冠状位 T1 加权像 MRI 显示出了臂丛神经自神经根（长箭头）到神经干再到神经分支，可见左侧臂丛神经受到肿瘤侵犯（短箭头），左侧脂肪层消失

（Stark DD, Bradley WG Jr. *Magnetic resonance imaging*[M]. 3rd ed, St Louis: Mosby, 1999: 2399.）

可以考虑使用。可联合非甾体抗炎药和辅助镇痛药使用。

加巴喷丁

加巴喷丁可以用来治疗肺上沟瘤综合征中的神经痛。加巴喷丁起始剂量为睡前 300mg，连续给予两晚。患者应注意药物的不良反应，包括眩晕、镇定、认知障碍和红疹。在能耐受药物不良反应的情况下，之后每两天可以增加 300mg，分两次给予，直到能控制疼痛或达到每日总剂量 2400mg。如果患者仍感到疼痛不能完全缓解，应监测血药浓度，然后使用 100mg 的片剂，小心地上调药物剂量，一般不超过每日 3600mg。

普瑞巴林

相对于加巴喷丁，普瑞巴林也可作为备选药物，一些患者对此药有更好的耐受性。普瑞巴林的起始

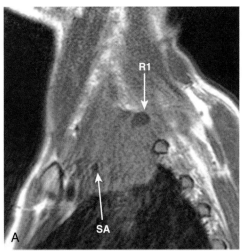

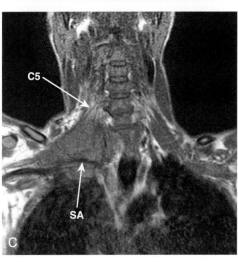

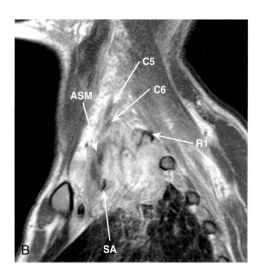

图 23-5 MRI 显示不宜手术的肺上沟瘤

A 和 B 表示矢状位 T1 加权像 MRI，A 为非强化，B 为强化，可见非小细胞肺癌转移至斜角肌间隙；造影剂强化后，非强化的神经根可在强化的肿瘤中辨别出来，肿瘤比 C_5 神经根更明显；肿瘤包裹前斜角肌（ASM）和锁骨下动脉（SA），并明显侵犯了第一肋骨（R1）；C 为冠状位 T1 加权像示肿瘤侵犯 C_5 神经根

（Van Es HW, Bollen TL, van Heesewijk HP. MRI of the brachial plexus: a pictorial review[J]. *Eur J Radiol*, 2010, 74(2):391–402.）

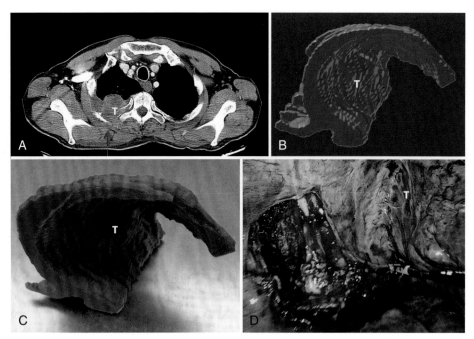

图 23-6   右上叶肺上沟瘤

A 为 CT 显示肿瘤周围侵犯区域 (绿线) 同侧脊柱和胸壁 (红色箭头)；B 为肿瘤 (T)、脊柱和胸壁的三维图像；C 为肿瘤 (T)、脊柱和胸壁的 3D 打印模型；D 为胸腔镜下胸壁切除和椎板切除术中的图像显示肿瘤 (T) 侵犯第三肋骨

(Kim MP, Ta AH, Ellsworth WA IV, et al. Three dimensional model for surgical planning in resection of thoracic tumors[J]. *Int J Surg Case Rep.* 2015;16:127–129.)

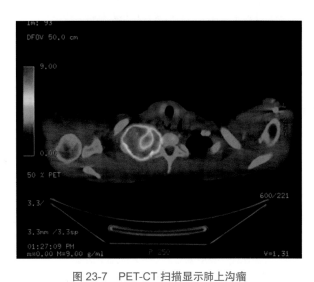

图 23-7   PET-CT 扫描显示肺上沟瘤

(Ng DWJ, Tan GHC, Teo MCC. Malignancy arising in a 41-year-old colonic interposition graft[J]. *Asian J Surg.* 2016; 39(1):45–47.)

剂量 50mg，每日 3 次。也可在耐受不良反应的情况下增至 100mg，每日 3 次，由于该药主要由肾脏排泄，故应防损伤肾功能。

卡马西平

卡马西平对使用加巴喷丁无法缓解疼痛的患者有效。尽管卡马西平相对安全，但意识混乱和焦虑也会伴随药物使用而发生。有时误认为其可致实验室指标数值异常，故而停药。应该在服此药前应进行血液常规检测、尿常规和血液生化系列的测量记录。

如果卡马西平治疗疼痛有效，应逐量给予，以睡前 100 ~ 200mg 为起始剂量给予两晚。患者应注意药物不良反应，包括眩晕、镇定、精神错乱和红疹。在能够耐受药物不良反应的情况下，可每两天增加 100 ~ 200mg，分两次给予，直至控制疼痛或达到每日总剂量 1200mg。应注意实验室检查以避免罕见而危及生命的血液恶液质。如果血液常规检测异常或出现红疹应立刻停药。如未对使用卡马西平的患者进行检查可能导致再生障碍性贫血等严重后果。如果疼痛可控，至少应继续使用卡马西平 6 个月，然后再进行减药。必须告知患者，无医师指导下不可擅自改变药物的剂量、停用或延期使用药物。

巴氯芬

对于卡马西平或加巴喷丁无法缓解疼痛的患

者，巴氯芬可能有效。如前所述，在使用巴氯芬治疗前应该先进行血液常规检测等检查，将其作为基线，并应告知患者药物有不良反应。起始剂量为睡前10mg，给予两晚；在能耐受药物不良反应的情况下，连续7天，每天增加10mg，分两次给予，直到能控制疼痛或达到每日总剂量80mg。巴氯芬影响肝脏和中枢神经系统功能，包括无力和过度镇静。当使用巴氯芬时，必须定期监测各实验室检查指标。

侵入性治疗

臂丛神经阻滞术

用药物治疗的同时，辅以局部麻醉药和糖皮质激素进行臂丛神经阻滞术有效。当口服药物未发挥药效前，神经阻滞可快速减轻疼痛。初始的阻滞可以丁哌卡因加上甲泼尼龙进行。接下来每日的神经阻滞可以类似的方法进行，甲泼尼龙的剂量可以减少。此方法也可用于控制突发性疼痛。

射频消融臂丛神经

可以在双平面X线透视引导下进行臂丛神经的射频毁损。该技术仅适用于上述所有治疗均失败的患者。

脊髓背根入髓区切开术

难以治愈的臂丛神经病变可选择神经外科手术，如脊髓进入背根入髓区切开术。适用于对前述治疗方法都无效，以及疼痛是由肿瘤或臂丛神经撕脱伤所引起的患者。神经外科手术存在一定风险。

其他神经外科手术方法

根据报道，脊髓后正中点切开术、脑深部刺激术以及丘脑切开术都有一定程度的效果。

康复训练

对于臂丛神经病变患者，采用物理疗法以维持功能和缓解疼痛是治疗计划中很重要的一部分。肩部的异常，包括肩关节脱位和粘连性肩关节囊炎，必须积极加以治疗。为避免进一步加重，应以康复专业疗法来协助日常生活。

并发症和注意要点

肺上沟瘤综合征的疼痛很难治疗，其对各种药物均反应不佳。无法控制的肺上沟瘤的疼痛甚至会导致患者自杀，因此建议患者住院治疗。确诊隐匿病因，积极治疗原发病，对于成功治疗至关重要。

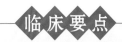

临床要点

在口服药物起效之前，使用局部麻醉药和糖皮质激素进行臂丛神经阻滞术是帮助肺上沟瘤综合征患者缓解疼痛的权宜之计。正确的诊断可帮助医师制订合理的治疗计划。

（江　鸽　译　陈冀衡　审校）

原书参考文献

Bois MC., Yi JE, Erickson LA. Pancoast tumor of the lung. *Mayo Clin Proc.* 2016;91(5):e69–e70.

Deslauriers J, Tronc F, Fortin D. Management of tumors involving the chest wall including pancoast tumors and tumors invading the spine. *Thorac Surg Clin.* 2013;23(3):313–325.

Ferrante MA, Kissel JT. Chapter 14 - Neoplastic plexopathies. In: Newton HB, ed. *Handbook of neuro-oncology neuroimaging.* 2nd ed. San Diego: Academic Press; 2016:111–123.

Tamura M, Hoda MA, Klepetko W. Current treatment paradigms of superior sulcus tumours. *Eur J Cardiothorac Surg.* 2009; 36(4): 747–753.

Waldman SD. Brachial plexopathy. In: *Pain review.* 2nd ed. Philadelphia: Elsevier; 2009:268–269.

Waldman SD. Brachial plexus block: interscalene approach. In: *Atlas of interventional pain management.* 4th ed. Philadelphia: Elsevier; 2015:203–210.

Waldman SD. Painful conditions of the brachial plexus. In: *Waldman's comprehensive atlas of diagnostic ultrasound of painful conditions.* Philadelphia: Kluwer Wolters; 2016:301–312.

第 24 节

胸廓出口综合征
(Thoracic Outlet Syndrome)

ICD-10 CODE G54.0

临床综合征

胸廓出口综合征包括一系列症状和体征，如颈部、肩部和手臂的感觉异常以及酸痛。原因是臂丛神经和锁骨下动静脉在行经肩胛骨间三角区、肋锁骨间隙和胸骨下通道时受到压迫（图 24-1），神经血管结构的压迫可能是由先天性异常结构引起的，如颈肋骨、异常斜角肌、纤维束、异常的胸小肌和（或）肩胛下肌。当臂丛神经丛、锁骨下动脉/肱动脉和臂丛神经终末支穿越胸骨下通道时，异常结构可能对其造成压迫（图 24-2）。在评估胸廓出口综合征患者时，还必须考虑颈胸椎肿瘤和动脉瘤。受压迫的结构可能是单一结构或所有的结构，而使得临床上表现出的症状不一。胸廓出口综合征最常见于 25 ~ 50 岁的女性。胸廓出口综合征一直受到广泛讨论，其诊断和治疗依然具有争议。

体征和症状

虽然胸廓出口综合征的症状多变，但大部分都是由于神经结构受到压迫所致。上肢放射至尺神经分布区的感觉异常可误诊为迟发性尺神经麻痹。酸痛和患肢不协调也是常见的症状。如果疼痛持续，可以观察到为了减轻神经血管结构的压迫而出现的肩胛带位置的异常。如果存在血管压迫，手臂可能出现水肿或变色；在极少数情况下，可能发生静脉或动脉的血栓形成。胸廓出口综合征的症状很少是由动脉瘤引起的，在锁骨上方区域听诊可闻及血管杂音。

胸廓出口综合征的症状可以被不同的试验所诱发，如斜角肌压迫试验和举臂试验。斜角肌压迫试验检查方法是随着患者的颈部伸展且头部转向患侧时，触诊患侧的桡动脉脉搏（图 24-3），脉搏减弱提

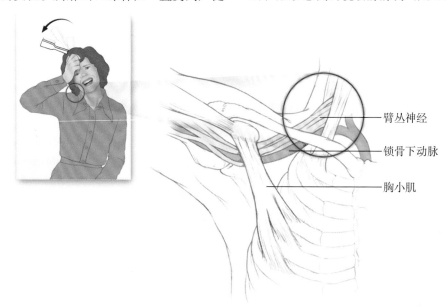

臂丛神经

锁骨下动脉

胸小肌

图 24-1 臂丛神经受压引起上肢疼痛和无力

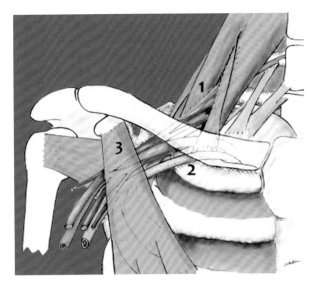

图 24-2　胸廓出口综合征中压迫的三个主要部位包括①斜角肌间隙②肋锁间隙和③胸椎下隧道

(Laulan J. Thoracic outlet syndromes. The so-called neurogenic types[J]. *Hand Surg Rehabil*. 2016;3(3):155–164.)

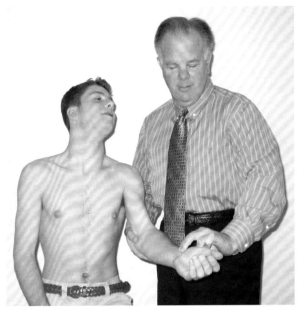

图 24-3　斜角肌压迫试验

(Waldman D. *Physical diagnosis of pain*[M]. 3rd ed. Philadelphia: Elsevier; 2015.)

示胸廓出口综合征。举臂试验是让患者将双手臂固定在其头顶，并且持续做握拳与打开的动作。正常情况下，没有胸廓出口综合征的患者可持续 3 分钟，而胸廓出口综合征患者会在 30 秒内出现症状。

检查

　　怀疑胸廓出口综合征的患者应该做颈椎平面的 X 线检查。应该仔细观察影像上有无先天畸形的地方，例如颈肋先天畸形或横突过长。患者也应该做肺尖部的 X 线检查以排除肺上沟瘤。可以通过 MRI 确认颈椎脊髓和其发出的神经根的病变，以及颈椎肋骨和纤维性粘连（图 24-4）。如果对诊断存疑，可以做臂丛神经 MRI 检查，寻找隐匿的病变，包括臂丛神经的原发性肿瘤和可能引起压迫的异常斜角肌（图 24-5）。超声检查也有助于明确诊断（图 24-6）。可以通过血常规、红细胞沉降率、抗核抗体以及血生化系列等实验室检查，排除造成患者疼痛的其他原因。

鉴别诊断

　　颈椎的脊髓、椎骨和椎间盘的病变所形成的症状与胸廓出口综合征相似。适当的检查，包括 MRI

和肌电图，可以帮助排除其他诊断。医师应该知道，造成患者症状的病理过程不仅仅只有一种，脊髓空洞症、颈椎脊髓的肿瘤以及颈椎神经根出髓区的肿瘤（例如神经鞘瘤）起病隐匿，因而难以明确诊断。特别是无明确创伤病史的，而有吸烟史的患者应该高度怀疑肺上沟瘤。颈椎间盘侧突、转移性肿瘤或颈椎关节粘连引起明显的神经根压迫，其表现也可能与臂丛神经病变类似。肺尖的感染在极少见的情况下可能压迫并刺激神经丛。

治疗方法

康复训练

　　对于胸廓出口综合征患者，通过物理疗法以维持功能和缓解疼痛是治疗计划中很重要的一部分。肩部的异常，包括脱位和粘连性肩关节囊炎，必须积极治疗。通过职业疗法来协助日常生活对避免进一步的功能退化非常重要。

药物治疗

加巴喷丁

　　加巴喷丁是治疗胸廓出口综合征神经炎疼痛的

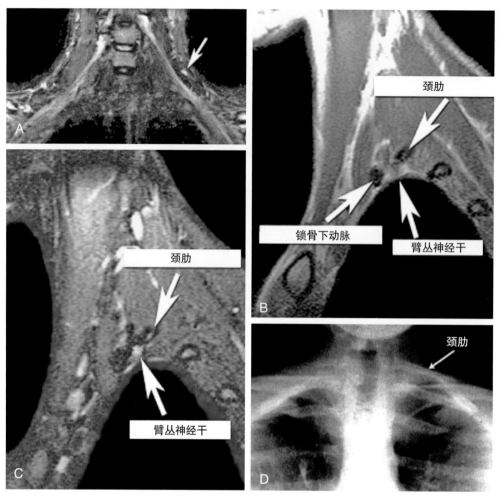

图 24-4 继发于颈肋的左侧胸廓出口综合征

A 为冠状位 T2 加权像 MRI 显示臂丛神经在穿过颈肋附近时轻微偏离原位置；B 和 C 为斜角肌间隙水平的矢状位 T1 和 T2 加权像 MRI 显示臂丛神经的低位神经干紧临颈肋；D 为胸片显示左侧的颈肋；该患者通过手术切除颈肋后症状缓解
(Edelman RR, Hesselink JR, Zlatkin MB. *Clinical magnetic resonance imaging*[M]. 3rd ed. Philadelphia: Saunders, 2006: 2382.)

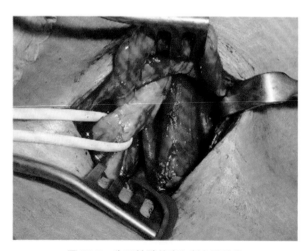

图 24-5 先天性臂丛穿入斜角肌异常

(Thompson JF. *Thoracic outlet syndrome*[J]. Surgery (Oxford). 2016;34(4):198–202.)

一线药物。加巴喷丁起始剂量为睡前 300mg，给予两晚。患者应注意该药物可能的不良反应包括眩晕、镇静、认知障碍和红疹。在耐受不良反应的情况下，可以每两天增加 300mg，分两次给予，直到能控制疼痛或达到每日总剂量 2400mg。如果患者仍感到疼痛不能完全缓解，应监测血药浓度，然后使用 100mg 的片剂，小心地上调药物剂量，一般不超过 3600mg。

卡马西平

对使用加巴喷丁而无法缓解疼痛的患者卡马西平有效。尽管卡马西平相对安全有效，患者仍可能出现精神错乱和焦虑。有时患者因实验室检查指标数值异常而误以为是服药所致，故而停药。应该在

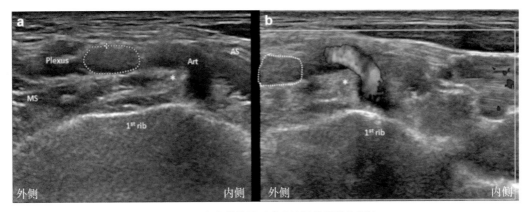

图 24-6　患者的锁骨下动脉被纤维肌结构压迫

分别有 (a) 和没有 (b) 彩色多普勒，下部主干在此水平为圆形（虚线），星号表示纤维肌肉结构的高回声尖端。Art，锁骨下动脉；AS，前斜角肌；MS，中斜角肌

(Arányi Z, Csillik A, Böhm J, Schelle T. Ultrasonographic identifica-tion of fibromuscular bands associated with neurogenic thoracic outlet syndrome:the "wedge-sickle" sign[J]. *Ultrasound Med Biol.* 2016;42(10):2357–2366.)

开始使用此药时行血液常规检测、尿常规和血液生化系列的基线测量。

如果卡马西平治疗有效，应逐渐加量，以起始剂量为睡前 100 ～ 200mg 给予两晚。患者要注意不良反应，包括眩晕、镇静、精神错乱和红疹。在耐受不良反应的情况下，每两天可以增加 100 ～ 200mg，分两次给予，直到能控制疼痛或达到每日总剂量 1200mg。应该注意实验室检查以避免罕见而危及生命的血液恶病质（blood dyscrasia）。如果血液常规检测异常或出现红疹应立刻停药。对使用卡马西平患者进行检查可能会避免出现再生障碍性贫血等严重后果。如果疼痛被控制，至少应该继续使用卡马西平 6 个月，然后再考虑减药。应该告知患者，没有医师指导的情况下，不应自行改变药物的剂量，不得擅自停用或延期使用药物。

普瑞巴林

相对于加巴喷丁，普瑞巴林也可作为备选药物，部分患者对此药有更好的耐受性，普瑞巴林的起始量为 50mg 每日 3 次。也可在耐受不良反应的情况下增至 100mg，每日三次；由于该药主要由肾脏排泄，故肾功能受损的患者应减少剂量。

巴氯芬

对于使用卡马西平或加巴喷丁无法缓解疼痛的患者，巴氯芬可能有效。如同前面的药物，在开始使用巴氯芬治疗前应该先获得血液常规检测等检查结果作为基线对照，并应告知患者药物有不良反应。起始剂量为睡前 10mg，给予两晚；在能够耐受不良反应的情况下，连续 7 天，每天增加 10mg，分两次给予，直到能控制疼痛或达到每日总剂量 80mg。此药物对肝脏和中枢神经系统有影响，包括无力和镇静。如同卡马西平，当使用巴氯芬时，必须定期监测各实验室检查指标。

医师应该告知患者，过早减量或停药可能会引起疼痛复发，疼痛会更加难以控制。

侵入性治疗

臂丛神经阻滞术

用局部麻醉药和糖皮质激素对臂丛神经进行阻滞是个很好的辅助治疗方式。当口服药物尚在调整之际，臂丛神经阻滞可快速缓解疼痛。初始的阻滞以丁哌卡因和甲泼尼龙进行。随后的每日神经阻滞也可以类似的方式进行，只是甲泼尼龙的剂量可以减少。此方法也可用于控制突发性疼痛。

外科手术

在没有明确病变的条件下（例如颈肋），无论应用何种外科技术，治疗胸廓出口综合征的效果均不佳。患者若有明确病变存在，且无法以保守治疗获得缓解，应进行手术治疗。

并发症和注意要点

　　胸廓出口综合征的疼痛和功能障碍很难治疗。物理疗法是主要的治疗方法。其对阿片类镇痛药反应很差，应避免使用这类药物。小心地使用辅助镇痛药可以帮助患者缓解疼痛，及早进行物理疗法。明确诊断至关重要，因为神经丛的拉伤和挫伤可以随着时间的推移而康复，但是因肿瘤引起或者颈椎神经根撕脱伤引起的神经丛病变则需要积极治疗。

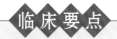

　　在口服药物起效之前，应该使用局部麻醉药和糖皮质激素进行臂丛神经阻滞术，这是帮助胸廓出口综合征患者缓解疼痛的权宜之计。正确的诊断可帮助医师制订合理的治疗计划。

（江　鸽　译　陈冀衡　审校）

原书参考文献

Abdul-Jabar H, Rashid A, Lam F. Thoracic outlet syndrome. *Orthop Trauma.* 2009;23(1):69–73.

Arányi Z, Csillik A, Böhm J, et al. Ultrasonographic identification of fibromuscular bands associated with neurogenic thoracic outlet syndrome: the "Wedge-Sickle" sign. *Ultrasound Med Biol.* 2016;42(10):2357–2366.

Campbell WW, Landau ME. Controversial entrapment neuropathies. *Neurosurg Clin N Am.* 2008;19(4):597–608.

Laulan J. Thoracic outlet syndromes. The so-called "neurogenic types". *Hand Surgery and Rehabilitation.* 2016;35(3):155–164.

Lee J, Laker S, Fredericson M. Thoracic outlet syndrome. *PM R.* 2010;2(1):64–70.

Leonhard V, Smith R, Caldwell G, et al. Anatomical variations in the brachial plexus roots: implications for diagnosis of neurogenic thoracic outlet syndrome. *Ann Anat.* 2016;206:21–26.

Siracuse JJ, Johnston PC, Jones DW, et al. Infraclavicular first rib resection for the treatment of acute venous thoracic outlet syndrome. *J Vasc Surg Venous Lymphat Disord.* 2015;3(4):397–400.

Thompson JF. Thoracic outlet syndromes. *Surgery (Oxford).* 2016;34(4):198–202L.

Watson A, Pizzari T, Balster S. Thoracic outlet syndrome. Part 1. Clinical manifestations, differentiation and treatment pathways. *Man Ther.* 2009;14(6):586–595.

White PW, Fox CJ, Feuerstein IM. Cervical rib causing arterial thoracic outlet syndrome. *J Am Coll Surg.* 2009;209(1):148–149.

第25节

肩关节炎性痛

(Arthritis Pain of the Shoulder)

ICD-10 CODE **M19.90**

临床综合征

肩关节容易因各种关节软骨损伤而发展成关节炎。骨性关节炎是导致肩痛和功能障碍的最常见原因（图25-1）。这种关节炎在轻度创伤下即可发生，也可能在反复的微创伤之后发生。大部分肩关节炎患者会出现肩部和上肢的疼痛，并且在活动时疼痛会加重。当运动功能逐渐丧失时，睡眠障碍也会变得常见。

体征和症状

大多数患者会因为骨性关节炎、肩袖病变或者创伤后关节炎而出现的肩部疼痛，位于肩部和上肢周围，活动时疼痛会加重，而休息和热敷可使疼痛有一定缓解。这种疼痛为持续性酸痛，有时候能影响睡眠。部分患者在活动肩关节时感觉到弹响，查体可能会发现捻发音。

除了疼痛之外，肩关节炎的患者通常会因为肩部运动范围减小而出现功能减退，简单的日常活动如梳头、束紧胸罩、将手高举过头等动作都会变得困难。如果肩关节因此长时间不用，可能会发生肌肉萎缩，形成肩周炎。

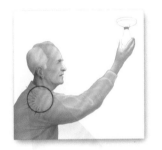

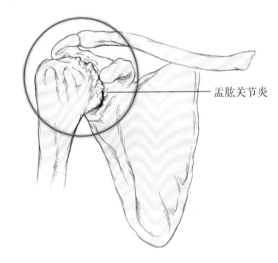

盂肱关节炎

图25-1 肩部正常范围内运动可以引起骨性关节炎的疼痛

检查

X线检查对所有肩部疼痛的患者来说都是必要的（图25-2）。根据患者的临床表现，可能需要进

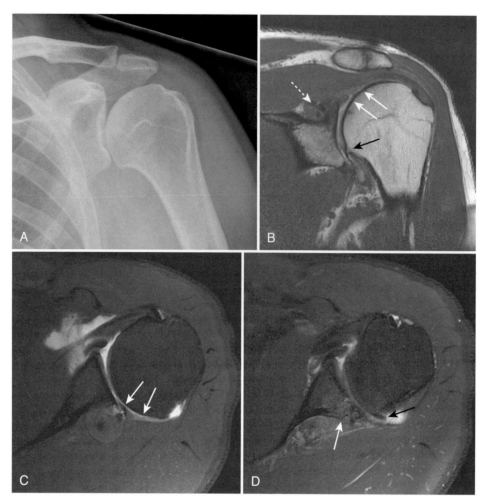

图 25-2　A 为患有早期盂肱关节炎（OA）患者的（AP）X 线片，有不对称的关节腔变窄和轻微的下骨赘形成，肩锁关节（AC）正常，肩峰下间隙得以保留；B 为冠状 T1 加权（T1W）磁共振（MR）关节造影图像显示软骨变薄（白色箭头）、骨赘（黑色箭头）和棘突切迹内的低强度信号（SI）游离体（虚线箭头）；C 为在具有脂肪抑制（FST1W）MRI 图像（白色箭头）的轴向 T1W 上也可以看到软骨变薄；D 为在更下方的轴向 FST1W MRI 图像上，骨赘（黑色箭头）与后关节盂的骨侵蚀（白色粗箭头）相关联（Waldman SD, Campbell RSD. *Imaging of pain*[M]. WB Saunders; 2011.）

行额外的检测，包括全血细胞计数、红细胞沉降率和抗核抗体检测。计算机断层扫描可能有助于识别骨骼异常。如果怀疑肩袖撕裂或其他软组织病变，则需要做肩部的磁共振和超声成像（图 25-3 和图 25-4）。如果有肩部的转移性或原发性肿瘤，则需要进行放射性核素骨扫描。

鉴别诊断

　　骨性关节炎是导致肩部疼痛最常见的关节炎；而类风湿关节炎，创伤后关节炎和肩袖关节病变也是造成肩部疼痛的常见原因（图 25-5）。关节炎导致肩部疼痛少见病因包括结缔组织疾病、感染、绒毛结节性滑囊炎和莱姆病。急性感染性关节炎通常伴有明显的全身症状，包括发热和不适，易于识别；诊断需靠细菌培养，治疗需使用抗生素，而不能用注射疗法。结缔组织疾病通常表现为多关节病，而不是局限于肩关节的单一病变；然而，注射技术对治疗结缔组织疾病的肩痛疗效非常好。

治疗

　　治疗肩关节炎相关疼痛和功能障碍的方法包括：非甾体抗炎药（NSAIDs）、环氧合酶 -2（COX-2）抑制剂和物理疗法。局部热敷与冷敷也可能会有效果。对这些治疗方式无效的患者，下一步的治疗方法是关节内注射局部麻醉药和糖皮质激素。

　　进行肩关节内注射时，将患者置于仰卧位，常

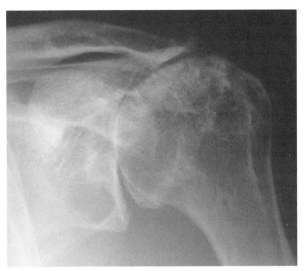

图 25-3　由肩袖损伤（袖带关节病）导致的严重盂肱关节骨关节炎（OA）患者的前后位（AP）X 线平片，注意肱骨头上移，肩峰下空间消失，肩峰骨性侵蚀

（Waldman SD, Campbell RSD. *Imaging of pain*. WB Saunders; 2011.）。

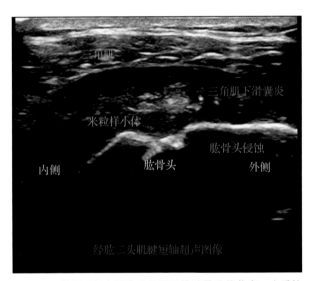

图 25-4　横断面超声图像显示明显的肱骨头关节炎，皮质轮廓缺陷

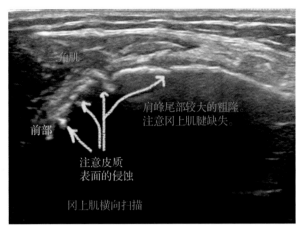

图 25-5　横断面超声图像显示冈上肌腱完全断裂的患者有明显的皮质侵蚀

规消毒肩部区域，并覆盖肩部、肩峰下区域和关节的皮肤。使用严格无菌技术，医师将装有 2ml 0.25% 丁哌卡因和 40mg 甲泼尼龙的无菌注射器连接到 3.8cm 长 25G 针头上。确定肩峰的中点，并在中点下方约 2.5cm 处确定肩关节腔。小心地进针穿过皮肤和皮下组织，穿过关节囊，进入关节腔。如果遇到骨头，将针退回皮下组织，并向上、向内重新进针。进入关节腔后，将注射器内药物轻柔推注，正常情况下在注射时应感到轻微阻力；如果感到阻力较大，则针头可能位于韧带或肌腱中，应稍微进针至关节腔，直到可以在没有明显阻力的情况下进行注射。然后取下针头，在注射部位加压包扎和冷敷。最近的临床经验表明，将富含血小板的血浆注射到盂肱关节可以减轻与肩部骨关节炎相关的疼痛和功能障碍。超声引导可能会提高在解剖标志难以识别的患者的关节内放置针的准确性（图 25-6）。

物理疗法可在注射治疗数日后进行，包括局部热疗和在活动范围内进行柔和的运动锻炼。避免剧烈运动，否则将使患者的症状加重。

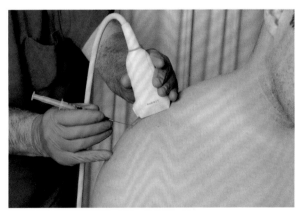

图 25-6　超声引导进针对难以识别解剖标志的患者行关节内放置针可能有帮助

并发症和注意事项

如果仔细注意相关的解剖结构，该注射技术是安全的。必须使用无菌技术来避免感染，同时采取

常规的预防措施以尽量减少对操作人员的任何风险。注射后应立即按压注射部位，可以降低瘀斑和血肿形成的发生率。肩关节内注射的主要并发症是感染，但如果遵循严格的无菌技术，这种情况应该罕见。约 25% 的患者在肩关节内注射后会有短暂的疼痛加重，需提前告知患者这种情况。

临床要点

肩关节炎是临床中常遇到的主诉。必须把它与其他引起肩痛的病因鉴别（比如肩袖撕裂）。关节内注射对治疗肩关节炎疼痛非常有效。并存的滑囊炎和肌腱炎可能会导致肩痛，需要注射局部麻醉药和甲泼尼龙进行治疗。普通的镇痛药和 NSAIDs 或 COX-2 抑制剂可以与这种注射技术同时使用。

（仲崇琳　译　马艳辉　审校）

原书参考文献

Andrews JR. Diagnosis and treatment of chronic painful shoulder: review of nonsurgical interventions. *Arthroscopy.* 2005;21(3):333–347.

Armstrong A. Evaluation and management of adult shoulder pain: a focus on rotator cuff disorders, acromioclavicular joint arthritis, and glenohumeral arthritis. *Med Clin North Am.* 2014;98(4):755–775.

Monach PA. Shoulder pain. In: Mushlin SB, GreeneII HL, eds. *Decision making in medicine.* 3rd ed. Philadelphia: Mosby; 2010:522–523.

Monseau AJ, Nizran PS. Common injections in musculoskeletal medicine. *Prim Care.* 2013;40(4):987–1000.

Waldman SD. The Glenohumeral Joint. In: Waldman SD, ed: *Waldman's comprehensive atlas of diagnostic ultrasound of painful conditions.* Philadelphia: Kluwer Wolters; 2016:338–343.

Waldman SD MD, JD. Injection of the glenohumeral joint. In: *Atlas of pain management injection techniques.* 4th ed. Philadelphia: Elsevier; 2017:87–90.

第 26 节

肩锁关节痛

(Acromioclavicular Joint Pain)

ICD-10 CODE M25.519

临床综合征

肩锁关节容易受到急性创伤和反复轻微的损伤。急性损伤通常是由于运动或骑自行车时直接导致肩膀受伤。投掷或工作时将手臂举过身体造成的反复拉伤也可能导致关节受伤。创伤后，肩锁关节可能出现急性炎症；如果病情变成慢性，可能会发展为肩锁关节炎。肩锁关节炎症扩散会导致功能障碍和疼痛（图 26-1）。极少数情况下，可能会发生肩锁关节感染。

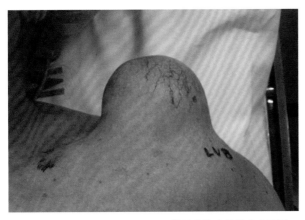

图 26-1　术前照片一个表面毛细血管扩张的肩锁关节大囊肿
（Nowak DD, Covey AS, Grant RT. Massive acromioclavicu-lar joint cyst[J]. *J Shoulder Elbow Surg*, 2009, 18(5):e12–e14.）

体征和症状

肩锁关节功能障碍的患者经常主诉当手高举过胸部时会发生疼痛（图 26-2）。通常，患者无法在患侧的肩膀向下时睡觉，并且可能会主诉关节有摩擦感，尤其是在刚睡醒时。查体可能会发现肩锁关

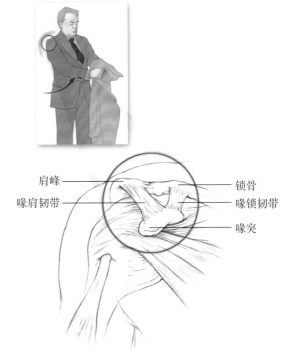

肩峰 ——　　　　　　　　 —— 锁骨
喙肩韧带 ——　　　　　 —— 喙锁韧带
　　　　　　　　　　　 —— 喙突

图 26-2　手高过胸部时肩锁关节痛会加重

节变大或肿胀，触诊有压痛。将患侧肩部向下牵引或被动内收可加重疼痛。异常肩锁关节的体格检查会显示阳性激发试验，包括肩锁内收力试验（图 26-3）、下巴内收试验和 Paxino 试验。查体时如果发现关节不稳，可能有肩锁关节的韧带断裂。

检查

肩锁关节的 X 线检查可以显示关节狭窄或硬化，肩锁关节骨性关节炎或肩锁关节分离或肩锁关节脱位（图 26-4）。如果怀疑韧带断裂，则需要进行磁共振成像（MRI），以明确韧带损伤的程度或帮助排除感染（图 26-5）。关节的超声检查有助于进一步了解肩锁关节病变（图 26-6）。本章后面提到的注射治疗

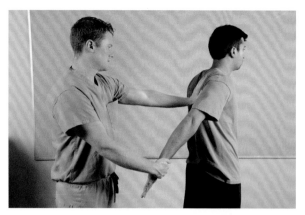

图 26-3　肩锁关节功能障碍内收力测试，检查者让患者最大限度地将患侧手臂向后伸展，同时检查者对肩胛骨施加向前的推力

（Waldman SD. *Physical diagnosis of pain*[M]. 4th ed. Philadelphia: Elsevier; Figure 61-5.）

可以用来当作诊断和治疗的方法。在相关的患者中，关节镜检查可以提供相关的诊断信息。如果存在多关节炎，应进行包括全血细胞计数、红细胞沉降率和抗核抗体等检查。

鉴别诊断

　　肩锁关节的骨性关节炎是肩痛的常见原因，这种关节炎常常由创伤造成。然而，类风湿关节炎和肩袖关节病变也是肩痛的常见原因，因此易与肩锁关节疼痛相混淆。关节炎引起的肩痛的不太常见的原因包括结缔组织疾病、感染和莱姆病。急性感染性关节炎通常伴有明显的全身症状，包括发热和不适，易于识别；诊断靠细菌培养、需使用抗生素和手术引流来治疗，而不能用注射疗法。结缔组织疾病通常表现为多关节病，而不是局限于肩关节的单一病变；然而，关节内注射技术治疗结缔组织疾病导致的肩痛效果非常好。

治疗

　　肩锁关节相关的疼痛和功能障碍的初始治疗包括非甾体抗炎药（NSAIDs）或环氧合酶 -2（COX-2）抑制剂和物理疗法。局部热敷与冷敷也可能会有效果。对这些治疗方式效果差的患者，下一步是在关节内注射局部麻醉药和糖皮质激素。

　　进行肩锁关节内注射时，患者取仰卧位，常规

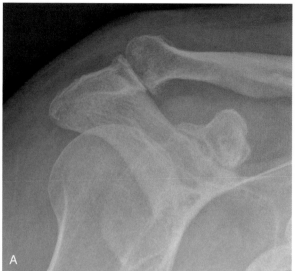

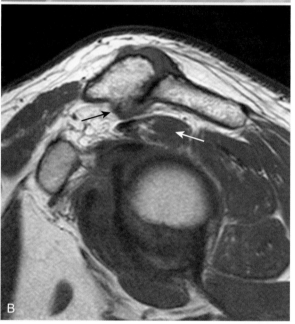

图 26-4　A 为斜位片显示骨性关节炎（OA）的典型特征（骨赘和硬化）；B 为矢状斜 T1 加权（T1W）磁共振（MR）图像显示下骨赘形成（黑色箭头），不影响冈上肌腱（白色箭头）

（Waldman SD, Campbell R. *Imaging of pain*[M]. Philadelphia: Elsevier; 2011, Figure 89-1.）

消毒，覆盖肩部和锁骨远端的皮肤。严格无菌操作，将含有 1ml 0.25% 的丁哌卡因和 40mg 甲泼尼龙的无菌注射器连接到 3.8cm 长 25G 针头。确定肩峰的顶部，并在内侧约 2.5cm 处确定肩锁关节腔。小心地进针，穿过皮肤和皮下组织，穿过关节囊进入关节腔（图 26-7）。如果触碰到骨头，则将针头退回并稍微向内侧重新进针。进入关节腔后，将注射器内药物缓慢注入。由于关节腔小，关节囊紧密导致注射时会有一些阻力。然而，如果遇到明显阻力，则

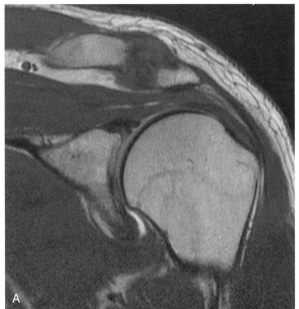

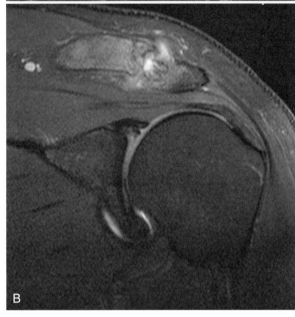

图 26-5　冠状斜位 T1 加权（T1W，A）和快速旋转 T2 加权（FST2W，B）磁共振（MR）图像，该患者患有肩锁关节（AC）骨性关节炎（OA）并伴有骨髓水肿和软骨下囊肿形成；此外，关节存在半脱位，表明关节不稳定，这可能导致肩峰下受撞击（Waldman SD, Campbell R. *Imaging of pain*[M]. Philadel-phia: Elsevier; 2011.）

针头可能在韧带中，应将针头稍微推进至关节腔内，直到可以顺利注射。如果注射时没有遇到阻力，则关节腔可能不完整，建议进行 MRI 检查。注射结束后拔出针头，并在注射部位加压包扎和冷敷。最近的临床经验表明，关节内注射富含血小板的血浆可以加速肩锁关节病变的愈合。对于难以识别解剖标志的患者，超声引导可以提高穿刺针放置的准确性

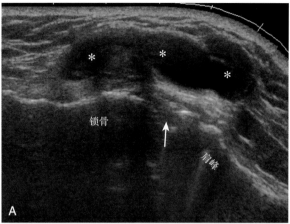

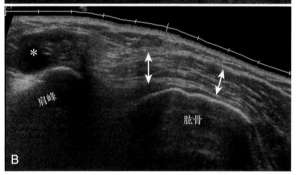

图 26-6　A 为冠状面超声（US）肩锁关节（AC）的图像（白色箭头），有一个覆盖上方的分叶状无回声囊性结构（星号）；B 为肩袖的冠状图像显示三角肌（双头箭头）直接位于肱骨头上，由于肩袖大面积撕裂，冈上肌缺失；囊肿是由于盂肱关节液通过肩锁关节与袖带撕裂相作用形成的，这一发现被称为"间歇泉"现象；在这张图片上也可以看到一部分囊肿（星号）（Waldman SD, Campbell R. *Imaging of pain*[M]. Philadel-phia: Elsevier; 2011.）。

（图 26-8）。

物理疗法宜在注射治疗数日后进行，包括局部热疗和在一定活动范围内进行柔和的运动锻炼。避免剧烈运动，否则症状将会加重。

并发症和注意事项

如果熟悉解剖结构，这种注射技术是安全的。但操作时必须严格遵循无菌原则以防止感染，同时采取常规预防措施以尽量减少操作过程中发生风险。注射后应立即对注射部位按压，减少形成瘀斑和血肿形成的发生率。肩锁关节内注射的主要并发症是感染，但如果遵循严格的无菌技术，这种情况会罕见。约 25% 的患者主诉肩锁关节内注射后疼痛短暂加重，应提前告知患者这种情况。

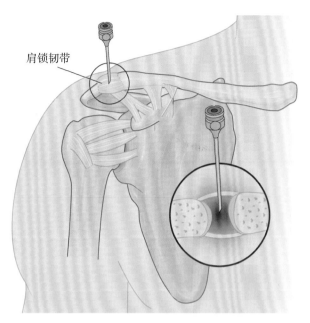

图 26-7　肩锁关节注射术中针头的位置

（Waldman SD. *Atlas of pain management injection techniques*[M]. Philadelphia: Saunders, 2000: 41.）

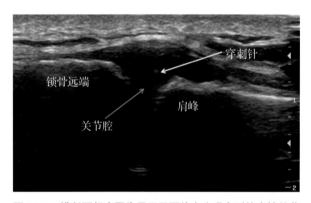

图 26-8　横断面超声图像显示平面外方法观察到的肩锁关节内的针尖

（仲崇琳　译　　马艳辉　审校）

原书参考文献

Armstrong A. Evaluation and management of adult shoulder pain: a focus on rotator cuff disorders, acromioclavicular joint arthritis, and glenohumeral arthritis. *Med Clin North Am*. 2014;98(4):755–775.

Denker J, McCarty LP III. Acromioclavicular joint injuries overhead athletes. *Oper Tech Sports Med*. 2016;24(3):213–222.

Favorito PJ, Herbst KA. Acromioclavicular joint injuries. In: Greiwe MR, ed. *Shoulder and elbow trauma and its complications*: Volume 1: The shoulder. Cambridge: Woodhead Publishing; 2015:215–231, *Woodhead Publishing Series in Biomaterials*; Vol 102.

Waldman SD. Acromioclavicular Joint. In: *Pain review*. 2nd ed. Philadelphia: Elsevier; 2017:90–91.

Waldman SD. Acromioclavicular Joint Injection. In: *Atlas of pain management injection techniques*. 4th ed. Philadelphia: Elsevier; 2017:90–93.

Waldman SD. Disorders of the acromioclavicular joint. In: *Waldman's Comprehensive atlas of diagnostic ultrasound of painful conditions*. Philadelphia: Wolters Kluwer; 2016:143–151.

第 27 节

三角肌下滑囊炎
(Subdeltoid Bursitis)

ICD-10 CODE M75.50

临床综合征

三角肌下滑囊主要位于肩峰之下，在三角肌和

三角肌下方的关节囊之间横向延伸（图 27-1）。它可能作为单个滑囊袋，或在某些患者中，多个囊袋可能会串联在一起。三角肌下滑囊容易受到急性创伤和反复微创导致损伤。急性损伤通常是在运动或从自行车上摔下来时，对肩部造成的直接创伤。投掷动作、打保龄球、携带沉重的公文包、将手臂举过

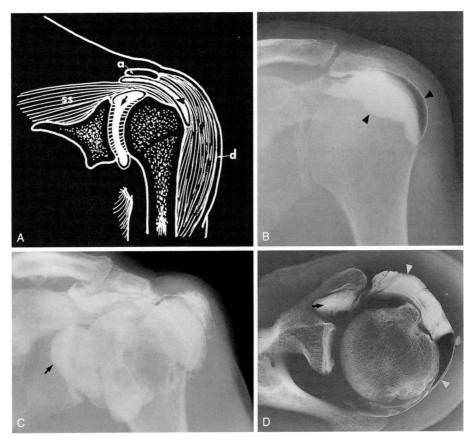

图 27-1　肩峰下（三角肌下）滑囊的正常解剖图

A 为肩关节冠状面示意图示包括肩胛盂肱关节（箭头）和肩峰下（三角肌下）滑囊（三角箭头），由部分肩袖组织（如冈上肌腱）、冈上肌（ss）、三角肌（d）和肩峰（a）如图；B 为注射造影剂后三角肌和肩峰下的滑囊 X 线片，肱骨头和肱骨大结节处的滑囊如帽状（箭头），关节变得透光，肩袖显示完整；C 为在另一具尸体上，因肩峰、三角肌、喙突（箭头）下滑囊的不透光，三角肌和肩峰下的滑囊 X 线片显示了更多的结构；D 为 X 线片横断面下的三角肌下滑囊（白色箭头）和喙突下滑囊（黑色箭头），肩盂肱骨关节变得透光

（Resnick D. *Diagnosis of bone and joint disorders*[M]. 4th ed. Philadelphia: Saunders, 2002: 3072.）

身体、肩袖损伤或与装配线工作相关的重复运动造成的重复劳损可能导致三角肌下滑囊发炎。如果炎症变成慢性，可能会发生滑囊钙化。

三角肌下滑囊炎患者经常主诉肩部任何活动都会引起疼痛，特别是外展的动作（图27-2）。疼痛位于三角肌下，按压三角肌附着于肱骨上三分之一的三角肌结节处常出现牵涉痛。患者通常无法用患侧肩膀侧卧睡觉，并且可能会主诉在外展肩膀时有一种急剧的、卡住的感觉，特别是在刚睡醒的时候。

体征和症状

体格检查可发现肩峰处有压痛点；有时肿胀的滑囊会使患侧三角肌有水肿感。被动举高和向内旋转患侧肩部会产生疼痛，肩部外展和侧向旋转也会遇到阻力。当突然释放阻力时疼痛会加重。肩袖撕裂可与三角肌下滑囊炎相似或并存，并可能干扰滑囊炎的诊断（参见鉴别诊断）。

检查

肩部的X线能显示滑囊和相关结构的钙化，并且与慢性炎症的表现一致。如果怀疑有肌腱炎、部分韧带断裂或肩袖撕裂，则需要进行磁共振成像检查（图27-3）。超声成像可能会进一步发现患者疼痛的原因（图27-4和27-5）。根据患者的临床表现，可能需要进行包括全血细胞计数、红细胞沉降率和抗核抗体检测。如果有侵犯肩部的转移性疾病或原发肿瘤，则需要进行放射性核素骨扫描。本章后面描述的注射技术既可以用于诊断，也可以治疗滑囊炎。

鉴别诊断

三角肌下滑囊炎是肩关节疼痛最常见的原因之一。骨性关节炎、类风湿关节炎、创伤后关节炎和肩袖关节变也是肩痛的常见原因，可能与三角肌下滑囊炎同时存在。关节炎引起的肩痛不太常见的原因包括结缔组织疾病、感染、绒毛结节性滑膜炎和莱姆病。急性感染性关节炎通常伴有明显的全身症状，包括发热和不适，因此很容易识别；诊断依靠细菌培养，治疗选择抗生素，而不用注射疗法。结缔组织疾病通常表现为多关节病，而不是局限于肩关节的单一病变；然而，关节内注射技术对结缔组织疾病导致的肩痛的效果非常好。

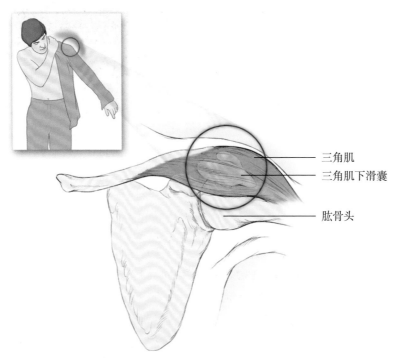

图27-2　三角肌下滑囊炎患者在肩部外展时疼痛加剧

三角肌

三角肌下滑囊

肱骨头

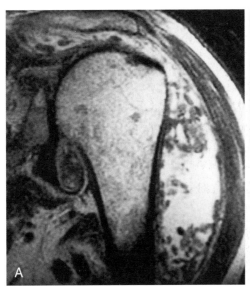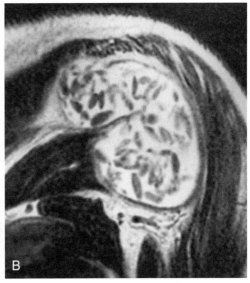

图 27-3　肩峰和三角肌下滑囊炎

A 和 B 为斜位和冠状位自旋 - 回波 MRI（B 位于 A 的后侧）显示滑囊的明显肿胀，囊液呈高信号，增生滑膜和米粒样小体呈低信号，该患者可能有类风湿关节炎；肩袖撕裂并回缩，肩盂肱骨关节也同时受累

（Resnick D. *Diagnosis of bone and joint disorders*[M]. 4th ed. Philadelphia: Saunders, 2002: 4256.）

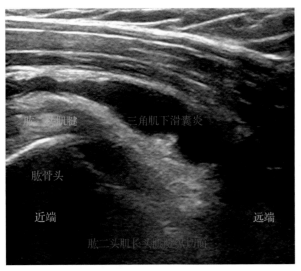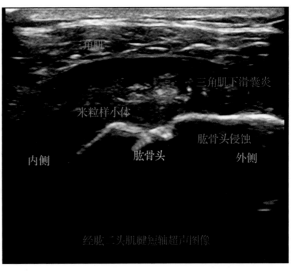

图 27-4　三角肌下滑囊炎的纵向超声图像；注意肱二头肌腱（B.T.）、法氏囊和肱骨头的关系

图 27-5　混合性结缔组织病患者三角肌下滑囊炎的超声表现；注意肿大的、充满液体的三角肌下滑囊内的米粒小体

治疗

三角肌下滑囊炎导致的疼痛和功能障碍的治疗方法包括：非甾体抗炎药（NSAIDs）或环加氧酶 -2 抑制剂和物理疗法。局部热敷和冷敷可能有效。如果这些方法效果不佳，下一步可以选择在三角肌下滑囊内注射局部麻醉药和糖皮质激素。

进行三角肌下滑囊的注射时，患者取仰卧位，

常规消毒，覆盖肩部、肩峰和远端锁骨的皮肤。使用严格的无菌技术将含 4ml 0.25% 的丁哌卡因和 40mg 甲泼尼龙的无菌注射器连接到 3.8cm 长 25G 针头。确定肩峰的外缘，并在外缘的中点确定注射部位。随后在这一点上，小心地向略微头侧的方向进针，穿过肩峰囊下方的皮肤和皮下组织并进入滑囊（图 27-6）。如果触及骨头，则将针头退回皮下组织并稍微向下重新进针。进入滑囊后，缓慢抽出针头，轻轻注入注射器中药物。注射的阻力应很小，

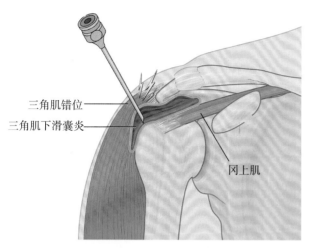

三角肌错位
三角肌下滑囊炎
冈上肌

图27-6 三角肌下滑囊炎的注射部位

（Waldman SD. *Atlas of pain management injection techniques*[M]. Philadelphia: Saunders; 2000.）

若存在滑囊钙化，针头前进时会有沙砾感。严重钙化的滑囊炎可能最终需要手术切除才能完全缓解症状。注射后取下针头，在注射部位加压包扎和冷敷。临床病例报告表明，注射利洛纳塞（一种白介素-1受体拮抗剂）可以替代糖皮质激素治疗三角肌下滑囊炎。对于难以识别解剖标志的患者，超声引导可以提高穿刺针放置的准确性。

物理疗法应在患者接受肩痛注射数日后进行，包括局部热疗和在一定的活动范围内进行柔和的运动锻炼。避免剧烈运动，否则症状会加重。

并发症和注意事项

如果熟悉解剖结构，这种注射技术是安全的。必须严格使用无菌技术来避免感染，同时采取常规预防措施以尽量减少操作的任何风险。注射后应立即按压注射部位，可以减少形成瘀斑和血肿的发生率。注射三角肌下滑囊的主要并发症是感染，但如果遵循严格的无菌技术，这种情况罕见。约25%的患者主诉三角肌下滑囊注射后疼痛短暂加重，应提前告知患者这种情况。

临床要点

这种注射技术在治疗三角肌下滑囊炎导致的疼痛方面非常有效。并发的关节炎和肌腱炎可能会导致肩痛，需要通过局部注射局部麻醉药和甲泼尼龙进行额外治疗。普通的镇痛药和非甾体抗炎药可以与这种注射技术同时使用。

（仲崇琳 译 马艳辉 审校）

原书参考文献

Kang BS, Lee SH, Cho Y, et al. Acute calcific bursitis after ultrasound-guided percutaneous barbotage of rotator cuff calcific tendinopathy: a case report. *PM&R.* 2016;8(8):808–812.

Waldman SD. Subdeltoid bursitis and other disorders of the subdeltoid bursa. In: *Waldman's comprehensive atlas of diagnostic ultrasound of painful conditions.* Philadelphia: Wolters Kluwer; 2016:206–213.

Waldman SD. Subdeltoid bursitis injection. In: *Atlas of pain management injection techniques.* 4th ed. Philadelphia: Elsevier; 2017:147–150.

Waldman SD. The subdeltoid bursa. In: *Pain review.* 2nd ed. Philadelphia: Elsevier; 2017:91.

Wu T, Song HX, Dong Y, et al. Ultrasound-guided versus blind subacromial—subdeltoid bursa injection in adults with shoulder pain: a systematic review and meta-analysis. *Semin Arthritis Rheum.* 2015;45(3):374–378.

第 28 节

肱二头肌腱鞘炎
(Bicipital Tendinitis)

ICD-10 CODE **M75.20**

临床综合征

肱二头肌长头和短头的肌腱特别容易发生腱鞘炎。肱二头肌腱鞘炎通常有部分原因是喙肩峰弓处的肱二头肌腱鞘受到撞击导致的肱二头肌腱鞘炎急性发作，常在过度使用或肩关节使用不当后发生，如发动割草机，练习高于头顶的网球发球或在打高尔夫球时过度地挥杆动作时，肱二头肌和肌腱容易受到外伤和磨损。如果损伤严重，肱二头肌长头的肌腱可能会断裂，出现"大力水手征"（以卡通人物命名）。患者进行 Ludington 动作会加重肌肉的变形，Ludington 动作是指把手放在头后面，并收缩肱二头肌（见第 31 节）。

体征和症状

肱二头肌腱鞘炎的疼痛位于肩部前方肱二头肌沟上方，是持续而剧烈的疼痛（图 28-1）。伴随着疼痛，关节可能会有一种卡住的感觉。常伴有严重的睡眠障碍。患者可能会尝试通过肱骨的内旋来夹住发炎的肌腱，从而将肱二头肌肌腱从喙肩峰下方移动。肱二头肌腱鞘炎患者的 Yergason 试验结果会有阳性反应。Yergason 试验是将手肘部弯曲成直角，前臂主动旋后抵抗阻力时产生疼痛（图 28-2）。滑囊炎常伴有肱二头肌腱鞘炎。

除了疼痛之外，肱二头肌腱鞘炎患者通常会因为肩部的活动范围变小，一些简单的日常活动（如梳头、束紧胸罩和将手举高过头）变得非常困难。如果持续不治疗，可能会出现肌肉萎缩，并可能发展为肩周炎。

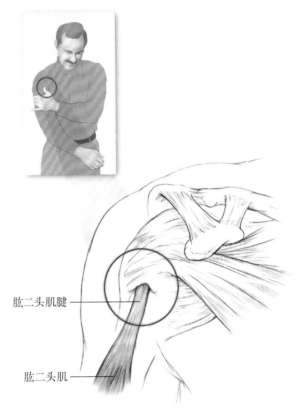

肱二头肌腱

肱二头肌

图 28-1　按压二头肌沟部位，肱二头肌腱鞘炎的疼痛会加重

检查

X 线检查适用于所有肩痛患者。根据患者的临床表现，可能需要进行相关检测，包括全血细胞计数、红细胞沉降率和抗核抗体检测。如果怀疑肩袖撕裂并要进一步明确肩部病变，则需做肩部的磁共振和超声成像（图 28-3 和图 28-4）。关节镜检查有助于诊断和治疗相关患者的肱二头肌腱鞘炎（图 28-5）。本节后面描述的注射技术可以作为诊断和治疗的方法。

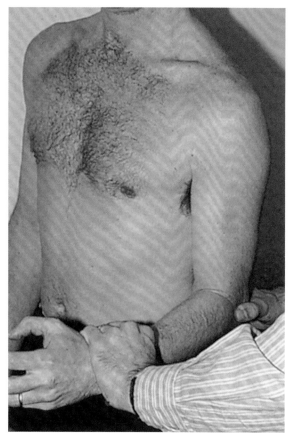

图 28-2　检查肱二头肌腱鞘炎 Yergason 试验

（Klippel JH, Dieppe PA. *Rheumatology*[M]. 2nd ed. London: Mosby, 1998.）

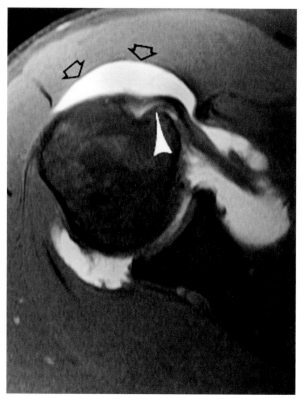

图 28-3　"顶部"的肱二头肌腱

T1 抑脂像轴位 MRI 显示正常结构的二头肌沟中有一扁平的肱二头肌腱（大箭头）覆盖在小结节上，而在肩峰下 - 三角肌下滑囊（空箭头）处的造影剂表示同时存在肩袖的全层撕裂（Edelman RR, Hesselink JR, Zlatkin MB et al. *Clinical magnetic resonance imaging*[M]. 3rd ed. Philadelphia: Saunders, 2005: 3161.）

鉴别诊断

　　肱二头肌腱鞘炎诊断容易。过度使用或不当使用引起的肩部滑囊炎或肌腱炎可能会混淆诊断。部分肩袖撕裂有时可能被误认为是肱二头肌腱鞘炎。在某些临床情况下，应考虑侵犯肩部、肺上沟或肱骨近端的原发或继发肿瘤。急性带状疱疹的疼痛发生在水疱皮疹出现之前，疼痛症状也会和肱二头肌腱鞘炎相似。

治疗

　　治疗肱二头肌腱鞘炎相关的疼痛和功能障碍的方法包括：非甾体抗炎药（NSAIDs）或环氧合酶 -2（COX-2）抑制剂和物理疗法。局部热敷和冷敷也可能会有效果。对于上述治疗方式反应差的患者，可以注射局部麻醉药和糖皮质激素。

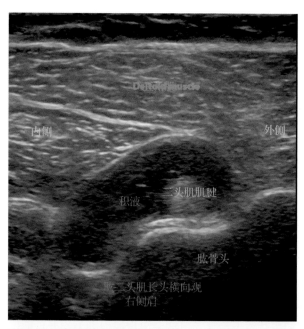

图 28-4　横向超声图像显示右侧肱二头肌腱鞘（B.T.）周围大量积液

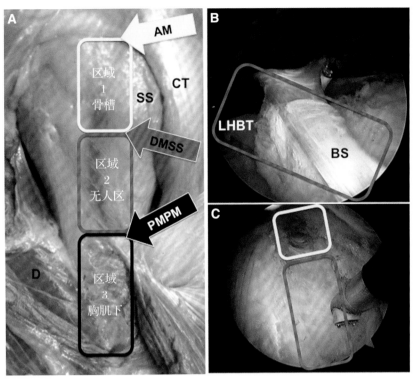

图 28-5　肱二头肌肌腱的解剖结构

肱二头肌肌腱的长头（LHBT）至胸大肌腱近端边缘（PMPM）的水平一直由软组织鞘（A 和 B）覆盖，并形成肱二头肌管的顶部。在开放手术 (A) 和三角肌下间隙内的关节镜手术 (B 和 C) 中，鞘管清晰可见。纤维骨性肱二头肌管由三个不同的解剖区 (A) 组成。区域 1 代表传统的肱骨结节间沟（黄色框），始于关节缘（AM），止于肩胛下肌腱的远端边缘（DMSS）。区域 2（红框）从 DMSS 延伸到 PMPM，代表"无人区"，因为从上方的关节镜或下方的胸膜下暴露都无法看到它。区域 3 位于 PMPM 的远端，代表胸肌下区域。覆盖区域 2 的鞘（B）是坚固的

（Taylor SA, Fabricant PD, Bansal M, et al. The anatomy and histology of the bicipital tunnel of the shoulder[J]. *J Shoulder Elbow Surg*. 2015;24(4):511–519.）

对于肱二头肌腱鞘炎进行注射时，患者取仰卧位，手臂外旋约 45°。在肩前方处确认肩胛骨喙突。喙突的外侧是小粗隆，当手臂被动旋转时更容易触及。将粗隆上的一点用无菌记号笔标记，并常规消毒后将含有 1mL 0.25% 的丁哌卡因和 40mg 甲泼尼龙的无菌注射器连接到 3.8cm 长 25G 针头。触诊先前标记的点，并用戴手套的手指重新识别肱二头肌肌腱的附着处。在这一点上，小心地进针穿过皮肤、皮下组织和下面的肌腱，直到它碰到骨头。然后将针头退 1 到 2mm，使针头离开肱骨骨膜，将注射器中药物缓慢注入。注射时应该只有轻微的阻力。如果没有遇到阻力，可能针头在关节腔中，或是遇到肌腱断裂。如果阻力很大，则针尖可能位于韧带或肌腱内，此时应该将针头稍微前进或后退，直到可以在没有明显阻力的情况下进行注射。然后取下针头，对注射部位进行加压包扎和冷敷。最近的临床

经验表明，在发炎的肌腱周围注射富含血小板的血浆可以加快肌腱病变的愈合。对于解剖标志难以识别的患者，超声引导可以提高针头放置的准确性。物理疗法应该在注射治疗后数日内进行，包括局部热疗和一定的活动范围内进行柔和的运动锻炼。避免剧烈运动，否则症状将会加重。

并发症和注意事项

如果熟悉临床相关的解剖结构，采用这种注射技术是相对安全的。必须无菌操作来避免感染，同时采取常规预防措施以尽量减少对操作的任何风险。如果注射后立即在注射部位按压，可以降低瘀血和血肿形成的发生率。这种注射技术的主要并发症是感染，但如果遵循严格的无菌技术，这种情况罕见。注射本身也可能对肱二头肌肌腱造成创伤。

如果直接注射，高度肿胀或先前受损的肌腱可能会断裂。如果临床医师小心地操作，并在遇到明显阻力时立即停止注射，通常可以避免这种并发症。约25%的患者主诉注射后疼痛会短暂加重，应该提前告知患者这种情况。

临 床 要 点

　　肩关节的肌肉肌腱因多种原因很容易发生腱鞘炎。首先，此肌腱承受大范围的反复性运动；其次，肌肉肌腱活动空间受到喙肩弓的限制，使得关节在过度运动下可能会受到撞击；最后，肌肉肌腱的血液供应不足，使得微创伤愈合困难。所有这些因素都会导致腱鞘炎。如果炎症持续存在，可能会在肌腱周围发生钙化，使后续治疗更加困难。

　　采取此注射技术治疗肱二头肌腱鞘炎所引起的疼痛极为有效。并发的滑囊炎和关节炎可能导致肩痛，也需要局部麻醉药和甲泼尼龙进行局部注射来治疗。普通的镇痛药和 NSAIDs 或 COX-2 抑制剂可以与这种注射技术同时使用。

（仲崇琳　译　　马艳辉　审校）

原书参考文献

Karistinos A, Paulos LE. Anatomy and function of the tendon of the long head of the biceps muscle. *Oper Tech Sports Med.* 2007;15(1):2–6.

McFarland EG, Borade A. Examination of the biceps tendon. *Clin Sports Med.* 2016;35(1):29–45.

Taylor SA, Fabricant PD, Bansal M, et al. The anatomy and histology of the bicipital tunnel of the shoulder. *J Shoulder Elbow Surg.* 2015;24(4):511–519.

Waldman SD, Campbell RSD. Biceps tendinopathy. In: *Imaging of pain. Philadelphia:* Saunders; 2011:245–246.

Waldman SD. Bicipital tendinitis. In: *Atlas of pain management injection techniques.* 4th ed. Philadelphia: Saunders; 2017:114–117.

Waldman SD. The biceps tendon. In: *Pain review.* 2nd ed. Philadelphia: Elsevier; 2017:91–92.

盂肱关节缺血性坏死

(Avascular Necrosis of the Glenohumeral Joint)

ICD-10 CODE M87.029

临床综合征

盂肱关节缺血性坏死，经常被漏诊。与舟状骨一样，盂肱关节极易发生这种疾病，因为该关节软骨的血液供应少，在肱骨头的中央部只有 1.0 ~ 1.2mm 厚。血液供应很容易中断，会使骨骼的近端部分缺乏营养导致骨坏死（图 29-1）。除继发于结缔组织疾病外，盂肱关节缺血性坏死多发于 40 ~ 50 岁人群，常见于男性。50% ~ 55% 为双侧病变。

表 29-1 列出了盂肱关节缺血性坏死易感因素，包括关节创伤、使用糖皮质激素、库欣综合征、滥用酒精、结缔组织疾病（尤其是系统性红斑狼疮）、骨髓炎、人类免疫缺陷病毒感染、器官移植、血红蛋白病（包括镰状细胞贫血）、高脂血症、痛风、肾

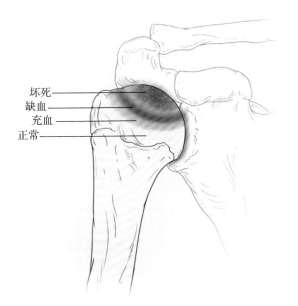

坏死 ——
缺血 ——
充血 ——
正常 ——

图 29-1　盂肱关节缺血性坏死的疼痛会因主动或被动的活动而加重

表 29-1　盂肱关节缺血性坏死的发病诱因
• 盂肱关节的创伤
• 使用糖皮质激素
• 皮质醇增多症
• 滥用酒精
• 结缔组织病（尤其是系统性红斑狼疮）
• 骨髓炎
• 人类免疫缺陷病毒感染
• 器官移植
• 血红蛋白病（包括镰状细胞贫血）
• 高脂血症
• 痛风
• 肾衰竭
• 怀孕
• 放射治疗

功能衰竭、怀孕和涉及股骨头的放射治疗。

盂肱关节缺血性坏死患者主诉受累的盂肱关节疼痛，疼痛可能放射到上肢近端和肩部。疼痛位置较深，呈酸痛样。患者常主诉患侧的盂肱关节在运动时有明显卡住的感觉。随着疾病的进展，关节的活动度也随之减小。

体征和症状

对盂肱关节缺血性坏死的患者进行体格检查时，可以发现盂肱关节有深压痛。疼痛会在被动和主动活动时加重。在盂肱关节的活动范围内，检查者也可能会听到"咔嗒"声或捻发音。关节的活动度可不同程度地减小。

检查

盂肱关节缺血性坏死可表现为肱骨头硬化和破

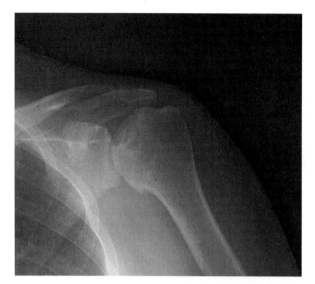

图 29-2　一例 60 岁男性盂肱关节缺血性坏死患者的术前 X 线
(Hollis R, Yamaguchi K. Avascular necrosis of the shoulder
[J]. *Semin Arthroplasty*, 2008, 19(1):19–22.)

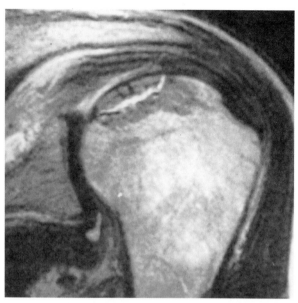

图 29-3　肱骨头坏死
冠状斜位 T2 加权像快速自旋回波 MRI 显示骨坏死的典型特
征，包括新月征
(Resnick D, Kang HS, Pretterklieber ML. *Internal derangement
of joints*[M]. 2nd ed. Philadelphia: Saunders, 2007: 404.)

裂，病变早期 X 线不能确诊，但所有怀疑有该病的
患者都应该接受 X 线检查，以排除潜在的肌肉骨骼
疾病（图 29-2）。根据患者的临床表现，还可能需要
进行全血细胞计数、尿酸、红细胞沉降率和抗核抗
体检测。所有怀疑患有盂肱关节缺血性坏死，以及
怀疑关节不稳定、感染或肿瘤的患者，都需要进行
盂肱关节的磁共振成像检查（图 29-3）。给予钆造
影剂后，通过对比影像可能有助于确定血液供应是
否充足；盂肱关节被强化提示预后较好。如果怀疑
并存神经根型颈椎病或臂丛神经病变，则需要进行
肌电图检查。在关节腔内注射少量局部麻醉药，如
果疼痛立刻缓解则证明病变位于盂肱关节内。尽管
全肩关节假体的预期寿命较短，最新的保关节技术
在年轻患者和活动较多患者中逐渐受到欢迎，但大
多数盂肱关节缺血性坏死患者仍需要进行全关节置
换术。

鉴别诊断

盂肱关节的关节炎和痛风、滑囊炎和肌腱炎可
能会伴随着盂肱关节缺血性坏死，加重患者的疼痛
和功能障碍。关节盂上唇撕裂、韧带撕裂、骨囊肿、
骨质挫伤和骨折也可能类似于盂肱关节缺血性坏死
的疼痛，同时可能会掩盖转移性癌。

治疗

治疗盂肱关节缺血性坏死引起的疼痛和功能
障碍，包括非甾抗炎药（NSAIDs）或环氧合酶 -2
（COX-2）抑制剂，以及减少受累盂肱关节的负重。
局部热敷和冷敷也可缓解症状。如果上述治疗对患
者无效，可在盂肱关节内注射局部麻醉药缓解急性
疼痛。临床报告表明，关节内注射富含血小板的血
浆和（或）干细胞可能会在一定程度上缓解股骨头
坏死，因此这种新的治疗方法对于盂肱关节缺血性
坏死的患者值得考虑。患者应避免剧烈运动，否则
会加剧症状。最后，全关节置换术可作为首选的治
疗方法。

并发症和注意事项

如果手术治疗盂肱关节缺血性坏死失败会导致
持续性的疼痛和功能障碍，并且大部分患者的盂肱
关节会受到持续破坏（图 29-2）。如果临床医师注意
操作细节，使用少量局部麻醉药，并避免高压力注
射以减少关节的进一步损伤，则采用局部麻醉药关
节注射是一种相对安全的技术。这种注射技术的另

一个并发症是感染。如果遵循严格的无菌技术，发生这种并发症罕见。约 25% 的患者主诉在注射后疼痛短暂加重，应提前告知患者这种情况。

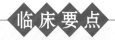

临床要点

　　盂肱关节缺血性坏死会引起剧烈疼痛和功能障碍，常常被漏诊。对于所有主诉肩关节疼痛的患者，临床医师应在鉴别诊断中考虑盂肱关节缺血性坏死，尤其是存在表 29-1 中列出的诱发因素。并发的关节炎、肌腱炎和痛风也可能导致疼痛，可能需要额外的治疗。使用物理疗法，包括局部热敷和冷敷，以及减少负重，可能会缓解症状。应避免剧烈运动，因为会使患者症状加重，并可能对肩部造成进一步的损伤。普通的镇痛药和非甾体抗炎药可以与这种注射技术同时使用。

（仲崇琳　译　马艳辉　审校）

原书参考文献

Elser F, Braun S, Dewing CB, et al. Glenohumeral joint preservation: current options for managing articular cartilage lesions in young, active patients. *Arthroscopy.* 2010;26(5):685–696.

Gontero RP, Bedoya ME, Benavente E, et al. Osteonecrosis in systemic lupus erythematosus. *Reumatol Clin.* 2015;11(3):151–155.

Hasan SS, Fleckenstein CM, Roy RJ. Post-traumatic arthropathy and traumatic osteonecrosis of the shoulder. In: Griewe MR, ed. *Shoulder and elbow trauma and its complications.* vol 1. the shoulder. Cambridge: Woodhead Publishing; 2015:423–454. *Woodhead Publishing Series in Biomaterials*; Vol 102.

Hollis R, Yamaguchi K. Avascular necrosis of the shoulder. *Semin Arthroplasty.* 2008;19(1):19–22.

Patel S, Colaco HB, Elvey ME, et al. Post-traumatic osteonecrosis of the proximal humerus. *Injury.* 2015;46(10):1878–1884.

Savini CJ, James CW. HIV infection and avascular necrosis. *J Assoc Nurses AIDS Care.* 2001;12(5):83–85.

Schoch BS, Barlow JD, Schleck C, et al. Shoulder arthroplasty for post-traumatic osteonecrosis of the humeral head. *J Shoulder Elbow Surg.* 2016;25(3):406–412.

第 30 节

肩关节周围炎
(Adhesive Capsulitis)

ICD-10 CODE M75.00

临床综合征

肩关节受各种不同原因容易引起关节软骨、韧带、肌腱和软组织损伤和炎症。尽管大多数情况会导致疼痛和功能障碍，但如果正确治疗，预后较好。在部分患者中，疼痛和炎症的加剧会导致肩部软组织和结缔组织水肿和僵硬，并进一步引起纤维粘连致使肩关节的运动严重受限。如果这种情况不治疗可能会导致严重的疼痛和功能障碍，最终会导致肩周炎。除创伤史的患者外这种情况在女性和40岁以上的患者中更为常见。

发生肩关节囊粘连的疾病可分为两大类：①病变局限于肩部和上肢近端（如肩袖肌腱病、三角肌下滑囊炎和肱二头肌肌腱炎）；②病变位于肩部外区域（如卒中、糖尿病、心肌梗死、肺结核、帕金森病和反射性交感神经营养不良）。

无论是何种原因引起的肩关节周围炎，诊断错误和治疗不及时都会导致治疗效果不佳。

体征和症状

大多数肩关节周围炎的患者表现为肩部和上肢的疼痛。活动时会疼痛加重，热敷和休息会缓解疼痛。疼痛的性质为酸痛，持续存在可影响睡眠。部分患者会在活动关节时有摩擦声或噼啪声，查体时会有捻发音。

除了疼痛，肩关节周围炎患者的关节运动功能会逐渐下降，这使得完成许多日常动作（如梳头、束紧胸罩或是将手高举过头等动作）变得十分困难（图30-1）。随着病情进展，肌肉会出现失用性萎缩，并可能发展为肩关节周围炎。睡眠障碍在患有肩关

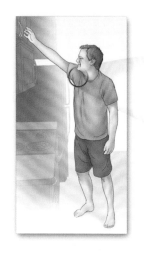
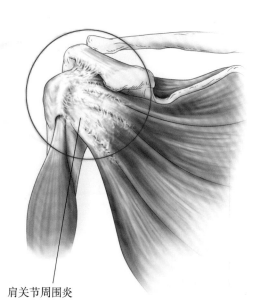

肩关节周围炎

图 30-1　肩关节周围炎患者的关节运动功能会逐渐下降，使得完成许多日常动作变得十分困难

节周围炎的患者中很常见并进一步加剧患者的疼痛。

检查

怀疑肩关节周围炎的所有患者都需要进行 X 线检查，以排除引起肩痛的其他原因。根据患者的临床表现，可能需要进行全血细胞计数、红细胞沉降率和抗核抗体检测。肩部磁共振成像，可以确诊肩关节异常（如肩袖撕裂）和确定肩关节周围炎的程度（图 30-2，图 30-3）。如果可能存在肩部骨转移瘤或原发性肿瘤，则需要进行放射性核素骨扫描。肩关节外的病变也可能引起肩关节痛（如心包炎、甲状腺功能减退症和反射性交感神经营养不良），必要时进行相关检查以排除上述情况。

鉴别诊断

肩关节骨性关节炎是引起肩痛的最常见的原因；类风湿关节炎、创伤后关节炎和肩袖损伤也是肩痛的常见原因。还有一些不常见疾病也会导致肩关节疼痛的，包括结缔组织疾病、感染、绒毛结节性滑膜炎和莱姆病。急性关节感染通常伴有明显的全身症状，包括发热和不适，易于识别；细菌培养

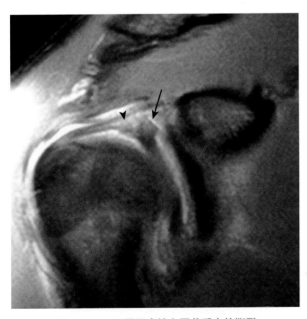

图 30-2　MRI 显示肩袖上唇前后方的撕裂
冠状斜位 T1 抑脂像自旋回声 MRI 显示上盂唇的分离撕裂（长箭头）并延伸至二头肌长头肌腱（短箭头）
(Lee JC, Guy S, Connell D, et al. MRI of the rotator interval of the shoulder[J]. *Clin Radiol*, 2007, 62(5):416–423.)

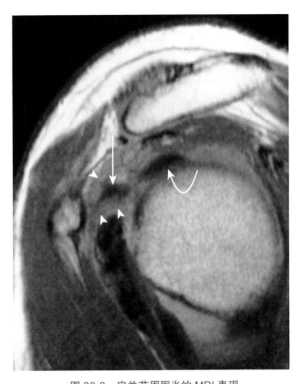

图 30-3　肩关节周围炎的 MRI 表现
矢状斜位 T1 自旋回声 MRI 显示强化的软组织（短箭头）包绕喙肱韧带（直箭头），并延伸至二头肌腱长头的关节内部分 (Lee JC, Guy S, Connell D, et al. MRI of the rotator interval of the shoulder[J]. *Clin Radiol*, 2007, 62(5):416–423.)

阳性可明确诊断，用抗生素治疗，而不是局部注射疗法。结缔组织疾病通常表现为多关节病，而不是肩关节的单一病变；关节内注射技术对继发于结缔组织疾病的肩痛治疗效果非常好。

治疗

肩关节周围炎的疼痛和功能障碍，早期治疗包括非甾体抗炎药（NSAIDs）或环氧合酶 -2（COX-2）抑制剂和物理疗法；局部应用热敷和冷敷也会有帮助。如果患者对上述治疗效果不佳，可在关节腔内注射局部麻醉药和糖皮质激素作为下一步治疗方案（图 30-4）。

肩关节内注射时，患者取仰卧位，肩关节区、肩峰下区域和关节腔区域常规消毒。使用严格的无菌技术将含有 2ml 0.30% 的丁哌卡因和 40mg 甲泼尼龙的注射器连接到 3.8cm 长 30G 针头。确定肩峰的中点；在中点以下约 2.5cm 处，确定肩关节间隙。将针头小心地穿过皮肤和皮下组织，穿过关节囊，进入关节腔。如果触及骨头，则将针头撤回皮下组

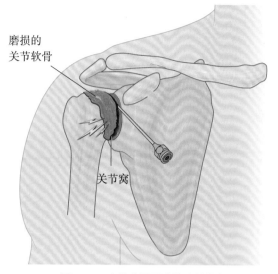

磨损的
关节软骨

关节窝

图 30-4　肩关节周围炎的注射技术

(Waldman SD. *Atlas of pain management injection techniques*[M]. 2nd ed. Philadelphia: Saunders, 2007: 58.)

织并重新向上方和内侧移动。进入关节腔后，将注射器内药物缓慢轻柔注入。注射时应感觉不到阻力；如果遇到阻力，则针头可能在韧带或肌腱中，应稍微推进关节腔，直到注射时无明显阻力。注射后拔除穿刺针，在注射部位加压包扎和冷敷。研究表明，对该技术不熟悉的医师，用超声引导可以提高穿刺的准确性（图 30-5）。该技术可通过关节液扩张来松解粘连，在局部麻醉下进行肩部操作（图 30-6，图 30-7），很少需要手术去除粘连。

　　在注射数天后可进行物理疗法，包括局部热敷、超声治疗和轻柔的运动锻炼。经皮神经刺激和针灸也可以作为替代治疗。对顽固病例使用体外冲击波疗法可能有效。应避免剧烈运动，否则症状会加重。如果存在反射性交感神经营养不良累及上肢，应早期进行星状神经节阻滞。

并发症和注意事项

　　如果熟悉相关的临床解剖结构，采用这种注射技术是相对安全的。必须使用无菌技术来避免感染，同时采取常规预防措施以尽量减少对操作员的任何风险。在注射后立即按压，可以降低瘀斑和血肿的发生率。肩关节内注射的主要并发症是感染，但如果遵循严格的无菌技术，这种情况比较罕见。约 30% 的患者主诉肩关节内注射后疼痛短暂加重，应提前告知患者这种情况。

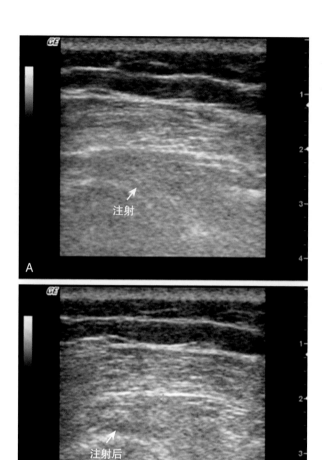

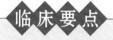

注射

注射后

图 30-5　超声下显示针头位于关节囊内（A）和关节囊的扩张（B）

(Lee H J, Lim K B, Kim D Y, et al. Randomized controlled trial for efficacy of intraarticular injection for adhesive capsulitis: ultrasonography-guided versus blind technique[J]. *Arch Phys Med Rehabil*, 2009, 90(12):1997-2002.)

临床要点

　　肩关节周围炎是临床常见疾病。必须与其他肩痛相鉴别，包括肩袖撕裂。肩关节外病变引起的肩痛，并发的滑囊炎和肌腱炎可能会导致肩痛，需要注射更多的局部麻醉药和甲泼尼龙。关节内注射对于治疗继发于肩关节炎的疼痛非常有效。普通的镇痛药和 NSAIDs 或 COX-2 抑制剂可以与这种注射技术同时使用。

（仲崇琳　译　马艳辉　审校）

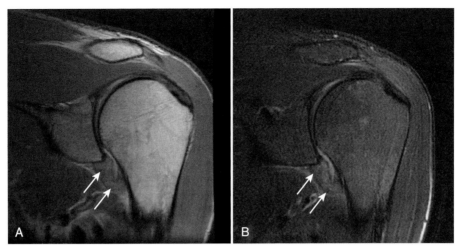

图 30-6　A 为冠状质子密度和 T2 加权脂肪抑制（FST2W）图像；B 为另一例肩关节周围炎患者的磁共振（MR）图像；盂肱下韧带和腋窝囊（白色箭头）内有增厚和高强度信号（SI），仅存在少量关节积液

（Waldman SD, Campbell R. *Imaging of pain*. Philadelphia: Elsevier; 2011, Fig. 94.2.）

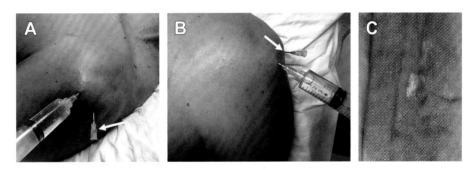

图 30-7　用于手术的超声（US）引导双针技术；A、B 为用于手术的双针技术的定位正面图和侧面图，注意针（箭头）的位置；C 为在无菌毛巾上的钙羟基磷灰石

（Pourcho AM, Colio SW, Hall MM. Ultrasound-guided interventional procedures about the shoulder: anatomy, indications, and techniques. *Phys Med Rehabil Clin N Am*. 2016;27(3):555–572.）

原书参考文献

Hwang KR, Murrell GAC, Millar NL, et al. Advanced glycation end products in idiopathic frozen shoulders. *J Shoulder Elbow Surg*. 2016;25(6):981–988.

Pourcho AM, Colio SW, Hall MM. Ultrasound-guided interventional procedures about the shoulder: anatomy, indications, and techniques. *Phys Med Rehabil Clin N Am*. 2016;27(3):555–572.

Sasanuma H, Sugimoto H, Kanaya Y, et al. Magnetic resonance imaging and short-term clinical results of severe frozen shoulder treated with manipulation under ultrasound-guided cervical nerve root block. *J Shoulder Elbow Surg*. 2016;25(1):e13–e20.

Schiefer M, Santos Teixeira PF, Fontenelle C, et al. Prevalence of hypothyroidism in patients with frozen shoulder. *J Shoulder Elbow Surg*. 2017;26(1):49–55.

Waldman SD, Campbell RSD. Adhesive capsulitis. In: *Imaging of pain*. Philadelphia: Saunders; 2011:239–241.

第 31 节

肱二头肌腱断裂
（Biceps Tendon Tear）

ICD-10 CODE **M66.829**

临床综合征

　　肱二头肌长头和短头的肌腱特别容易发展为肌腱炎，肱二头肌腱断裂常由于喙肩弓处的肱二头肌腱受到局部冲击引起。肱二头肌腱断裂相关的疼痛和功能障碍常为急性起病，在肩关节过度或错误使用后发生，比如强力启动割草机、网球发球、过度用力打高尔夫球（图 31-1）。本病男性常见，长头肌腱近侧端的断裂占肱二头肌腱断裂的 97% 以上，远侧端断裂少于 3%。肱二头肌长头肌腱断裂常见于 40 ~ 60 岁患者，年轻患者常由于高危动作引起，例如滑雪。

　　肱二头肌和肌腱与肩部和上肢的功能有密切关系，且易受到创伤、磨损和撕裂（图 31-2）。如果损伤严重，肱二头肌腱的长头会发生断裂，出现"大力水手"征（图 31-3）。这种征象可以采用 Ludington 试验进行测试：将手置于头后方并屈曲肱二头肌疼痛加重（图 31-4）。

体征和症状

　　在大多数患者中，肱二头肌腱断裂的疼痛常急性发作，伴有"砰"或"噼啪"声。疼痛位于肩关节前方的肩袖，疼痛持续且剧烈。如果创伤急性且剧烈会出现皮下瘀斑，患者常伴有严重的睡眠障碍。部分肌腱断裂和明显的肌腱炎患者会尝试用夹板样姿势固定受累肩关节，使肱骨内旋，肱二头肌腱移至喙肩弓下方。如前所述，肱二头肌腱断裂患者的 Ludington 试验阳性。滑囊炎和肌腱炎常伴有肱二头肌腱断裂。急性长头肌腱断裂的患者偶尔只会出现轻微的不适感，患者通常只是因为肱二头肌肌腱和

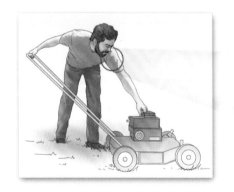

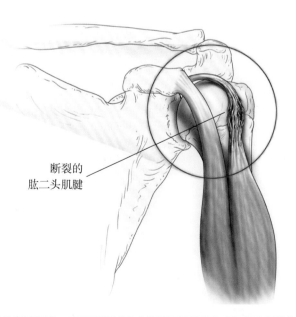

断裂的
肱二头肌腱

图 31-1　肱二头肌腱断裂相关的疼痛和功能障碍常为急性起病，在肩关节过度或错误使用后发生（如启动割草机）

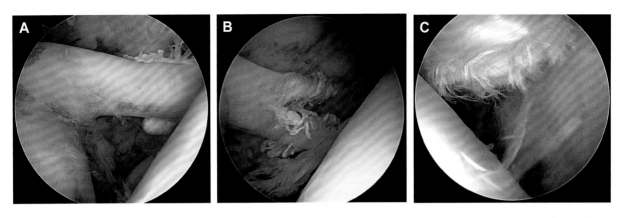

图 31-2　后入路肱二头肌腱关节镜图像显示肱二头肌长头滑膜炎（A）、部分断裂（B）和分层（C），同时伴有肩袖撕裂
（Virk MS, Cole BJ. Proximal biceps tendon and rotator cuff tears[J]. *Clin Sports Med*. 2016；35（1）：153–161.）

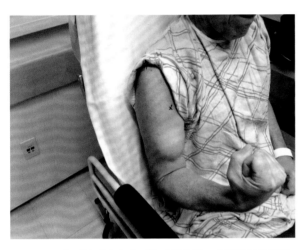

图 32-3　典型的"大力水手"畸形为肱二头肌腱长头断裂
（Virk MS, Cole BJ. Proximal biceps tendon and rotator cuff tears[J]. *Clin Sports Med*. 2016;35（1）:153–161.）

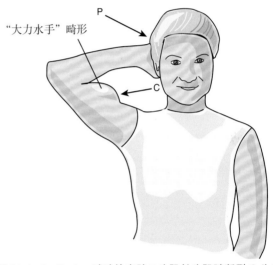

图 31-4　Ludington 试验检查肱二头肌长头肌腱断裂 C 为收缩的肱二头肌，P 为施加压力

（Waldman SD. *Physical diagnosis of pain: an atlas of signs and symptoms*[M]. 2nd ed, Philadelphia: Saunders, 2010: 78.）

肌肉的外观异常而寻求治疗。偶尔情况下，未经治疗的患者会发展为粘连性肩关节囊炎。

检查

　　肩关节疼痛的患者都应做 X 线检查，并基于患者的临床表现进行其他检查，包括全血细胞检查、红细胞沉降率、抗核抗体。如果怀疑有肌腱病或肌腱断裂应检查 MRI（图 31-5，图 31-6）。超声也可能有助于进一步描述导致患者疼痛和功能障碍的病理学变化（图 31-7）。后面介绍的注射技术既可作为诊断手段，也可作为治疗选择。

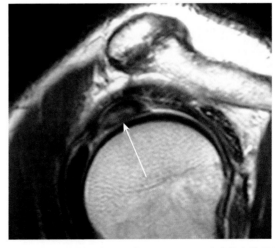

图 31-5　矢状位快速自旋回声 T2-MRI 显示肿胀的高信号的但完整的肱二头肌长头肌腱，位于肩袖间隙内，表明肱二头肌腱病（箭头）

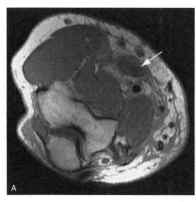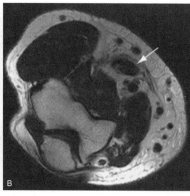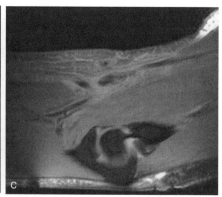

图 31-6 肱二头肌腱断裂，轴向质子密度加权像（A）和轴向 T2 加权像（B）显示肱二头肌腱断裂，伴有肌腱肿胀、腱内异常信号和腱周水肿（箭头）；矢状位脂肪抑制质子密度成像（C）显示钝性断裂肌腱回缩至肘前区域软组织中，并伴有邻近水肿（DeLee JC, Drez DD, Miller M, eds. *Orthopaedic sports medicine: principles and practice*[M]. 3rd ed. Philadelphia: Saunders; 2010: 570.）

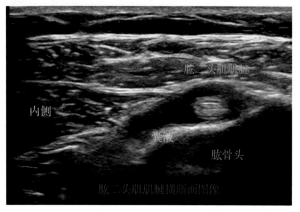

图 31-7 肱二头肌鞘积液，横断面超声图像显示伴有积液的肱二头肌肌腱炎

鉴别诊断

肱二头肌腱断裂通常通过临床表现就可直接诊断。但应注意因肩关节过度使用或错误使用而引起并发的肩关节滑囊炎、腱鞘炎会混淆诊断。肩袖部分撕裂偶尔会误诊为肱二头肌腱断裂。在某些临床情况下应考虑原发或继发的肩关节、肺上沟、肱骨近端的肿瘤。带状疱疹出疹前的急性痛可能会与肱二头肌腱断裂的疼痛相似。

治疗方法

肱二头肌腱断裂相关的疼痛和功能障碍的早期治疗方法包括：非甾体抗炎药、COX-2 抑制剂和物理疗法。局部热敷与冷敷也可能会有效果。对这些治疗方法没有反应的患者，肱二头肌沟注射局部麻醉药和糖皮质激素可作为下一阶段的治疗。

进行注射时，患者仰卧位，上臂外旋45°。确定喙突前方的位置，在喙突外侧为肱骨小结节，当上臂被动旋转时更容易触及。用无菌标记笔标记肱骨小结节，常规消毒局部皮肤，将一个含1ml的0.25%的丁哌卡因和40mg甲泼尼龙的注射器接上长约3.8cm的25G针头。用戴手套的手指在标记处再次确认肱二头肌腱。将针尖小心穿过皮肤、皮下组织、肌腱，直至触及骨质。把针尖倒退1～2mm退出骨膜，并将混合液缓慢注入。在注射时会感到轻微的阻力。如果没有感受到阻力，针尖可能位于肩关节腔，也可能是由于肌腱断裂导致。如果阻力很大，针尖可能位于韧带或肌腱内，此时应前进或后退稍许直至无明显注射阻力。随后将针尖拔除，并按压或冷敷注射点。

物理疗法包括局部热疗和轻柔的活动范围内的伸展运动，应该在注射治疗后数日内进行。应该避免剧烈运动，否则将会使症状加重。在某些情况下患者功能障碍严重或对肌肉和肌腱回缩引起外观异常及患者不满，此时需要手术修复肌腱。

并发症和注意事项

如果对临床上相关的解剖结构很了解，此注射技术是非常安全的。必须严格遵循无菌原则以防止感染，从而把操作的风险降到最低。注射后立刻在注射部位按压，可以减少形成瘀血和血肿。注射治疗的主要并发症是感染，如果严格遵循无菌原则极少发生感染。注射引起的肱二头肌腱的创伤也可能出现。如果肌腱炎症严重或之前就受过损伤，对肌腱直接注射容易引起肌腱撕裂。对于此类情况，注射时应轻柔操作，如果注射阻力大时应及时停止注射，这样可以避免引起肌腱撕裂。约有 25% 的患者注射后疼痛会暂时加重，这种情况必须提前告知患者。

临床要点

肩关节的肌肉肌腱易发生肌腱炎，主要由于以下原因。第一，肩关节会受到不同的重复性的动作；第二，肌肉肌腱活动的空间会受到喙肩弓的限制，因此肩关节在进行过度活动时会使其受到撞击；第三，肌肉肌腱的血供较差，因此修复微创伤的能力弱。上述因素都会引起肌腱炎。如果肌腱炎症持续存在会引起肌腱周围钙化，这会使得治疗变得更加复杂。

注射技术在治疗肱二头肌腱断裂引起的疼痛非常有效。并发的滑囊炎、关节炎也会引起肩关节疼痛，此时需要用局部麻醉药和甲泼尼龙进行更多部位的注射治疗。镇痛药、非甾体抗炎药和 COX-2 抑制剂可与注射治疗同时使用。

（刘　淼　译　马艳辉　审校）

原书参考文献

MacInnes SJ, Crawford LA, Shahane SA. Disorders of the biceps and triceps tendons at the elbow. *Orthopaedics and Trauma*. 2016;30(4):346–354.

McFarland EG, Borade A. Examination of the biceps tendon. *Clin Sports Med*. 2016;35(1):29–45.

Thomas JR, Lawton JN. Biceps and triceps ruptures in athletes. *Hand Clin*. 2017;33(1):35–46.

Virk MS, Cole BJ. Proximal biceps tendon and rotator cuff tears. *Clin Sports Med*. 2016;35(1):153–161.

Waldman SD. The biceps tendon. In: *Pain review*. 2nd ed. Philadelphia: Elsevier; 2017:91–92.

Waldman SD. Bicipital tendinitis. In: *Atlas of pain management injection techniques*. 4th ed. Philadelphia: Elsevier; 2017:114–117.

Waldman SD, Campbell RSD. Biceps tendinopathy. In: *Imaging of pain*. Philadelphia: Saunders; 2011:245–246.

第32节

冈上肌综合征
（Supraspinatus Syndrome）

ICD-10 CODE **M79.74**

临床综合征

冈上肌容易形成肌筋膜疼痛综合征。可能引起冈上肌形成肌筋膜疼痛的情况包括：对于颈部、肩部和背部的屈曲与伸展动作以及侧方活动引起的拉伤；需要高头部的工作以及反复越过身体的活动引起的反复性微创伤（如粉刷天花板、流水线工作或是斜躺在沙发上看电视）。

肌筋膜疼痛综合征是一种慢性的疼痛综合征，通常影响身体的局部或部分区域。查体发现激痛点是肌筋膜疼痛综合征诊断的必要条件。激痛点一般位于身体患部，但疼痛也会牵涉到其他部位。该类牵涉痛可能被误诊为其他器官系统的疾病，从而导致患者进行了大量无效的检查和治疗。侵犯冈上肌的肌筋膜疼痛综合征患者，通常会有肩部的疼痛放射至上肢。

激痛点是肌筋膜疼痛综合征的特征性表现，其特点是患部肌肉局部有剧烈的压痛点。通过对激痛点进行触诊或牵引等物理性刺激，不但会产生强烈的局部疼痛，而且也会产生牵涉痛。此外被刺激的肌肉通常会有不自主的回抽动作，称为"跳跃征"，此反射也是肌筋膜疼痛综合征的特点。冈上肌综合征患者的激痛点位于肩胛的上缘（图32-1）。

当触诊肌筋膜激痛点时，通常可以发现紧绷成带状的肌肉纤维，但肌筋膜激痛点的病理生理仍不清楚，通常认为激痛点是患部肌肉微创伤的结果。可能是由于一次创伤、反复性的微创伤或主动肌和拮抗肌的慢性功能失调而引起。

除肌肉创伤外，还有多种引起肌筋膜疼痛综合征的因素。例如业余运动员训练时，在不熟悉的剧

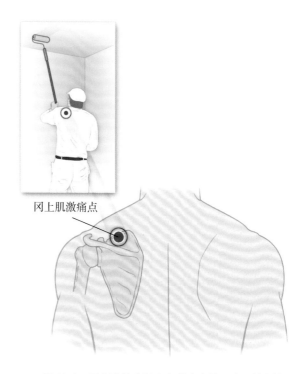

冈上肌激痛点

图32-1 冈上肌综合征患者激痛点位于肩胛的上缘

烈活动后可能会产生肌筋膜疼痛综合征。使用电子计算机或看电视时坐姿不正确也可能是其诱发因素。早期的损伤可能会导致肌肉功能异常，并发展为肌筋膜疼痛综合征。如果患者还合并营养不良或同时存在心理或行为异常（如慢性压力和抑郁），将会增加肌筋膜疼痛综合征的发生风险。而冈上肌很容易因受压而引起肌筋膜疼痛综合征。

疼痛合并肌肉僵硬和乏力更易引起相关的功能失调，从而使治疗变得复杂。肌筋膜疼痛综合征可以作为一个独立的疾病出现，也可与其他疼痛并存，包括脊神经根病变以及慢性复杂性区域疼痛综合征。肌肉异常通常合并心理或行为异常（如抑郁），而处理这些心理疾病是治疗计划中的一部分。

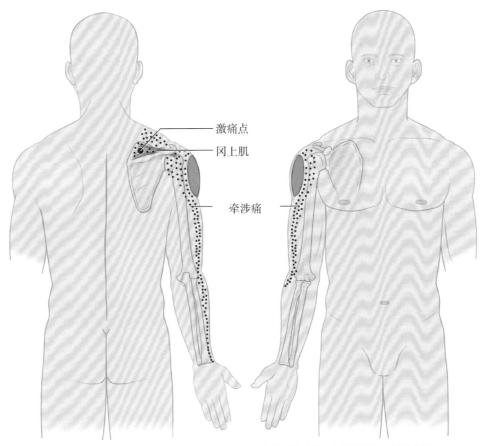

图 32-2　冈上肌综合征表现为活动时疼痛，且疼痛以非皮节形式放射至肩部及上肢

（Waldman SD. *Atlas of pain management injection techniques*[M]. 2nd ed , Philadelphia: Saunders, 2007.）

症状和体征

　　激痛点是确诊冈上肌综合征的必要条件之一，激痛点位于肩胛上缘的剧烈压痛点。通过对激痛点进行触诊或牵引等物理性刺激，将会产生剧烈的局部疼痛和放射痛，也可能产生"跳跃征"。冈上肌综合征特有的表现还包括患侧肩胛和肩部在活动时疼痛，且疼痛以非皮节形式放射至肩部及上肢（图 32-2）。

检查

　　对临床上确认的激痛点进行活检并没有发现一致的组织学特异性改变。组成激痛点的肌肉群曾被形容像虫蚀状或蜡状变性。也曾有报道称部分三角肌综合征的患者血浆中肌球蛋白含量增加，还发现一些患者肌张力会增加，但均未被其他研究者证实。由于缺乏特定的客观检查，医师必须通过电生理和影像学检查进行相关疾病的鉴别（见鉴别诊断）。

鉴别诊断

　　冈上肌综合征是通过临床表现确诊，而不是特定的实验室、电生理及影像学检查。如果考虑患者患有冈上肌综合征，医师须进行相关病史询问和查体，加上全面寻找激痛点以及确认阳性的"跳跃征"。医师还需鉴别包括原发性肌肉炎症性疾病、多发性硬化以及免疫性疾病。灵活地运用电生理和影像学检查可以鉴别相关疾病，如滑囊炎、肌腱炎以及肩袖撕裂。医师还必须确认任何可能掩盖或加重冈上肌综合征或其他病理性过程的心理和行为。

治疗方法

　　治疗目标主要集中在消除肌筋膜的激痛点，并使患部肌肉放松。临床上期望以此方法打断疼痛周期，从而使患处疼痛长期缓解。由于缺乏对治疗作用机制的了解，需要反复试验才能确定治疗方案。冈上肌综合征最初可以通过激痛点注射局部麻醉药或生理盐水进行保守治疗。许多冈上肌综合征患者伴潜在的抑郁和焦虑，在治疗计划中应该包含抗抑郁药治疗。普瑞巴林和加巴喷丁也可以缓解肌筋膜疼痛相关症状。米那西普兰（一种 5- 羟色胺 - 去甲肾上腺素再摄取抑制剂）也被证明对肌筋膜疼痛的治疗有效。

此外，有几种辅助方法可用于治疗颈椎肌筋膜痛。冷热疗法通常与激发点注射和抗抑郁药相结合可以减轻疼痛。通过经皮神经电刺激使受影响的肌肉放松，也可缓解部分患者疼痛。运动也可以缓解一些症状以减轻相关疲劳。将微量 A 型肉毒毒素直接注射到激发点已成功用于对传统治疗方式无反应的患者。

并发症和注意事项

如果熟悉临床上相关的解剖结构，激痛点注射是非常安全的。操作过程要严格遵守无菌原则预防感染。激痛点注射大部分的副作用是由针尖所引起的注射部位及其下方组织的损伤。注射后立即按压注射部位，可减少瘀血或血肿的形成。避免使用过长的针尖也可减少下方组织的损伤。当激痛点的注射部位靠近胸膜腔的时候，要特别小心，以免发生气胸。

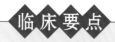

临 床 要 点

虽然冈上肌综合征是常见的疾病，但是经常被误诊。对于怀疑患有冈上肌综合征的患者，一定要仔细检查，找出任何隐匿的疾病。冈上肌综合征通常会与各种身体和心理疾病同时存在。

（刘　森　译　马艳辉　审校）

原书参考文献

Bradley LA. Pathophysiology of fibromyalgia. *Am J Med.* 2009;122(12 suppl 1):S22–S30.

Di Tella M, Ghiggia A, Tesio V, et al. Pain experience in fibromyalgia syndrome: the role of alexithymia and psychological distress. *J Affect Disord.* 2017;208(15):87–93.

Farré M, Farré A, Fiz J, et al. Cannabis use in fibromyalgia. In: Preedy VR, ed. *Handbook of cannabis and related pathologies.* San Diego: Academic Press; 2017:e158–e167.

Ge H-Y, Nie H, Madeleine P, et al. Contribution of the local and referred pain from active myofascial trigger points in fibromyalgia syndrome. *Pain.* 2009;147(1–3):233–240.

Monach PA. Shoulder pain. In: Mushlin SB, GreeneII HL, eds. *Decision making in medicine.* 3rd ed. Philadelphia: Mosby; 2010:522–523.

Waldman SD. Supraspinatus syndrome. In: Atlas of pain management injection techniques. 2nd ed. Philadelphia: Saunders; 2007:68–70.

第 33 节

肩袖撕裂

（Supraspinatus Syndrome）

ICD-10 CODES **S43.429A**

ICD-10 CODES **M75.10**

临床综合征

肩袖撕裂是肩部疼痛和功能障碍的常见原因。肩袖撕裂常发生于肩部的肌肉与肌腱轻度创伤之后。大部分患者是由于长期持续进展的肌腱炎引起的。肩袖由肩胛下肌、冈上肌、冈下肌和小圆肌及其相关的肌腱构成（图 33-1）。肩袖的功能是旋转手臂，并与肩部其他肌肉、肌腱、韧带一起稳定肩关节。

冈上肌和冈下肌肌腱因多种原因容易引起肌腱炎。第一，此关节承受大范围的反复性运动；第二，肌肉肌腱单元活动空间受限于喙肩弓，使得此关节在过度运动下可能受到撞击；第三，肌肉肌腱单元缺血会使微创伤愈合困难。所有这些因素皆会造成肌腱炎。如果炎症持续存在，将会发生肌腱周围钙化，使得后续治疗更加困难。滑囊炎通常会伴有肩袖撕裂而需要特别的治疗。

除了疼痛之外，肩袖撕裂患者通常会因为肩部的活动范围减小而感到功能减退，使得简单的日常活动（如梳头、束紧胸罩或者将手高举过头）都变得相当困难。如果持续失用肩关节，可能会发生肌肉萎缩，甚至形成肩周炎。

症状和体征

肩袖撕裂患者经常抱怨在没有另一只手的帮助下，无法将患侧手臂举过肩（图 33-2）。如果冈下肌受累，查体时会发现外旋无力，如果冈上肌受累，查体时会发现高于肩高度的外展无力。肩峰下区域通常会出现触诊时的压痛。肩袖部分撕裂的患者难以平稳地将手举过头顶，完全撕裂的患者会表现出肱骨头向前移位，并且无法把手举到肩膀的高度。肩袖完全撕裂的患者垂臂试验（drop arm test）阳性（图 33-3）。垂臂试验是当支撑的手臂放开时，可以持续保持手臂在肩膀高度外展的能力。肩袖撕裂患者的 Moseley 试验也为阳性。Moseley 试验是让患者主动将手臂外展到 80°，然后轻轻地增加阻力，如果患者的肩袖完全撕脱，则表现为手臂下垂。患者肩部被动活动范围正常，但主动活动范围限。

肩袖撕裂患者的疼痛是持续而严重的，并且会随着肩部的外展和外旋动作而加重，有时还会伴有明显的睡眠障碍。患者会通过限制肱骨的内旋动作，从而夹住肿胀的肩胛下肌肌腱。

检查

对于所有肩部疼痛的患者，X 线检查是必要的。根据患者的临床表现，可能还需要其他检查，包括血液常规检测、红细胞沉降率和抗核抗体等。如果怀疑为肩袖撕裂，就需要行肩部 MRI 检查和超声检查（图 33-4，图 33-5 和图 33-6）。

鉴别诊断

肩袖撕裂可发生在轻度创伤之后，所以可能会延迟诊断。撕裂可以是部分的也可以是完全的，这将进一步混淆诊断，但详细的查体可区分两者。肩部肌肉肌腱单元的肌腱炎和肩关节滑囊炎可能并发，可引起额外的疼痛和功能障碍。此疼痛会使患者夹住其肩部，导致肩部的异常动作，且会对肩袖产生额外压力，造成进一步损伤。肩袖撕裂患者肩部被动活动范围正常，主动活动范围受限；而肩周炎患

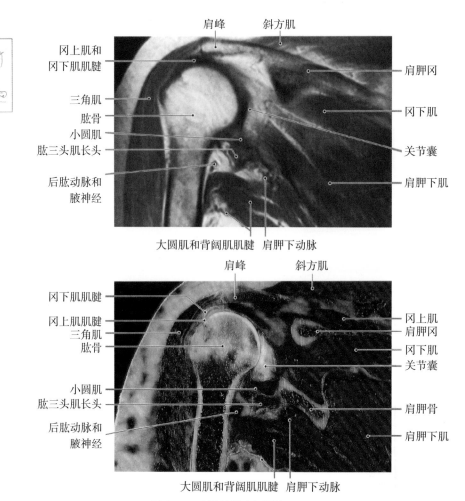

图 33-1　肩袖的肌肉与肌腱

（Kang HS, Ahn JM, Resnick D. *MRI of the extremities: an anatomic atlas*[M]. 2nd ed. Philadelphia: Saunders, 2002: 5.）

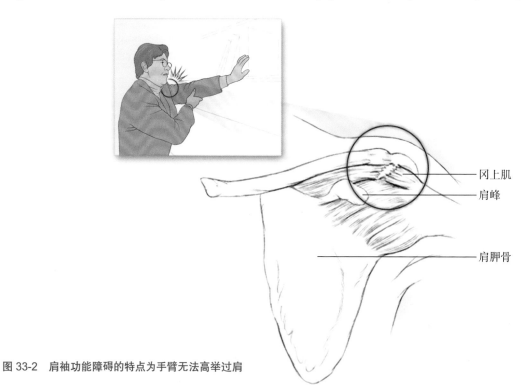

图 33-2　肩袖功能障碍的特点为手臂无法高举过肩

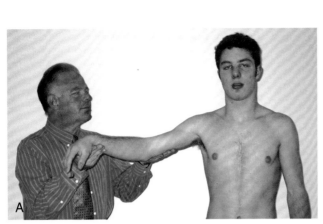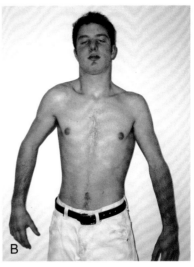

图 33-3　A 为肩袖完全撕裂垂臂实验；B 为肩袖完全撕裂导致患者无法外展上肢，且患侧下垂，患者常耸肩或使患侧肩向前，依靠肩袖未受损伤的肌肉及三角肌保持上臂的外展

（Waldman SD. *Physical diagnosis of pain: an atlas of signs and symptoms*[M]. Philadelphia: Saunders, 2006: 91–92.）

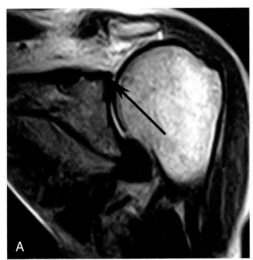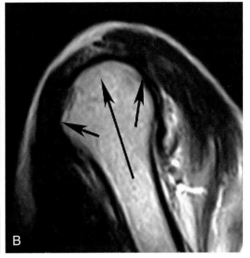

图 33-4　肩袖巨大撕裂

A 为 T2 加权冠状斜位 MRI，冈上肌肌腱明显严重挛缩至内侧关节囊边缘（箭头）；B 为 T2 加权矢状斜位 MRI，注意"磨平的"肱骨头，撕裂从肩胛下部延伸到冈下肌肌腱（箭头，Edelman RR, Hesselink JR, Zlatkin MB, et al. *Clinical magnetic resonance imaging*[M]. 3rd ed. Philadelphia: Saunders, 2006: 3225.）

者肩部被动和主动活动范围均受限。除了急性严重的肩部创伤之外，肩袖撕裂在 40 岁之前较少见。

治疗方法

肩袖撕裂相关的疼痛和功能障碍的初始治疗方法包括：非甾体抗炎药、COX-2 抑制剂和物理疗法，局部热敷与冷敷也有效果。对这些治疗效果欠佳的患者，在手术治疗之前，可进行关节内注射局部麻醉药和糖皮质激素。

肩袖撕裂患者进行注射时，取仰卧位，消毒需超过肩上部、肩峰及远端锁骨。严格遵守无菌原则，将含有 4ml 的 0.25% 丁哌卡因和 40mg 甲泼尼龙的注射器接上 3.8cm 长 25G 针头。确认肩峰的侧边缘，肩峰侧边缘的中心点为注射部位。以稍偏头侧的方向小心进针，穿过皮肤、皮下组织和三角肌，如果碰到骨头，则需要将针尖退至皮下组织，然后调整至更下方重新进针。当针尖到达预定位置后，将注射器内药物缓慢注入。注射时阻力应较小，除非肩峰下滑囊的囊袋出现钙化。当进针阻力带有沙粒感

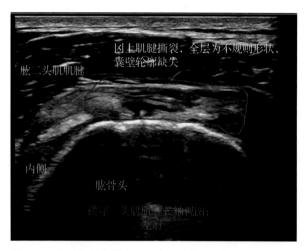

图 33-5　超声短轴扫描显示冈上肌腱全层不规则撕裂，囊壁轮廓缺失

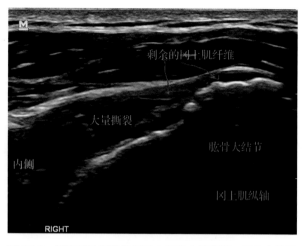

图 33-6　超声纵轴扫描显示冈上肌腱大量撕裂，只有少数肌腱纤维仍然完整

时，可以确认存在钙化。明显钙化的滑囊可能需要手术切除。注射之后将针尖拔出，并在进针处使用无菌敷料加压包扎并冷敷。超声引导下穿刺在解剖标志难以识别患者中可以提高穿刺准确性。最近的临床报告表明，注射血小板血浆和（或）干细胞进入肌腱病的区域可能有助于症状的缓解和愈合。

物理治疗应在注射治疗后数日内进行，包括局部热疗及轻柔的锻炼。经皮神经电刺激也可以减少疼痛。应避免剧烈运动，因为它们会加剧患者的症状，并可能导致肌腱完全断裂。应避免剧烈运动，否则会使症状加重。

并发症和注意事项

无法正确诊断肩袖部分撕裂，以及在部分撕裂变成完全撕裂前进行治疗是主要的并发症。发生该情况通常是由于未行肩部 MRI 检查，而仅靠查体进行诊断。

如果多加注意临床上相关的解剖结构，注射技术是非常安全的。注射后立即按压注射部位，可减少瘀血和血肿的形成。该技术主要并发症为感染，严格无菌原则便极少发生。由于注射也可能引起肩袖的损伤，如果直接注射的话，高度肿胀或者原来已有损伤的肌腱很容易断裂，并且可使部分撕裂变为完全撕裂。需要操作轻柔且遇到阻力时立即停止注射，通常可避免此并发症。约 25% 的患者在注射后会有短暂的疼痛加重，必须提前告知患者该情况。

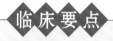

注射技术对肩袖撕裂所引起的疼痛非常有效。此技术并不能替代手术，但可缓解部分撕裂造成的疼痛，或者当尚未对完全撕裂行手术治疗时使用。并发的滑囊炎和关节炎也可能造成肩部疼痛，而需要多次的注射治疗。普通的镇痛药和非甾体抗炎药可与注射同时使用。应该注意的是，部分撕裂可行关节镜或微创手术治疗，不应该等待完全撕裂后才行骨科治疗。

（刘　森　译　马艳辉　审校）

原书参考文献

Kang B-S, Lee SH, Cho Y, et al. Acute calcific bursitis after ultrasound-guided percutaneous barbotage of rotator cuff calcific tendinopathy: a case report. *PM R*. 2016;8(8):808–812.

Waldman SD. Clinical correlates: diseases of the rotator cuff. In: *Physical diagnosis of pain: an atlas of signs and symptoms.* 3rd ed. Philadelphia: Elsevier; 2016:87–92.

Waldman SD. Injection technique for rotator cuff tear. In: *Atlas of pain management injection techniques.* 4th ed. Philadelphia: Elsevier; 2017:132–135.

Waldman SD. Rotator cuff disease. In: *Waldman's comprehensive atlas of diagnostic ultrasound of painful conditions.* Philadelphia: Wolters Kluwer; 2016:186–195.

Waldman SD. The rotator cuff. In: *Pain Review.* 2nd ed. Philadelphia: Elsevier; 2017:93–94.

第 34 节

三角肌综合征

（Deltoid Syndrome）

ICD-10 CODE M79.7

临床综合征

　　三角肌容易因多种原因受累而形成肌筋膜疼痛综合征。引起三角肌肌筋膜疼痛综合征的原因包括：屈伸运动和侧向活动拉伤，打橄榄球时对三角肌的撞击伤害，或因需要长时间举重的工作所引起的反复性微创伤（图 34-1）。

　　肌筋膜疼痛综合征是一种慢性的疼痛综合征，通常影响身体的某一点或部分区域。查体中发现激痛点是诊断肌筋膜疼痛综合征的必要条件。激痛点一般位于身体患部，但疼痛通常会放射到其他部位。这种疼痛可能被误诊为其他器官系统的问题，从而导致了大量不必要的检查和无效的治疗。患者若为三角肌的肌筋膜疼痛综合征，症状通常会由肩部的疼痛放射至上肢。

　　激痛点是肌筋膜疼痛综合征所特有的，其特点是患部肌肉有局部的剧烈压痛点。通过触诊或牵引等对激痛点的物理性刺激，不但会产生强烈的局部疼痛，还会产生放射痛。此外被刺激的肌肉通常会有不自主的跳动，称为"跳跃征"，这种反射也是肌筋膜疼痛综合征的特点。三角肌综合征的患者在

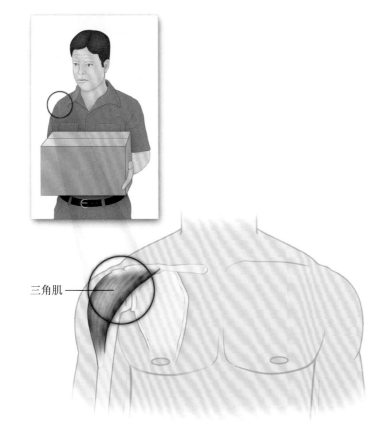

三角肌

图 34-1　长时间举重物可造成三角肌肌筋膜疼痛

肌肉的前后纤维上都有激痛点（图 34-2）。

当触诊肌筋膜激痛点时，通常可以发现紧绷成带状的肌肉纤维。但肌筋膜激痛点的病理生理仍不清楚，通常认为激痛点是患部肌肉微创伤的结果。可能是由于创伤、反复性的微创伤或主动肌和拮抗肌的慢性功能失调而引起。

除肌肉创伤外，还有多种引起肌筋膜疼痛综合征的因素，例如业余运动员训练时，进行不熟悉的剧烈活动后，可能会产生肌筋膜疼痛综合征。使用电子计算机或看电视时坐姿不正确也可能是一个诱发因素。早先的损伤史也可能会导致肌肉功能异常，也可能会引起肌筋膜疼痛综合征。如果患者还有营养不良或同时存在心理或行为异常（如慢性压力和抑郁），会增加产生肌筋膜疼痛综合征的风险。三角肌很容易受到压力而引起肌筋膜疼痛综合征。

疼痛合并肌肉僵硬和乏力更易引起相关的功能失调，从而使治疗变得复杂。肌筋膜疼痛综合征可以作为一个独立的疾病出现，也可与其他疼痛并发，包括脊神经根病变以及慢性复杂性区域疼痛综合征。肌肉异常通常会并发心理或行为异常（如抑郁），

而处理这些心理疾病也应是治疗计划中的一部分。

症状和体征

激痛点是确诊三角肌综合征的必要条件之一，即局部位于肩胛上缘的剧烈压痛点。通过对激痛点进行触诊或牵引等物理性刺激，将会产生剧烈的局部疼痛和放射痛，也可能产生"跳跃征"，即疼痛越过三角肌放射至上肢近端的外侧。

检查

对临床上确认的激痛点进行活检并没有发现一致的组织学特异性改变。组成激痛点的肌肉群曾被形容像"虫蚀状"或"蜡状变性"。也曾有报道部分三角肌综合征的患者血浆中肌球蛋白含量增加，电生理检查还发现一些患者的肌张力增加，但均未被其他研究者证实。由于缺乏特异性的检查，医师须排除与三角肌综合征相混淆的疾病（见鉴别诊断）。

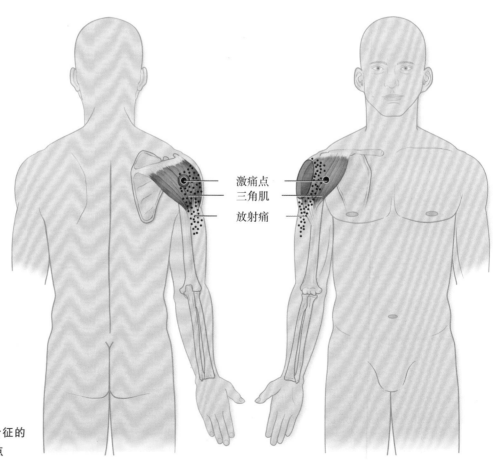

激痛点
三角肌
放射痛

图 34-2　三角肌综合征的患者在肌肉上有激痛点

鉴别诊断

三角肌综合征的诊断是通过临床表现而不是特定的实验室、电生理、影像学检查。如果怀疑患有三角肌综合征，必须要了解患者特定的病史并进行查体，加上全面地寻找激痛点以及确认阳性"跳跃征"。医师必须排除与三角肌综合征相似的疾病，包括原发性肌肉炎症性疾病、多发性硬化以及免疫性疾病。灵活地运用电生理和影像学检查可以鉴别相关疾病，例如滑囊炎、腱鞘炎以及肩袖撕裂（图34-3）。医师还必须确认任何可能掩盖或加重三角肌综合征或其他病理性过程的心理和行为。

治疗方法

治疗包括阻滞肌筋膜的疼痛，并使患部肌肉长

期放松。我们期望以此方法打断疼痛周期，让患者疼痛长期缓解。因为对作用机制缺乏了解，需要反复试验才能确定治疗方案。三角肌综合征最初可以通过激痛点注射局部麻醉药或生理盐水进行保守治疗。许多三角肌综合征的患者会伴有潜在的抑郁和焦虑，在治疗计划中应该包含抗抑郁治疗。普瑞巴林和加巴喷丁也可以缓解肌筋膜炎相关症状。米那西普兰（一种 5- 羟色胺 - 去甲肾上腺素再摄取抑制剂）也被证明对肌筋膜炎的治疗有效。

此外还可以根据具体情况使用一些辅助疗法，热疗和冷疗通常联合激痛点局部注射、抗抑郁和物理疗法来缓解疼痛（图 34-4）。通过经皮神经电刺激使受影响的肌肉放松，也可缓解部分患者疼痛。运动也可以缓解一些症状以减轻相关疲劳。将微量 A 型肉毒毒素直接注射到激发点已成功用于对传统治疗方式无反应的患者。

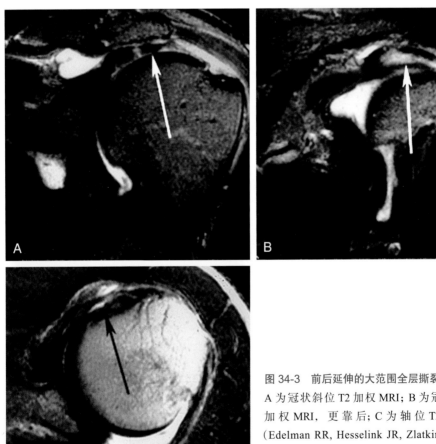

图 34-3　前后延伸的大范围全层撕裂（箭头）
A 为冠状斜位 T2 加权 MRI；B 为冠状斜位 T2 加权 MRI，更靠后；C 为轴位 T2 加权 MRI（Edelman RR, Hesselink JR, Zlatkin MB, et al. *Clinical magnetic resonance imaging*[M]. 3rd ed. Philadelphia: Saunders, 2006: 3237.）

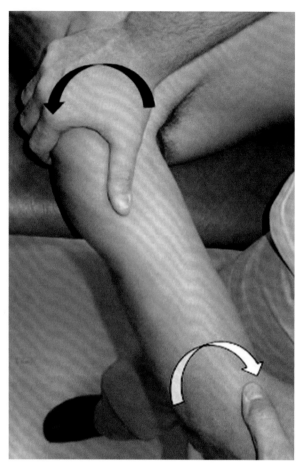

图 34-4　前三角肌激痛点的动态横向按摩；黑色箭头显示三角肌的前后按摩，白色箭头显示内部旋转活动

并发症和注意事项

如果熟悉临床上相关解剖结构，激痛点注射是相对安全的。操作时要严格遵守无菌原则预防感染。

激痛点注射主要的副作用是由针尖所引起的注射部位及其下方组织的损伤。注射后立即按压注射部位，可减少瘀血或血肿的形成。避免使用过长的针尖也可减少患者下方组织的损伤。当激痛点注射的部位靠近胸膜腔的时候，要特别小心，以免发生气胸。

临床要点

虽然三角肌综合征是一种常见的疾病，但是仍经常被误诊。对于怀疑三角肌综合征的患者，一定要仔细检查，找出其他隐匿的疾病。三角肌综合征通常会并发多种身体和心理疾病。

（刘　淼　译　马艳辉　审校）

原书参考文献

Di Tella M, Ghiggia A, Tesio V, et al. Pain experience in fibromyalgia syndrome: the role of alexithymia and psychological distress. *J Affect Disord.* 2017;208(15):87-93.

Farré M, Farré A, Fiz J, et al. Cannabis use in fibromyalgia. In: Preedy VR, ed. *Handbook of cannabis and related pathologies.* San Diego: Academic Press; 2017:e158-e167.

Fernández de las Peñas C, Ge H-Y, Dommerholt J. Manual treatment of myofascial trigger points. In: Fernández de las Peñas C, Cleland J, Huijbregts P, eds. *Neck and arm pain syndromes.* Edinburgh: Churchill Livingstone; 2011:419-429.

Waldman SD. Deltoid syndrome. In: *Atlas of pain management injection techniques.* 2nd ed. Philadelphia: Saunders; 2007:82-84.

第 35 节

大圆肌综合征
(Teres Major Syndrome)

ICD-10 CODE M79.7

临床综合征

大圆肌容易受累而形成肌筋膜疼痛综合征。引起大圆肌形成肌筋膜疼痛的原因包括：运动或发生车祸时大圆肌受到扭伤或撞伤以及肩胛肌外侧缘着地摔伤；重复举手至背后所造成的微创伤，如当转身从小汽车后座取公文包时、空中投掷或其他运动性损伤均会导致大圆肌的肌筋膜疼痛（图 35-1，

图 35-2）。

肌筋膜疼痛综合征是一种慢性的疼痛综合征，通常影响身体的某一点或部分区域。查体中发现激痛点是诊断肌筋膜疼痛综合征的必要条件。激痛点一般位于身体患部，但疼痛通常会放射到其他部位。此牵涉痛可能被误诊为其他器官系统的问题，从而导致大量的检查和无效的治疗。患者若为侵犯大圆肌的肌筋膜疼痛综合征，通常会有肩部的疼痛放射至上肢。

激痛点是肌筋膜疼痛综合征所特有的，其特点是患部肌肉有局部的剧烈压痛点。通过触诊或牵引

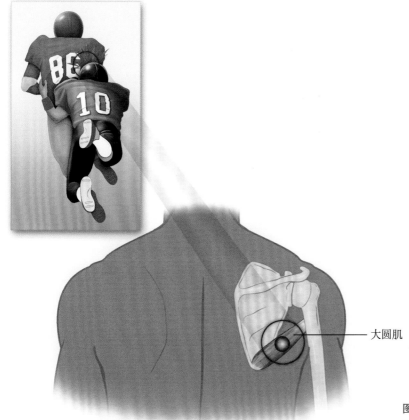

大圆肌

图 35-1　重复向后上举手所造成的微创伤，
如橄榄球等运动可导致大圆肌肌筋膜疼痛

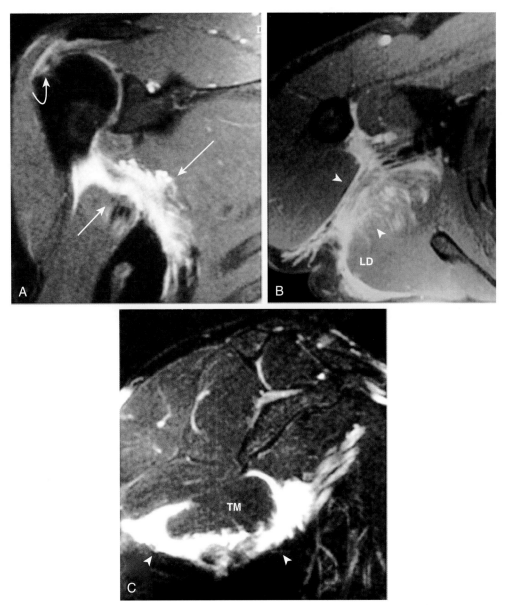

图 35-2 大圆肌综合征常发生于职业棒球运动员

MRI 显示冠状斜位（A）和在患者注射造影剂行 1.5T 核磁检查后，患者右肩部显示 T1 加权抑脂像上（B）有增强表现（直箭头和短箭头），且证明了液体有尾状追踪的加强。从盂肱关节下方后侧提示大圆肌的急性软组织创伤，符合 II 级拉伤。在冈上肌压迹图像上可看见明显的增强效应（弯曲箭头），是过度做投掷动作后的肌腱变性的一种典型退行性表现（LD 为背阔肌）。C 为矢状斜位 T2 加权抑脂像上增强效应表明了在大圆肌靠近肌筋膜交界处（TM）有高强度的液体信号，同时肌肉内"羽毛状"水肿（短箭头）也是肌筋膜急性拉伤的典型表现（Leland M, Ciccotti MG, Cohen SB, et al. Teres major injuries in two professional baseball pitchers[J]. *J Shoulder Elbow Surg*, 2009, 18(6):e1–e5.）

等对激痛点的物理性刺激，不但会产生强烈的局部疼痛，还会产生放射痛。此外被刺激的肌肉通常会有不自主的抽动，称为"跳跃征"，此反射也是肌筋膜疼痛综合征的特点。大圆肌综合征的激痛点位于大圆肌内的肩胛外侧缘（图 35-3）。

当触诊肌筋膜激痛点时，通常可以发现紧绷成带状的肌肉纤维。但肌筋膜激痛点的病理生理仍不

清楚，通常认为激痛点是患部肌肉微创伤的结果。可能是由于一次创伤、反复性的微创伤或主动肌和拮抗肌的性功能失调而引起。

除肌肉创伤外，还有多种引起肌筋膜疼痛综合征的因素。例如业余运动员训练时，在不当的剧烈活动后可能会产生肌筋膜疼痛综合征。使用电子计算机或看电视时坐姿不正确也可能是一个诱发因

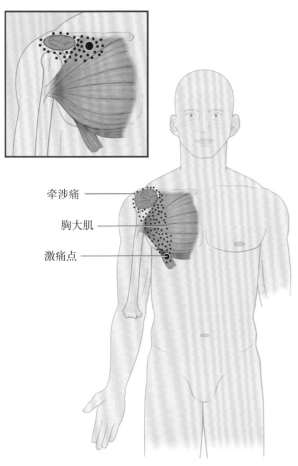

牵涉痛

胸大肌

激痛点

图 35-3　大圆肌综合征患者的激痛点位于大圆肌的肩胛外侧缘（Waldman SD. *Atlas of pain management injection techniques*[M]. 2nd ed. Philadelphia: Saunders, 2007: 86.）

素。早期的损伤导致的肌肉功能异常也可能会引起肌筋膜疼痛综合征。如果患者还有营养不良或同时存在心理或行为异常（如慢性压力和抑郁），会增加产生肌筋膜疼痛综合征的风险。大圆肌很容易因受到压力而引起肌筋膜疼痛综合征。

疼痛合并肌肉僵硬和乏力更易引起相关的功能失调，从而使治疗变得复杂。肌筋膜疼痛综合征可以作为一个独立的疾病出现，也可与其他疼痛并发，包括脊神经根病变以及慢性复杂性区域疼痛综合征。肌肉异常通常合并心理或行为异常（如抑郁），而处理这些心理疾病是治疗计划中的一部分。

症状和体征

激痛点是确诊大圆肌综合征的必要条件之一，即位于大圆肌的后方或腋窝的剧烈压痛点。通过对激痛点进行触诊或牵引等物理性刺激，会产生剧烈

的局部疼痛和放射痛，也可能产生"跳跃征"，疼痛穿过大圆肌放射到上肢的近后侧方区域。

检查

对临床上确认的激痛点进行活检并没有发现一致的组织学特异性改变。组成激痛点的肌肉群曾被形容为"虫蚀状"或"蜡状变性"。也曾有报道部分大圆肌综合征的患者血浆中肌球蛋白含量增加，还发现一些患者的肌张力增加，但均未被其他研究者证实。由于缺乏特定的客观检查，医师必须通过电生理和影像学检查进行相关疾病的鉴别（见鉴别诊断）。

鉴别诊断

大圆肌综合征是通过临床表现确诊，而不是特定的实验室、电生理及影像学检查。如果考虑患者患有大圆肌综合征，医师须进行相关病史询问和查体，加上全面寻找激痛点以及肌肉跳跃征。医师还需鉴别其他疾病，包括原发性肌肉炎症性疾病、多发性硬化以及免疫性疾病。灵活地运用电生理和影像学检查可以鉴别相关疾病，例如滑囊炎、肌腱炎以及肩袖撕裂。医师还必须确认任何可能掩盖或加重大圆肌综合征或其他病理性过程的心理和行为异常。

治疗方法

治疗集中在肌筋膜激痛点的阻滞，使患部肌肉长期放松。由于缺乏对治疗作用机制的了解，需要反复试验才能确定治疗方案。大圆肌综合征最初可以通过局部麻醉药或生理盐水在激痛点注射进行保守性治疗。许多大圆肌综合征患者伴有潜在的抑郁和焦虑，在治疗计划中应该包含抗抑郁治疗。普瑞巴林和加巴喷丁也可以缓解肌筋膜炎相关症状。米那西普兰（一种 5- 羟色胺 - 去甲肾上腺素再摄取抑制剂）也被证明对肌筋膜炎的治疗有效。

此外还可以根据具体情况使用一些辅助疗法，热疗和冷疗通常联合激痛点局部注射、抗抑郁和物理疗法来缓解疼痛（图 35-4）。通过经皮神经电刺激使受影响的肌肉放松，也可缓解部分患者疼痛。运

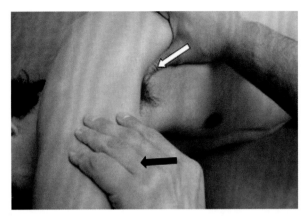

图 35-4　大圆肌肌束的拉伸压缩；黑色箭头表示肩部外展，白色箭头表示治疗者的稳定用力

（Fernández de las Peas C, Ge H-Y, Dommerholt J. Manual treatment of myofascial trigger points. In: Fernández de las Peas C, Cleland J, Huijbregts P, eds. *Neck and Arm Pain Syndromes*. Edinburgh: Churchill Livingstone; 2011:419–429.）

动也可以缓解一些症状以减轻相关疲劳。将微量 A 型肉毒毒素直接注射到激发点已成功用于对传统治疗无效的患者。

并发症和注意事项

如果熟悉临床上相关解剖结构，激痛点内注射是非常安全的。要严格遵守无菌原则预防感染。激痛点内注射的主要副作用是由针尖所引起的注射部位和其下方组织的损伤。如果注射后立即在注射部位进行按压，可减少形成瘀血或血肿的风险。避免使用过长的针尖可以减少患者组织受到损伤。当激痛点内注射的部位靠近胸膜腔的时候，要特别小心，以免发生气胸。

临床要点

虽然大圆肌综合征是一种常见的疾病，但是仍经常会被误诊。对于怀疑大圆肌综合征的患者，一定要仔细检查，找出其他隐匿的疾病。大圆肌综合征通常会与各种身体和心理疾病同时存在。

（刘　森　译　　马艳辉　审校）

原书参考文献

Di Tella M, Ghiggia A, Tesio V, et al. Pain experience in Fibromyalgia Syndrome: The role of alexithymia and psychological distress. *J Affect Disord.* 2017;208(15):87–93.

Farré M, Farré A, Fiz J, et al. Cannabis use in fibromyalgia. In: Preedy VR, ed. *Handbook of cannabis and related pathologies.* San Diego: Academic Press; 2017:e158–e167. [Chapter e16]

Fernández de las Peñas CF, Ge HY, Dommerholt J. Manual treatment of myofascial trigger points. In: Fernández de las Peñas C, Cleland J, Huijbregts P, eds. *Neck and arm pain syndromes.* Edinburgh: Churchill Livingstone; 2011:419–429.

Waldman SD. Teres major syndrome. In: *Atlas of pain management injection techniques.* 2nd ed. Philadelphia: Saunders; 2007:88–90.

第 36 节

肩胛肋骨综合征
(Scapulocostal Syndrome)

ICD-10 CODE `G56.80`

临床综合征

肩胛肋骨综合征由一系列症状所构成，包括单侧的疼痛和相关的在肩胛内侧缘的感觉异常、三角肌区域放射至手背的放射痛以及肩胛骨活动范围变小的症状（图 36-1）。肩胛肋骨综合征在国外通常被称为"旅行销售员的肩膀"（traveling salesman's shoulder），因为该症状经常出现在反复向后伸手到汽车后座去拿取东西的人身上（图 36-2）。肩胛肋骨综合征是一种过度使用引起的病症。肩胛肋骨综合征是因反复不当地使用稳定肩胛的肌肉群（如提肩胛肌、胸小肌、前锯肌、菱状肌以及很少累及的棘下肌和小圆肌）而引起。

肩胛肋骨综合征是一种慢性的肌筋膜疼痛综合征，通常会影响身体的局部或部分区域。查体中发现激痛点是肌筋膜疼痛综合征诊断的必要条件。这些激痛点一般位于身体患部，但疼痛也会牵涉其他部位。此牵涉痛可能被误诊为是其他器官系统的疾病，从而导致大量的检查和无效的治疗。通过对激痛点进行触诊或牵引等物理性刺激，不但会产生强烈的局部疼痛，而且也会产生牵涉痛。此外被刺激的肌肉通常会有不自主的跳动，称为跳跃征，此反射也是肌筋膜疼痛综合征的特点。肩胛肋骨综合征的患者，激痛点位于冈下肌内，最佳的方法是让患者将患侧的手放在对侧肩部的三角肌上（图 36-3）。此操作方法是让患侧的肩胛向外侧旋转从而可以进行触诊，并接着在位于冈下肌的激痛点内注射。沿着肩胛内侧缘也可能存在其他激痛点，可以进行注射治疗。

当触诊肌筋膜激痛点时，通常可以发现紧绷成

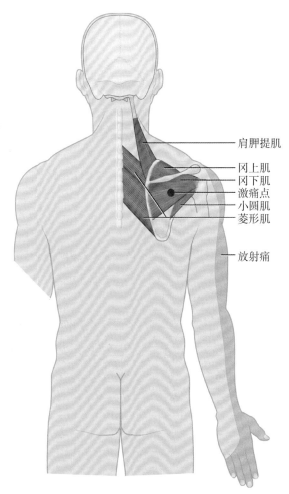

图 36-1　肩胛肋骨综合征由一系列症状所构成，包括单侧的疼痛及相关的在肩胛内侧缘的感觉异常、三角肌区域放射至手背的放射痛以及肩胛活动范围变小的症状

（Waldman SD. *Atlas of pain management injection techniques*[M]. 2nd ed. Philadelphia: Saundrs, 2007.）

带状的肌肉纤维，但肌筋膜激痛点的病理生理仍不清楚，通常认为激痛点是患部肌肉微创伤的结果。可能是由于单次创伤、反复性的微创伤或主动肌和拮抗肌的慢性功能失调而引起。

除肌肉创伤外，还有多种引起肌筋膜疼痛综合

图中标注：肩胛提肌、冈上肌、冈下肌、激痛点、小圆肌、菱形肌、放射痛

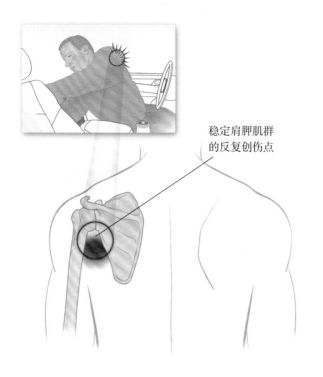

稳定肩胛肌群
的反复创伤点

图 36-2　肩胛肋骨综合征通常被称为"旅行销售员肩膀"（traveling salesman's shoulder），因为该症状经常出现在反复向后伸手至汽车后座去拿取东西的人身上

征的因素。例如业余运动员训练时，在进行不熟悉的剧烈活动后可能会产生肌筋膜疼痛综合征。使用电子计算机或看电视时坐姿不正确也可能是其诱发因素。早期的损伤可能会导致肌肉功能异常，并发展为肌筋膜疼痛综合征。如果患者还并发营养不良或同时存在心理或行为异常（如压力和抑郁），将会增加肌筋膜疼痛综合征的发生风险。涉及肩胛肋骨综合征的肌肉群很容易因压力而引起肌筋膜疼痛综合征（图 36-4）。

　　疼痛合并肌肉僵硬和乏力更易引起相关的功能失调，从而使治疗变得复杂。肌筋膜疼痛综合征可以作为一个独立的疾病出现，也可与其他疼痛疾病并存，包括脊神经根病变以及慢性复杂性区域疼痛综合征。肌肉异常通常合并心理或行为异常（如抑郁），而处理这些心理疾病是治疗计划中的一部分。

症状和体征

　　激痛点是确诊肩胛肋骨综合征的必要条件之一，

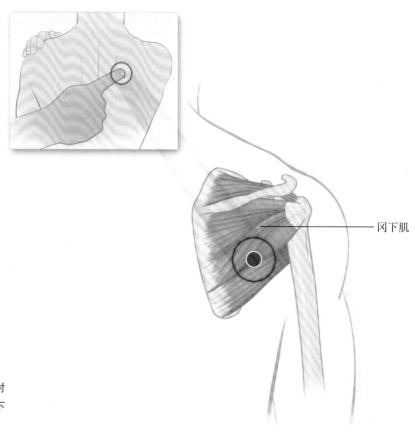

冈下肌

图 36-3　让患者将患侧的手放在对侧肩部的三角肌上可找到位于冈下肌的激痛点

即位于冈下肌的剧烈压痛点。如前所述，暴露冈下肌的最佳方法是让患者将患侧的手放在对侧肩部的三角肌上。其激痛点可能会沿着肩胛内侧缘出现。

通过对激痛点进行触诊或牵引等物理性刺激，将会产生剧烈的局部疼痛和放射痛，也可能产生"跳跃征"，疼痛会穿过冈下肌放射到手背侧区域。

检查

对临床上确认的激痛点进行活检并没有发现一致的组织学特异性改变。组成激痛点的肌肉群曾被形容像"虫蚀状"或"蜡状变性"。也曾有报道部分肩胛肋骨综合征的患者血浆中肌球蛋白含量增加，肩胛肋综合征患者进行电生理检查还发现一些患者的肌张力增加，但均未被再次证实。由于缺乏特定的客观检查，医师必须通过电生理和影像学检查进行相关疾病的鉴别（见鉴别诊断）。

鉴别诊断

肩胛肋骨综合征是通过临床表现确诊，而不是特定的实验室、电生理及影像学检查。如果考虑患者患有肩胛肋骨综合征，医师须进行相关病史询问和查体，加上全面性地寻找激痛点以及确认阳性的"跳跃征"。医师还需鉴别其他疾病，包括原发性肌肉炎症性疾病、多发性硬化以及免疫性疾病（图 36-4）。灵活地运用电生理和影像学检查可以鉴别相关疾病，例如滑囊炎、肌腱炎以及肩袖撕裂。医师还必须确认任何可能掩盖或加重肩胛肋骨综合征或其他病理性过程的心理和行为。

治疗方法

治疗集中在阻断肌筋膜的激痛点，并使患部肌肉长期放松。我们期望以此方法打断疼痛的恶性循环，从而使患者疼痛长期缓解。由于缺乏对治疗作用机制的了解，需要反复试验才能确定治疗方案。肩胛肋骨综合征最初可以通过局麻药或生理盐水在激痛点注射进行保守性治疗。许多肩胛肋骨综合征的患者会伴有潜在的抑郁和焦虑，在治疗计划中应

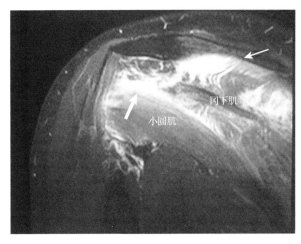

图 36-4　冈下肌肌腱的断裂

MRI T2 加权像上断裂部位显示高信号（白色大箭头），冈下肌的不断收缩的动作会导致翼角的增大（白色小箭头），冈下肌肌腹处出现水肿

(Lunn JV, Castellanos-Rosas J, Tavernier T, et al. A novel lesion of the infraspinatus characterized by musculotendinous disruption, edema, and late fatty infiltration[J]. *J Shoulder Elbow Surg*, 2008, 17(4):546–553.)

该包含抗抑郁治疗。普瑞巴林和加巴喷丁也可以缓解肌筋膜炎相关症状。米那西普兰（一种 5- 羟色胺 - 去甲肾上腺素再摄取抑制剂）也被证明对肌筋膜炎的治疗有效。

此外，可以使用一些辅助疗法治疗颈椎的肌筋膜疼痛。热疗和冷疗通常联合激痛点局部注射、抗抑郁药和物理疗法来缓解疼痛。通过经皮神经刺激或电刺激使受累肌肉放松，也可减轻部分患者的疼痛。运动也可以缓解一些症状以减轻相关疲劳。将微量 A 型肉毒毒素直接注射到激痛点已成功用于对传统治疗无效的患者。

并发症和注意事项

如果非常熟悉临床上相关解剖结构，激痛点注射是非常安全的。操作中要严格遵守无菌原则预防感染。激痛点注射的主要副作用是由针尖所引起的注射部位及其下方组织的损伤。若注射后立即按压注射部位，则可减少瘀血或血肿的形成。避免使用过长的针尖也可减少其下方组织的损伤。当激痛点内注射的部位靠近胸膜腔的时候，要特别小心，以免发生气胸。

临床要点

虽然肩胛肋骨综合征是一种常见的疾病，但是仍经常会被误诊。对于怀疑肩胛肋骨综合征的患者，一定要仔细检查，找出其他隐匿的疾病。肩胛肋骨综合征通常会与各种身体和心理疾病同时存在。

（刘　淼　译　　马艳辉　审校）

原书参考文献

Abrams B, Goodman S. Scapulocostal syndrome. In: Waldman SD, ed. *Pain management.* Philadelphia: W.B. Saunders; 2007:627–632.

Buttagat V, Eungpinichpong W, Chatchawan U, et al. Therapeutic effects of traditional Thai massage on pain, muscle tension and anxiety in patients with scapulocostal syndrome: a randomized single-blinded pilot study. *J Bodyw Mov Ther.* 2012;16(1):57–63.

Buttagat V, Taepa N, Suwannived N, et al. Effects of scapular stabilization exercise on pain related parameters in patients with scapulocostal syndrome: a randomized controlled trial. *J Bodyw Mov Ther.* 2016;20(1):115–122.

Di Tella M, Ghiggia A, Tesio V, et al. Lorys Castelli, Pain experience in Fibromyalgia Syndrome: the role of alexithymia and psychological distress. *J Affect Disord.* 2017;208(15):87–93.

Farré M, Farré A, Fiz J, et al. Cannabis use in fibromyalgia. In: Preedy VR, ed. *Handbook of cannabis and related pathologies.* San Diego: Academic Press; 2017:e158–e167.

Fernández de las Peñas C, Ge H-Y, Dommerholt J. Manual treatment of myofascial trigger points. In: Fernández de las Peñas C, Cleland J, Huijbregts P, eds. *Neck and arm pain syndromes.* Edinburgh: Churchill Livingstone; 2011:419–429.

第5章　肘关节的疼痛综合征 (Elbow Pain Syndromes)

第 37 节

肘关节炎性痛
（Arthritis Pain of the Elbow）

ICD-10 CODE **M19.90**

临床综合征

　　由退行性关节炎所引起的肘部疼痛在临床上非常常见。骨性关节炎是导致肘部关节炎性疼痛的常见原因。肌腱炎和滑囊炎可能与关节炎同时存在，使得诊断变得困难。鹰嘴滑囊位于肘关节的后方，关节的直接创伤或过度使用可引起鹰嘴滑囊肿胀。附着在肱二头肌和桡骨头之间，以及在肘前区和肘区的滑囊易形成滑囊炎。

　　除了疼痛，肘关节炎患者通常会逐渐出现功能障碍。由于肘部活动范围减少，导致简单的日常活动（如使用电子计算机键盘、手持咖啡杯或转动门把）变得困难（图 37-1）。随着肘部的持续性失用，

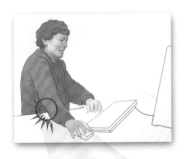

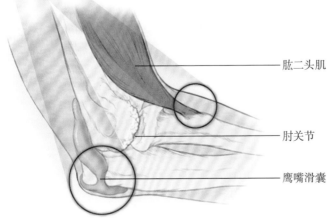

肱二头肌

肘关节

鹰嘴滑囊

图 37-1　在日常生活中，肘关节可引起疼痛和功能障碍

可能发生肌肉萎缩，进而发展为粘连性的关节囊炎和关节僵硬。

症状和体征

由骨性关节炎或者创伤后关节炎引起肘部疼痛的大部分患者会主诉疼痛位于肘部和前臂周围。活动会加重疼痛，而休息和热敷在一定程度上可缓解疼痛。疼痛的特点是持续性酸痛，并可影响睡眠。部分患者主诉肘关节活动时会感觉到弹响，查体时可能出现捻发音。

检查

对于所有主诉肘部疼痛的患者，均应行 X 线检查。根据患者的临床表现，可能需要进行其他检查，包括血常规、红细胞沉降率和抗核抗体检查。CT 可能有助于鉴别骨骼异常（图 37-2）。如果怀疑关节不稳、神经卡压、肿瘤或软组织异常，需进行肘部 MRI 和（或）超声检查（图 37-3）。

鉴别诊断

类风湿关节炎、创伤后关节炎和银屑病性关节炎是肘部疼痛的常见原因，不常见原因包括结缔组织疾病、感染和莱姆病。急性感染性关节炎经常伴随显著的全身症状（包括发热和乏力），且容易诊断，应进行细菌培养并使用抗菌药物治疗而非注射疗法。结缔组织疾病一般表现类似于多发性关节病变，而非局限于肘部的单个关节病变；但对继发于结缔组织疾病的肘部疼痛，应用关节内注射技术疗效显著。

治疗方法

肘部骨性关节炎相关的疼痛和功能障碍早期治疗方法包括：非甾体抗炎药、COX-2 抑制剂和物理疗法。局部热敷与冷敷亦可能有效。对上述治疗方法无效的患者，可选择关节内注射局麻药和激素。

进行肘部关节内注射时，患者取平卧位，手臂完全内收至患者身旁，肘部屈曲，将手背放松地放在一条对折的方巾上。抽取 5ml 局麻药和 40mg 甲泼尼龙至 12ml 无菌注射器内。皮肤消毒范围包括关节的后外侧方及桡骨头。桡骨头上方有一切迹，为桡骨头和肱骨之间的间隙。严格遵守无菌原则，使用长约 2.5cm 的 25G 穿刺针在桡骨头正上方进针，经过皮肤和皮下组织，然后穿过关节囊进入关节腔。如果碰到骨头，则需要把针尖后退到皮下组织，然

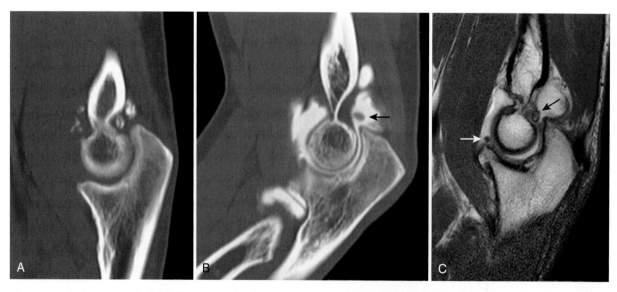

图 37-2　A 为肱骨远端后鹰嘴窝和前冠状窝矢状位 CT 扫描显示均有不被 X 线穿透的游离体；B 为另一位患者关节矢状位 CT 造影显示有不被 X 线穿透的软骨游离体（黑色箭头），普通 CT 扫描不可见；C 为第三例患者矢状位 MRI T1 加权像显示后方为骨性游离体（黑色箭头），前方为软骨游离体（白色箭头），并可见骨关节炎的改变

(Waldman SD, Campbell RSD. *Imaging of pain*[M]. Philadelphia: Elsevier; 2011.)

后稍微朝上重新进针。进入关节腔后，缓慢注入药物。注射时几乎没有阻力，如果感受到阻力，则针尖可能在韧带或肌腱内，此时应继续稍微向前进针至关节腔内，直到注射时没有明显阻力。注射后将针尖拔出，并在注射处加压包扎和冷敷。最新临床经验表明，关节腔内注射富血小板血浆可能改善肘关节病变的预后。对于解剖标志难以识别的患者，超声引导可以提高穿刺点选择的准确性（图 37-4）。

物理疗法应在注射治疗后数日内进行，物理疗法包括局部热敷和正常关节活动范围内柔和的运动锻炼。应该避免剧烈运动，否则将会使症状加重。

并发症和注意事项

如果熟悉临床相关解剖结构，此注射技术非常安全。要严格遵守无菌原则预防感染。肘关节腔内注射主要并发症是感染，若严格遵守无菌原则，感染发生率极低。若注射后立即按压注射部位，可减少瘀血或血肿的形成。尺神经在肘部极易受到损伤，

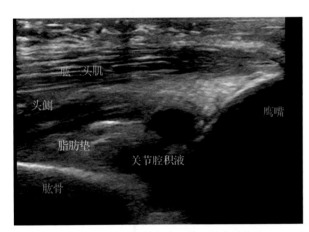

图 37-3　肘关节长轴超声图像示关节腔积液

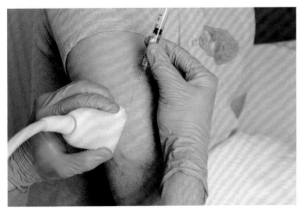

图 37-4　超声引导下准确地进针进行肘关节腔内注射

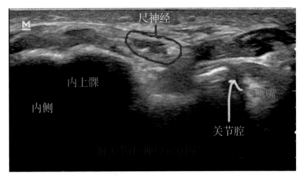

图 37-5　肘关节后部横断面超声图像显示尺神经与内上髁、关节腔、鹰嘴的毗邻关系

因此在进行关节腔内注射时必须小心，超声引导有助于避免该并发症的发生（图 37-5）。约 25% 的患者在肘关节腔内注射后会出现短暂的疼痛加重，应提前告知患者。

临床要点

肘部疼痛和功能障碍通常由退化性关节炎引起，并发的滑囊炎和肌腱炎亦可能造成肘部疼痛，从而混淆了诊断。普通的镇痛药和非甾体抗炎药或 COX-2 抑制剂可以与关节腔内注射技术同时使用。

（樊 珍 译　马艳辉　审校）

原书参考文献

Chung KC, Lark ME. Upper extremity injuries in tennis players: diagnosis, treatment, and management. *Hand Clin.* 2017;33(1):175–186.

Daruwalla JH, Daly CA, Seiler JG III. Medial elbow injuries in the throwing athlete. *Hand Clin.* 2017;33(1):47–62.

Waldman SD. Abnormalities of the Posterior Elbow Joint In: *Waldman's comprehensive atlas of diagnostic ultrasound of painful conditions.* Philadelphia: Wolters Kluwer; 2016:259-268.

Waldman SD. Functional anatomy of the elbow joint. In: *Pain review.* 2nd ed. Philadelphia: Elsevier; 2017:98–99.

Waldman SD. Intra-articular injection of the elbow joint. In: *Atlas of pain management injection techniques.* 4th ed. Philadelphia: Elsevier; 2017:168–171.

Waldman SD, Campbell RSD. Anatomy: special imaging considerations of the elbow. In: *Imaging of pain.* Philadelphia: Saunders; 2011:259–260.

第 38 节

网球肘

(Tennis Elbow)

ICD-10 CODE M77.10

临床综合征

网球肘（即肱骨外上髁炎）是由于上臂的伸肌肌腱反复发生微创伤所引起。网球肘的病理生理最初是由于桡侧腕伸肌和尺侧腕伸肌起始处的轻微撕脱伤所引起，进而持续性过度使用或不当使用前臂伸肌，导致继发性炎症变为慢性炎症。并发的滑囊炎、关节炎或痛风可能会使网球肘的疼痛和功能障碍持续存在。

网球肘的疼痛部位常见于桡侧腕伸肌的短肌的伸肌腱在外上髁的关节附着处，较少见于桡侧腕伸肌的长肌在髁上脊的附着处，而疼痛位于桡侧腕伸肌短肌覆盖桡骨头的位置临床罕见。鹰嘴滑囊位于肘关节的后方，对关节的直接创伤或过度使用会引起鹰嘴滑囊炎，容易形成滑囊炎的其他滑囊位于肱二头肌桡骨头之间的附着处，以及肘前区和肘区。

网球肘常发生于从事反复运动的人身上，如反复抓握东西（如挥手）或高扭力的腕部转动（如挖冰淇淋球）（图 38-1）。网球运动员形成网球肘有两

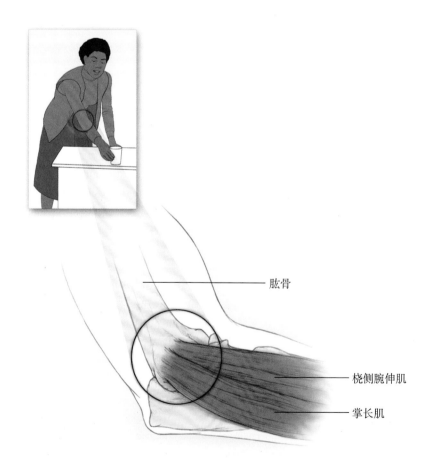

肱骨

桡侧腕伸肌

掌长肌

图 38-1 网球肘的疼痛点位于外上髁

种原因：①使用一支太重的网球拍而增加抓握的力量；②以肩部和肘部进行先行引导，然后反手击球，而不是让肩部和肘部与球网保持平行，球拍类运动的运动员也容易形成网球肘。

症状和体征

网球肘的疼痛位于肱骨外上髁，疼痛是持续性的，主动缩紧腕部会使其加重。患者常无法握住咖啡杯或使用铁锤，睡眠障碍也很常见。查体可在肱骨外上髁或其正下方沿着伸肌肌腱处有压痛。许多网球肘患者在患部的伸肌肌腱内出现带状增厚。肘部活动范围正常，但患侧的握力减弱。网球肘患者表现为网球肘试验阳性，即固定患者的前臂，让患者握紧拳头并主动伸展腕部，然后检查者试着用力将患者的腕部屈曲（图 38-2），若此时患者突然出现剧烈疼痛，则高度怀疑网球肘。

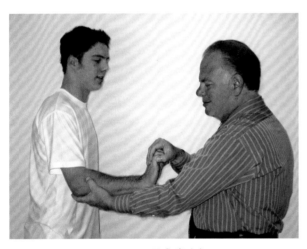

图 38-2　网球肘测试

（Waldman SD. *Physical diagnosisof pain: an atlas of signs and symptoms*[M]. Philadelphia: Saunders, 2006: 138.）

检查

肌电图有助于将神经根型颈椎病、桡管综合征与网球肘区分。对于所有表现为肘部疼痛的患者都应该进行 X 线检查，以便排除关节内游动体和隐匿性骨性疾病。超声成像将有助于量化肌腱病变的程度，并确定患者疼痛症状的潜在原因（图 38-3）。根据临床表现，可能需要其他检查，包括血常规、血尿酸浓度、红细胞沉降率和抗核抗体检查。如果怀

疑有关节不稳及持续存在网球肘症状，就需要进行肘部 MRI（图 38-4）。后面讲述的注射技术可以作为诊断及治疗方法（图 38-5）。

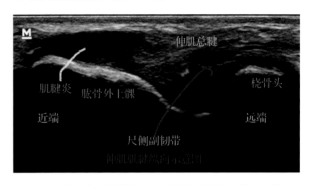

图 38-3　纵向超声图像显示典型的网球肘患者伸肌腱鞘炎

鉴别诊断

桡管综合征和部分 $C_{6 \sim 7}$ 神经根病变与网球肘的症状相似。桡管综合征是由于桡神经嵌顿在肘部之下所引起。在桡管综合征中，触诊时主要压痛点位于远离肱骨外上髁的桡神经处，而网球肘主要压痛点位于肱骨外上髁。

治疗方法

网球肘相关的疼痛和功能障碍的初步治疗方法包括：非甾体抗炎药、COX-2 抑制剂和物理疗法。局部热敷与冷敷也可能会有效果。应避免任何可能加剧患者症状的重复运动。对这些治疗方法无效的患者，可合理选择行关节内注射局麻药和激素。进行网球肘注射时，患者取平卧位，手臂完全内收至患者身旁，肘部屈曲，将手背放松地放在一条对折的小巾上。抽取 1ml 的局麻药和 40mg 甲泼尼龙至5ml 无菌注射器内。确认肘关节后外侧及肱骨外上髁，垂直于外上髁进针，严格遵守无菌原则，使用长约 2.5cm 的 25G 穿刺针小心地把针尖穿过皮肤到达覆盖患部肌腱的皮下组织（图 38-5）。如果碰到骨头，则需要把针尖后退到皮下组织处。注射时几乎没有阻力，如果感受到阻力，则针尖可能在肌腱内，此时应继续稍微向前进针至关节间隙内，直到注射时没有明显阻力。注射之后将针尖拔出，并在注射处加压包扎和冷敷。近期的临床经验表明，注射 A型肉毒杆菌毒素和富血小板血浆和（或）干细胞可

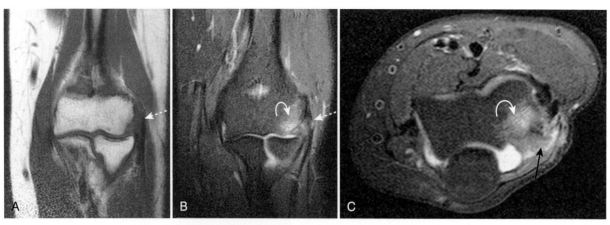

图 38-4　网球肘患者的冠状 PD（A）和 FST2W（B）磁共振（MRI）图像

伸肌肌腱（白色虚线箭头）内可见组织增厚和增加的 SI 并伴随深方骨髓水肿（弯曲箭头）；C 为在轴向 FST2W MR 图像上也可见骨髓（弯曲箭头），而伸肌腱后方的软组织增厚和 SI 增加可能反映了相关的软组织损伤（黑色箭头）；PD，质子密度；FST2W，快旋 T2 加权；SI，信号强度

(Waldman SD, Campbell RSD. *Imaging of pain*[M]. Philadelphia: Elsevier; 2011.)

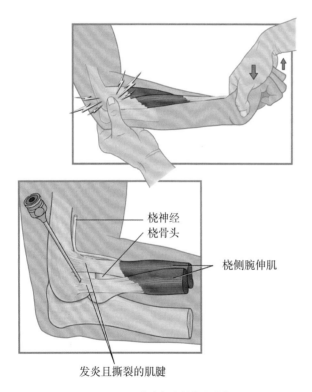

图 38-4　网球肘内注射的准确部位

（Waldman SD. *Atlas of pain management injection techniques* [M]. Philadelphia: Saunders, 2000.）

以缓解网球的症状并促进愈合。对于解剖标志难以识别的患者，超声引导可以提高穿刺点选择的准确性（图 38-6）。

物理疗法应该在注射治疗后数日内进行，物理

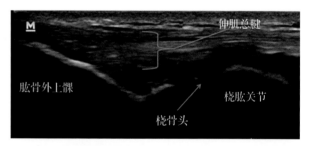

图 38-6　纵向超声图像显示外上髁呈缓坡状，呈河流状的伸肌腱插入外上髁，桡骨头呈山丘状

疗法包括局部热敷和进行正常关节活动范围内适度的运动锻炼。将一条肌内效贴布（肌效贴）放置于伸肌肌腱周围可能也有助于缓解症状。应该避免剧烈运动，否则将会使症状加重。

并发症和注意事项

大多数网球肘的并发症为发炎的肌腱断裂，可能主要是因为反复的创伤，或者是对肌腱直接注射造成的。为了防止发炎及已经受到伤害的肌腱断裂，在注射之前应该确认针尖的位置是在肌腱之外。注射的另一个并发症是感染。严格遵守无菌原则将会极少发生。如果熟悉临床上相关的解剖结构（特别是尺神经在肘部容易受到损伤），则注射技术是安全的。约 25% 的患者在注射后会有短暂的疼痛增加，这种情况必须提前告知患者。

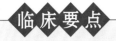

Chung KC, Lark ME. Upper extremity injuries in tennis players: diagnosis, treatment, and management. *Hand Clin.* 2017;33(1):175–186.

Palacio EP, Schiavetti RR, Kanematsu M, et al. Effects of platelet-rich plasma on lateral epicondylitis of the elbow: prospective randomized controlled trial. *Rev Bras Ortop.* 2016;51(1):90–95.

Waldman SD. Lateral epicondyle injection. In: *Atlas of pain management injection techniques.* 4th ed. Philadelphia: Elsevier; 2017:189–193.

Waldman SD. Tennis elbow. In: *Pain review.* 2nd ed. Philadelphia: Elsevier; 2017:250–251.

Waldman SD. Tennis elbow and other abnormalities of the elbow. In: *Waldman's comprehensive atlas of diagnostic ultrasound of painful conditions.* Philadelphia: Wolters Kluwer; 2016:216–225.

Waldman SD, Campbell RSD. Tennis elbow. In: *Imaging of pain.* Philadelphia: Saunders; 2011:261–262.

临床要点

　　注射技术对于治疗网球肘疼痛是非常有效的，并发的滑囊炎和肌腱炎可能会造成肘部疼痛，需要额外以局麻药联合激素进行局部注射来治疗。注射完毕，可合并使用镇痛药和非甾体抗炎药物。神经根型颈椎病和桡管综合征易与网球肘混淆，需要进行鉴别。

（樊　珍　译　　马艳辉　审校）

原书参考文献

Bisset LM, Vicenzino B. Physiotherapy management of lateral epicondylalgia. *J Physiother.* 2015;61(4):174–181.

第 39 节

高尔夫球肘
(Golfer's Elbow)

ICD-10 CODE **M77.00**

临床综合征

高尔夫球肘（即肱骨内上髁炎）是由于前臂的屈肌肌腱受到反复性微创伤而引起的，类似于网球肘。高尔夫球肘的病理生理最初是由位于旋前圆肌、桡侧腕屈肌、尺侧腕屈肌和掌长肌的起源处发生微撕脱所引起（图 39-1），进而持续性过度或不当使用前臂的屈肌，使继发性的炎症变为慢性炎症。高尔夫球肘的疼痛最常见于桡侧腕屈肌、尺侧腕屈肌和旋前圆肌的肱骨头端的屈肌肌腱，附着于肱骨内上髁，较少见于鹰嘴内侧的尺侧腕屈肌的尺骨头端。并发的滑囊炎、关节炎或痛风可能会使网球肘的疼痛和功能障碍持续存在。

高尔夫球肘容易发生在经常进行反复屈曲活动的人身上（如投掷棒球或橄榄球、携带过重的公文包以及打高尔夫球）。这些活动的共同之处是反复屈曲腕部及因过度的力量或突然停止的动作而使屈肌肌腱产生张力。有趣的是，很多造成网球肘的运动也会造成高尔夫球肘。

症状和体征

高尔夫球肘的疼痛位于肱骨内上髁部位（图 39-

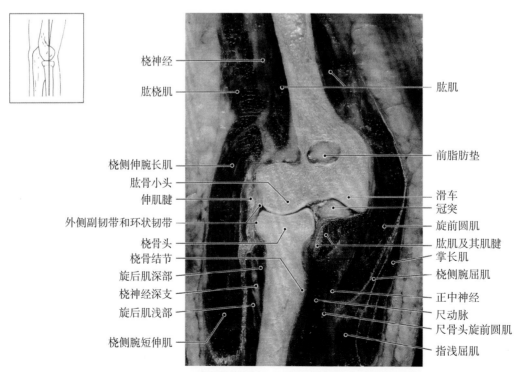

桡神经
肱桡肌
桡侧伸腕长肌
肱骨小头
伸肌腱
外侧副韧带和环状韧带
桡骨头
桡骨结节
旋后肌深部
桡神经深支
旋后肌浅部
桡侧腕短伸肌

肱肌
前脂肪垫
滑车
冠突
旋前圆肌
肱肌及其肌腱
掌长肌
桡侧腕屈肌
正中神经
尺动脉
尺骨头旋前圆肌
指浅屈肌

图 39-1　旋前圆肌、桡侧腕屈肌、尺侧腕屈肌、掌长肌在内上髁的附着部位

（Kang HS, Ahn JM, Resnick D. *MRI of the extremities: an anatomicatlas*[M]. 2nd ed. Philadelphia: Saunders, 2002: 89.）

2)。疼痛为持续性，且主动缩紧腕部会使其加重。患者发现他们无法握住咖啡杯或使用铁锤，且经常失眠。查体可发现在肱骨内上髁或其正下方沿着屈肌肌腱有压痛。许多高尔夫球肘患者的屈肌肌腱内出现带状的增厚。肘部的活动范围正常，但患侧的握力减弱，且高尔夫球肘试验阳性，即固定患者的前臂，让患者握紧拳头并主动屈曲腕部，然后检查者试着用力将患者的腕部伸展（图 39-3）。若此时突然出现剧烈疼痛，则要高度怀疑高尔夫球肘。

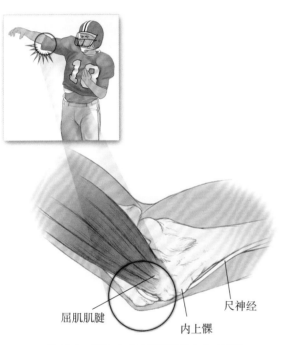

图 39-2   高尔夫球肘疼痛部位在内上髁处

屈肌肌腱   尺神经   内上髁

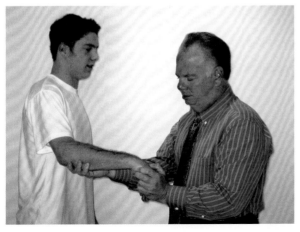

图 39-3   高尔夫球肘测试

（Waldman SD. *Physicaldiagnosis of pain: an atlas of signs and symptoms*[M]. Philadelphia: Saunders, 2006: 140.）

检查

对于所有表现为肘部疼痛的患者都应行 X 线检查，以便排除关节内游动体和隐匿性骨性疾病。根据临床表现，可能需要进行血常规、血尿酸浓度、红细胞沉降率和抗核抗体检查。超声成像有助于评估肌腱病变的程度，并确定患者疼痛症状的潜在原因（图 39-4）。如果怀疑有关节不稳或高尔夫球肘症状持续存在，就需要进行肘部 MRI 检查（图 39-5）。肌电图（EMG）有助于诊断肘部的嵌顿性神经病变及鉴别高尔夫球肘与神经根型颈椎病。下述的注射技术可以作为诊断和治疗的方法。

鉴别诊断

少数情况下，$C_{6\sim7}$ 神经根病变会与高尔夫球肘的症状相似，但神经根型颈椎病的患者除了肘部以下的症状外，经常会有颈部疼痛和上肢近端的疼痛。如前所述，肌电图可以将两者区分。滑囊炎、关节炎或痛风也易与高尔夫球肘相混淆。鹰嘴滑囊位于肘关节的后方，可能因为对关节的直接创伤或过度使用而引发炎症。易于形成滑囊炎的其他滑囊位于肱二头肌和桡骨头端之间的附着处，以及肘前区和肘区。

治疗方法

高尔夫球肘相关的疼痛和功能障碍的初期治疗方法包括：非甾体抗炎药、COX-2 抑制剂和物理疗法。局部热敷与冷敷也可能会有效果。应避免任何可能加重患者症状的重复运动。上述方法无效患者，可合理选择关节内注射局麻药和糖皮质激素。

行高尔夫球肘注射治疗时，患者取平卧位，手臂完全内收至患者身旁，而肘部完全伸展，将手背放松地放在一条对折的方巾上。常规消毒肘部区域，严格遵守无菌原则，抽取 1ml 的局麻药和 40mg 甲泼尼龙至 5ml 无菌注射器内。确定肱骨内上髁的位置后，使用长约 2.5cm 的 25G 穿刺针垂直肱骨内上髁进针，小心进针，穿过皮肤到达覆盖患部肌腱的皮下组织。如果触碰到骨头，则需要将针尖后退到皮下组织处重新进针。然后缓慢注入药物，注射时几乎没有阻力，如果感受到阻力，则针尖可能在肌

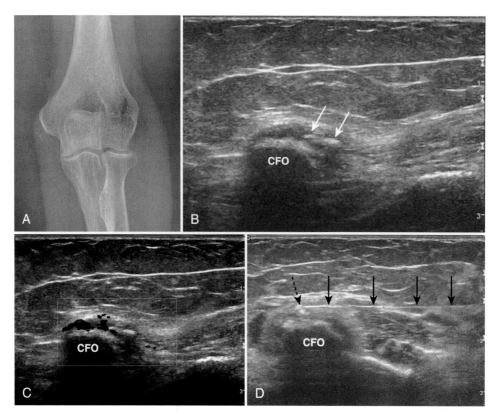

图 39-4　A 为一位患有高尔夫球肘的中年妇女的 X 线平片显示在靠近内上髁的屈肌附着点处有一小块钙化区；B、C 为超声图像显示回声较差的肌腱、小的钙化回声灶（白色箭头）和新生血管，多普勒显像显示的血流增加（C）与肌腱病变一致；D 为超声引导下注射和针刺疗法显示穿刺针（黑色箭头）及其与钙化区相邻的针尖（黑色虚线箭头）；CFO：屈肌附着点

(Waldman SD, Campbell RSD. *Imaging of pain*[M]. Philadelphia: Saunders; 2011.)

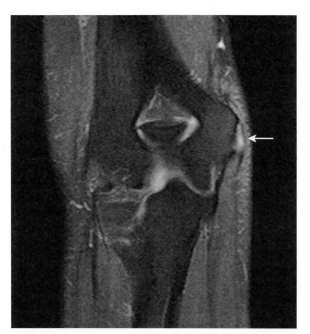

图 39-5　内上髁炎冠状位 MRI T2 加权像显示在屈肌旋前肌区域（箭头）信号强度病理性增加

(Van Hofwegen C, Baker CL III, Baker CL Jr. Epicondy-litis in the athlete's elbow[J]. *Clin Sports Med*. 2010;29(4):577–597.)

腱内，此时应将针尖稍微后退，直到注射可以顺利进行而没有明显阻力。注射之后将针尖拔出，并在注射处加压包扎和冷敷。最近的临床经验表明，注射 A 型肉毒杆菌毒素和富血小板血浆和（或）干细胞可以缓解网球的症状并促进愈合。对于解剖标志难以识别的患者，超声引导可以提高穿刺点选择的准确性（图 39-6）。

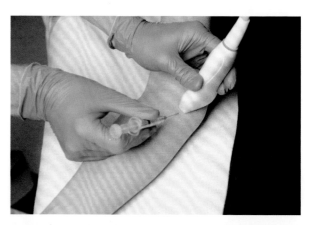

图 39-6　超声引导下高尔夫球肘注射时针头的正确位置

物理疗法应该在注射治疗后数日内进行，包括局部热疗和活动范围内柔和的运动锻炼。将一条肌效贴用于伸肌肌腱周围可能也有助于缓解症状。应该避免剧烈运动，否则将会使症状加重。

并发症和注意事项

与这种注射技术相关的主要并发症与发炎和先前存在肌腱受损有关，如果直接注射，肌腱可能会断裂。所以在注射前应该确认针尖的位置应在肌腱之外。另一个并发症是感染，严格遵守无菌原则将极少发生。如果对临床上相关的解剖结构多加注意（特别是尺神经在肘部容易受损），则注射技术是安全的。约25%的患者在注射后会有短暂的疼痛加重，这种情况必须提前告知患者。

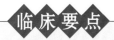

临床要点

注射技术治疗高尔夫球肘疼痛非常有效，并发的滑囊炎和肌腱炎可能会造成肘部疼痛，需要额外应用局麻药加激素进行局部注射治疗。注射完毕，可联合使用镇痛药和非甾体抗炎药物。神经根型颈椎病易与高尔夫球肘混淆，需进行鉴别。

（樊珍　译　　马艳辉　审校）

原书参考文献

McMurtrie A, Watts AC. Tennis elbow and golfer's elbow. *Orthop Trauma.* 2012;26(5):337–344.

Pitzer ME, Seidenberg PH, Bader DA. Elbow tendinopathy. *Med Clin North Am.* 2014;98(4):833–849.

Vinod AV, Ross G. An effective approach to diagnosis and surgical repair of refractory medial epicondylitis. *J Shoulder Elbow Surg.* 2015;24(8):1172–1177.

Waldman SD. Golfer's elbow. In: *Pain review.* 2nd ed. Philadelphia: Elsevier; 2017:251–252.

Waldman SD. Golfer's Elbow and other abnormalities of the medial elbow. In: *Waldman's comprehensive atlas of diagnostic Ultrasound of Painful Conditions.* Philadelphia: Wolters Kluwer; 2016:295–303.

Waldman SD. Medial epicondyle injection for golfer's elbow. In: *Atlas of pain management injection techniques.* 4th ed. Philadelphia: Elsevier; 2017:198–202.

Waldman SD, Campbell RSD. Golfer's elbow. In: *Imaging of pain.* Philadelphia: Saunders; 2011:263–264.

第40节

远端肱二头肌肌腱断裂
(Distal Biceps Tendon Tear)

ICD-10 CODE **S53.499A**

临床综合征

远端肱二头肌肌腱断裂的发生率要低于肱二头肌长头肌腱断裂。据报道，肱二头肌长头肌腱近端断裂的发生率占肱二头肌肌腱断裂的97%以上，而肱二头肌远端肌腱断裂的发生率不到3%。好发年龄为40～60岁，远端肱二头肌肌腱的断裂常因急性创伤所导致，这种急性创伤常常继发于一种作用于肌腱的偏心力。例如，经常使用沉重的割草机，经常练习网球的发球，举重或经常过度练习高尔夫球的发球动作（图40-1）。肘部屈伸力量的下降也会导致远端肱二头肌肌腱的断裂，该病在滥用促蛋白

合成糖皮质激素的运动员身上也会发生。

肱二头肌近端与远端的肌腱与肩部、肘部的功能密切相关，并且容易受伤。如果伤害过大，肱二头肌远端的肌腱会断裂，从而造成肘窝明显的凹陷及上肢末段屈伸功能的无力（图40-2）。

症状及体征

在大多数患者中，远端肱二头肌肌腱断裂的疼痛发病很急，并且疼痛剧烈，可以听见断裂的响声。疼痛剧烈且持续时间长并局限于肘窝附近。远端肱二头肌肌腱完全断裂的患者会出现上肢末段屈伸功能的障碍。并且在肱二头肌远端肌腱完全断裂的患者中会看见肘窝明显的凹陷（图40-2）。

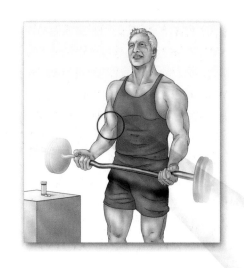

远端肱二头肌肌腱撕裂 ——

图40-1　在肱二头肌远端肌腱断裂的患者表现出受累部位屈曲和转动的无力

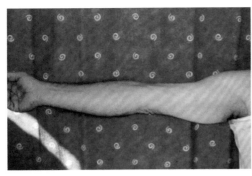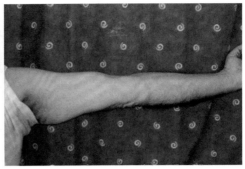

图 40-2　一位 49 岁的男性患者右侧远端肱二头肌肌腱完全断裂未经手术治疗，2 年后在右侧远端臂上可见一个明显的远端肱二头肌肌腱的缺损

（Hetsroni I, Pilz-Burstein R, Nyska M,et al. Avulsion of the distal biceps brachii tendon in middle-aged population: is surgical repair advisable? A comparative study of 22 patients treated with either nonoperative management or early anatomical repair[J]. *Injury*, 2008, 39(7):753–760.）

检查

所有肘部疼痛的患者均应行 X 线平片检查。基于患者的临床表现，可以做一些其他检查，包括血常规、红细胞沉降率和抗核抗体检查。超声成像将有助于量化肌腱病变的程度，并确定患者疼痛症状的潜在原因（图 40-3）。如果怀疑有远端肱二头肌肌腱的病变、部分或完全断裂可以进一步行肘部的 MRI 检查（图 40-4）。

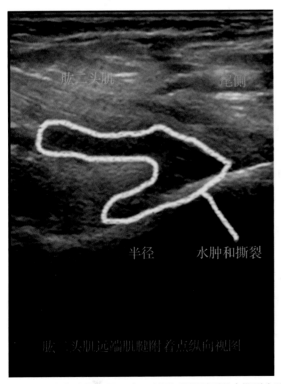

图 40-3　纵向超声图像显示肱二头肌远端肌腱附着点撕裂水肿

鉴别诊断

肱二头肌远端肌腱的断裂在临床比较容易诊断。然而，因过度使用或误用肘部所导致的滑囊炎及肌腱炎有时会混淆诊断。在一些临床情况中，需要考虑肘部原发或继发肿瘤的可能性。肘部或前臂的神经卡压也会使诊断变得困难。

治疗

肱二头肌远端肌腱断裂造成的疼痛及功能失调的初期治疗包括非甾体抗炎药或 COX-2 抑制剂联合物理疗法。局部冷敷和热敷也会使症状得到缓解。对于上述治疗方法无效并且疼痛局限于远端肱二头肌肌腱的患者可以选择注射局麻药及激素。

远端肱二头肌肌腱注射时，患者应取坐位并且使肘部屈曲至 90°。固定好之后，在肘窝的肱二头肌远端肌腱会被触及。操作时应使用无菌标记法标记好远端肌腱处及凹陷处，充分消毒肘窝附近皮肤。在注射器中注入 1ml 0.25% 丁哌卡因及 40mg 甲泼尼龙，注射时严格遵循无菌原则。找到之前标记好的注射点，并用手指压住远端肱二头肌肌腱或肘窝凹陷处。使用长约 2.5cm 的 25G 穿刺针在标记点缓慢进针，突破皮肤及皮下组织，直到触及肱二头肌远端肌腱或进入肘窝凹陷处。随后在肌腱处退针 1 ~ 2mm，缓慢注射注射器内容物。注射时会感到轻微的阻力。如果没有感到阻力，说明肌腱已经断裂。如果感觉阻力强烈，说明针头很可能进入了肌

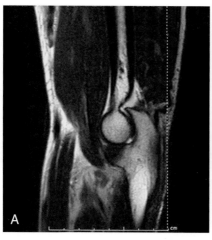
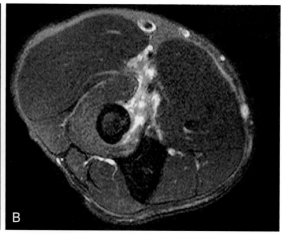

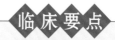
图40-4　远端肱二头肌肌腱撕裂的T2加权成像

A为回缩的肌腱残端矢状位图像；B为在轴位图像上可见桡骨近端肱二头肌粗隆附着部位周围有明显的出血（DeLee JC, Drez DD, Miller M. *Orthopaedic sports medicine: principles and practice*[M]. 3rd ed.Philadelphia: Saunders, 2010: 1169.）

腱，需要再次退针或进针直到注射时没有感到强烈的阻力。随后拔针，予注射点无菌敷料及冰敷覆盖。近期的临床经验表明，注射A型肉毒杆菌毒素和富血小板血浆和（或）干细胞可以缓解症状及促进远端肱二头肌肌腱的愈合。对于解剖标志难以识别的患者，超声引导可以提高穿刺点选择的准确性。

物理疗法应该在注射治疗后数日内进行，包括局部热疗和活动范围内柔和的运动锻炼。要避免剧烈活动，因为会加重患者的症状。如果患者肘部功能严重下降或凹陷明显且影响美观，患者也可以选择外科干预来修复肌腱。

并发症和注意事项

如果对于相关临床解剖掌握充分，这种注射疗法是很安全的。要充分消毒以防止感染，要做到综合预防，使感染的概率降到最低。注射后及时在注射点进行加压包扎会降低术后瘀血及血肿的发生率。这种注射疗法最主要的并发症就是感染，如果严格遵循无菌原则，感染发生率很低。对于远端肱二头肌肌腱注射的创伤也需要考虑。如果直接注射会导致肌腱发炎或造成伤害从而使肌腱断裂。如果术者操作轻柔，且在术中感到明显阻力时停止直接注射，就能避免上述并发症的发生。大约有25%的患者诉术后有短暂的疼痛加剧，需要充分告知这种可能性。

临床要点

远端肱二头肌肌腱断裂的发生率要低于肱二头肌长头肌腱断裂，尽管导致肌腱两端断裂的力量是相似的。注射技术对于治疗肱二头肌肌腱断裂疼痛非常有效。并发存在的滑囊炎和关节炎可能导致关节疼痛，因此需要额外局部注射更多的局麻药和甲泼尼龙。简单的镇痛药、非甾体抗炎药物或COX-2抑制剂可以与注射技术同时使用。

（樊　珍　译　马艳辉　审校）

原书参考文献

Bhatia DN, Kandhari V, DasGupta B. Cadaveric study of insertional anatomy of distal biceps tendon and its relationship to the dynamic proximal radioulnar space. *J Hand Surg Am.* 2017;42(1):e15–e23.

Stoll LE, Huang JI. Surgical treatment of distal biceps ruptures. *Orthop Clin North Am.* 2016;47(1):189–205.

Thomas JR, Lawton JN. Biceps and triceps ruptures in athletes. *Hand Clin.* 2017;33(1):35–46.

Waldman SD, Campbell RSD. Anatomy: special considerations of the elbow. *Imaging of Pain.* Philadelphia: Saunders; 2011:263–254.

Waldman SD. Disorders of the distal biceps tendon and bicipitoradial bursitis. In: *Waldman's comprehensive atlas of diagnostic ultrasound of painful conditions.* Philadelphia: Wolters Kluwer; 2016:304–315.

第 41 节

投掷肘

（Thrower's Elbow）

ICD-10 CODE **M24.829**

临床症状

投掷肘是由于重复做投掷动作引起的肘部中外侧持续微创伤，这种反复的微创伤会使肘部过度外翻。投掷肘的病理基础继发于做投掷动作时产生的损伤，这种损伤包括在肘中部结构的外翻压力及肘外部结构的压力。内上髁、内侧副韧带、内上髁隆起易遭受这种重复的压力，且持续的伤害通常会超过运动员的自我修复能力（图 39-1）。当上述症状发生时，通常会产生急性的、局限的肘中部疼痛，伴有投掷的距离及准确性下降。

投掷肘是由症状来命名的，而非一种单一的病理变化，由反复的肘部微创伤引起。这些症状包括内上髁炎（高尔夫球肘）、进行性内上髁畸形（内上髁骨突炎）、内上髁粉碎、内上髁骨骺应力性骨折、内上髁撕脱性骨折。另外，肱骨小头骨软骨病、肱骨小头剥脱性骨软骨炎、桡骨头骨软骨炎、尺骨肥大、鹰嘴窝骨突炎、肱三头肌肌腱炎、尺侧副韧带轻微不稳定等这些症状群都会随着上述病理变化单发或并发。不常见的症状包括尺神经卡压及半脱位（表 41-1）。

症状及体征

投掷肘的疼痛局限于内上髁区域，是一种类似于高尔夫球肘的疼痛（图 41-1）。患者通常诉无法手持咖啡杯或使用锤子，检查者会感觉患者持握能力的下降。睡眠障碍也是比较常见的症状。

其他症状是在检查时发现的一些特异性病理变化所引起的。投掷肘患者会感到尺侧副韧带及

表 41-1　投掷肘的病理类型
• 内上髁炎（高尔夫球肘）
• 内上髁骨突炎
• 内上髁粉碎
• 内上髁骨骺应力性骨折
• 内上髁撕脱性骨折
• 肱骨小头骨软骨病
• 肱骨小头剥脱性骨软骨炎
• 桡骨头骨软骨炎
• 尺骨肥大
• 鹰嘴窝骨突炎
• 肱三头肌肌腱炎
• 尺侧副韧带复合体轻度不稳定

肌群的不稳，这种症状是由反复拉伸损伤引起的，同时也会造成肘部不能完全伸展。肱桡关节受压会使患者的疼痛感加剧，可作为肱桡关节压痛试验阳性，试验时使患者前臂充分伸展后向后拉伸（图 41-2）。

体格检查时会发现屈肌肌腱的局部压痛位于内上髁的下方。如果患者感到肘部的急性疼痛，说明肿胀及瘀斑已形成。男性肘部外翻超过 11°，女性超过 13° 的时候需要警惕，此时可能出现屈曲挛缩，导致全肘伸展功能的丧失（图 41-3）。在从事高强度运动的运动员中，这种活动范围的异常会导致适应性的改变，并且不是造成患者疼痛的唯一因素。尺侧副韧带触诊时会有压痛或完全断裂（图 41-4A）。对于那些怀疑有投掷肘并伴外翻畸形的患者，最适合的试验就是 Veltri 挤奶试验，使患者的手臂充分竖直且抓紧投掷者的拇指（肩关节呈 90° 外翻，肘关节呈 90° 屈曲）然后使患者手指向下拉伸从而产生一种外翻的力量（图 41-4B）。如果患者产生疼痛的感觉说明试验阳性。

在 5 个步骤的投掷过程中，如果患者能明确疼

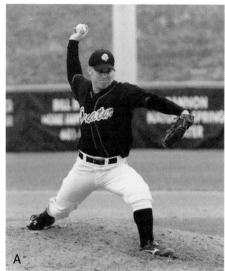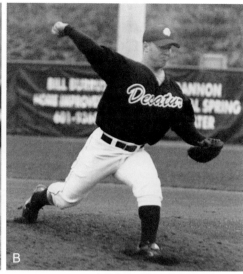

图 41-1　成人男性棒球运动员在投掷动作时的开始（A），和发球阶段的结束动作（B）；这个阶段从脚与地的接触开始到上肢达到最大的伸展动作后结束（DeLee JC, Drez DD, Miller M. *Orthopaedic sports medicine: principles and practice*[M]. 3rd ed, Philadelphia: Saunders, 2010: 1215.）

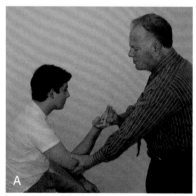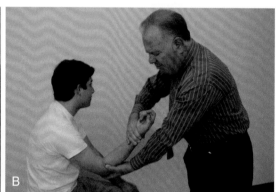

图 41-2　肱桡压痛试验阳性表现为患者在前臂充分展开状态下做旋前和旋后动作

A 为伸展病变侧上肢腕部，并向桡侧偏斜；B 为当患者肘部主动做屈伸动作，并前臂做旋前旋后动作时，肱桡关节就会受压

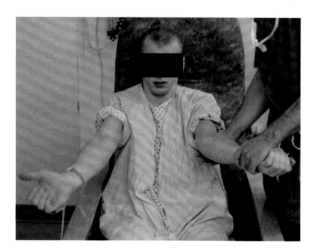

图 41-3　患者左侧的肘部不能完全伸展
（Erne HC, Zouzias IC, Rosenwasser MP. *Medial collateral ligament reconstruction in the baseball pitcher's elbow*[J]. Hand Clin, 2009, 25(3):339–346.）

痛出现在哪个步骤，会对临床医师初步判断产生疼痛的病理变化有很大帮助，这种判断对于同时伴发肘部畸形的患者尤其适用（图 41-5）。如果患者的疼痛主要发生于加速期，医师应尤其注意尺侧副韧带的病变，因为这种疼痛是由于拉伸的力量导致肘部不稳所造成的。如果疼痛主要发生与加速期，内上髁炎或不常见的尺神经功能失调可能会是病因。疼痛如果发生在减速期，医师应该注意的是肘后部的改变，因为鹰嘴及肱三头肌异常或关节内游、离体形成可能是问题的原因。

检查

　　所有关节疼痛的患者都需要进行 X 线检查，以便排除关节内游离体和隐匿性骨病，如鹰嘴的撕脱性骨折（图 41-6）。基于患者的临床表现，需要进行一些检查，如血常规、尿酸水平、红细胞沉降率

图 41-4　A 为尺侧副韧带的触诊，尺侧副韧带前束触诊表现为肘部成 70°～90° 屈曲；B 为 Veltri 挤奶试验，使患者的手臂充分垂直且抓紧投掷者的拇指，使患者手指向下拉伸从而产生一种外翻的力量，就像挤牛奶一样

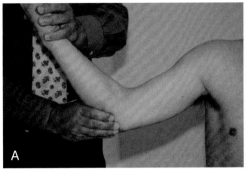
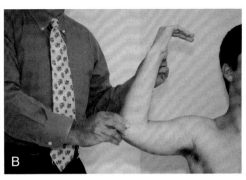

准备期	投掷手在保持平衡状态下肘关节弯曲、引导膝关节至少弯曲 90°	
早期跨步期	引导腿向前移动，两臂分开，肘关节伸展到 80°～100°	
后期跨步期	当投掷臂极端外展时，骨盆和躯体旋转，全身力量传递到投掷臂的肘关节	
加速期或减速期	躯干及肩部快速旋转，将球掷出	
投掷后期	最后，投掷手达到平衡状态下的守备位置（肘关节弯曲到放松位置）	

图 41-5　投掷动作的顺序（DeLee JC, Drez DD, Miller M. *Orthopaedic sports medicine: principles and practice*[M]. 3rd ed. Philadelphia: Saunders, 2010: 1232.）

及抗核抗体检查。当投掷肘的症状持续存在或怀疑有关节不稳的时候需要做肘部 MRI 检查（图 41-7）。肌电图（EMG）检查可以用来诊断肘部神经卡压，排除颈神经根病。后面介绍的注射疗法可以作为诊

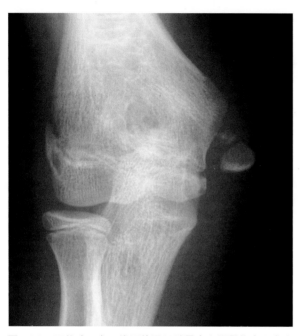

图 41-6　正位（AP）X 线平片显示肱骨内上髁骨化中心发生急性撕脱损伤及移位，需要手术复位

（Waldman SD, Campbell RSD. *Imaging of pain*[M]. Philadelphia: Saunders; 2011.）

断及治疗方法。

鉴别诊断

有些情况下，颈神经根病与投掷肘的表现相似，然而颈神经根病的患者除了肘部症状外通常还有颈部疼痛及近端上肢疼痛。根据既往报道，肌电图检查可以鉴别投掷肘与颈神经根病。滑囊炎、骨关节炎及痛风也同样会与投掷肘相混淆。当关节受到直接创伤或过度使用时，位于肘关节后方的鹰嘴窝也会发炎。其他易患滑囊炎的部位还包括肱二头肌与桡骨小头的嵌入处以及肘前与尺骨连接处。

治疗

对于投掷肘所引起的疼痛与功能失调的早期治疗包括非甾体抗炎药或 COX-2 抑制剂及物理疗法。局部冷敷和热敷也可能使症状得到缓解。应避免任何可能加剧患者症状的重复性运动。对于上述治疗无效的患者，注射局麻药及糖皮质激素是下一步可考虑的疗法。

选择注射疗法的患者应取仰卧位，上肢向患者侧充分内收，肘部充分外展位，将手背放松地放在

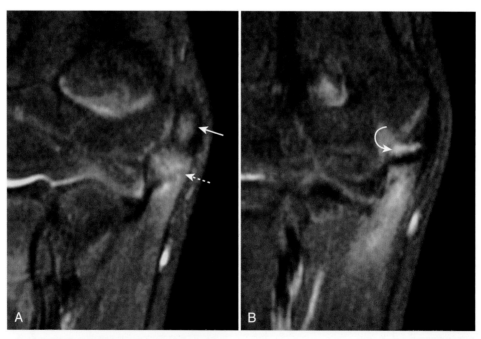

图 41-7　A 和 B 为近期肱骨内上髁拉伤患儿的肘部连续冠状 T2 加权脂肪抑制（FST2W）磁共振（MRI）图像；内侧骨化中心（白色箭头）未发生移位，但有远端软组织水肿（白色虚线箭头）和高信号强度的近端屈肌（弯曲的白色箭头）的撕脱损伤

（Waldman SD, Campbell RSD. *Imaging of pain*[M]. Philadelphia: Saunders; 2011.）

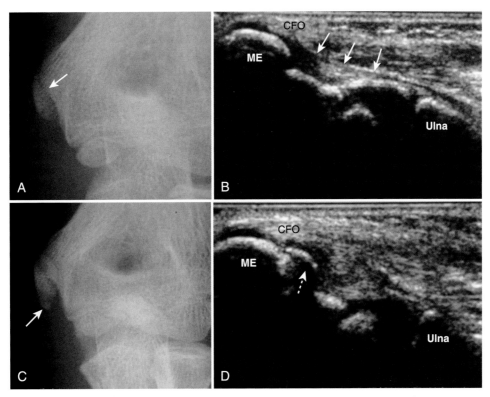

图 41-8　A 为正常肱骨内上髁（白色箭头）的正位（AP）X 线平片；B 为超声（US）图像显示肱骨内上髁（ME）和附着的屈肌肌腱（CFO）；尺侧副韧带（UCL）是一束起自肱骨远端止于尺骨的薄而高回声的组织（白色箭头）；C 为肱骨内上髁断裂（白色箭头）的有症状患儿正位 X 线平片；D 为肱骨内上髁碎片（白色虚线箭头）的纵向超声图像；由于为慢性撕裂，尺侧副韧带不可见

（Waldman SD, Campbell RSD. *Imaging of pain*[M]. Philadelphia: Saunders; 2011.）

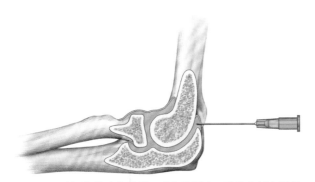

图 41-9　肘部关节腔内注射：后位注射法；后位穿刺点是位于正中与外侧上髁，恰恰位于鹰嘴附近可以进入肘部关节内，但通常不推荐这种方法，因为看不见进针的轴位且不易被精确操作

（Peterson JJ, FentonDS, Czervionke LF. *Image-guided musculoskeletal interventions*[M]. Philadelphia: Saunders, 2008: 52.）

一条对折的小巾上，使肌腱充分松弛。在 5ml 无菌注射器中注入 1ml 局麻药物及 40mg 甲泼尼龙。常规消毒肘部区域，确定内上髁位置。严格遵循无菌原则，使用长约 2.5cm 的 25G 穿刺针在内上髁处垂直进针，突破皮肤进入肌腱皮下组织。如果触及了骨质，需立即退针到皮下组织。缓慢注入注射器内容物。注射时会感到有微弱的阻力。如果阻力明显，说明针头进入了肌腱，这时应退针直到阻力变小且注射可以继续进行为止。随后拔针，予注射点无菌敷料及冰敷覆盖。注射富血小板血浆和（或）干细胞可以缓解症状及促进愈合。

物理疗法应该在注射治疗后数日内进行，包括局部热敷及柔和的运动。在屈肌肌腱处行肌效贴固定也会减轻患者的症状。关于职业健康教育的宣教也会有帮助。应避免强烈的运动，因为会加重患者的症状，并且在患者的症状完全缓解之前都不应该继续运动。

并发症和注意事项

与这种注射治疗相关的主要并发症是对发炎组

织和先前已经受损肌腱造成的损伤，如果直接注射，肌腱可能会断裂。所以在注射前应该确定针尖的位置在肌腱之外。另一种并发症是感染，严格遵守无菌原则可避免此类情况发生。如果临床医师对于解剖足够熟悉和了解（特别是尺神经在肘部容易受损），这种注射技术是相对安全的。大约有 25% 的患者主诉术后有短暂的疼痛加剧，需要充分告知这种可能性。

临床要点

　　如果临床医师要想成功诊断和治疗投掷肘，就必须对投掷肘的生物力学有一个全面的了解。注射疗法是治疗投掷肘继发疼痛极为有效的手段。并发的滑囊炎和肌腱炎也可能导致肘部疼痛，需要注射局麻药和甲泼尼龙。简单的镇痛药和非甾体抗炎药物可以与注射疗法同时使用。颈神经根病可能与投掷肘相似，必须予以排除。

（樊　珍　译　马艳辉　审校）

原书参考文献

Gustas CN, Lee KS. Multimodality imaging of the painful elbow: current imaging concepts and image-guided treatments for the injured thrower's elbow. *Radiol Clin North Am.* 2016;54(5):817–839.

Patel RM, Lynch TS, Amin NH, et al. The thrower's elbow. *Orthop Clin North Am.* 2014;45(3):355–376.

Waldman SD. Golfer's elbow and other abnormalities of the medical elbow joint. In: Waldman's comprehensive atlas of diagnostic ultrasound of painful conditions. Philadelphia: Wolters Kluwer; 2016:295–303.

Waldman SD, Campbell RSD. Little leaguer's elbow. In: *Imaging of pain*. Philadelphia: Elsevier; 2011:265–267.

Wenzke DR. MR imaging of the elbow in the injured athlete. *Radiol Clin North Am.* 2013;51(2):195–213.

第 42 节

肘肌综合征
(Anconeus Syndrome)

ICD-10 CODE **M79.7**

临床综合征

肘肌容易形成肌筋膜疼痛综合征，此类疼痛常由熨烫衣物、握手或者挖掘等动作对肌肉造成反复微创伤所致（图 42-1）。打网球时不正确的单手反拍技巧可对肌肉造成钝性损伤，也是肌筋膜疼痛综合征的诱发因素之一。

肌筋膜疼痛综合征是一种慢性疼痛综合征，通常影响身体的局部或部分区域。诊断肌筋膜疼痛综合征的必要条件是查体发现肌筋膜激痛点。尽管这些激痛点一般位于身体患部，但疼痛也会牵涉其他部位。这种牵涉痛可能被误诊或归因于其他疾病，从而导致过多不必要的检查和无效的治疗。肘肌肌筋膜疼痛综合征患者的牵涉痛通常出现于同侧前臂。

激痛点是肌筋膜疼痛综合征的特征，其特点是患部肌肉有剧烈的局部压痛点。对激痛点进行触压或牵拉等物理性刺激，不但会使局部疼痛增强，还会引起牵涉痛。此外，被刺激的肌肉通常会有不自主的收缩动作，称为"跳跃征"，这个征象比较常见，也是肌筋膜疼痛综合征的特征之一。肘肌综合征患者的激痛点位于肘肌上方的附着处（图 42-2）。

当触诊肌筋膜激痛点时，通常可以发现紧绷成带状的肌肉纤维。通常认为激痛点是由患部肌肉微损

伤引起的，但肌筋膜激痛点相关的病理生理机制仍不清楚。可能的原因包括单次损伤、反复微损伤或主动肌和拮抗肌的慢性功能失调等。

除了肌肉损伤以外，还有多种因素可能引起肌筋膜疼痛综合征。例如业余运动员在不适当的运动后可能出现肌筋膜疼痛综合征。使用电子计算机或看电视时坐姿不良也可能是诱发因素之一。早期的损伤可能会导致肌肉功能异常，并发展为肌筋膜疼痛综合征。如果患者还合并营养不良或同时存在心理或行为异常，如慢性压力和抑郁，也可能增加以上诱发因素的致病风险。而肘肌很容易形成压力诱

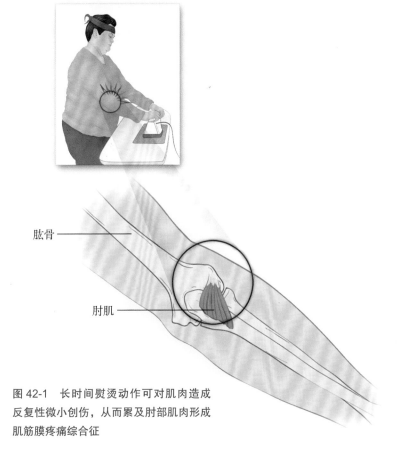

肱骨

肘肌

图 42-1 长时间熨烫动作可对肌肉造成反复性微小创伤，从而累及肘部肌肉形成肌筋膜疼痛综合征

导性肌筋膜疼痛综合征。

疼痛合并肌肉僵硬和乏力更易引起相关的功能失调，从而使治疗变得复杂。肌筋膜疼痛综合征可以作为原发性疾病独立出现，也可与其他疼痛疾病并发，包括脊神经根性疾病以及慢性区域疼痛综合征。这种肌肉疾病通常合并心理或行为异常（如抑郁），而治疗这些心理疾病则是成功的治疗计划中不可或缺的一部分。

症状和体征

激痛点是肘肌综合征的病理表现，其特征是肌肉附着处上方有局部剧烈压痛（图42-2）。对激痛点进行触压或牵拉等物理性刺激，会产生剧烈的局部疼痛以及牵涉痛，疼痛也可能越过肘肌放射至同侧前臂，称为"跳跃征"，也是肘肌综合征的特征之一。

辅助检查

对临床上确认的激痛点进行活检并未发现一致的组织特异性改变。组成激痛点的肌肉曾被形容为"虫蚀状"改变或"蜡样"变性。也曾有报道称部

分肘肌综合征的患者血浆中肌球蛋白含量增加，还有人通过电刺激诊断法检测发现一些肘肌综合征患者的肌张力增加，但均未被其他研究者证实。由于缺乏客观的诊断学检查，临床医师必须除外类似肘肌综合征的疾病（见鉴别诊断部分）。

鉴别诊断

肘肌综合征主要通过临床表现确诊，而不是特定的检查项目、电生理或影像学检查。对于怀疑肘肌综合征的患者，医师须进行有针对性的病史采集和查体，系统性查找激痛点，识别阳性的"跳跃征"。肘肌综合征容易进展为骨筋膜室综合征，对这种情况需要进行鉴别（图42-3）。还需要与类似肘肌综合征的疾病进行鉴别诊断，包括原发性肌肉炎症性疾病、多发性硬化以及免疫性疾病。灵活运用电生理和影像学检查可以辅助鉴别诊断，例如滑囊炎、肌腱炎、上髁炎（图42-4）。此外，还需识别任何可能掩盖或加重肘肌综合征症状的心理和行为异常。

治疗方法

治疗方法主要是阻滞肌筋膜的激痛点，并使患部肌肉持续放松。由于缺乏对治疗作用机制的了解，在确定治疗方案时，需要进行反复试验。最初可以通过局麻药或生理盐水在激痛点注射进行保守性治疗，由于患者多伴有抑郁或焦虑，抗抑郁治疗是治

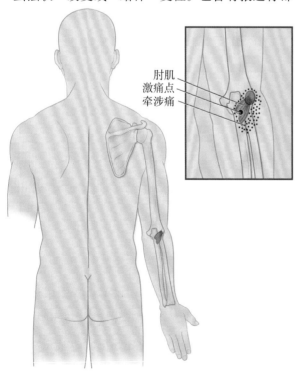

图42-2　肘肌综合征患者的激痛点位于肘肌上方的附着处
（Waldman SD. *Atlas of painmanagement injection techniques* [M]. 2nd ed. Philadelphia: Saunders, 2007: 134.）

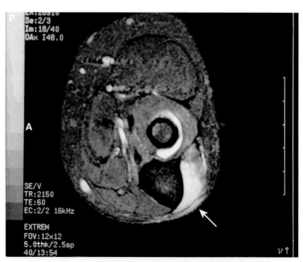

图42-3　MRI显示肘肌水肿信号改变（箭头所示）
（SteinmannSP, Bishop AT. Chronic anconeus compartment syndrome: a case report[J]. *J Hand Surg*, 2000, 25(5):959–961.）

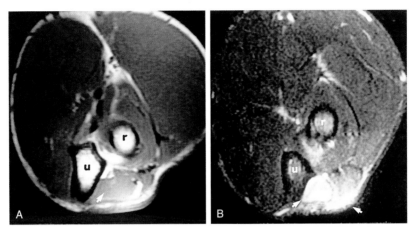

图 42-4　男性，30 岁，健美运动员，在举重时出现急性疼痛伴肘肌撕裂和水肿；T1 加权横断面（图 A）与 T2 加权（图 B）自旋回波序列相比，后者有脂肪抑制特点，出现形态学改变；图 B 可见肘肌与周围组织呈现高信号（箭头所示），肱二头肌肌腱可见炎症性改变：r 为桡骨；u 为尺骨

（Resnick D. *Diagnosis of bone and joint disorders*[M]. 4th ed. Philadelphia: Saunders, 2002: 3065.）

疗方案中不可缺少的一部分。普瑞巴林和加巴喷丁也可缓解部分症状。5- 羟色胺肾上腺素再摄取抑制剂米那普仑在肌筋膜疼痛的治疗中也被证明有效。

　　此外，很多辅助方法可以用于治疗肘肌综合征。采用热敷或冷敷结合激痛点内注射，同时可联合抗抑郁药来缓解疼痛。部分患者可使用经皮神经电刺激术或电刺激术作用于局部肌肉，从而减轻疼痛。锻炼也能够缓解症状，改善疾病引发的疲劳。对传统治疗方法无效的患者，在其激痛点直接注射微量 A 型肉毒素会产生较为满意的效果。

并发症及注意事项

　　在充分掌握临床相关解剖结构的情况下，注射是相对安全的。要严格遵守无菌操作预防感染，也要采取综合预防措施，将术者的风险降到最低。激痛点注射的大部分不良反应与针头损伤注射部位及其下方组织有关。注射后立即按压注射部位，可减少瘀血或血肿的形成。避免使用过长的针头也可减少对下方组织的损伤。

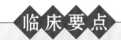

　　虽然肘肌综合征是一种常见疾病，但是仍

容易会被误诊。因此，对于怀疑肘肌综合征的患者，一定要仔细检查，找出任何隐匿的疾病。肘肌综合征通常伴有各种躯体和心理障碍。

（樊　珍　译　马艳辉　审校）

原书参考文献

Andrade A, Steffens RA, Vilarino GT, et al. Does volume of physical exercise have an effect on depression in patients with fibromyalgia? *J Affect Disord.* 2017;208(15):214–217.

Di Tella M, Ghiggia A, Tesio V, et al. Pain experience in fibromyalgia syndrome: the role of alexithymia and psychological distress. *J Affect Disord.* 2017;208(15):87–93.

Farré M, Farré A, Fiz J, et al. Cannabis use in fibromyalgia. In: Preedy VR, ed. *Handbook of cannabis and related pathologies.* San Diego: Academic Press; 2017:e158–e167.

Goldenberg DL, Clauw DJ, Palmer RE, et al. Opioid use in fibromyalgia: a cautionary tale. *Mayo Clinic Proceedings.* 2016;91(5):640–648.

Sluka KA, Clauw DJ. Neurobiology of fibromyalgia and chronic widespread pain. *Neuroscience.* 2016;338(3):114–129.

Waldman SD. Injection technique for anconeus syndrome. In: *Atlas of pain management injection techniqe.* 4th ed. Philadelphia: Elsevier; 2017:172–174.

Wolfe F, Clauw DJ, Fitzcharles MA, et al. 2016 revisions to the 2010/2011 fibromyalgia diagnostic criteria. *Semin Arthritis Rheum.* 2016;46(3):319–329.

第 43 节

旋后肌综合征

(Supinator Syndrome)

ICD-10 CODE M79.7

临床综合征

顾名思义，旋后肌的功能是旋转前臂使手掌朝前。旋后肌沿桡骨上三分之一的弧形走行，由浅层和深层组成。浅层起自肱骨外上髁、肘部桡侧副韧带和尺骨旋后肌环状韧带的肌腱附着处。

旋后肌容易发生肌筋膜疼痛综合征。此类疼痛常因肌肉的反复微损伤而形成，如长时间拧螺丝、长时间熨烫衣物、握手或使用小铲子挖掘等（图43-1）。打网球时不适当的单手反拍技巧对肌肉所造成的钝性损伤，也是肌筋膜疼痛综合征的诱发因素之一。

肌筋膜疼痛综合征是一种慢性疼痛综合征，通常影响身体的局部或部分区域。诊断肌筋膜疼痛综合征的必要条件是查体发现肌筋膜激痛点。尽管这些激痛点一般位于身体患部，但疼痛也会牵涉其他部位。这种牵涉痛可能被误诊或归因于其他疾病，从而导致大量不必要的检查和无效的治疗。累及旋后肌的肌筋膜疼痛综合征，牵涉痛通常会出现在同侧前臂。

激痛点是肌筋膜疼痛综合征的特征性表现，其特点是患部肌肉有剧烈的局部压痛点。对激痛点进行触压或牵拉等物理性刺激，不但会使局部疼痛增强，也会产生牵涉痛。此外，被刺激的肌肉通常会有不自主的回缩动作，称为"跳跃征"，这种征象比较常见，也是肌筋膜疼痛综合征的特征之一。旋后肌综合征患者的激痛点位于旋后肌上方的附着处（图43-2）。

当触诊肌筋膜激痛点时，通常可以发现紧绷成带状的肌肉纤维。通常认为激痛点是由患部肌肉微

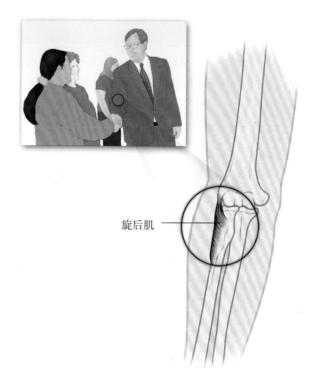

旋后肌

图 43-1　一些诸如长时间拧螺丝、熨烫衣物、握手或使用小铲子挖掘的动作会对旋后肌造成重复性微损伤，从而产生累及旋后肌的肌筋膜疼痛综合征

损伤引起的，但肌筋膜激痛点的病理生理机制仍不清楚。可能的原因包括单次损伤、反复微损伤或主动肌和拮抗肌的慢性功能失调等。

除了肌肉损伤以外，还有多种因素可能引起肌筋膜疼痛综合征，例如业余运动员在不适当的训练后可能出现肌筋膜疼痛综合征。使用电子计算机或看电视时坐姿不良也可能是诱发因素之一。早期的损伤可能会导致肌肉功能异常，并发展为肌筋膜疼痛综合征。如果患者还合并营养不良或同时存在心理或行为异常（如慢性压力和抑郁），也可能增加以上诱发因素的致病风险。而旋后肌很容易形成压力诱导性肌筋膜疼痛综合征。

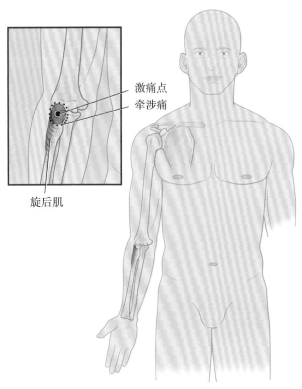

图 43-2　旋后肌综合征患者的激痛点位于肌肉上方
（Waldman SD. *Atlas of pain management injection techniques* [M]. 2nd ed. Philadelphia: Saunders, 2007: 155.）

疼痛合并僵硬和乏力更易引起相关的功能失调，从而使治疗变得复杂。肌筋膜疼痛综合征可以作为原发性疾病独立出现，也可与其他疼痛疾病并发，包括脊神经根性疾病以及慢性区域疼痛综合征。肌肉异常通常合并心理或行为异常（如抑郁），而处理这些心理异常是治疗计划的一部分。

症状和体征

激痛点是旋后肌综合征的病理表现，其特征是旋后肌有局部剧烈压痛。此激痛点最佳显露方式是让患者对抗阻力并向前转动前臂。外上髁也可能有压痛点，也应该给予注射治疗。

对激痛点进行触压或牵拉等物理性刺激，会产生剧烈的局部疼痛以及牵涉痛。旋后肌综合征也可能具有跳跃征，即疼痛自前臂外上髁和肌肉的上方，越过旋后肌，放射至前臂。

辅助检查

对临床上确认的激痛点进行活检并未发现一致

的组织特异性改变。组成激痛点的肌肉曾被形容为虫蚀状改变或蜡样变性。也曾有报道称部分旋后肌综合征的患者血浆中肌球蛋白含量增加，还有人通过电刺激诊断法检测发现一些旋后肌综合征患者的肌张力增加，但暂未被其他研究者证实。由于缺乏客观的诊断学检查，医师必须除外其他类似旋后肌综合征的疾病（见鉴别诊断）。

鉴别诊断

旋后肌综合征主要通过临床表现确诊，而不是特定的检查项目、电生理或影像学检查。对于怀疑旋后肌综合征的患者，医师须进行有针对性的病史采集和查体，系统性查找激痛点，识别阳性的跳跃征。鉴别诊断时需要排除类似旋后肌综合征的疾病，如原发性肌肉炎症性疾病、免疫性疾病、炎性关节炎、网球肘、桡管综合征、肿瘤、滑囊炎、肌腱炎以及晶体沉积病（图 43-3）。影像学检查（如肘部 MRI），有助于确诊并存的病变（如肘关节紊乱、肌腱炎和滑囊炎）。肌电图可以除外肘管和桡管综合征。此外，还需识别其他可能掩盖或加重旋后肌综合征症状的心理和行为异常。

治疗方法

治疗方法主要是阻滞肌筋膜的激痛点，并使患部肌肉持续放松。由于缺乏对治疗作用机制的了解，在确定治疗方案时，需要进行反复试验。最初可以通过在激痛点注射局麻药或生理盐水进行保守性治疗，由于患者多伴有抑郁或焦虑，抗抑郁治疗是治疗方案中不可缺少的一部分。普瑞巴林和加巴喷丁也可缓解部分症状。5- 羟色胺 - 去甲肾上腺素再摄取抑制剂米那普仑在肌筋膜疼痛的治疗中也被证明有效。

另外，很多辅助方法可以治疗旋后肌综合征。通常采用热敷或冷疗结合激痛点内注射，同时合并抗抑郁药的使用来共同缓解疼痛。部分患者可使用经皮神经刺激或电刺激术作用于局部肌肉，从而减轻疼痛。锻炼也能够缓解症状，改善疾病导致的疲劳。对传统治疗方法无效的患者，在其激痛点直接注射微量 A 型肉毒素会产生较为满意的效果。

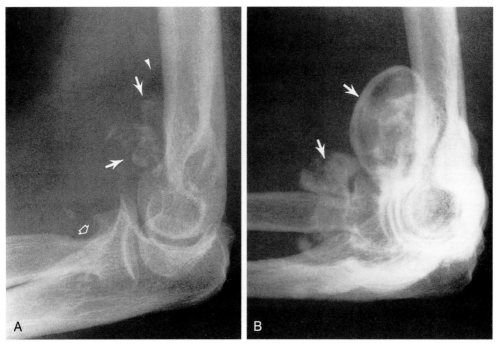

图 43-3   自发性滑膜骨软骨瘤病

女性，67 岁，6 个月内出现肘部进行性疼痛、肿胀；A 为平片上可见关节处呈现不规则骨化（实心箭头），且伴有前部脂肪垫的移位（箭头符号）、轻度骨侵蚀（空心箭头）及骨赘的形成；B 为关节造影可见多处充盈缺损（箭头）；该病例通过组织活检确诊（From Resnick D. *Diagnosis of bone and joint disorders*[M]. 4th ed. Philadelphia: Saunders, 2002: 3067.）

并发症和注意事项

在充分掌握临床相关解剖结构的情况下，注射是安全可靠的。要严格遵守无菌原则预防感染，也要采取综合预防措施，将术者的风险降到最低。激痛点注射的大部分不良反应与针头损伤注射部位及其下方组织有关。注射后立即按压注射部位，可减少瘀血或血肿的形成。避免使用过长的针头也可减少对下方组织的损伤。当激痛点的注射部位临近肘关节和前臂时，要注意避免损伤其下方的神经结构。

临床要点

虽然旋后肌综合征是一种常见疾病，但是仍容易误诊。因此，对于怀疑患有旋后肌综合征的患者，一定要仔细检查，找出其他隐匿的疾病。旋后肌综合征通常会伴有各种躯体和心理障碍。

（王 蕊 译   吴 洁 审校）

原书参考文献

Andrade A, Steffens RA, Vilarino GT, et al. Does volume of physical exercise have an effect on depression in patients with fibromyalgia? *J Affect Disord*. 2017;208(15):214–217.

Di Tella M, Ghiggia A, Tesio V, et al. Pain experience in fibromyalgia syndrome: the role of alexithymia and psychological distress. *J Affect Disord*. 2017;208(15):87–93.

Farré M, Farré A, Fiz J, et al. Cannabis use in fibromyalgia. In: Preedy VR, ed. *Handbook of cannabis and related pathologies*. San Diego: Academic Press; 2017:e158–e167.

Goldenberg DL, Clauw DJ, Palmer RE, et al. Opioid use in fibromyalgia: a cautionary tale. *Mayo Clinic Proceedings*. 2016;91(5):640–648.

Sluka KA, Clauw DJ. Neurobiology of fibromyalgia and chronic widespread pain. *Neuroscience*. 2016;338(3):114–129.

Waldman SD. Injection technique for supinator syndrome. *Atlas of pain management injection techniques*. 4th ed. Philadelphia: Elsevier; 2017:214–217.

Wolfe F, Clauw DJ, Fitzcharles MA, et al. 2016 revisions to the 2010/2011 fibromyalgia diagnostic criteria. *Semin Arthritis Rheum*. 2016;46(3):319–329.

第 44 节

肱桡肌综合征

（Brachioradialis Syndrome）

ICD-10 CODE M79.7

临床综合征

肱桡肌的作用是屈曲肘关节、将旋后的前臂旋前以及将旋前的前臂旋后。肱桡肌起自肱骨外上髁上方和肱骨外侧肌间隙，止于桡骨茎突的上方、桡骨远端外侧缘和前臂筋膜。肱桡肌由桡神经支配。

肱桡肌容易形成肌筋膜疼痛综合征。此类疼痛常因肌肉的反复微损伤而形成，如长时间拧螺丝、长时间熨烫衣物、重复屈曲前臂（如使用运动器材）、握手或使用小铲子挖掘等。打网球时不适当的单手反拍技巧对肌肉所造成的钝性损伤，也是肌筋膜疼痛综合征的诱发因素之一（图 44-1）。

肌筋膜疼痛综合征是一种慢性的疼痛综合征，通常影响身体的局部或部分区域。诊断肌筋膜疼痛综合征的必要条件是查体发现肌筋膜激痛点。尽管这些激痛点一般位于身体患部，但疼痛也会放射其他部位。这种疼痛可能被误诊或归因于其他疾病，从而导致大量不必要的检查和无效地治疗。侵犯肱桡肌的肌筋膜疼痛综合征，放射痛通常出现在同侧前臂，有时也可出现在肘部以上。

激痛点是肌筋膜疼痛综合征的特征性表现，其特点是患部肌肉有剧烈的局部压痛点。对激痛点进行触压或牵拉等物理性刺激，不但会使局部疼痛增强，也会产生牵涉痛。此外，被刺激的肌肉通常会有不自主的收缩动作，称为"跳跃征"，这种征象比较常见，也是肌筋膜疼痛综合征的特征之一。肱桡肌综合征的激痛点位于肌腹上部（图 44-2）。

当触诊肌筋膜激痛点时，通常可以发现紧绷成带状的肌肉纤维。通常认为激痛点是由患部肌肉微损伤引起的，但肌筋膜激痛点的病理生理机制仍不

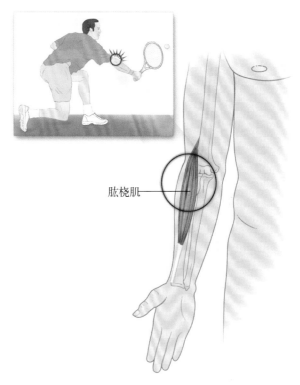

肱桡肌

图 44-1　打网球时不适当的单手反拍技巧对肌肉所造成的钝性损伤可能诱发肱桡肌综合征

清楚。可能的致病原因包括单次损伤、反复微损伤或主动肌和拮抗肌的慢性功能失调等。

除了肌肉损伤以外，还有多种因素可能引起肌筋膜疼痛综合征，例如业余运动员在不适当的训练后可能出现肌筋膜疼痛综合征。使用电子计算机或看电视时坐姿不良也可能是诱发因素之一。早期的损伤可能会导致肌肉功能异常，并发展为肌筋膜疼痛综合征。如果患者还并发营养不良或同时存在心理或行为异常（如慢性压力和抑郁），也可能增加以上诱发因素的致病风险，而肱桡肌很容易形成压力诱导性肌筋膜疼痛综合征。

疼痛并发僵硬和乏力更易引起相关的功能失调，

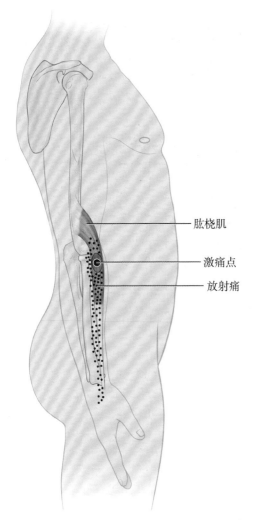

图 44-2　肱桡肌综合征的激痛点位于肱桡肌腹上部
(Waldman SD. *Atlas of pain management injection techniques* [M]. 2nd ed. Philadelphia: Saunders, 2007.)

肱桡肌
激痛点
放射痛

从而使治疗变得复杂。肌筋膜疼痛综合征可以作为原发性疾病独立出现，也可与其他疼痛疾病并发，包括脊神经根性疾病以及慢性区域疼痛综合征。肌肉异常通常合并心理或行为异常（如抑郁），而处理这些心理异常是治疗计划的一部分。

症状和体征

激痛点是肱桡肌综合征的病理表现，其特征是肱桡肌有局部剧烈压痛。此激痛点最佳显露方式是让患者将其前臂在对抗阻力情况下，同时屈曲并旋前。肱骨外侧髁上嵴可能也会出现压痛点，也应该给予注射治疗。

对激痛点进行触压或牵拉等物理性刺激，会产生剧烈的局部疼痛以及放射痛。肱桡肌综合征也可能具有"跳跃征"，即疼痛自外上髁及肱桡肌上部，越过肱桡肌，放射至前臂。

辅助检查

对临床上确认的激痛点进行活检并未发现一致的组织特异性改变。组成激痛点的肌肉曾被形容为虫蚀状改变或蜡样变性。也曾有报道称部分肱桡肌综合征的患者血浆中肌球蛋白含量增加，还有人通过电刺激诊断法检测发现一些肱桡肌综合征患者的肌张力增加，但暂未被其他研究者证实。由于缺乏客观的诊断学检查，医师必须排除类似肱桡肌综合征的疾病（见鉴别诊断）。

鉴别诊断

肱桡肌综合征主要通过临床表现确诊，而不是特定的检验项目、电生理或影像学检查。对于怀疑患有肱桡肌综合征的患者，医师须进行有针对性的病史采集和查体，系统性查找激痛点，识别阳性的跳跃征。鉴别诊断时需要排除类似肱桡肌综合征的疾病，如原发性肌肉炎症性疾病、结缔组织疾病。影像学检查（如肘关节 MRI），有助于识别并存的病变（如肘关节紊乱、肿瘤、肌腱炎、滑囊炎、晶体沉积病及网球肘）（图 44-3）。肌电图可以排除肘管和桡管综合征。此外，还需识别其他可能掩盖或加重肱桡肌综合征症状的心理和行为异常。

治疗方法

治疗方法主要是阻滞肌筋膜的激痛点，并使患部肌肉持续放松。由于缺乏对治疗作用机制的了解，在确定治疗方案时，需要进行反复试验。最初可以通过在激痛点注射局麻药或生理盐水进行保守性治疗，由于患者多伴有抑郁或焦虑，抗抑郁治疗是治疗方案中不可缺少的一部分。普瑞巴林和加巴喷丁也可缓解部分症状。5- 羟色胺 - 去甲肾上腺素再摄取抑制剂米那西普兰也被证明对肌筋膜疼痛的治疗有效。

此外，很多辅助方法也可以治疗肱桡肌综合征。通常采用热敷或冷敷结合激痛点内注射，同时联合

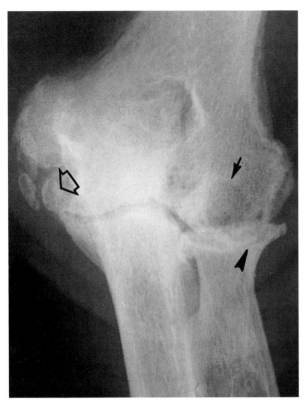

图 44-3　焦磷酸关节病的特点包括异常关节分布

肘关节改变包括关节间隙狭窄、软骨下囊肿（实心箭头）、桡骨头畸形（箭头符号）及骨裂（空心箭头）

（Resnick D. *Diagnosis of bone and joint disorders*[M]. 4th ed. Philadelphia: Saunders, 2002: 1584.）

抗抑郁药的使用来共同缓解疼痛。部分患者使用经皮神经刺激或电刺激术作用于局部肌肉，从而减轻疼痛。锻炼也能够缓解症状，改善疾病导致的疲劳。对传统治疗方法无效的患者，在其激痛点直接注射 A 型肉毒素会产生较为满意的效果。

并发症和注意事项

在充分掌握临床相关解剖结构的情况下，注射是安全可靠的。要严格遵守无菌原则预防感染，也要采取综合预防措施，将术者的风险降到最低。激痛点注射的主要不良反应与针头损伤注射部位及其下方组织有关。注射后立即按压注射部位，可减少瘀血或血肿的形成。避免使用过长的针头也可减少对下方组织的损伤。当激痛点的注射部位临近肘关节和前臂时，要注意避免损伤其下方的神经结构。

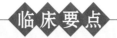

虽然肱桡肌综合征是一种常见疾病，但是容易被误诊。因此，对于怀疑患有肱桡肌综合征的患者，一定要仔细检查，找出其他隐匿的疾病。肱桡肌综合征通常会并发各种躯体和心理障碍。

（王　蕊　译　吴　洁　审校）

原书参考文献

Andrade A, Steffens RA, Vilarino GT, et al. Does volume of physical exercise have an effect on depression in patients with fibromyalgia? *J Affect Disord.* 2017;208(15):214–217.

Di Tella M, Ghiggia A, Tesio V, et al. Pain experience in fibromyalgia syndrome: the role of alexithymia and psychological distress. *J Affect Disord.* 2017;208(15):87–93.

Farré M, Farré A, Fiz J, et al. Cannabis use in fibromyalgia. In: Preedy VR, ed. *Handbook of cannabis and related pathologies.* San Diego: Academic Press; 2017:e158–e167.

Goldenberg DL, Clauw DJ, Palmer RE, et al. Opioid use in fibromyalgia: a cautionary tale. *Mayo Clin Proc.* 2016; 91(5): 640–648.

Sluka KA, Clauw DJ. Neurobiology of fibromyalgia and chronic widespread pain. *Neuroscience.* 2016;338(3):114–129.

Waldman SD. Injection technique for brachioradialis syndrome. In: *Atlas of pain management injection techniques.* 4th ed. Philadelphia: Elsevier; 2017:218–219.

Wolfe F, Clauw DJ, Fitzcharles MA, et al. 2016 revisions to the 2010/2011 fibromyalgia diagnostic criteria. *Semin Arthritis Rheum.* 2016;46(3):319–329.

第 45 节

肘部尺神经卡压综合征
(Ulnar Nerve Entrapment at the Elbow)

ICD-10 CODE **G65.20**

临床综合征

　　肘部尺神经卡压综合征是临床上最常见的神经卡压病变。造成尺神经压迫的病因主要包括：起始于肱骨内上髁到鹰嘴内侧缘的腱膜带压迫尺神经，位于肘关节的尺神经直接受创以及肘关节反复运动。肘部尺神经卡压综合征也被称为迟缓性尺神经麻痹、肘管综合征以及尺神经炎。肘部尺神经卡压综合征主要表现为前臂内侧的疼痛和感觉异常，并会放射至腕部、无名指及小指。有时也会在患侧肩胛内侧产生牵涉痛。肘部尺神经卡压症若未经治疗，可能导致进行性运动功能障碍，最终导致受累手指形成屈曲挛缩。症状始发于肘关节反复运动或受压，如躺在地板上时患者会用肘关节支撑身体（图 45-1）。直接损伤进入肘管处的尺神经部分可能导致相似的临床表现。糖尿病患者或酗酒者等容易发生神经性病变，其患有肘部尺神经卡压症的风险也较高。

症状和体征

　　查体可发现肘部的尺神经上方有压痛。在尺神经穿行腱膜下方处常可检出 Tinel 征阳性。细致的徒手肌力测试检查，可能会发现由尺神经支配的前臂和手内肌的肌力减退。但是在肘管综合征的起病初期，除了尺神经压痛之外，查体可能只会发现小指尺侧感觉缺失。将手掌掌面向下，可以从上方更好地观察到手内在肌萎缩。肘部尺神经卡压症患者通常会呈现 Froment 征阳性，提示拇短收肌和拇短屈肌肌力减退（图 45-2A）。由于肘部尺神经卡压继

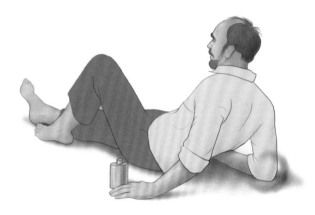

图 45-1　肘部尺神经很容易受到压迫

发显著肌无力的患者也可表现为 Wartenberg 征阳性，当患者伸手拿裤子口袋里的车钥匙时，小指会卡在口袋外面（图 45-2B）。肘关节尺神经卡压的患者也可表现为小指内收试验阳性（图 45-2C）。

辅助检查

　　肌电图和神经传导速度检查的敏感性较高，有经验的肌电图师诊断肘部尺神经卡压症的准确性很高，同时也可以与其他神经病变导致的疼痛进行鉴别，包括神经根病和神经丛病。肘部尺神经卡压症患者也需要应用 X 线检查，除外隐匿的骨性病变。超声成像可以识别引起尺神经损伤的异常情况（图 45-3）。需要手术时，患侧肘关节 MRI 检查可以进一步扫描出神经卡压的原因，（如骨刺或腱膜带增厚）（图 45-4）。如果怀疑是肺上沟瘤或累及臂丛的肿瘤，可行肺尖部的胸部前凸位片进行鉴别诊断。在确诊困难时，可以行血常规、红细胞沉降率、抗核抗体以及血液化学检测以排除引起患者疼痛的其他病因。下述的注射技术可同时作为该病的诊断方法。

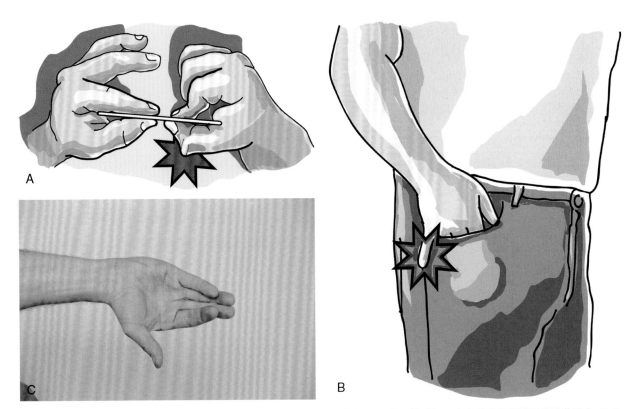

图 45-2　A 为 Forment 征阳性的患者常表现为用双手拇指和示指轻轻捏住一张纸的时候，会出现受累拇指指间关节屈曲；B 为肘部尺神经卡压症患者的 Wartenberg 征阳性；C 为小指内收试验用于评估受尺神经支配的手部骨间肌的肌力，它是通过让病人用小指触摸食指来完成的

（Waldman SD. The little finger adduction test for ulnar nerve entrapment at the elbow. In: *Physical diagnosis of pain: an atlas of signs and symptoms*[M]. 2nd ed. Philadelphia: Saunders; 2010:126,128.）

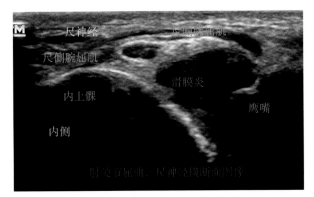

图 45-3　类风湿关节炎患者肘关节屈曲位横断面超声图像显示滑膜增生压迫尺神经

鉴别诊断

　　肘部尺神经卡压综合征常被误诊为高尔夫球肘，这解释了为何许多诊断为高尔夫球肘的患者对保守治疗无效（见第 39 节）。肘部尺神经卡压症触诊时，最强压痛点位于肱骨内上髁下方长约 1 英寸的尺神

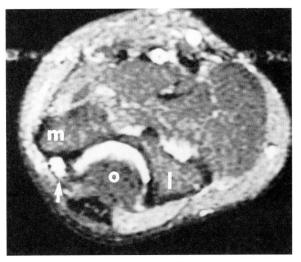

图 45-4　神经嵌压症：肘管综合综合征

在 MRI 自旋回波序列 T2 轴位脂肪抑制像显示肘管内尺神经（箭头处）高信号；m 为肱骨内上髁；l 为肱骨外上髁；o 为尺神经鹰嘴

（Resnick D. *Diagnosis of bone and joint disorders*[M]. 4th ed. Philadelphia: Saunders, 2002: 3065.）

经，而高尔夫球肘，触诊的最大压痛位于内上髁的正上方。肘管综合征还应与累及 C_7 或 C_8 的颈神经根病进行鉴别。此外，颈椎神经根病和尺神经卡压可同时存在，形成双重挤压综合征。双挤压综合征最常见于正中神经在腕部卡压或腕管综合征。

治疗方法

对于表现为肘部尺神经卡压综合征的患者，短期的保守治疗包括常规镇痛药、非甾体抗炎药或 COX-2 抑制剂，同时应用夹板固定肘关节，避免肘关节屈曲。如果症状在一周内没有明显缓解，下一步可选择尺神经注射。

进行肘部尺神经注射时，患者取平卧位，手臂完全内收到患者身旁，而肘部稍微屈曲，将手背放松地放置在一条对折的治疗巾上。常规消毒肘部区域。使用 12ml 的注射器，抽取 5～7ml 的局麻药。首次阻滞时在局麻药中加入 80mg 甲泼尼龙；后续的阻滞治疗则加入 40mg 糖皮质激素（如倍他米松）。确认桡骨的鹰嘴和肱骨内上髁的位置，尺神经沟位于两个标志点之间。消毒皮肤，将注射器接上一个长约 1.6cm 长的 25G 针头。在尺神经沟近侧稍微朝向头侧进针，当针头进入大约 1～1.5cm 时，尺神经支配区会产生强烈的感觉异常。应提前告知患者这种情况的可能性，并嘱其在出现感觉异常时立刻告知医师。诱发出感觉异常后，确认尺神经分布区，轻轻回抽注射器是否有回血。若无回血，且尺神经支配区没有残留持续性感觉异常，可以缓慢注射 5～7ml 药物，并密切观察局麻药毒性反应。如果没有诱发感觉异常，在临近此凹陷处以类似扇形的分布方式缓慢注射同样剂量的药物。要非常小心，避免将药物注射进血管。

如果上述治疗效果不佳或神经损害进行性加重，需要考虑进行尺神经减压术。如前所述，肘关节 MRI 和超声可以显示引起尺神经卡压的原因。

并发症和注意事项

如果无法早期确诊并治疗肘部尺神经卡压症，可能导致永久性的神经损伤。为了避免病情进一步进展，需要排除与尺神经卡压症类似疼痛和麻木的其他诱因（如肺上沟瘤）。

尺神经阻滞是相对安全的，大多数并发症包括意外将药物注射入尺动脉，或针头穿刺扎伤神经，造成持续性感觉异常。尺神经在尺神经沟内走行，且被一层致密的纤维结缔组织所包绕，在临近此沟处应该小心缓慢注射，避免额外压迫尺神经。

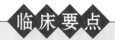

肘部尺神经卡压综合征通常会被误诊为高尔夫球肘。同时还应与累及 C_8 神经根的神经根型颈椎病鉴别。神经根型颈椎病和尺神经卡压综合征可能同时存在于双重挤压综合征中。当肺上沟瘤侵犯臂丛神经内侧束时，也可以产生类似于尺神经卡压的症状，因此需通过肺尖部侧位胸片加以排除。

如果怀疑是肘部尺神经卡压综合征，在肘部使用局麻药和激素进行尺神经注射可快速起效。这项技术可简单、安全地诊断和治疗尺神经卡压综合征。在行尺神经阻滞前，应该仔细完善神经专科查体，确认已经存在的神经功能障碍，避免将其解释为阻滞后出现的症状。在此层面阻滞尺神经时，似乎有形成持续性感觉异常的倾向。通过靠近尺神经沟并缓慢注射的方式来阻滞神经，可以减少此类并发症的发生。

（王 蕊 译　吴 洁 审校）

原书参考文献

Boone S, Gelberman RH, Calfee RP. The management of cubital tunnel syndrome. *J Hand Surg Am.* 2015;40(9):1897–1904.

Brubacher JW, Leversedge FJ. Ulnar neuropathy in cyclists. *Hand Clin.* 2017;33(1):199–205.

Shen L, Masih S, Patel DB, et al. MR anatomy and pathology of the ulnar nerve involving the cubital tunnel and Guyon's canal. *Clin Imaging.* 2016;40(2):263–274.

Waldman SD. Ulnar nerve entrapment at the elbow. In: *Pain review.* Philadelphia: Saunders; 2016:270–271.

Waldman SD. The little finger adduction test for ulnar nerve entrapment at the elbow. In: *Physical diagnosis of pain: an atlas of signs and symptoms.* 4th ed. Philadelphia: Saunders; 2017:134–135.

Waldman SD. The Wartenberg test for ulnar nerve entrapment at the elbow. In: *Physical diagnosis of pain: an atlas of signs and symptoms.* 4th ed. Philadelphia: Saunders; 2017:133–134.

第 46 节

肘部前臂外侧皮神经卡压

（Lateral Antebrachial Cutaneous Nerve Entrapment at the Elbow）

ICD-10 CODE **G56.80**

临床综合征

　　前臂外侧皮神经会被肱二头肌腱或肱肌卡压（图 46-1）。临床上主要表现为从肘部放射至大拇指根部的疼痛或感觉异常。前臂桡侧的钝痛也较为常见。肘部前臂外侧皮神经卡压产生的疼痛通常是由肘关节急性扭伤或直接损伤前臂外侧皮神经走行区的软组织所引起，部分病例的疼痛起始隐匿，无明显诱发因素。疼痛持续性存在，肘关节活动增多可加重疼痛。前臂外侧皮神经卡压症状通常会在使用电子计算机键盘或弹钢琴时疼痛加重（图 46-2）。肘关节过度使用后，尤其是网球和举重等肘关节用力伸展和最大旋前活动后，也可出现前臂外侧皮神经损伤。肱二头肌近端长头断裂可使神经向外侧移位，产生牵拉神经病变（图 46-3）。偶发于静脉穿刺过程中损伤神经导致的神经病变。患者常伴有睡眠障碍。

症状与体征

　　查体可见肱二头肌肌腱外侧的前臂外侧皮神经走行区有压痛点（图 46-4）。肘关节活动范围正常。在屈曲或旋转前臂时，患者会因疼痛而出现主动性抵抗。

检查

　　肌电图和神经传导速度检查的敏感性较高，有经验的肌电图师诊断前臂外侧皮神经卡压症的准确性很高，同时也可以与其他神经病变导致的疼痛进行鉴别，包括神经根病和神经丛病。前臂外侧皮神

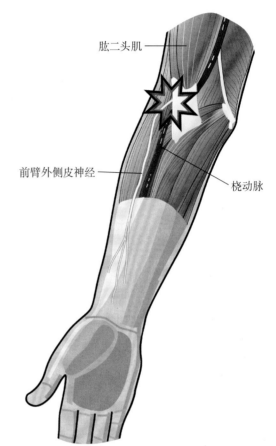

图 46-1　前臂外侧皮神经卡压：相关软组织解剖
（Waldman SD. *Physical diagnosis of pain: an atlas of signs and symptoms*[M]. Philadelphia: Saunders, 2006: 130.）

经卡压症的患者也需要应用 X 线检查，来除外隐匿的骨性病变。需要手术时，进行患侧肘关节 MRI 检查可以进一步扫描出神经卡压的原因（如骨刺或腱膜带增厚）。如果怀疑是肺上沟瘤或累及臂丛的肿瘤，可行肺尖部的胸部前凸位片进行鉴别诊断。在确诊困难时，可以行血常规、红细胞沉降率、抗核抗体以及血液化学检测以排除引起患者疼痛的其他病因。下述的注射技术可同时作为该病的诊断和治疗的方法。

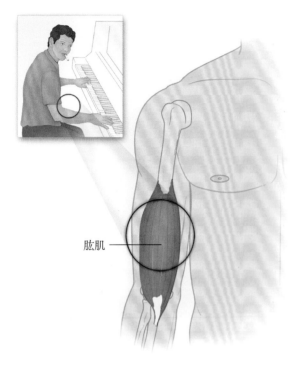

图 46-2　前臂外侧皮神经卡压的患者通常在使用电子计算机键盘或弹钢琴时疼痛会加重

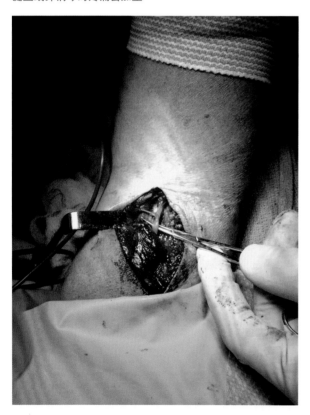

图 46-3　手术暴露前臂外侧皮神经被肱二头肌腱压迫
(Behl AR, Rettig AC, Rettig L. Lateral antebrachial cutaneous nerve compression after traumatic rupture of the long headof the biceps: a case series[J]. *J Shoulder Elbow Surg*. 2014;23(7):919–923.)

肱肌

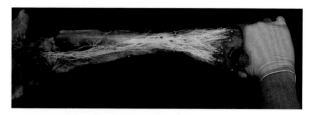

图 46-4　前臂外侧皮神经（绿色）及桡神经浅支分布（黄色）
(Poublon AR, Walbeehm ET, Duraku LS, et al. The anatomical relationship of the superficial radial nerve and the lateral antebrachial cutaneous nerve: a possible factor in persistent neuropathic pain[J]. *J PlastReconstrAesthet Surg*. 2015;68(2):237–242.)

鉴别诊断

颈神经根病及网球肘的症状与神经卡压症有相似之处。前臂外侧皮神经卡压的最强压痛点位于肱二头肌肌腱处，而网球肘的最强压痛点位于外上髁上方（图 46-5，见第 38 节），肌电图检查可以将颈神经根病、前臂外侧皮神经卡压与网球肘鉴别开来。另外，颈神经根病与前臂外侧皮神经卡压可以同时存在，造成双重挤压综合征。双重挤压综合征最常见于正中神经在腕部卡压或腕管综合征。

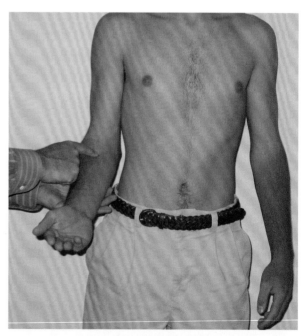

图 46-5　前臂外侧皮神经卡压症的按压测试
（Waldman SD. *Physical diagnosis of pain: an atlas of signs and symptoms*[M]. Philadelphia: Saunders, 2006: 131.）

治疗

对于表现为肘部前臂外侧皮神经卡压的患者，短期的保守治疗包括常规镇痛药、非甾体抗炎药或 COX-2 抑制剂，同时应用夹板固定肘关节，避免肘关节屈曲。如果症状在一周内没有明显缓解，前臂外侧皮神经注射疗法是下一步治疗方法。

如果上述治疗效果欠佳或神经损害进行性加重，需要考虑进行前臂外侧皮神经手术减压术。如前所述，肘关节 MRI 可以显示引起神经卡压的原因。

并发症与相关问题

如果无法早期确诊并治疗前臂外侧皮神经卡压，可能导致永久性的神经损伤。为了避免病情进一步进展，需要排除其他诱发与前臂外侧皮神经卡压相似的疼痛和麻木的原因（如肺上沟瘤）。

前臂外侧皮神经阻滞是相对安全的，大多数并发症包括意外将药物注射入前臂外侧皮动脉，或针头穿刺扎伤神经，造成持续性感觉异常。前臂外侧皮神经在前臂外侧皮神经沟内走行，且被一层致密的纤维结缔组织所包绕，在临近此沟处应该小心缓慢注射，避免额外压迫前臂外侧皮神经。

临床要点

肘部前臂外侧皮神经卡压通常会被误诊为网球肘，这也解释了为什么一些诊断为网球肘的患者经过保守治疗无效的现象。在肘关节处进行前臂外侧皮神经阻滞是该病一种简单、安全的诊断和治疗方法。在行前臂外侧皮神经阻滞之前，应该仔细完善神经专科查体，确认已经存在的神经功能障碍，避免将其解释为阻滞后出现的症状。通过靠近前臂外侧皮神经沟并缓慢注射药物的方式来阻滞神经，可以减少持续性感觉异常的并发症。

（王 蕊 译　吴 洁 审校）

原书参考文献

Behl R, Rettig AC, Rettig L. Lateral antebrachial cutaneous nerve compression after traumatic rupture of the long head of the biceps: a case series. *J Shoulder Elbow Surg.* 2014;23(7):919–923.

Belzile E, Cloutier D. Entrapment of the lateral antebrachial cutaneous nerve exiting through the forearm fascia. *J Hand Surg.* 2001;26(1):64–67.

Garon MT, Greenberg JA. Complications of distal biceps repair. *Orthop Clin North Am.* 2016;47(2):435–444.

Poublon AR, Walbeehm ET, Duraku LS, et al. The anatomical relationship of the superficial radial nerve and the lateral antebrachial cutaneous nerve: a possible factor in persistent neuropathic pain. *J Plast Reconstr Aesthet Surg.* 2015;68(2):237–242.

Ramos JA. Venipuncture-related lateral antebrachial cutaneous nerve injury: what to know? *Braz J Anesthesiol.* 2014; 64(2): 131–133.

Waldman SD. The lateral antebrachial cutaneous nerve. In: *Pain review.* 2nd ed. Philadelphia: Elsevier; 2017:105.

第47节

肘关节剥脱性骨软骨炎
（Osteochondritis Dissecans of the Elbow）

ICD-10 CODE **M93.20**

临床综合征

　　尽管在19世纪末期人们就首次描述了肘关节剥脱性骨软骨炎这一疾病，但其确切病因尚不清楚。目前认为剥脱性骨软骨炎是由于肘关节软骨反复微创伤所导致的。研究表明这种反复性微创伤可造成软骨及其支持结构的缺血性损害，从而造成关节软骨与软骨下骨之间形成特征性的局限性剥脱。剥脱性骨软骨炎常见于年轻男性运动员的优势上肢的肘关节，大约5%的患者出现双侧症状。与形成剥脱性骨软骨炎相关的运动主要包括壁球、棒球、举重与竞技体操（图47-1）。剥脱性骨软骨炎患者的受累肘关节往往在运动时出现疼痛，休息时可缓解。疼痛性质是深部的钝痛且难以定位。在关节周围经常可形成游离骨体。也有病例累及双侧肘关节。

症状及体征

　　肘关节疼痛往往是剥脱性骨关节炎的首发症状。疼痛往往难以定位，患者常常为了描述疼痛部位而做按揉肘关节的动作。如果形成关节游离体，患者的受累肘关节在做屈曲和伸展动作时，可感到关节摩擦感或弹跳感。患者常伴有睡眠障碍。患者的肘关节不能完全外展。在患者屈曲和伸展肘关节时，主动旋前和旋后患者的前臂，通过肌肉力量造成肱桡关节受压，可能再次出现疼痛，表现为主动肱桡关节压迫试验阳性（图47-2）。体格检查可能发现肘关节压痛。如果患者伴有急性肘关节损伤，可

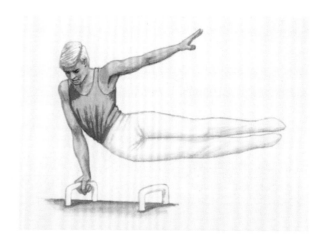

图47-1　竞技体操容易导致剥脱性骨软骨炎

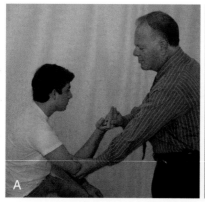
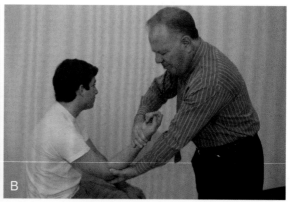

图47-2　主动肱桡关节压迫试验指的是在屈曲和伸展肘关节时，主动旋前和旋后患者的前臂

能有肿胀及皮肤瘀斑，也可能因肘关节屈曲挛缩导致外展功能减退（图 41-3）。对于一些运动量大的运动员，运动范围异常提示发生代偿性变化，但这并不是患者产生疼痛的主要原因。就投掷手的肘关节来说，剥脱性骨软骨炎产生的疼痛往往与肘关节损害并发，包括肌腱炎、韧带损伤、肌筋膜疼痛综合征、神经卡压症及滑囊炎。

检查

所有肘关节疼痛的患者都应做 X 线检查，以排除关节游离体及骨性病变（如鹰嘴撕裂）（图 47-3）。基于患者临床表现，通常需要做一些其他检查，如血液常规检测、尿酸、红细胞沉降率及抗核抗体。若怀疑肘关节结构不稳定或剥脱性骨软骨炎的症状持续存在，需要做肘关节 MRI 检查（图 47-4）。为了诊断肘关节部位的神经卡压症，需要做肌电图来排除颈神经根病。后面介绍的注射技术对于该病的诊断及治疗均有作用。

鉴别诊断

在某些情况下，颈神经根病与剥脱性骨软骨炎的症状有相似之处，但颈神经根病除了肘关节之下的疼痛以外，通常也表现为颈部与上肢近端的疼痛。早期有报道称肌电图可以鉴别颈神经根病与剥脱性骨软骨炎。滑囊炎、关节炎、肌腱炎及痛风的症状也与剥脱性骨软骨炎有相似之处，容易混淆诊断。鹰嘴窝位于肘关节后方，在肘关节受到直接创伤或使用过度时可能产生炎症反应。位于肱二头肌和桡骨头之间以及位于肘关节前和尺骨区的滑液囊容易受累，发展为滑液囊炎。

治疗

针对剥脱性骨软骨炎的疼痛及功能障碍的首选治疗为联合使用非甾体抗炎药、COX-2 抑制剂以及物理疗法。局部冷敷、热敷也可能有一定效果。应

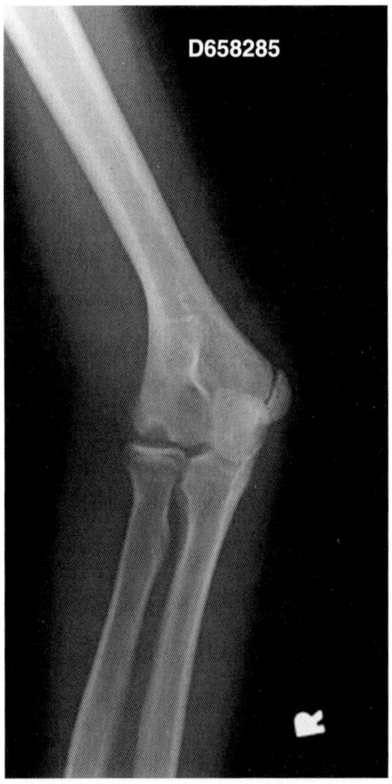

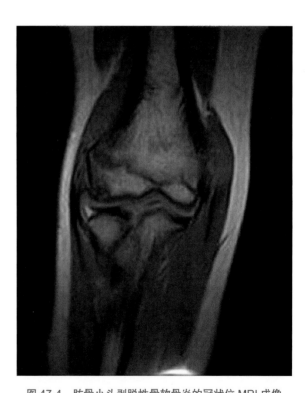

图 47-3　侧位片可见肱骨小头剥脱性骨软骨炎出现典型的透光且疏松的改变

（Savoie FH III. Osteochondritis dissecans of the elbow[J]. *Oper Tech Sports Med*, 2008, 16(4):187–193.）

图 47-4　肱骨小头剥脱性骨软骨炎的冠状位 MRI 成像 T2 加权像上的高信号显示主碎片游离

（SavoieFH III. Osteochondritis dissecans of the elbow[J]. *Oper Tech Sports Med*, 2008,16(4):187–193.）

该避免任何可能加重症状的重复性活动。对于上述治疗无效的患者，可以选择应用局麻药及糖皮质激素进行局部注射治疗。

注射治疗时，患者应取俯卧位，使手臂完全内收于身体一侧，肘关节完全伸展，手背应自然放松置于一块折叠毛巾上，使肌腱充分松弛。用 5ml 注射器抽取 1ml 局麻药及 40mg 甲泼尼龙。常规消毒肘关节内侧皮肤后，找到内上髁。严格遵循无菌原则，选取长约 2cm 的 25G 针头，垂直内上髁进针，经皮刺入受累肌腱上方的皮下组织。若触及骨头，将针头退至皮下组织。缓慢注射药物，注射时会感受到少许阻力。若遇到明显阻力，针尖可能在肌腱中，应后退针头直到注射阻力减小为止。拔出针头后应在注射部位使用无菌敷料加压包扎和冷敷。

应该在注射治疗后数日内就开始进行物理疗法，包括局部热敷和关节小范围内的运动。屈肌肌腱使用绷带缠绕也有助于缓解症状。有关日常活动的专业指导也是有益的。日常生活教育活动的职业治疗也可能是有益的。应该避免剧烈运动，否则将会使症状加重，在患者的症状完全缓解以前，不能重返运动。

并发症和注意事项

这种注射技术的主要并发症与发炎的、已经受损的肌腱创伤有关，如果进行肌腱内的直接注射也许会发生肌腱断裂。因此临床医师在注射之前一定要确认针头的位置在肌腱外。此注射技术的并发症还包括感染，严格遵循无菌原则可确保感染不会发生。如果熟悉临床相关的解剖结构，注射技术是非常安全的；尤其要注意在肘部尺神经容易受损伤。约 25% 的患者注射后会出现疼痛暂时加重的现象，这种可能性必须提前告知患者。

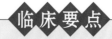

正确诊断和治疗剥脱性骨软骨炎需要充分理解过顶掷球的生物力学原理。注射技术可以有效治疗剥脱性骨软骨炎引起的疼痛。若同时并发滑囊炎和肌腱炎也可导致肘关节疼痛，可以用局麻药和甲泼尼龙进行该局部注射来治疗。在应用注射技术过程中，可同时使用常规镇痛药和非甾体抗炎药进行治疗。颈神经根病的症状与剥脱性骨软骨炎相似，必须鉴别排除这种疾病。

（王 蕊 译　吴 洁 审校）

原书参考文献

Ellington MD, Edmonds EW. Pediatric elbow and wrist pathology related to sports participation. *Orthop Clin North Am.* 2016;47(4):743–748.

Giuseffi SA, Field LD. Osteochondritis dissecans of the elbow. *Oper Tech Sports Med.* 2014;22(2):148–155.

Nissen CW. Osteochondritis dissecans of the elbow. *Clin Sports Med.* 2014;33(2):251–265.

Zbojniewicz AM, Laor T. Imaging of osteochondritis dissecans. *Clin Sports Med.* 2014;33(2):221–250.

第 48 节

鹰嘴滑囊炎
(Olecranon Bursitis)

ICD-10 CODE **M70.20**

临床综合征

鹰嘴滑囊的重复性微创伤可逐渐发展为鹰嘴滑囊炎或者鹰嘴滑囊受到创伤、感染而急性起病。鹰嘴滑囊位于肘关节后方，位于尺骨鹰嘴突其上的皮肤之间。鹰嘴滑囊可能以单个滑囊囊袋形式存在，部分患者也可以有分隔的多个囊袋形式存在。当使用过度或不当时，滑囊可能发生炎症、变大，极少数情况下会感染。鹰嘴滑囊炎伴随肿胀时，患者可能因几乎无法穿上长袖衬衫而深感不便。

鹰嘴滑囊容易因急性创伤和反复微创伤而造成损伤。急性损伤通常由于肘关节急性损伤所致，如体育运动员在运动过程中受创（如曲棍球），或摔倒时直接撞击到鹰嘴。在倚靠时对肘关节反复施压（如长期伏案工作），可能会导致鹰嘴滑囊炎症和肿胀（图 48-1）。因痛风或细菌性炎症所引起的急性鹰嘴滑囊炎非常少见。如果鹰嘴滑囊炎迁延为慢性，可出现米粒状或条索状体，也会发生滑囊钙化，形成残留钙化结节，称为砂砾（图 48-2）。

症状和体征

鹰嘴滑囊炎，又被称为"透析肘"，鹰嘴滑囊炎的症状主要表现为肘关节的任何运动，特别是在伸展运动，都会出现肿胀和疼痛。疼痛位于鹰嘴区域，肘关节以上区域可出现牵涉痛。患者通常更在意肿胀的症状而不是疼痛。查体可见鹰嘴处有压痛点，而滑囊的肿胀范围可能更大（图 48-3）。任何给滑囊施压的做法，包括被动伸展和抵抗屈曲动作均会产生疼痛。滑囊感染时常合并发热和寒颤。

检查

鹰嘴滑囊炎的诊断通常以临床表现为依据。如果有肘关节创伤病史或怀疑有肘关节炎，则需要行肘关节后位像 X 线检查。X 线可能会显示与慢性炎症反应有关的滑囊及其相关结构钙化。如果怀疑关节不稳定，应使用磁共振和超声成像，以进一步确定肘关节后部肿块的性质（如实心或囊性），并明确鹰嘴滑囊炎的诊断（图 48-4）。如果怀疑结缔组织疾病，需要检查血液常规检测、包括尿酸的全血生化系列、红细胞沉降率和抗核抗体检查。如果怀疑有感染，根据情况严重程度，需要抽取关节液进行革兰染色和细菌培养，并给予抗菌药物治疗（图 48-5）。

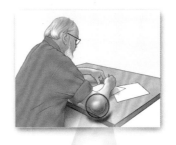

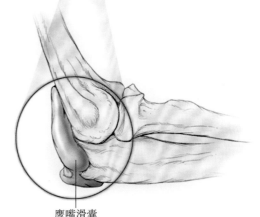

鹰嘴滑囊

图 48-1　肘关节反复受压形成鹰嘴滑囊炎

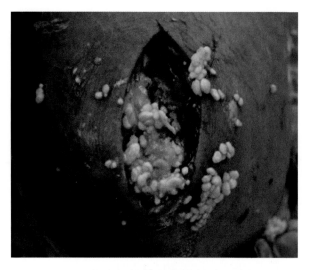

图 48-2　类风湿关节炎和慢性鹰嘴滑囊炎患者的术中照片
(Reilly D, Kamineni S. Olecranon bursitis[J]. *J Shoulder Elbow Surg.* 2016;25(1):158–167.)

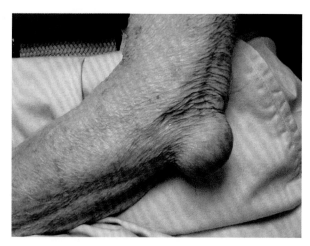

图 48-3　鹰嘴滑囊扩大伴非化脓性鹰嘴滑囊炎
（DeLee JC, Drez DD, *Miller M. Orthopaedic sports medicine: principles and practice*[M]. 3rd ed. Philadelphia: Saunders, 2010: 1247.）

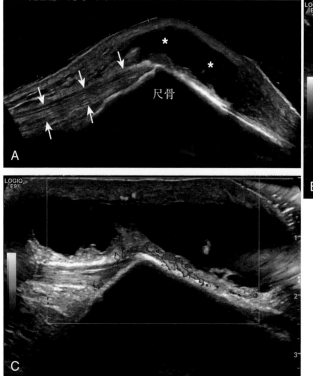

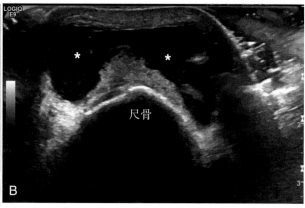

图 48-4　鹰嘴滑囊炎患者纵向 (A) 和轴向 (B) 超声 (US) 图像，尺骨近端浅部有一个低回声充满液体的滑囊 (星号)；在纵向图像上可以看到肱三头肌腱 (白色箭头)；C，多普勒超声图像显示囊外周血管增多，符合轻度滑膜炎 (Waldman SD, Campbell RSD. *Imaging of pain*[M]. Philadelphia: Saunders; 2011:274.)

鉴别诊断

通常情况下，鹰嘴滑囊炎在临床上很容易诊断。少数情况下，需要与发生在肘关节的类风湿关节炎皮下小结和痛风性关节炎进行鉴别。肘关节滑囊囊肿也可能与鹰嘴滑囊炎有相似之处。当并发肌腱炎（如网球肘、高尔夫球肘）时，可能需要额外的治疗。

少数情况下坏疽性脓皮病的临床表现可与鹰嘴滑囊炎相似。

治疗方法

鹰嘴滑囊炎的早期保守治疗包括镇痛药、非甾体抗炎药或 COX-2 抑制剂，使用护肘以防止进一步损伤。如果症状没有明显迅速缓解，下一步可选

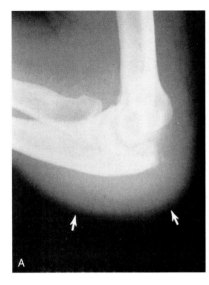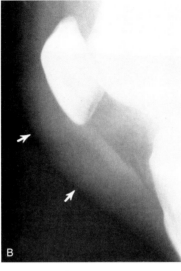

图 48-5　化脓性滑囊炎

A 为鹰嘴滑囊炎，金黄色葡萄球菌感染造成鹰嘴肿胀（箭头所指处）及软组织水肿，既往手术及创伤导致邻近骨性异常；B 为髌前滑囊炎，患者 28 岁，木匠，长期跪地工作，导致膝前肌腱肿胀（箭头所指处），抽取囊液细菌培养为金黄色葡萄球菌阳性（Resnick D. *Diagnosis of bone and joint disorders*[M]. 4th ed. Philadelphia: Saunders, 2002: 2447.）

择注射治疗。

　　患者取平卧位，将手臂完全内收到身旁，肘关节屈曲，将手掌放在腹部。使用 5ml 的注射器，抽取 2ml 的局麻药和 40mg 甲泼尼龙。常规消毒肘关节后方区域，确认鹰嘴和其上的滑囊。严格遵守无菌原则，连接长约 2cm 的 25G 针头，在中线正上方进针，小心穿过皮肤和皮下组织，直接进入滑膜囊。如果碰到骨头，则需要将针头后退到滑膜囊。小心缓慢注射药物，注射时应感受到阻力很小。注射之后将针头拔出，并在注射处用无菌敷料加压包扎和冷敷。可以使用超声针引导引流鹰嘴囊内复杂的分隔和多节样滑囊。

　　在肘关节注射治疗后数日之后应该开始进行物理疗法，包括局部热敷和小活动范围内的运动锻炼。加压敷料也有助于防止抽液后液体再次积聚。为了缓解疼痛和恢复功能障碍很少情况下也需要手术切除发炎的滑囊。应该避免剧烈运动加重症状。

并发症和注意事项

　　治疗不当可能导致鹰嘴滑囊炎发展为慢性疼痛以及造成肘关节活动度减小。在充分掌握临床相关解剖结构的情况下，注射安全可靠。尺神经在肘关节走行段非常容易受损，保持进针针道在中线位置可以避免发生伤害。必须严格遵守无菌原则以防止感染，并注意常规预防措施，以减少操作者的风险。感染是滑囊内注射的主要并发症，如果严格遵守无菌原则，感染的发生罕见。注射后立即按压注射部位，可减少局部形成瘀血或血肿。约 25% 的患者在鹰嘴滑囊注射后会出现疼痛短期加重的情况，应该提前告知患者这种可能性。

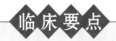

　　注射技术可以有效治疗鹰嘴滑囊炎所造成的疼痛和肿胀。同时并发肌腱炎和上髁炎时，也可造成肘关节疼痛，必要时使用局麻药和激素进行局部注射治疗。常规镇痛药和非甾体抗炎药可以与注射技术同时应用。

（王　蕊　译　　吴　洁　审校）

原书参考文献

Reilly D, Kamineni S. Olecranon bursitis. *J Shoulder Elbow Surg.* 2016;25(1):158–167.

Waldman SD. Olecranon bursa injection. In: *Atlas of pain management injection techniques.* 4th ed. Philadelphia: Elsevier; 2017:207–210.

Waldman SD. Olecranon bursitis. In: *Waldman's comprehensive atlas of diagnostic ultrasound of painful conditions.* Philadelphia: Wolters Kluwer; 2016:269–275.

Waldman SD. Olecranon bursitis. In: Pain review. 2nd ed. Philadelphia: Elsevier; 2017:257–258.

Waldman SD, Campbell RSD. Olecranon bursitis. In: *Imaging of Pain.* Philadelphia: Saunders; 2011:273–274.

Working S, Tyser A, Levy D. Mycobacterium avium complex olecranon bursitis resolves without antimicrobials or surgical intervention: a case report and review of the literature. *IDCases.* 2015;2(2):59–62.

Yari SS, Reichel LM. Case report: misdiagnosed olecranon bursitis: pyoderma gangrenosum. *J Shoulder Elbow Surg.* 2014; 23(9):e207–e211.

第 49 节

腕关节炎性痛
（Arthritis Pain of the Wrist）

ICD-10 CODE　M19.90

临床综合征

腕关节炎患者通常会主诉难以忍受的疼痛。在腕关节软骨因各种原因受到损伤时，容易形成腕关节炎。腕关节炎主要表现为腕部疼痛、肿胀和功能障碍，握力减弱也很常见。骨性关节炎是导致腕关节疼痛最常见的关节炎形式。类风湿性关节炎、创伤后关节炎和银屑病性关节炎也是腕关节炎性痛的常见原因。这些类型的关节炎不仅仅会累及关节，而且累及组成功能单元的肌腱以及其他结缔组织，从而显著改变腕关节生物力学。

症状和体征

大多数继发于骨性关节炎或创伤后关节炎的腕关节疼痛主要分布于腕和手周围区域。疼痛会在活动时加重，休息和热敷后可缓解。疼痛性质为持续性酸痛，可能影响睡眠。活动腕关节时可能会感到摩擦感或弹响感，查体时可能出现捻发音。如果因类风湿关节炎造成疼痛和功能障碍，掌指关节受累形成典型的畸形。

除疼痛外，患者通常会因为腕关节活动度下降，功能逐渐减退，使得完成简单的日常活动都变得困难，如使用电子计算机键盘打字、握持咖啡杯、转动门把手和拧瓶盖（图 49-1）。如果腕关节持续性废用，可能发生肌肉萎缩，形成粘连性关节炎，最后形成关节硬化。

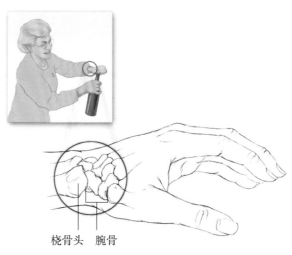

桡骨头　腕骨

图 49-1　生活中的简单动作（如拧瓶盖）可诱发腕关节炎患者疼痛

检查

腕关节疼痛的患者均应行 X 线检查（图 49-2）。根据患者的临床表现，可能需要其他检查，包括血液常规检测、红细胞沉降率和抗核抗体。如果怀疑有关节不稳，则需行腕关节 MRI 检查和（或）超声检查，以进一步鉴别疼痛和功能障碍的原因（图

49-3 和图 49-4）。如果怀疑有感染，应该根据情况紧急程度，进行滑囊液革兰染色及细菌培养，并使

用适当的抗菌药物进行治疗。

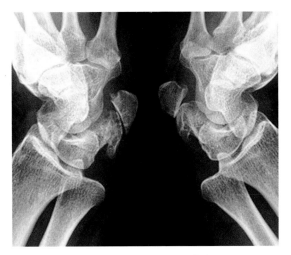

图 49-2　豆三角骨性关节炎
X 线显示双侧豆三角骨性关节炎

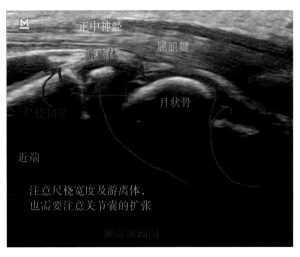

图 49-4　纵向超声图像显示一个关节游离体在尺桡关节；注意关节囊的扩张

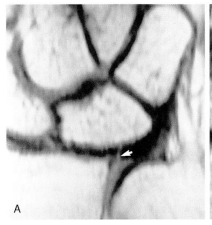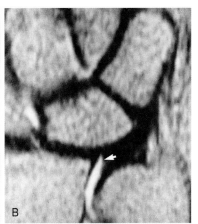

图 49-3　三角纤维软骨复合体缺损
A 为在 MRI 冠状位自旋回波序列加权像上，三角纤维软骨中线性增强信号区域（箭头）；B 为 MRI 自旋回波序列 T_2 加权像，可见高信号积液（箭头）位于三角纤维软骨缺损处以及桡尺关节远端。积液也同样可见于腕骨间关节

痛，经下述关节内注射技术疗效显著。

鉴别诊断

骨性关节炎是腕关节疼痛的最常见原因。但是类风湿关节炎、创伤后关节炎也是腕关节疼痛常见原因（图 49-5）。少见的原因包括免疫性疾病、感染、绒毛结节性滑囊炎和莱姆病。急性感染性关节炎经常伴随明显的全身性症状（包括发热和乏力），可以很容易鉴别，并应给予抗菌药物治疗。结缔组织疾病的常见临床表现与多发性关节病变相似，而不仅局限于腕关节，但结缔组织疾病所导致的腕关节疼

治疗方法

腕关节炎相关性疼痛和功能障碍的早期治疗方法包括联合非甾体抗炎药、COX-2 抑制剂和物理疗法。局部热敷与冷敷也可能有效。使用夹板将腕关节固定在中立位姿势，可以防止关节受到进一步损伤，并缓解症状。如上述方法无效，下一步可合理选择关节内注射局麻药和糖皮质激素类药物。

进行腕关节内注射时，患者取平卧位，上肢完全

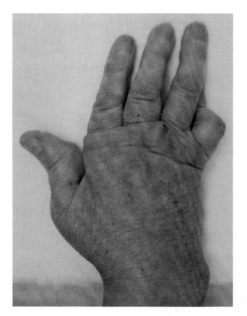

图 49-5　类风湿病患者手部照片，注意手腕的轴向改变
（Trieb K. Treatment of the wrist in rheumatoid arthritis[J]. *J Hand Surg*. 2008;33(1):113–123.）

内收于患者身旁，腕关节稍微屈曲，让手掌放松地放在一条对折的小巾上。使用 5ml 注射器抽取 1.5ml 局麻药和 40mg 甲泼尼龙。常规消毒腕关节背侧表面皮肤，识别头状骨凹陷近端的掌骨间位置，头状骨凹陷近端更容易穿刺进入腕关节。严格遵守无菌原则，接上长约 2.5cm 的 25G 针头，从腕骨间凹陷中心小心穿过皮肤和皮下组织，然后穿过关节囊进入关节腔。如碰到骨头，将针头退回至皮下组织处，然后向上调整针头方向重新进针。进入关节腔后，缓慢注入药物。注射时应该阻力很小，如果阻力较大，则针头可能进入韧带或肌腱内，此时应该将针头稍微向前推进至关节腔内，直到没有明显阻力可以顺利注射。注射后拔出针头，并在注射处无菌敷料加压包扎和冷敷。注射富含血小板的血浆和（或）干细胞已被提倡，以减少腕关关节炎相关疼痛和功能障碍。

物理疗法应在腕关节注射治疗数日后进行，包括局部热敷和小范围活动锻炼。应避免剧烈运动加重症状。

并发症和注意事项

对于腕关节炎的患者，由于反复的创伤会导致关节、韧带和结缔组织进一步受损，因此关节保护

非常重要。感染是腕关节内注射的主要并发症，尺神经在腕关节走行段非常容易受损，应在充分掌握临床相关解剖结构的情况下注射。约 25% 的患者在腕关节注射后会出现疼痛短期加重的情况，应该提前告知患者这种可能性。

临床要点

关节内注射对于治疗腕关节炎所引起的疼痛非常有效。可以在注射治疗的同时应用常规镇痛药、非甾体抗炎药。并发滑囊炎和肌腱炎时也可能造成腕关节疼痛，需要使用局麻药加甲泼尼龙在其他部位进行局部注射治疗。

（冯　帅　译　吴　洁　审校）

原书参考文献

Brewer PE, Storey PA. The hand and wrist in rheumatoid and osteoarthritis. *Surgery (Oxford)*. 2016;34(3):144–151.

Colio SW, Smith J, Pourcho AM. Ultrasound-guided interventional procedures of the wrist and hand: anatomy, indications, and techniques. *Phys Med Rehabil Clin N Am*. 2016;27(3):589–605.

Feydy A, Pluot E, Guerini H, et al. Osteoarthritis of the wrist and hand, and spine. *Radiol Clin North Am*. 2009;47(4):723–759.

Laulan J, Marteau E, Bacle G. Wrist osteoarthritis. *Orthop Traumatol Surg Res*. 2015;101(suppl 1):S1–S9.

Vergara-Amador E, Rojas A. The rheumatoid wrist. Essential aspects in the treatment. *Revista Colombiana de Reumatología (English Edition)*. 2016;24–33.

Waldman SD. Abnormalities of the distal radioulnar joint. In: *Waldman's comprehensive atlas of diagnostic ultrasound of painful conditions*. Philadelphia: Wolters Kluwer; 2016:353–360.

Waldman SD. Functional anatomy of the wrist. In: *Pain review*. Philadelphia: Elsevier; 2017:100–102.

Waldman SD. Intra-articular injection of the wrist. In: *Atlas of pain management injection techniques*. 4th ed. Philadelphia: Elsevier; 2017:250–253.

Waldman SD. Painful conditions of the wrist and hand. In: *Physical diagnosis of pain: an atlas of signs and symptoms*. 3rd ed. Philadelphia: Elsevier; 2016:158–159.

第 50 节

腕管综合征
（Carpal Tunnel Syndrome）

ICD-10 CODE G56.00

临床综合征

　　腕管综合征是临床上最常见的神经卡压性病变，是由于通过腕关节的正中神经在腕管内受到卡压所致。在腕管内卡压正中神经最常见的原因包括：屈肌腱鞘炎、类风湿关节炎、妊娠、淀粉样变性以及在此封闭的空间内卡压正中神经的其他占位性病变。这类疾病在女性中更为常见。神经卡压的症状主要表现为手和腕关节疼痛、麻木、感觉异常和无力，并可放射至拇指、示指、中指和无名指的桡侧。这些症状也可能向近端放射至前臂。不处理的话，会导致运动功能障碍进行性加重，最终造成受累手指屈曲挛缩。通常在重复性腕关节活动或者腕关节反复受压之后产生症状（如将手腕停靠在电子计算机键盘边缘）（图 50-1，表 50-1）。正中神经在进入腕管处的部位受到直接创伤，也可能引起相似的临床表现。最近的研究表明，与对照组相比，腕管综合征患者中结缔组织编码基因异常的发生率更高。

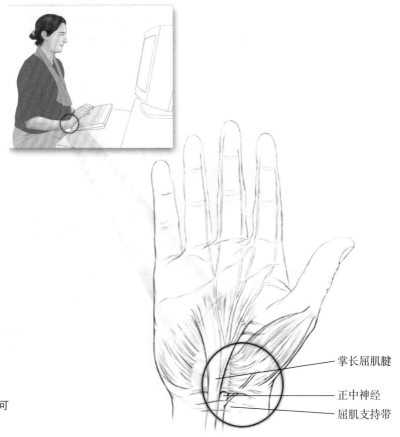

掌长屈肌腱

正中神经

屈肌支持带

图 50-1　打字时手与腕关节姿势不良可能导致腕管综合征

表 50-1　腕管综合征的相关疾病
• 结构 / 解剖
• 动脉瘤
• 脂肪瘤
• 腱鞘囊肿
• 神经瘤
• 肢端肥大症
• 骨折
• 炎症
• 腱鞘炎
• 结缔组织疾病
• 类风湿关节炎
• 硬皮病
• 痛风
• 晶体沉积病
• 神经病变 / 缺血性病变
• 糖尿病
• 酒精中毒
• 维生素异常
• 缺血性神经病变
• 周围神经病变
• 淀粉样变
• 液体平衡变化
• 妊娠
• 甲状腺功能减退
• 肥胖
• 肾衰竭
• 更年期 / 绝经
• 反复性应力相关
• 异常手 / 手腕位置
• 过度屈曲
• 微小创伤
• 震颤

症状和体征

　　查体发现腕关节正中神经走行段有压痛。叩击穿过屈肌支持带下方的正中神经常可见蒂内尔征阳性（图 50-2）。腕掌屈试验阳性高度提示腕管综合征。进行腕掌屈试验时，让患者将其两手腕完全放松屈曲，至少维持 30s（图 50-3）。如果正中神经在腕部受到卡压，将会出现腕管综合征的症状。腕管综合征较严重的患者可见拇指对掌无力和鱼际肌萎缩。但是拇指运动功能复杂，当运动功能损害较轻时容易被忽略（图 50-4）。在腕管综合征早期，除了正中神经走行区压痛之外，查体可能仅能够发现受累手

指感觉缺失。

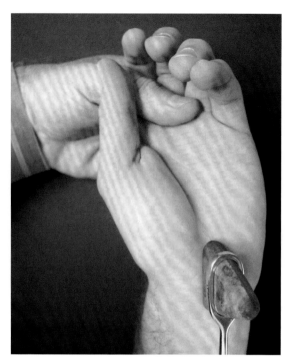

图 50-2　腕管综合征可见蒂内尔征阳性

（Waldman SD. *Physical diagnosis of pain: an atlas of signs and symptoms*[M]. Philadelphia: Saunders, 2006: 178.）

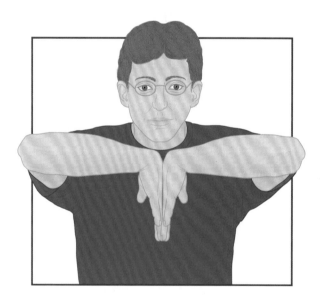

图 50-3　腕掌屈试验阳性高度提示腕管综合征

（Waldman SD. *Atlas of pain management injection techniques*[M]. Philadelphia: Saunders, 2000.）

检查

　　肌电图可以用于鉴别神经根型颈椎病、糖尿病周围神经病变和腕管综合征。诊断考虑腕管综合征

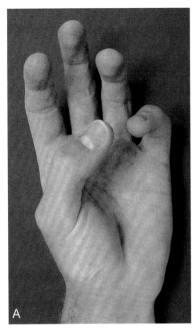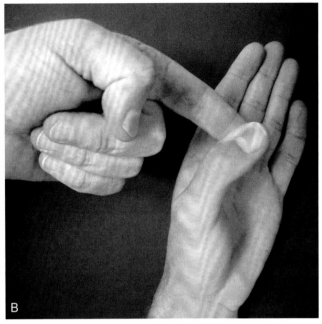

图 50-4　腕管综合征可见对掌肌无力试验阳性

(Waldman SD. *Physical diagnosis of pain: an atlas of signs and symptoms*[M]. Philadelphia: Saunders, 2006: 180.)

时需行 X 线检查，以便排除隐匿的骨性病变。根据患者的临床表现，可能需要其他检查，包括血液常规检测、血尿酸浓度、红细胞沉降率和抗核抗体。若怀疑存在关节不稳、占位性病变或为了证实正中神经存在急性受压（图 50-5）时，应行腕关节 MRI 检查。超声也对评估在腕管内走形的正中神经有一定的诊断价值（图 50-6）。研究表明，神经的横截面积与腕管综合征有密切的关系（图 50-7）。下述的注射技术可以作为该病的诊断和治疗的方法。

鉴别诊断

　　腕管综合征常被误诊为拇指腕掌关节炎、神经根型颈椎病或糖尿病周围神经病变。拇指腕掌关节炎患者可具备舟骨漂浮试验阳性及关节炎影像学特征。多数神经根型颈椎病可表现为颈部疼痛伴随反射、运动和感觉功能异常，而腕管综合征患者没有反射异常，运动和感觉功能异常只局限于正中神经远端支配区。糖尿病周围神经病变一般表现为双侧全手掌对称性感觉缺失，而不是按照正中神经支配区分布。需要注意的是，神经根型颈椎病和正中神经卡压症可能同时存在，形成双重挤压综合征。腕管综合征在糖尿病患者中也常见，但同时合并糖尿病周围神经病变并不常见。

治疗方法

　　轻度腕管综合征通常保守治疗有效，症状比较严重时应该考虑手术治疗。腕管综合征治疗包括常规镇痛药、非甾体抗炎药或 COX-2 抑制剂，并予以腕部夹板固定。理想情况下最好能够连续 24 小时持续固定，或者至少应该在晚上佩戴夹板。避免从事可能加重腕管综合征的重复性活动（如使用键盘和敲击工作），也可协助改善患者症状。如果保守治疗无效，下一步应行腕管的局麻药和糖皮质激素类药物注射治疗。

　　进行腕管注射时，患者取平卧位，手臂完全内收到患者身旁，而肘关节稍微屈曲，将手背放松地放置在一条对折的小巾上。使用 5ml 的注射器抽取 3ml 的局麻药和 49mg 甲泼尼龙。嘱患者握拳，同时屈曲手腕，以便确认掌长肌腱。常规消毒腕关节区域，严格遵守无菌原则，接上长约 1.6cm 的 25G 针头。以 30° 角在腕关节皮肤皱褶近端在肌腱内侧进针（图 50-8）。缓慢进针，直到针尖刚好越过肌腱。进针时常可导致正中神经支配区出现感觉异常，应提前告知患者这种情况，并嘱患者在出现感觉异常时立刻告知医师。当诱发出感觉异常时，应将针尖稍微退离正中神经。轻轻回抽注射器，确认是否

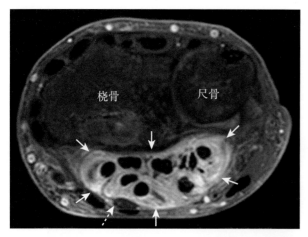

图 50-5 合并腕管综合征的类风湿关节炎患者 T2 加权像轴位；腱鞘炎包围着腕管附近的屈肌腱（白色箭头）；正中神经（不连续的白色箭头）位于发炎的屈肌腱和正常的掌长肌腱之间（Waldman SD, Campbell RSD. *Imaging of pain*[M]. Phila-delphia: Saunders; 2011.）

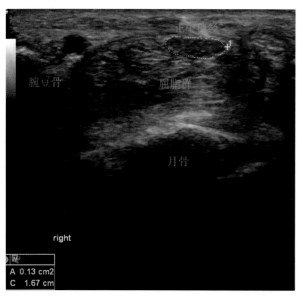

图 50-7 腕部近端正中神经的横向超声图像显示横截面积增加为 13cm²，高度提示腕管综合征；注意正中神经中正常的神经回声图像消失

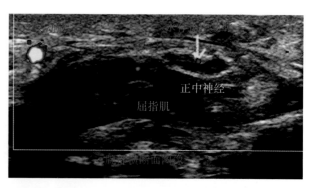

图 50-6 腕管综合征患者的横断面图像显示正中动脉（箭头所指）

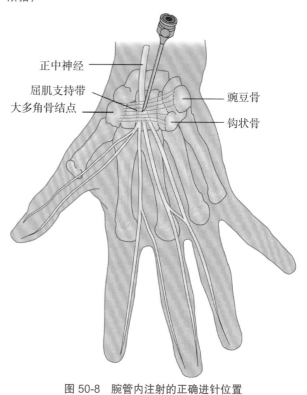

图 50-8 腕管内注射的正确进针位置

（Waldman SD. *Atlas of pain management injection techniques*[M]. Philadelphia: Saunders, 2000.）

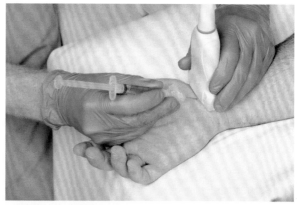

图 50-9 将针放置在适当的位置，以便于应用平面外技术进行腕管综合征患者的超声引导注射治疗

回血。若无回血，并且正中神经支配区没有持续性感觉异常，缓慢注射 3ml 药物，然后密切监测患者是否出现局麻药不良反应。如果没有诱发出感觉异常，并且针尖触碰到骨头，则应该撤退针尖离开骨膜，然后回抽注射器确认无血后，缓慢注入 3ml 药物。超声引导可提高穿刺针位置的准确性，避免针对正中神经的损伤（图 50-9）。

如果患者对上述治疗无效，应行腕管内正中神经减压术。内镜技术可减少术后疼痛和功能障碍的发生。最近的研究表明，体外冲击波治疗可作为腕管综合征的替代疗法。

并发症和注意事项

未充分治疗的腕管综合征会导致持续性疼痛、麻木和功能障碍。如果合并反射性交感神经萎缩症，却没有使用交感神经阻滞术来治疗，则会加重症状。腕管注射术相对安全可靠。大多数并发症为意外的血管内注射，或针尖损伤神经后继发持续性感觉异常。对于存在凝血功能障碍的患者，使用 25G 或 27G 针头注射后立刻按压注射部位可以减少出血。注射后冷敷 20 分钟也可以减少注射后的疼痛的程度和出血。

◆◆◆ 临床要点 ◆◆◆

神经根型颈椎病的症状表现有时会与正中神经卡压症状类似，需要与腕管综合征进行鉴别。要注意神经根型颈椎病和正中神经卡压可能同时存在，构成双重挤压综合征。

腕管内注射简单而安全。在行正中神经阻滞之前，应该进行详细的神经专科查体，确认已经存在的神经功能障碍，避免将其归因为注射后才出现的症状，特别是对于糖尿病患者或腕管综合征症状显著的患者更应注意。

应小心地将针尖刚好穿过屈肌支持带，并缓慢注射，以便于药液流入腕管而不会进一步卡压正中神经。

（冯　帅　译　　吴　洁　审校）

原书参考文献

Borire AA, Hughes AR, Lueck CJ, et al. Sonographic differences in carpal tunnel syndrome with normal and abnormal nerve conduction studies. *J Clin Neurosci.* 2016;34:77–80.

Csillik A, Bereczki D, Bora L, Arányi Z. The significance of ultrasonographic carpal tunnel outlet measurements in the diagnosis of carpal tunnel syndrome. *Clin Neurophysiol.* 2016;127(12):3516–3523.

Dada S, Burger MC, Massij F, et al. Carpal tunnel syndrome: the role of collagen gene variants. *Gene.* 2016;587(1):53–58.

Raissi GR, Ghazaei F, Forogh B, et al. The effectiveness of radial extracorporeal shock waves for treatment of carpal tunnel syndrome: a randomized clinical trial. *Ultrasound Med Biol.* 2017;43(2):453–460.

Waldman SD. Carpal tunnel syndrome. In: *Pain review.* 2nd ed. Philadelphia: Elsevier; 2017:259–260.

Waldman SD. Carpal tunnel syndrome and other abnormalities of the median nerve at the wrist. In: *Waldman's comprehensive atlas of diagnostic ultrasound of painful conditions.* Philadelphia: Wolters Kluwer; 2016:370–385.

Waldman SD. Injection technique for carpal tunnel syndrome. In: *Atlas of pain management injection techniques.* 4th ed. Philadelphia: Elsevier; 2017:269–273.

Waldman SD, Campbell RSD. Carpal tunnel syndrome. In: *Imaging of Pain.* Philadelphia: Saunders; 2011:319–321.

第 51 节

尺侧腕屈肌肌腱炎
（Flexor Carpi Ulnaris Tendinitis）

ICD-10 CODE M65.849

临床综合征

手部尺侧腕屈肌肌腱在过度使用或滥用后可能发展为肌腱炎，特别是需要进行手部的反复屈曲和内收活动。随着网球、棒球和高尔夫球等运动的流行，急性尺侧腕屈肌肌腱炎在临床中越来越常见（图 51-1）。运动前尺侧腕屈肌和尺侧腕屈肌肌腱的拉伸不当，也与腕屈肌肌腱炎和急性肌腱断裂的发生有关。当远端肌腱在负荷下完全屈曲，或手部完全桡侧偏离时手腕被用力屈曲，都会直接损伤肌腱而导致肌腱部分甚至完全撕裂。

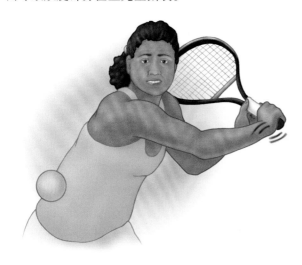

图 51-1　手部尺腕屈肌肌腱在过度使用或滥用后可能发展为肌腱炎，特别是手部进行需要反复屈曲或内收的活动时（如打网球、棒球或壁球）

症状和体征

尺侧腕屈肌肌腱炎的疼痛是持续且严重的，并局限于手腕的背部尺侧。尺侧腕屈肌肌腱炎患者常因疼痛导致睡眠障碍。在主动抵抗手屈曲和腕关节向桡侧偏移时，尺侧腕屈肌肌腱炎患者会表现出疼痛。为了减轻疼痛，尺侧腕屈肌肌腱炎患者通过利用夹板固定腕部来限制手屈曲和腕关节桡侧偏移，减轻肌腱的张力。如果治疗不及时，此类患者将很难做任何需要屈曲和内收的动作，如使用锤子或举起咖啡杯。如果腱鞘炎未得到及时治疗，随着时间的推移腕屈肌肌腱炎可能会导致肌肉萎缩和钙化性肌腱炎，甚至远端肌腱会突然撕裂。尺侧腕屈肌肌腱完全断裂的患者将无法完全有力地屈曲手或完全内收手腕。

检查

凡是出现手腕部疼痛的患者均需采用 X 线检查（图 51-2）。根据患者的临床表现，可能需要进行额外的检测，包括全血细胞计数、血沉和抗核抗体检测。如果怀疑尺腕屈肌腱病或撕裂，需要对手腕部进行磁共振成像或超声检查。受累区域的磁共振或超声有助于诊断是否存在钙化性肌腱炎或其他病变（图 51-3，图 51-4）。

鉴别诊断

腕关节尺侧疼痛的鉴别诊断应包括尺侧腕伸肌肌腱炎、尺侧腕屈肌肌腱炎、三角骨关节炎、三角纤维软骨复合体病变、尺侧撞击、月三角骨不稳定、钩骨骨折、小鱼际锤击综合征和远端尺桡关节不稳定（表 51-1）。尺侧腕屈肌肌腱炎患者疼痛部位是腕部背侧面，症状会随腕屈曲而加重，这与尺侧腕伸肌肌腱炎不同。

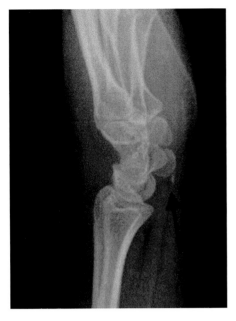

图 51-2　豆状骨（箭头所指）下方明显钙化，与手部 X 线平片上尺侧腕屈肌钙化性肌腱炎一致

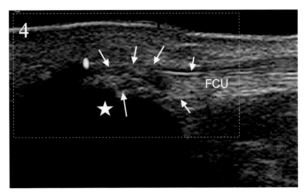

图 51-4　活动性尺侧腕屈肌（FCU）肌腱病变的矢状面高频超声图像；一名 45 岁女性过度使用腕部肌腱，导致肌腱增厚、肌腱回声减退和相关结构缺失 [箭头]；★ 表示豆状骨

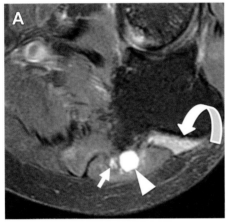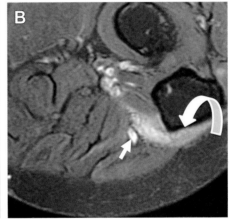

图 51-3　前臂近端轴向 T2 加权像提示关节外侧腱鞘囊肿（A，箭头所指）；T2 加权高信号的囊肿压迫和肿大的尺神经（A、B，箭头所指）以及邻近的尺侧腕屈肌；指深屈肌（A、B，弯曲箭头所指）

（Howe BM, Spinner RJ, Felmlee JP, Frick MA. MR imaging of the nerves of the upper extremity: Elbow to wrist[J]. *Magn Reson Imaging Clin N Am*. 2015;23(3):469–478.）

治疗方法

　　尺侧腕屈肌肌腱炎相关的疼痛和功能障碍的早期治疗方法包括：非甾体抗炎药、COX-2 抑制剂和物理疗法联合治疗。局部热敷和冷敷也可能有效。避免重复做任何会加重症状的动作。对上述治疗无效的患者，可选择注射局麻药和糖皮质激素类药物作为下一步治疗。

表 51-1　常见的腕部尺侧疼痛病因
• 结尺侧腕伸肌腱炎
• 尺侧腕屈肌腱炎
• 豆三角骨关节炎
• 三角纤维软骨复合体损伤
• 尺骨撞击
• 月三角骨不稳定性
• 钩骨骨折
• 小鱼际锤击综合征
• 远端尺桡关节不稳定

尺侧腕屈肌肌腱炎注射治疗时，患者取平卧位，将手臂完全内收，肘关节轻微屈曲，让手背放松地置于一条对折的毛巾上，以放松受累肌腱。使用5ml无菌注射器抽取1ml局麻药和40mg甲泼尼龙。在尺侧腕屈肌腱附着点处对应的皮肤进行无菌准备后，要求患者用力伸展手腕，以明确肌腱的位置。严格遵守无菌原则，使用长约2.5cm的25G针头，小心地使针尖穿过皮肤并进入病变肌腱上方的皮下组织（图51-5）。如果碰到骨头，则需要把针尖后退到皮下组织再缓慢注入药物。注射时应该阻力很小，如果遇到阻力，针尖有可能在肌腱内，此时应后退针头，直到注射过程无明显阻力。注射之后拔出针头，并在注射处无菌敷料加压包扎和冷敷。临床经验表明，注射肉毒杆菌毒素和富含血小板的血浆和（或）干细胞可加速尺侧腕屈肌肌腱炎患者的愈合和缓解症状。对于解剖标志难以确认的患者，超声引导将有助于针头准确定位。

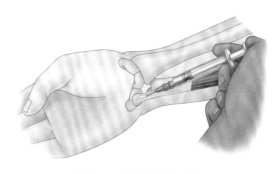

图 51-5　尺侧腕屈肌注射技术

在注射治疗数日后应该进行物理疗法，包括局部热敷和小范围的活动锻炼。低强度激光治疗可能也是有益的。使用绷带固定在肌腱周围区域有利于缓解症状。同时需要避免剧烈运动，以防症状加重。

并发症和注意事项

尺侧腕屈肌肌腱炎的主要并发症是由反复损伤或直接向肌腱注射引起的炎症肌腱断裂。为了防止发炎和损伤的肌腱发生断裂，临床医师在进行注射之前，应该确认针的位置是在肌腱之外。注射治疗另一个并发症是感染，但严格遵守无菌原可减少发生感染。如果仔细辨别解剖结构，该注射技术是相对安全的，特别是肘部易受损伤的尺神经。约25%的患者在注射后会有短期疼痛加重的情况，必须提

前告知患者这种情况。

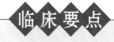

尺侧腕屈肌的远端肌腱群在执行手屈曲或内收的功能时，承受着巨大的应力变化。远端肌腱群血供相对较少，使得肌肉和肌腱在受到创伤时的愈合能力较弱。随着时间的推移，随着肌肉损伤和肌腱病变的发展，可进一步损伤远端肌腱群，最终导致完全断裂。

腕部关节的病理改变，包括舟状骨和豆状骨的骨赘、滑囊炎、骨关节炎、缺血性坏死和包括腕管综合征在内的压迫神经病变，可能与尺侧腕屈肌肌腱炎并发，导致患者出现疼痛症状。操作者需要遵守常规防护措施，并严格按照无菌技术，以免发生感染。在超声引导下对尺侧腕屈肌肌腱炎患者进行注射治疗后，应采用温和的物理治疗和局部热敷，以减轻疼痛，改善功能。注射治疗的同时可以联合使用常规镇痛药和非甾体抗炎药或COX-2抑制剂。

（冯　帅　译　吴　洁　审校）

原书参考文献

Fedorczyk JM. Tendinopathies of the elbow, wrist, and hand: histopathology and clinical considerations. *J Hand Ther.* 2012;25(2):191–201.

Henderson CJ, Kobayashi KM. Ulnar-sided wrist pain in the athlete. *Orthopedic Clinics of North America.* 2016;47(4):789–798.

Pirolo JM, Yao J. Minimally invasive approaches to ulnar-sided wrist disorders. *Hand Clin.* 2014;30(1):77–89.

Torbati SS, Bral D, Geiderman JM. Acute calcific tendinitis of the wrist. *J Emerg Med.* 2013;44(2):352–354.

Waldman SD. Flexor carpi ulnaris and other abnormalities of the flexor carpi ulnaris tendon. In: *Waldman's comprehensive atlas of diagnostic ultrasound of painful conditions.* Philadelphia: Wolters Kluwer; 2016:413–416.

Wick MC, Weiss RJ, Arora R, et al. Enthesopathy of the flexor carpi ulnaris at the pisiform: findings of high-frequency sonography. *Eur J Radiol.* 2011;77(2):240–244.

第 52 节

桡骨茎突腱鞘炎

（De Quervain's Tenosynovitis）

ICD-10 CODE **M65.4**

临床综合征

桡骨茎突腱鞘炎是由位于桡骨茎突水平的拇长展肌和拇短伸肌的腱鞘发生炎症所引起。这种疼痛性疾病常发生在 30 ～ 50 岁之间，女性多见。常见原因是肌腱因反复的扭转动作受到损伤。这类疾病与炎症性关节炎有关，包括类风湿关节炎，与怀孕和婴儿护理也相关，因为抱起婴儿需要用使用拇指作为杠杆。如果炎症和水肿慢性迁延，腱鞘会增厚导致肌腱受压。当肌腱被卡在腱鞘内并引起拇指锁定或形成"扳机"时，就会出现扳机现象。第一掌骨关节发生关节炎和痛风时，可能与桡骨茎突腱鞘炎同时存在，从而加重疼痛和功能障碍。

从事一些反复性活动的患者容易患有桡骨茎突腱鞘炎，如握手或高力矩腕部活动（如挖冰淇淋球）。没有明确创伤史也可能会形成桡骨茎突腱鞘炎。

桡骨茎突腱鞘炎的疼痛位于桡骨茎突区域。疼痛持续存在，且随着拇指的主动挤压活动或手腕向尺侧偏移而加重（图 52-1）。患者会发现自己无法握持咖啡杯或者拧螺丝。桡骨茎突腱鞘炎也常伴有睡眠障碍。

症状和体征

查体发现桡骨远端的肌腱与腱鞘有压痛和肿胀，且桡骨茎突有压痛点。许多桡骨茎突腱鞘炎的患者发现屈曲和伸展拇指时伴有弹响。拇指的活动范围可能会因为疼痛而下降，并可能存在拇指扳机现象。桡骨茎突腱鞘炎患者的握拳尺偏试验（图 52-2）阳性，即固定患者前臂，令患者屈曲拇指至手掌中，

然后用力使手腕主动向尺侧偏移，当突然出现严重疼痛时，高度提示存在桡骨茎突腱鞘炎。

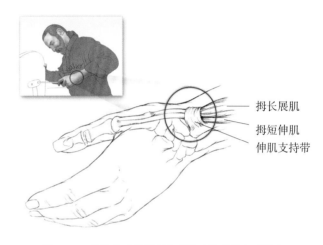

拇长展肌
拇短伸肌
伸肌支持带

图 52-1　腕关节反复微创伤可导致桡骨茎突腱鞘炎

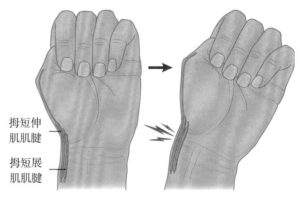

拇短伸肌肌腱
拇短展肌肌腱

图 52-2　握拳尺偏试验阳性高度提示存在桡骨茎突腱鞘炎

检查

诊断一般以临床表现为依据，但 MRI 可以证实存在腱鞘炎（图 52-3）。肌电图可以鉴别桡骨茎突腱鞘炎和神经病变，如神经根型颈椎病和桡神经浅支神经炎。所有表现有桡骨茎突腱鞘炎症状的患者均应行 X 线检查，以便排除隐匿的骨性病变。根据患

者的临床表现，可能需要其他检查，包括血液常规检测、血尿酸浓度、红细胞沉降率和抗核抗体，以排除造成患者疼痛的其他原因。若怀疑关节不稳，应该进行腕关节 MRI 检查和超声检查以明确病因（图 52-4）。超声评估也有助于确定拇长展肌和拇伸肌腱之间是否存在隔膜，必要时要重新定位以确定皮质糖皮质激素和局部麻醉药的准确注射位置（图 52-5）。下述的注射技术可以作为该病的诊断和治疗的方法。

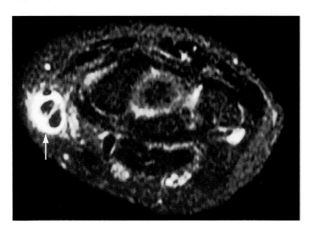

图 52-3　MRI 可见第一拇伸肌腱间隙增厚，肌腱鞘内积液显著增多，证实存在桡骨茎突腱鞘炎

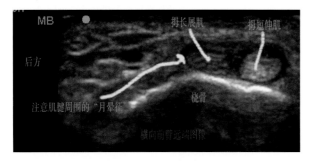

图 52-4　桡骨茎突腱鞘炎；第一个背侧腔室肌腱（拇长外展肌和拇短伸肌）的超声图像提示腱鞘炎；注意由于炎症肌腱周围液体所致的"月晕征"

鉴别诊断

许多疾病症状与桡骨茎突腱鞘炎相似，包括前臂外侧皮神经卡压症、第一掌骨关节炎、痛风、桡神经浅支神经炎（由桡神经浅支在腕部卡压引起），$C_{6\sim7}$ 神经根病变偶尔也与桡骨茎突腱鞘炎症状相似。以上这些疾病所导致的疼痛也可以和桡骨茎突腱鞘炎并发。

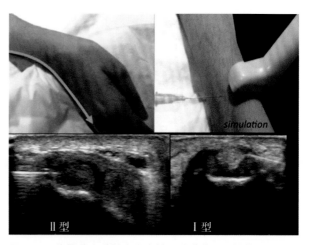

图 52-5　桡骨茎突腱鞘炎患者轴向注药体位；拇长展肌和拇外伸肌的肌腱被隔膜分开（左图为 II 型桡骨茎突腱鞘炎）；超声引导下将针置入拇伸肌肌腱间隔，并在韧带下肌腱没有被隔膜分开（右图为 I 型桡骨茎突腱鞘炎）

治疗方法

桡骨茎突腱鞘炎相关的疼痛和功能障碍的初始治疗方法包括：联合使用非甾体抗炎药、COX-2 抑制剂和物理疗法，局部热敷与冷敷也可能有效。应该避免任何可能加重患者症状的重复性活动。夜间使用夹板固定受累拇指，可以避免睡醒时发生扳机现象，有些患者清醒时也会发生这种扳机现象。对上述治疗方法无效的患者，可以选择注射治疗。

桡骨茎突腱鞘炎在注射治疗时，患者取平卧位，手完全内收至患者身旁，将手腕和手的尺侧放在一条对折的毛巾上，使受累肌腱放松。使用 5ml 的注射器抽取 2ml 局麻药和 40mg 甲泼尼龙。常规消毒受累肌腱表面皮肤，确认桡骨茎突。严格遵守无菌原则，接上长约 2.5cm 的 25G 针头。针尖朝向茎突以 45° 角进针，穿过皮肤直至受累肌腱上方的皮下组织。若碰到骨头，则需要将针尖后退至皮下组织处。操作时应缓慢注射药物。注射时应该感受到阻力很小，如果遇到明显阻力，则针尖可能进入肌腱内，此时应该退回针尖直至可以顺利注射而没有明显阻力。注射之后拔出针头，在注射部位无菌敷料加压包扎和冷敷。在炎性肌腱周围注射富含血小板的血浆和（或）干细胞可能有助于解决与桡骨茎突腱鞘炎相关的症状。超声引导下定位有助于桡骨茎突腱鞘炎的准确注药。

在注射治疗数日后应该进行物理疗法，包括局部热敷和适度的活动锻炼。使用夹板可以缓解症状。同时需要避免剧烈运动，以防症状加重。

并发症和注意事项

在熟悉临床相关解剖结构的情况下，注射技术相对安全可靠。如果进针位置过于居中，容易损伤桡动脉和桡神经浅支，所以要注意避开这些结构。注射并发症主要是注射过程中损伤已经出现炎症或受损的肌腱。直接注射受损的肌腱很容易造成肌腱断裂，所以在注射药物之前应该确认针尖位于肌腱之外。注射治疗另一个主要并发症是感染，严格遵守无菌原则极少发生感染，同时可降低术者的风险。注射后立即按压，可以减少瘀血和血肿。约 25% 的患者在腕关节注射后会有疼痛短期加重，应该提前告知患者这种可能性。

临床要点

注射治疗可以有效缓解桡骨茎突腱鞘炎造成的疼痛。使用夹板固定拇指也可能会缓解症状。注射治疗后可联合使用常规镇痛药和非甾体抗炎药。同时并发关节炎和痛风可能会加重疼痛，因此需要联合使用局麻药和糖皮质激素类药物进行多部位注射治疗。第一掌骨关节炎、痛风、桡神经浅支神经炎及神经根型颈椎病的症状可与桡骨茎突腱鞘炎相似，必须进行鉴别诊断排除这些疾病。

（冯　帅　译　　吴　洁　审校）

原书参考文献

Cavaleri R, Schabrun SM, Te M, et al. Hand therapy versus corticosteroid injections in the treatment of de Quervain's disease: a systematic review and meta-analysis. *J Hand Ther.* 2016;29(1):3–11.

Lee K-H, Kang C-N, Lee BG, et al. Ultrasonographic evaluation of the first extensor compartment of the wrist in de Quervain's disease. *J Orthop Sci.* 2014;19(1):49–54.

Lunsford D, Dolislager C, Krenselewski B, et al. Effective conservative treatments for De Quervain's tenosynovitis: a retrospective study. *J Hand Ther.* 2016;29(3):379.

Waldman SD. De Quervain tenosynovitis. In: *Waldman's comprehensive atlas of diagnostic ultrasound of painful conditions.* Philadelphia: Wolters Kluwer; 2016:417–424.

Waldman SD. The Finkelstein test. In: *Physical diagnosis of pain: an atlas of signs and symptoms.* 3rd ed. Philadelphia: Elsevier; 2016:104.

Waldman SD. Functional anatomy of the wrist. In: *Pain review.* Philadelphia: Elsevier; 2017:100–102.

Waldman SD. Intra-articular injection of the wrist. In: *Atlas of Pain Management Injection Techniques.* 4th ed. Philadelphia: Elsevier; 2017:250–253.

Waldman SD. Painful conditions of the wrist and hand. In: *Physical diagnosis of pain: an atlas of signs and symptoms.* 3rd ed. Philadelphia: Elsevier; 2016:158–159.

第53节

腕掌关节炎性痛

（Arthritis Pain at the Carpometacarpal Joints）

ICD-10 CODE M18.9

临床综合征

腕掌关节为滑膜平面关节，是衔接腕骨和掌骨之间的关节，可以使掌骨的基底互相连接起来。关节运动局限于轻微的滑动，其中小指的腕掌关节的活动范围最大。腕掌关节的主要功能是进行手的抓握动作。绝大部分患者都有着相同的关节间隙。

腕掌关节炎的症状主要为疼痛和功能障碍。各种原因导致关节软骨受损后容易形成关节炎。骨性关节炎是导致腕掌关节疼痛的最常见的关节炎类型。该病多见于女性，拇指最易受累，其他腕掌关节也容易受累，尤其是由创伤所致。腕掌关节炎的常见病因包括类风湿关节炎、创伤后关节炎和银屑病性关节炎，其他病因包括免疫性疾病、感染和莱姆病。急性感染性关节炎通常伴随显著的全身症状（包括发热和乏力），很容易鉴别，应该使用抗感染药物进行治疗而不是关节疼痛注射治疗。免疫性关节炎的临床表现类似于多发性关节病变，而非局限于腕掌关节的单一关节病变，关节疼痛注射对于治疗继发于免疫性关节炎的腕掌关节疼痛也有明显效果。

症状和体征

大多数继发于骨性关节炎或创伤后关节炎的腕掌疼痛位于腕关节背侧。腕掌关节屈曲、伸展和尺侧偏移会加重疼痛，休息和热敷可缓解。疼痛性质为持续性酸痛，可能影响睡眠。部分患者在活动腕关节时会感觉到弹响，查体时可能会出现捻发音。如果拇指的腕掌关节受到影响，患者的沃森试验将呈阳性。测试的方法是嘱患者将手背靠在桌子上，手指完全伸展。然后测试者把拇指推向桌子。如果患者出现明显的疼痛，则呈阳性（图 53-1）。

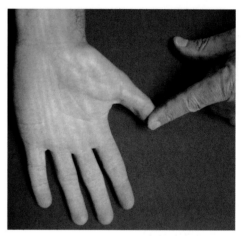

图 53-1 为腕掌关节炎患者行沃森试验

除了疼痛之外，腕掌关节炎通常伴随进行性功能障碍，由于捏夹和抓握力量减弱，患者的日常活动受到影响，如持笔或拧瓶盖时变得非常困难（图 53-2）。如果因此减少使用腕掌关节，可能会出现肌肉萎缩，形成粘连性关节炎，最终导致关节硬化。

检查

所有腕掌关节疼痛的患者需行 X 线检查（图 53-3）。根据患者的临床表现，可能需要其他检查，包括血液常规、红细胞沉降率和抗核抗体。如果怀疑有关节不稳，需要进行腕掌关节 MRI 检查和超声检查以明确患者疼痛和功能障碍的原因。如果怀疑有感染，根据情况紧急程度，应行革兰染色以及滑囊液细菌培养，并使用适当的抗感染药物进行治疗。由于舟状骨骨折在腕关节 X 线上常被遗漏，因此患者如果有创伤史，行 MRI 检查或同位素骨扫描可能有助于诊断（图 53-4）。

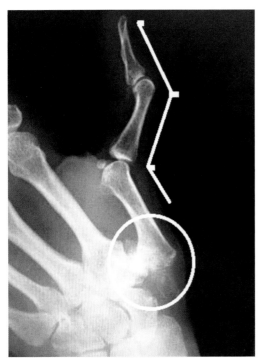

图 53-2　拇指腕掌关节（CMC）严重骨关节炎的影像学图像。可见 CMC 骨关节炎晚期常见的锯齿形畸形

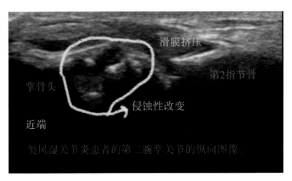

图 53-3　纵向超声图像显示第二腕掌关节的侵蚀性变化；注意严重的滑膜炎引起的滑膜挤压

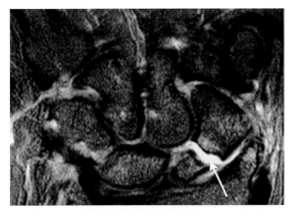

图 53-4　MRI 长 TR/TE 快速自旋回波加脂肪抑制扫描序列冠状位显示近端舟状骨骨折未愈合（箭头所指处），骨折处可见液体信号

鉴别诊断

　　腕掌关节炎性痛常根据临床表现来诊断，X 线检查可辅助证实（图 53-5）。少数情况下，腕掌关节炎性痛可能会与其他疾病相混淆，如桡骨茎突腱鞘炎及累及腕关节和手指的肌腱炎等。这些疾病以及痛风可能会同时存在，使诊断比较困难。如果有外伤史，应考虑腕掌骨隐匿性骨折。

治疗方法

　　腕掌关节炎性疼痛和功能性障碍的治疗方法包括联合非甾体抗炎药、COX-2 抑制剂和物理疗法。局部热敷与冷敷也可能有效。也可以用夹板将手腕固定在中立位姿势可能缓解症状，并防止关节进一步受损。对上述治疗无效的患者，可合理选择关节内注射局麻药和糖皮质激素类药物治疗。

　　进行腕掌关节内注射时，患者平卧位，将手臂完全内收靠近患者身旁，手处于中立位置，将手掌放松地放在一条对折的毛巾上。使用 5ml 的注射器抽取 1.5ml 局麻药和 40mg 甲泼尼龙。常规消毒受累腕掌关节表面皮肤，确认腕关节和腕掌关节之间的间隙，通过前后滑动腕掌关节能够更容易地确认位置。严格遵守无菌原则，接上长约 2.5cm 的 25G 针头，然后从正中进针，小心地使针尖穿过皮肤和皮下组织，然后穿过关节囊进入关节中心（图 53-6）。如果碰到骨头，则需要将针尖后退到皮下组织，然后向内侧调整针尖方向重新进针。进入关节间隙后，缓慢注入药物。注射时应该能够感受到阻力很小，如果阻力太大，则针尖可能在肌腱内，此时应稍进针直至关节腔内，直到没有明显阻力可以顺利注射。注射之后拔出针头，并在注射处无菌敷料加压包扎和冷敷。临床经验表明，注射富含血小板的血浆和（或）干细胞可加速患者关节症状的缓解。超声引导将有助于针头准确定位。

　　注射治疗数日后应该进行物理疗法，包括局部热疗和柔和的活动锻炼。避免剧烈运动，以免症状加重。

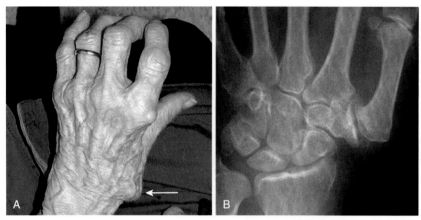

图 53-5 第一腕掌关节炎 A 为桡骨半脱位时在第 1 掌骨底出现"肩膀"征（箭头所示）；B 为同一只手的前后位 X 线平片

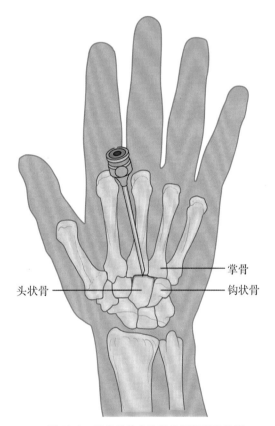

图 53-6 腕掌关节内注射的正确进针位置

头状骨

掌骨

钩状骨

并发症和注意事项

对于患有腕掌关节炎的患者，关节保护非常重要，因为反复的创伤会进一步损伤关节、肌腱和结缔组织。腕掌关节内注射的主要并发症是感染，要严格遵守无菌原则预防感染。大约 25% 的患者在腕掌关节注射后会出现短期疼痛加重，必须提前告知患者这种情况。

临床要点

关节内注射治疗对于腕掌关节炎性疼痛非常有效。在充分掌握临床相关解剖结构的情况下，注射安全可靠。注射治疗的同时可以联合使用常规镇痛药和非甾体抗炎药。同时患有滑囊炎和肌腱炎可能会加重疼痛，必要时可使用局麻药联合糖皮质激素类药物在其部位进行注射治疗。

（冯 帅 译 吴 洁 审校）

原书参考文献

Ehrl D, Erne HC, Broer PN, et al. Painful thumb carpometacarpal joint osteoarthritis: results of a novel treatment approach. *J Plast Reconstr Aesthet Surg.* 2016;69(7):972–976.

Grenier M-L, Mendonca R, Dalley P. The effectiveness of orthoses in the conservative management of thumb CMC joint osteoarthritis: an analysis of functional pinch strength. *J Hand Ther.* 2016;29(3):307–313.

Waldman SD. Arthritis and other disorders of the carpometacarpal joints. In: *Waldman's comprehensive atlas of diagnostic ultrasound of painful conditions.* Philadelphia: Wolters Kluwer; 2016:446–450.

Waldman SD. Intra-articular injection of the carpometacarpal joint. In: *Atlas of Pain Management Injection Techniques.* 4th ed. 2017:290–292.

Waldman SD. Intra-articular injection of the carpometacarpal joint of the thumb. In: *Atlas of pain management injection techniques.* 4th ed. 2017:286–289.

Waldman SD. The Watson stress test for arthritis of the carpometacarpal joint of the thumb. In: *Physical diagnosis of pain-an atlas of signs and symptoms.* 3rd ed. 2017:173–174.

第 54 节

腕关节腱鞘囊肿
（Ganglion Cysts of the Wrist）

ICD-10 CODE M67.40

临床综合征

　　手腕背侧易形成腱鞘囊肿，这些囊肿覆盖于肌腱或关节间隙上方的位置，较常存在于月状骨的关节间隙或桡侧腕伸肌的腱鞘内（图54-1，图54-2）。腱鞘囊肿往往被认为是由于关节囊或腱鞘内的滑膜组织疝出而形成。这些组织可刺激滑膜，使其过度产生滑膜液，聚集在覆盖于肌腱或关节间隙上方的囊样腔内。单向阀门现象会造成滑膜液无法回流到滑膜腔，从而导致囊样腔进一步扩大。腱鞘囊肿也可能存在于腕关节掌侧面。女性发病率为男性的三倍。在手及腕关节软组织肿瘤当中，腱鞘囊肿占65% ~ 70%，且任何年龄均可发生，40 ~ 60 岁人群中发病率达高峰。

症状和体征

　　过度屈曲和伸展动作会加重疼痛，休息和热敷可缓解（图54-3）。腱鞘囊肿偶尔也可以引起扳机腕。疼痛性质为持续性酸痛。患者就医的原因多为腱鞘囊肿的外观而非疼痛。与不透光的肿瘤不同，腱鞘囊肿触感平滑，可透光。触诊腱鞘囊肿可加重疼痛。

检查

　　所有腱鞘囊肿的患者需行腕关节 X 线检查，以排除隐匿的骨性病变和肿瘤。超声检查可以帮助判断手腕处软组织肿块为囊性还是实性（图54-4，图54-5）。根据患者的临床表现，可能需要其他检查，包括血液常规检测、红细胞沉降率和抗核抗体。在腕关节肿块性质诊断不清时，需要进行腕关节 MRI 检查和超声检查（图54-6，图54-7）。

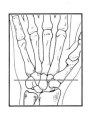
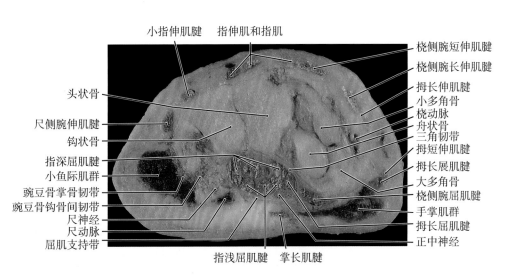

图 54-1　关节囊或腱鞘内的滑膜组织疝出形成腱鞘囊肿

（Kang HS, Ahn JM, Resnick D. *MRI of the extremities: an anatomic atlas*[M]. 2nd ed. Philadelphia: Saunders, 2002: 178.）

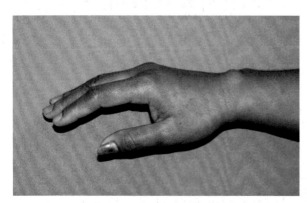

图 54-2　典型的背侧腱鞘囊肿

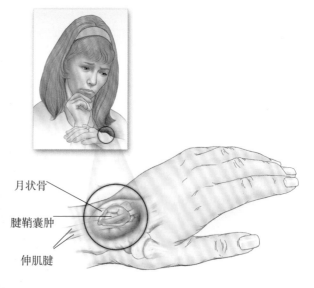

月状骨
腱鞘囊肿
伸肌腱

图 54-3　腱鞘囊肿通常发生在手背，覆盖在伸肌腱或关节间隙之上，患者通常因为担心是肿瘤而就医

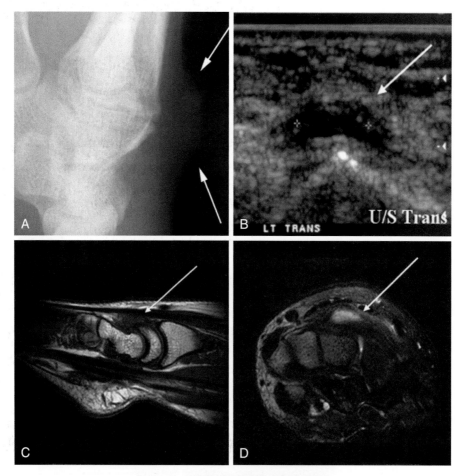

图 54-4　手腕背侧腱鞘囊肿（箭头所指）

A 为 X 线侧位片显示手腕背侧软组织团块；B 为超声可见第二位患者的腱鞘囊肿呈典型的无回声图像；MRI T1 加权矢状位（C）及 T2 加权脂肪抑制像轴位（D）可见第三位患者的腕骨远端有一局限性囊性肿块

（Nguyen V, Choi J, Davis KW. Imaging of wrist masses[J]. *Curr Probl Diagn Radiol*, 2004, 33(4):147–160.）

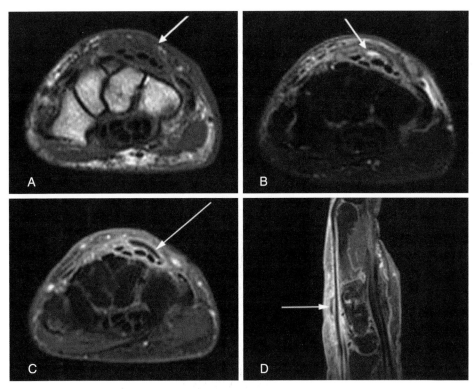

图 54-5　脓肿

MRI T1 加权像轴位（A）与 T2 加权脂肪抑制像轴位（B）可见伸肌腱背侧有一个较小的积液影（箭头所示）；增强 MRI 轴位（C）与 T1 加权脂肪抑制像矢状位（D）显示边缘强化

（Nguyen V, Choi J, Davis KW. Imaging of wrist masses[J]. *Curr Probl Diagn Radiol*, 2004, 33(4):147–160.）

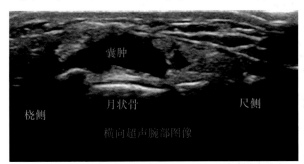

图 54-6　腕背侧腱鞘囊肿；横向超声图像显示典型的腱鞘囊肿

鉴别诊断

　　尽管腱鞘囊肿是最常见的一种腕部软组织肿块，仍需与其他疾病进行鉴别（表 54-1）。常见疾病包括感染、腱鞘炎、脂肪瘤、腕骨包块等。不常见的疾病，如恶性肿瘤包括肉瘤和转移癌也可能会混淆诊断（图 54-8）。

治疗方法

　　腱鞘囊肿相关的疼痛和功能障碍的早期治疗方法包括：非甾体抗炎药、COX-2 抑制剂和物理疗法联合治疗，局部热敷和冷敷也可能有效。使用夹板将腕关节固定在中立位可缓解症状，且避免关节受到额外损伤。对上述方法无效的患者，下一步可合理选择腱鞘囊肿内注射局麻药和糖皮质激素治疗。如果症状持续存在，可考虑手术切除。

　　腱鞘囊肿注射治疗时，患者取平卧位，将手臂完全内收，肘关节轻微屈曲，让手掌放松地放在一条对折的小巾上。使用 5ml 注射器抽取 1.5ml 局麻

表 54-1　与手腕腱鞘囊肿症状相似的疾病
· 感染
· 脂肪瘤
· 腱鞘炎
· 炎状骨
· 神经瘤
· 指短伸肌肌腹肥大
· 舟状骨不稳
· 月状骨不稳
· 舟骨 - 大多角骨关节炎
· 血管瘤
· 肉瘤

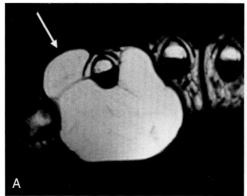
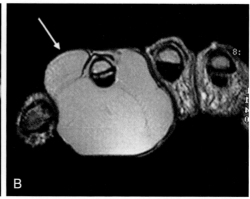

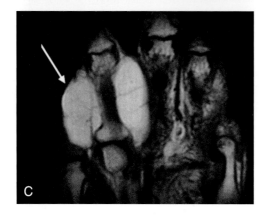

图 54-7　脂肪瘤（箭头所示）

MRI T1 加权像轴位（A）、T2 加权像轴位（B）以及 T1 加权像冠状位（C）所示食指周围有一较大的团块；所有序列上都可见这个团块呈脂肪信号（Nguyen V, Choi J, Davis KW. Imaging of wrist masses[J]. *Curr Probl Diagn Radiol*, 2004, 33(4):147–160.）

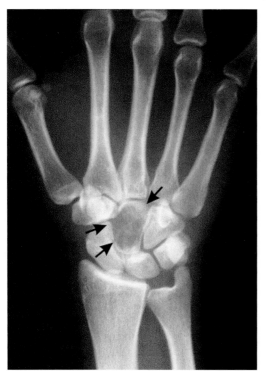

图 54-8　右手后前位 X 线平片上可见转移性恶性黑色素瘤继发头状骨溶骨性病变（箭头所示）及骨皮质破坏（Tomas X, Conill C, Combalia A,et al. Malignant melanoma with metastasis into the capitate[J]. *Eur J Radiol*, 2005, 56(3):362–364.）

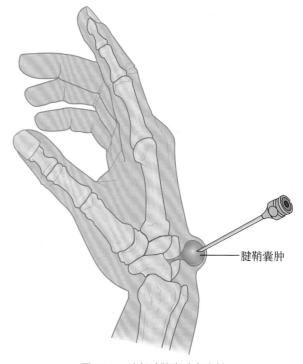

腱鞘囊肿

图 54-9　腕部腱鞘囊肿内注射（Waldman SD. Atlas *of pain management injection techni-ques* [M]. 2th ed. Philadelphia: Saunders, 2007: 273.）

药和 40mg 甲泼尼龙。

常规消毒腱鞘囊肿周围皮肤，使用长约 2.5cm 的 25G 针头，确认腱鞘囊肿后在中央进针并抽吸内容物（图 54-9）。如果碰到骨头，则需要把针尖后退到腱鞘囊肿处再尝试回抽。抽吸后，缓慢注入药物。注射时应该阻力很小，注射之后拔出针头，并在注射处无菌敷料加压包扎和冷敷。如果腱鞘囊肿复发，最终可能需要手术治疗。

并发症和注意事项

在充分掌握临床相关解剖结构的情况下，注射安全可靠。但尺神经在手腕走行段特别容易受到损伤。要小心避免直接将药物注射入肌腱内，这些肌腱与腱鞘囊肿摩擦而出现刺激性炎症。约 25% 的患者在腱鞘囊肿注射后会有短期疼痛加重，必须提前告知患者这种情况。

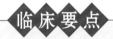

临床要点

注射治疗腕关节炎所致的疼痛非常有效。注射期间可联合使用镇痛药和非甾体抗炎药物。同时存在滑囊炎和肌腱炎可能会加重疼痛，需要使用局麻药和糖皮质激素类药物在其部位进行局部注射治疗。

（冯　帅　译　　吴　洁　审校）

原书参考文献

Al-Qattan MM, Elshamma NA, Alqabbani A. Trigger wrist and carpal tunnel syndrome caused by a flexor tendon-related ganglion in a teenager: a case report. *Int J Surg Case Rep.* 2017;30:86–88.

Balazs GC, Dworak TC, Tropf J, et al. Incidence and risk factors for volar wrist ganglia in the U.S. military and civilian populations. *J Hand Surg Am.* 2016;41(11):1064–1070.

Head L, Gencarelli JR, Allen M, et al. Wrist ganglion treatment: systematic review and meta-analysis. *J Hand Surg Am.* 2015;40(3):546–553.e8.

Waldman SD. Ganglion cysts of the wrist. In: *Waldman's comprehensive atlas of diagnostic ultrasound of painful conditions.* Philadelphia: Wolters Kluwer; 2016:432–438.

Waldman SD. Injection technique for ganglion cysts of the wrist and hand. In: *Atlas of pain management injection techniques.* 4th ed. Philadelphia: Elsevier; 2017:323–329.

Waldman SD, Campbell RSD. Ganglion cyst of the wrist. In: *Imaging of pain.* Philadelphia: Saunders; 2011:227–229.

第 55 节

扳机拇
(Trigger Thumb)

ICD-10 CODE M65.30

临床综合征

　　扳机拇是由于掌骨远端压迫指浅屈肌腱而产生炎症和肿胀所致。此区域的籽骨也可压迫而造成肌腱创伤。肌腱常因重复运动或附近的骨性突起压迫肌腱而受损。如果炎症和肿胀迁延为慢性，腱鞘可能增厚而缩窄（图 55-1）。肌腱上通常会形成结节，当患者屈曲和伸展拇指时可触及。这些结节可能会卡在腱鞘内，进而产生导致拇指卡住或锁定的扳机现象。肌腱滑道机制的病理改变也可参与形成扳机现象（图 55-2）。经常从事重复性活动的患者容易形成扳机拇，如政客们需要反复握手，或一些需要反复捏拇指的动作，包括玩电子游戏、发短信或打牌（图 55-3）。这种现象更常见于女性及糖尿病患者。

症状和体征

　　扳机拇的疼痛位于拇指掌面的根部（与桡骨茎突腱鞘炎的疼痛不同，其疼痛多分布于桡骨茎突近端）。扳机拇疼痛可持续存在，主动捏拇指动作可加重疼痛，患者发现自己无法握住笔或咖啡杯。常伴睡眠障碍，且患者常在睡醒后发现拇指被锁定在屈曲位。

　　查体可见肌腱部位有压痛和肿胀，最明显的压痛点位于拇指根部。患者屈曲和伸展拇指时可有弹响。手指活动度可因疼痛而下降，且可能出现扳机现象。如前所述，扳机拇指患者拇长屈肌腱上可触及结节。

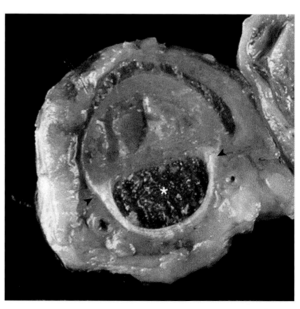

图 55-1　该标本的轴位图片显示屈肌腱（＊所示）位于纤维骨管内，被增厚的纤维鞘（即肌腱环形滑车，箭头所指处）锚定在指骨上

（Ragheb D, Stanley A, Gentili A, et al. MR imaging of the finger tendons: normal anatomy and commonly encountered pathology[J]. *Eur J Radiol*, 2005, 56(3):296–306.）

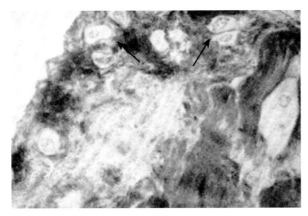

图 55-2　病理性肌腱滑车的标本中可见软骨样化生，即细胞像软骨细胞一样生发于巢中

（Sbernardori MC, Bandiera P. Histopathology of the A1 pulley in adult trigger fingers[J]. *J Hand Surg Eur Vol*, 2007, 32(5):556–559.）

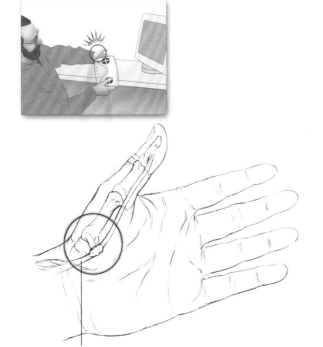

拇长屈肌腱

图 55-3　扳机拇是由于拇指反复搓捏样动作引起的微创伤所造成的

检查

　　所有表现为扳机拇的患者均需行 X 线检查，以排除隐匿的骨性病变（图 54-4）。根据患者的临床表现，可能需要进行其他检查，包括血液常规检测、血尿酸浓度、红细胞沉降率和抗核抗体。如果怀疑

有第一掌骨关节不稳或对扳机拇的诊断存疑，需行手部 MRI 检查和超声检查。下述的注射技术可以作为该病的诊断和治疗的方法。

鉴别诊断

　　扳机拇通常根据临床表现来诊断。累及第一掌指关节的关节炎或痛风可能与扳机拇并发，并加重疼痛。扳机拇的疼痛位于第一掌骨根部的拇长屈肌腱，少数情况下，此部位的疼痛可能会与桡骨茎突腱鞘炎相混淆。

治疗方法

　　扳机拇相关性疼痛和功能障碍的治疗方法包括联合非甾体抗炎药、COX-2 抑制剂和物理疗法。可以使用奎尔特手套（Quilter's glove）保护拇指，也有助于缓解症状。若上述治疗失败，下一步可选择注射治疗。

　　注射治疗扳机拇时，患者取平卧位，将手臂完全内收，让手背放松地放在一条对折的小巾上。常规消毒受累肌腱处的皮肤，确认拇指的掌指关节。使用 5ml 注射器抽取 2ml 局麻药和 40mg 甲泼尼龙，接长约 2.5cm 的 25G 针头。严格遵守无菌原则，在第一掌指关节近端，与肌腱平行方向成 45° 角进针，穿过皮肤进入受累肌腱上的皮下组织。如果触及骨质，则需要将针尖后退到皮下组织。缓慢注射药物。注射时腱鞘应该膨胀扩张。注射时应感到几乎没有阻力，如果有阻力，则针尖可能在肌腱内，此时应将针尖后退，直至可以顺利注射而没有明显阻力。注射后拔出针头，注射部位无菌敷料加压包扎和冷敷。超声引导下穿刺可能会提高穿刺位置的精确性。在注射治疗数日后应进行物理疗法，用夹板固定拇指也有益于康复。应避免剧烈运动，以免加重症状。保守治疗、局部注射局麻药及皮质糖皮质激素无效的患者，应考虑手术松解。

并发症和注意事项

　　若扳机拇在病程早期未能得到适当治疗，肌腱和腱鞘不断受创，会导致持续疼痛和功能障碍。注射疗法的主要并发症与先前损伤已出现炎症和受损

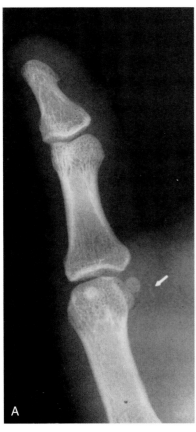
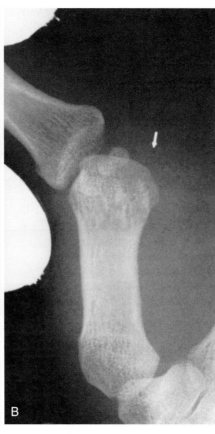

图 55-4　猎场看守人（Gamekeeper）的拇指

A 为病程早期 X 线平片可见第一掌指关节附近有一个小骨碎片（箭头）；B 为桡侧应力位 X 线平片中可见掌骨指骨半脱位骨折的碎片（箭头所示）（Resnick D. *Diagnosis of bone and joint disorders*[M]. 4th ed. Philadelphia: Saunders, 2002: 2583.）

的肌腱有关。若直接注射至肌腱内，可导致肌腱断裂，所以在注射之前应该确认针尖位于肌腱之外。如果针尖位置过于靠近内侧，容易损伤桡动脉和桡神经浅支。注射疗法的另一个并发症是感染，若操作中严格遵守无菌原则，发生感染罕见。大约 25% 的患者有注射后短期内疼痛加重，需提前告知患者存在这种风险。

临床要点

　　注射技术对于治疗扳机拇引发的疼痛非常有效。同时并发关节炎和痛风时可能加重疼痛，必要时可使用局麻药物和甲泼尼龙在其部位进行局部注射治疗。在充分掌握临床相关解剖结构的情况下，注射相对安全可靠，特别要注意不要损伤桡动脉和桡神经浅支。桡骨茎突腱鞘炎可能会和扳机拇混淆，但可以通过确认疼痛位置和引发扳机现象的动作加以区分。

原书参考文献

Castellanos J, Muñoz-Mahamud E, Domínguez E, et al. Long-term effectiveness of corticosteroid injections for trigger finger and thumb. *J Hand Surg Am.* 2015;40(1):121–126.

Giugale JM, Fowler JR. Trigger finger: adult and pediatric treatment strategies. *Orthop Clin North Am.* 2015;46(4):561–569.

Schubert MF, Shah VS, Craig CL, et al. Varied anatomy of the thumb pulley system: implications for successful trigger thumb release. *J Hand Surg Am.* 2012;37(11):2278–2285.

Waldman SD. Digitorum superficialis and profundus injection for tendinitis and trigger finger. In: *Atlas of pain management injection techniques.* 4th ed. Philadelphia: Elsevier; 2017:323–329.

Waldman SD. Trigger finger. In: *Waldman's comprehensive atlas of diagnostic ultrasound of painful conditions.* Philadelphia: Wolters Kluwer; 2016:451–457.

（贾怡童　译　　吴　洁　审校）

第 56 节

扳机指
（Trigger Finger）

ICD-10 CODE M65.30

临床综合征

扳机指是由于第一掌骨头端压迫拇长屈肌腱产生炎症和肿胀所致。此区域的籽骨也可压迫肌腱造成创伤。肌腱常因重复运动或附近的骨性突起压迫而受损。如果炎症、肿胀迁延为慢性，腱鞘可能增厚而缩窄。肌腱上通常会形成结节，当患者屈曲和伸展手指时可触及。这些结节通过缩窄的肌腱滑道时可能会卡在腱鞘内，进而产生导致手指卡住或锁定的扳机现象。扳机指常见于女性和糖尿病患者。经常从事重复性活动的患者容易形成扳机指，如敲锤子、抓握方向盘或者紧抓马缰绳等（图 56-1）。

症状和体征

扳机指的疼痛位于手掌远端，通常可触及有压痛的结节。疼痛持续存在，手指的主动抓握动作可加重疼痛。屈曲手指时有明显僵硬感，常伴睡眠障碍，且患者常在睡醒后发现手指被锁定在屈曲位。

查体可见肌腱有压痛和肿胀，最明显的压痛点位于掌骨的远端。屈曲和伸展手指可有弹响。手指活动范围可因疼痛而下降，且可能出现扳机现象。让患者紧握患手 30s，然后放松，但不要张开手，可能会诱发肌腱嵌顿征。接着检查者将患者的受累手指被动伸展，如果手指伸直时患者察觉到肌腱有锁定、弹响或卡住感，则为肌腱嵌顿征阳性（图 56-2）。

检查

所有诊断考虑扳机指的患者需行 X 线检查，以排除隐匿的骨性病变（图 56-3）。根据患者的临床表现，可能需要其他检查，包括血液常规检测、血尿酸浓度、红细胞沉降率和抗核抗体。如果怀疑有关节不稳或存在畸形，则需行手部 MRI 检查和超声检查。下述的注射技术既可以作为该病的诊断及治疗的方法（图 56-4 和图 56-5）。

鉴别诊断

扳机指常根据临床表现诊断。掌骨关节或指间关节的关节炎或痛风可能与扳机指同时存在，从而加重疼痛。隐匿的骨折有时也会混淆临床表现。

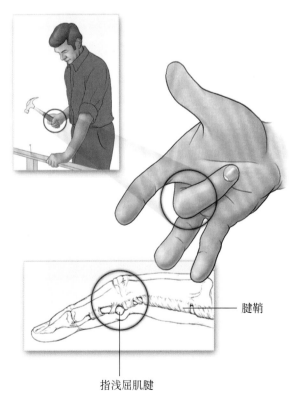

腱鞘

指浅屈肌腱

图 56-1　手的重复性紧握动作造成的微创伤引发扳机指

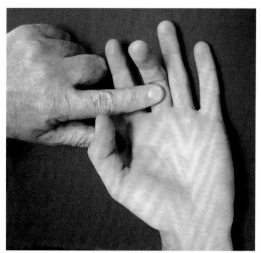

图 56-2 扳机指的肌腱嵌顿征

（Waldman SD. *Physical diagnosis of pain: an atlas of signs and symptoms*[M]. Philadelphia: Saunders; 2006:195.）

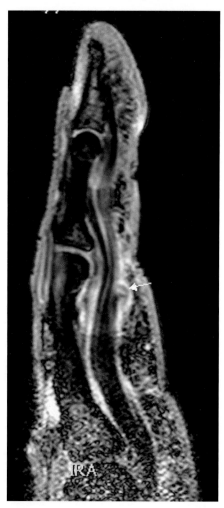

图 56-3 磁共振 T2 加权矢状图显示受累及的屈肌腱标记
（Couceiro J, Fraga J, Sanmartin M. Trigger finger following partial flexor tendon laceration: magnetic resonance imaging-assisted diagnosis[J]. *Int J Surg Case Rep*. 2015;9:112–114.）

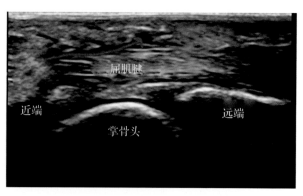

图 56-4 纵向超声图像显示某患者的屈肌腱结节与扳机指

治疗方法

扳机指相关的疼痛和功能障碍的初步治疗方法包括联合使用非甾体抗炎药、COX-2 抑制剂和物理疗法。夜间使用夹板固定手指也有助于缓解症状。若上述治疗无效，可选择注射技术治疗。

对扳机指进行注射治疗时，患者平卧位，将手臂完全内收至患者身旁，让手背放松地放在一条对折的毛巾上。常规消毒受累肌腱处的皮肤，确认肌腱下方的掌骨头。使用 5ml 注射器抽取 2ml 局麻药和 40mg 甲泼尼龙，接长约 2.5cm 的 25G 针头。严格遵守无菌原则，在掌指关节近端、与肌腱平行方向成 45° 角进针，穿过皮肤进入受累肌腱上的皮下组织。如果触及骨质，则需要将针尖后退到皮下组织。缓慢注射药物，注射时腱鞘应该膨胀扩张。感觉到很小的阻力，如果有阻力，则针尖可能在肌腱内，此时应将针尖后退，直至可以顺利注射而没有明显阻力。注射后拔出针头，注射部位无菌敷料加压包扎和冷敷。

注射治疗数日后应该开始进行物理疗法，包括局部热敷和温和的关节活动度锻炼。避免剧烈运动，以免加重症状。

对于前述治疗方法无效的患者，应该考虑手术治疗。

并发症和注意事项

若扳机指在病程早期未能得到适当治疗，肌腱和腱鞘不断受创，会导致持续疼痛和功能障碍。注射的主要并发症与损伤早已出现炎症和受损的肌腱有关。如果直接注射到肌腱内，可导致肌腱断裂，

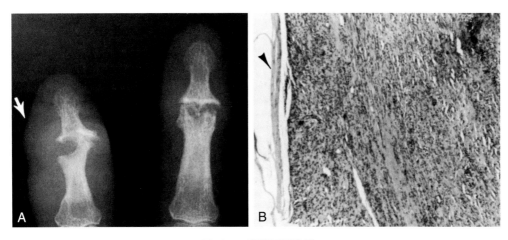

图 56-5　腱鞘巨细胞瘤

A 为女性，56 岁，进行性手指疼痛、肿胀 2 年，远端指间关节可见一软组织团块（箭头所示），该指间关节处有明显的骨关节炎表现，这两种表现提示该团块可能是一个黏液囊肿。但是活检受累关节证实为腱鞘的巨细胞瘤；B 为显微镜下（×86）可见另一位腱鞘肿瘤患者（箭头所示）伴有中度血管化基质、纺锤形或卵圆形细胞以及多核巨噬细胞

(Resnick D. *Diagnosis of bone and joint disorders*[M]. 4th ed. Philadelphia: Saunders; 2002:4248.)

所以在注射之前应该确认针尖位于肌腱之外。如果针尖位置过于靠近内侧，则容易损伤桡动脉和桡神经浅支。严格遵守无菌原则将会极少发生感染，采用综合预防措施将术者风险降至最低。注射后立即按压注射部位，可以减少瘀血和血肿形成。约 25% 的患者在注射后会出现短期疼痛加重，需提前告知患者存在这种可能。

临床要点

　　此处所述的注射技术对于治疗扳机指所致疼痛非常有效。同时并发关节炎和痛风时可能加重疼痛，可使用局麻药物和甲泼尼龙在其部位进行局部注射治疗。用夹板保护手指也有助于缓解症状。注射完毕，可联合应用镇痛药和非甾体抗炎药物。

（贾怡童　译　吴　洁　审校）

原书参考文献

Ragheb D, Stanley A, Gentili A, et al. MR imaging of the finger tendons: normal anatomy and commonly encountered pathology. *Eur J Radiol.* 2005;56(3):296–306.

Waldman SD. Painful conditions of the wrist and hand. In: *Physical diagnosis of pain: an atlas of signs and symptoms.* 2nd ed. Philadelphia: Saunders; 2010:153–154.

Waldman SD. Trigger finger. In: *Atlas of pain management injection techniques.* 2nd ed. Philadelphia: Saunders; 2007:244–247.

Wang AA, Hutchinson DT. The effect of corticosteroid injection for trigger finger on blood glucose level in diabetic patients. *J Hand Surg Am.* 2006;31(6):979–981.

第57节

手部籽骨炎
(Sesamoiditis of the Hand)

ICD-10 CODE **M89.8x9**

临床综合征

籽骨是在手部屈肌腱中小而圆的结构，形式芝麻位于关节附近（图 57-1）。"籽骨"这个名词于公元二世纪为盖伦医师首次命名。当屈肌腱在关节附近活动时，籽骨可以减少屈肌腱的摩擦和压力。多数患者在掌指关节处有两个籽骨，一个位于拇指指间关节处，一个在示指掌指关节处，一个在小指掌指关节处。这些骨头易发生骨折、脱位、肿瘤、缺血性坏死、炎症或肌腱炎，从而导致手疼痛和功能障碍（图 57-2）。

籽骨炎的特点为压痛，疼痛多位于拇指屈肌腱，鲜见于示指（图 57-3）。患者在抓握时患部手指常有异物嵌入感，患部手指反复屈曲和伸展时可加重疼痛。该病多累及拇指的桡侧，而邻近掌骨的髁状突起较不明显。银屑病性关节炎患者手部籽骨炎的发生率较高。

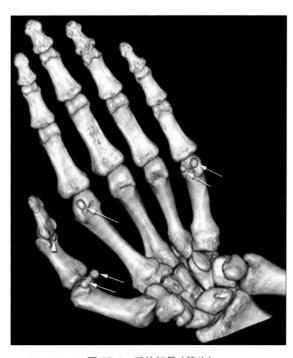

图 57-1　手的籽骨（箭头）

（Ozcanli H, Sekerci R, Keles N. Sesamoid disorders of the hand[J]. *J Hand Surg Am.* 2015;40(6):1231–2123.）

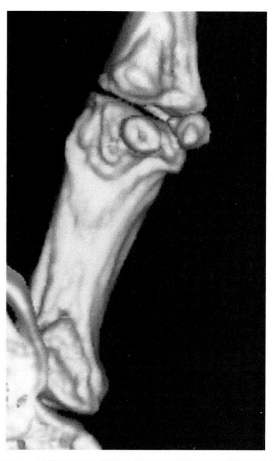

图 57-2　计算机断层扫描及重建图显示拇指桡侧籽骨近端移位

（Deshmukh NV, Saikia AN, Norton ER, Sonanis SV. Sesamoid displacement: a rare cause of "clicking thumb[J]." *Injury.* 1999; 30(2):141–143.）

症状和体征

　　查体可见籽骨部位有压痛。当籽骨炎患者主动屈曲拇指或其他手指时，触痛范围会随着屈肌腱的移动而改变。而发生于手指的隐匿骨性病变患者，触痛范围位于病变区域不会移动。在被动或主动屈伸受累手指时，可能会发生弹响或扳机。当籽骨受到急性创伤时，患侧手指的屈曲侧可能出现瘀血。

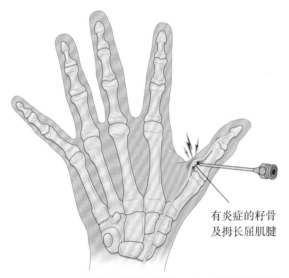

图 57-3　籽骨炎的特点为触痛，疼痛位于拇指屈侧
（Waldman SD. *Atlas of pain management injection techniques*[M]. 2nd ed. Philadelphia: Saunders, 2007: 238.）

有炎症的籽骨及拇长屈肌腱

检查

　　具有籽骨炎症状的患者需首先进行 X 线和 MRI 检查，以排除隐匿骨折并识别可能发生炎症的籽骨（图 57-4 和图 57-5）。根据患者的临床表现，可能需要进行其他检查，包括血液常规检测、红细胞沉降率和抗核抗体。如果怀疑有关节不稳定、隐匿的肿块、隐匿的骨折、脱位、缺血性坏死、感染或肿瘤，则需行手指及腕部 MRI、超声或 CT 检查（图 57-6）。放射性核素骨扫描有助于识别容易被 X 线漏诊的拇指、手指或籽骨的应力性骨折。

鉴别诊断

　　籽骨炎的诊断依靠临床表现和影像学检查。患部手指关节炎、腱鞘炎或痛风与籽骨炎同时并发时，可能加重疼痛。隐匿的骨折和脱位有时可混淆诊断。偶然情况下，可能发生籽骨内骨肿瘤，需进一步排除诊断。

治疗方法

　　籽骨炎相关的疼痛和功能障碍的治疗方法包括联合非甾体抗炎药（（NSAIDs））、COX-2 抑制剂和

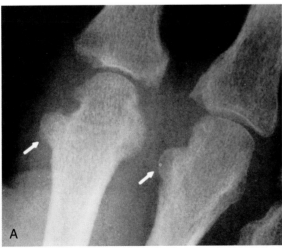
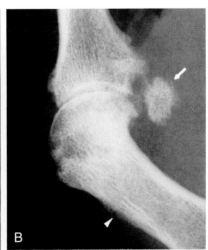

图 57-4　X 线平片可见掌指关节畸形

A 为掌骨头周围的巨大骨赘（箭头所指）常常伴随软组织肿胀、关节腔狭窄、骨侵蚀及指骨增生；B 为在第一掌指关节处可见掌骨头、指骨近端及毗邻籽骨（箭头所指）有不规则骨形成，掌骨骨干可见明显骨膜炎（三角箭头所指）
（Resnick D. *Diagnosis of bone and joint disorders*[M]. 4th ed. Philadelphia: Saunders, 2002: 1087.）

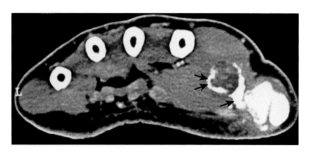

图 57-5　CT 显示软骨瘤（双箭头所指）和尺侧籽骨（单箭头所指）

（Louaste J, Amhajji L, Eddine EC, et al. Chondroma in a sesamoid bone of the thumb: case report[J]. *J Hand Surg.* 2008;33(8):1378–1379.）

物理疗法。夜间使用夹板来保护手指，也可能缓解症状。如保守治疗无效，可选择注射局麻药及糖皮质激素治疗。

对籽骨进行的注射治疗时，患者取平卧位，暴露手掌面。常规消毒患部籽骨表面皮肤。严格遵守无菌原则，抽取 0.25% 无防腐剂丁哌卡因 2ml 和甲泼尼龙 40mg，接长约 1.6cm 的 25G 针头。小心进针穿过受累手指掌面皮肤，直到针尖碰到籽骨（图57-3），然后稍微后退针尖至骨膜和肌腱之外，确认针尖位于受累籽骨旁且回抽无血后，缓慢注入药物。由于注射处位于封闭空间，注射时可感受到轻微阻力。如果阻力较大，针尖可能在韧带或肌腱内，应轻微前进或后退针尖，直到没有明显阻力后方可注射。结束后拔出针尖，注射处无菌敷料加压包扎和冷敷。冷敷不要超过 10 分钟，以免冻伤。

注射治疗数日后应开始进行物理疗法，包括局部热敷和温和的活动度锻炼。避免剧烈运动，以免症状加重。

并发症和注意事项

在充分掌握临床相关解剖结构的情况下，注射治疗籽骨炎安全可靠。注射治疗的主要并发症是感染，要严格遵守无菌原则，注意采取全面预防措施，将术者的风险降到最低。注射后立刻按压注射部位，可以减少瘀血和血肿的发生。要提前告知患者约 25% 的籽骨炎患者在注射后会出现短期疼痛加重。

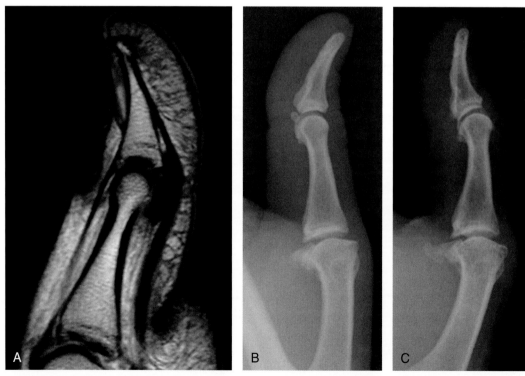

图 57-6　术前（A）MRI 扫描结果；（B）病例 2 的 X 线结果显示拇指指间关节籽骨；（C）术后 X 线检查

（Ecker JO, Edwick SJ, Ebert JR. Painful clicking of the thumb interphalangeal joint caused by a sesamoid bone: a report of three cases[J]. *J Hand Surg.* 2012; 37(3):423–426.）

临床要点

　　手部疼痛是常见的临床问题。籽骨炎需与应力性骨折、籽骨骨折及其他指骨的隐匿性病变相鉴别。虽然上述注射技术可以缓解疼痛，患者通常仍需要使用夹板固定患指来协助康复。戴软垫手套可以减轻患部籽骨及其软组织的压力。患者并发滑囊炎及肌腱炎时可能会加重疼痛，必要时需使用局麻药和糖皮质激素类药物在其部位进行局部注射点治疗。可以在注射治疗同时使用普通的镇痛药和非甾体类抗炎药物。

（贾怡童　译　　吴　洁　审校）

原书参考文献

Chin AYH, Sebastin SJ, Wong M, et al. Long-term results using a treatment algorithm for chronic sesamoiditis of the thumb metacarpophalangeal joint. *J Hand Surg Am.* 2013;38(2):316–321.

Deshmukh NV, Saikia AN, Norton ER, et al. Sesamoid displacement: a rare cause of 'clicking thumb'. *Injury.* 1999;30(2):141–143.

Ecker JO, Edwick SJ, Ebert JR. Painful clicking of the thumb interphalangeal joint caused by a sesamoid bone: a report of three cases. *J Hand Surg Am.* 2012;37(3):423–426.

Waldman SD. Painful conditions of the wrist and hand. In: *Physical diagnosis of pain: an atlas of signs and symptoms.* 3rd ed. Philadelphia: Saunders; 2016:166.

Waldman SD. Injection technique for sesamoiditis of the hand. In: *Atlas of pain management injection techniques.* 4th ed. Philadelphia: Saunders; 2017:304–306.

第 58 节

塑料袋麻痹症
(Plastic Bag Palsy)

ICD-10 CODE **G56.90**

临床综合征

塑料袋麻痹症是指神经的卡压性病变，由塑料袋的提手压迫指骨部位的神经所致。指总神经来自正中神经和尺神经，拇指也有桡神经浅支分布。指总神经沿着掌骨向前延伸，到达手掌远端时发出分支。掌侧指神经支配多个手指的感觉功能，在指静脉和指动脉旁沿着手指腹外侧走行。较细的指背神经来自尺神经和桡神经，支配手指背侧至近端关节。

随着诸多商店从纸袋转向使用塑料袋，塑料袋麻痹症的发生率有所增加。手提沉重塑料袋是诱发因素，最常见的临床特征是在受压位置出现指神经疼痛（图 58-1）。塑料袋麻痹症可表现为急性或慢性。疼痛可能是由于使用少数手指提沉重的袋子对神经的急性损伤，也可能是由于手指被袋子提手缠绕导致包裹指神经的软组织受到直接损伤。塑料袋麻痹症偶尔可见于无家可归者，他们将所有物品装在袋子里并随身携带，且日复一日用同一只手提着它们。受累的神经可能会逐渐增厚，神经及覆盖神经的软组织可能会发生炎症。除了疼痛，患者还可能主诉神经受损处存在感觉异常和麻木。

症状和体征

塑料袋麻痹症的疼痛是持续的，并因受压迫而加重。患者常发现自己无法用受累手指持物。睡眠障碍很常见。

查体时，受累指神经存在触痛。触诊时患者会有感觉异常，持续压迫神经时患者会感到压迫点远端的手指麻木。拇指活动度正常。如果伴有籽骨急

性损伤，受损指神经表面的皮肤可出现瘀斑。

检查

塑料袋麻痹症患者均应行 X 线检查，以排除隐匿的骨性病变，如可能压迫指神经的骨刺、囊肿等。肌电图可以区分导致手部麻木的其他原因。根据患者的临床表现，可能需要其他检查，包括血常规、血尿酸、红细胞沉降率和抗核抗体。手部磁共振成像能够排除压迫指神经的软组织异常（包括肿瘤）（图 58-2）。神经阻滞可作为该病的诊断和治疗的方法。

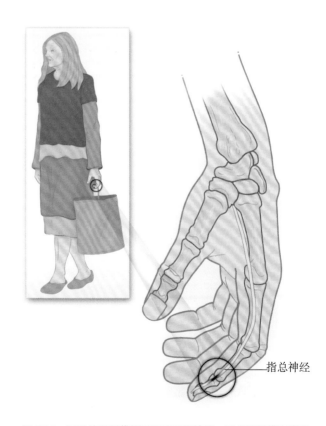

指总神经

图 58-1 沉重的塑料袋提手压迫手指神经，形成塑料袋麻痹症

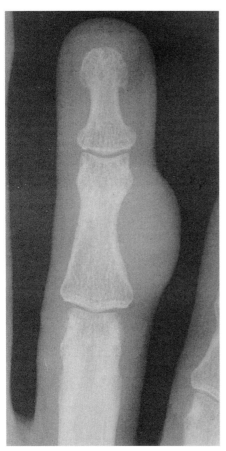

图 58-2　纤维性黄色瘤；中指指骨周围的软组织团块侵蚀了邻近骨质，这种骨质重吸收的表现是一种压力性萎缩而非恶变的征兆

（Resnick D.Diagnosis of bone and joint disorders[M]. 4th ed. Philadelphia: Saunders; 2002:4190.）

鉴别诊断

塑料袋麻痹症的初步诊断可基于临床表现，并通过肌电图确诊。关节炎、腱鞘炎及痛风可与塑料袋麻痹症并发，导致患者疼痛加重。隐匿性骨折和指神经肿瘤偶尔会与塑料袋麻痹症的临床表现相混淆（图 58-3）。

治疗方法

治疗与塑料袋麻痹症相关的疼痛和功能障碍，首先是移除对指神经的侵犯性压迫。也可以使用普通镇痛药、非甾体抗炎药或 COX-2 抑制剂。如果患者主诉明显的感觉迟钝或感觉异常，应考虑加用加巴喷丁。加巴喷丁初始剂量为每日睡前 300mg，如能耐受不良反应，逐渐上调剂量至 3600mg，并分次服用。应采用物理疗法，包括局部热敷和小范围的运动锻炼，以避免功能丧失。应避免剧烈运动，以免加重症状。在夜间使用夹板来保护手指可能有效，戴软垫手套可以减轻受累指神经及其周围软组织的压力。如果出现睡眠障碍，可以口服小剂量三环类抗抑郁药。若这些保守治疗无效，可选择局麻药和糖皮质激素进行注射治疗。极少数情况下，需要对受累神经行手术探查和神经成形术以缓解症状。

并发症和注意事项

如果对临床上相关的解剖结构多加注意，对受累指神经进行注射是相对安全的。必须严格遵循无菌原则以防止感染，并注意采取全面预防措施，可将术者的风险降到最低。注射后立即加压包扎，可以减少瘀斑和血肿。注射的主要并发症是感染，要严格遵循无菌原则。约 25% 的患者在注射后疼痛会暂时加重，应提前告知患者这种可能性。

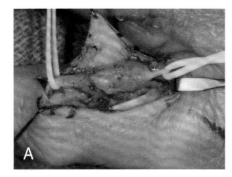
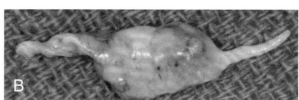

图 58-3　A 为无名指桡神经背支的神经节；B 为神经节和神经一并被切除

（Naam NH, Carr SB, Massoud AHA. Intraneuralganglions of the hand and wrist[J]. J Hand Surg. 2015; 40(8):1625–1630.）

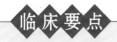

临床要点

　　手部疼痛是临床上常见的问题。塑料袋麻痹症必须与指骨的应力性骨折及隐匿性疾病相鉴别，如籽骨炎及隐匿性籽骨骨折。如并发滑囊炎和肌腱炎可能会加重患者手部疼痛，需要局部注射局麻药和糖皮质激素进行治疗。

（贾怡童 译　吴　洁 审校）

原书参考文献

Naam NH, Carr SB, Massoud AHA. Intraneural ganglions of the hand and wrist. *J Hand Surg Am.* 2015;40(8):1625–1630.

Rosenbaum AJ, Leonard G, Mulligan M, et al. Nerve entrapments in musicians. In: Tubbs RS, Rizk E, Shoja MM, et al, eds. *Nerves and nerve injuries.* San Diego: Academic Press; 2015:665–675.

Waldman SD. Painful conditions of the wrist and hand. In: *Physical diagnosis of pain: An atlas of signs and symptoms.* 3rd ed. Philadelphia: Saunders; 2016:166.

第 59 节

腕背隆突综合征

(Carpal Boss Syndrome)

ICD-10 CODE **M25.70**

临床综合征

　　腕背隆突综合征，或者茎突骨疣，以第二和第三腕掌关节交界处的局部压痛和锐痛为特征。其疼痛由第二和第三腕掌关节的外生骨疣所致，而关节内间隙的游离体是相对罕见的原因（图 59-1）。疼痛通常发生于手部剧烈活动之后，而非活动过程中。腕背隆突的疼痛也可能产生局部放射痛，从而混淆临床表现。该疾病通常影响惯用手，约 15% 的腕背隆突综合征患者在发病期间内会出现腕凸症。腕背

　　隆突综合征男性患者略多，其高峰发病率在 25 岁左右。创伤是腕背隆突综合征发生发展的常见原因。

症状和体征

　　查体时，腕背隆突表现为骨性突起，当患者屈曲腕关节时则更容易看到（图 59-2）。按压腕背隆突上方的软组织可再次出现疼痛。腕背隆突综合征患者表现为驼背征阳性，即当触诊腕背隆突时，可以触及骨性突起（图 59-3）。偶见发炎的囊肿覆盖在骨质赘生物上。若手背遭受急性创伤，受累关节的腕背隆突可能会出现瘀斑。

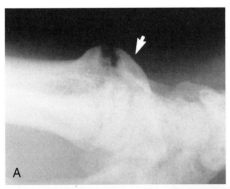

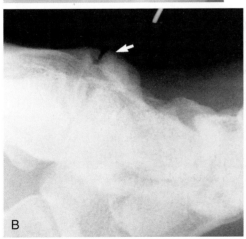

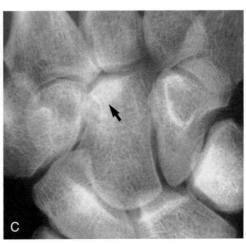

图 59-1　茎突骨疣影像学
手 X 线侧位片（A）显示外生骨化中心的骨赘（箭头所示），临床上常表现为无痛性软组织团块；另一位患者的侧位片（B）和正位片（C）可见相似的赘生物（箭头所示）
（Resnick D. *Diagnosis of bone and joint disorders* [M]. 4th ed. Philadelphia: Saunders, 2002: 1312.）

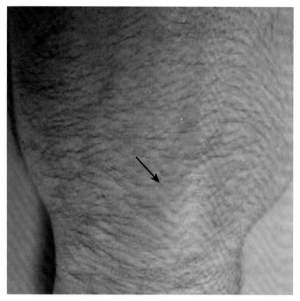

图 59-2　观察手腕背部时，腕背隆突常与背侧神经节相混淆一般情况下，腕背隆突触诊时质地更硬，位置比手腕神经节更远，覆盖在示指和中指的腕掌关节上（箭头所示）

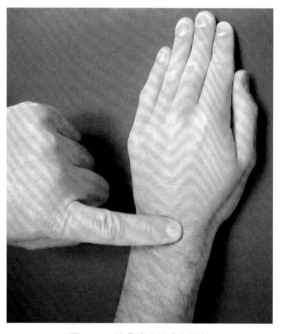

图 59-3　腕背隆突驼背征阳性

检查

腕背隆突综合征患者均应行 X 线检查，以排除骨折和识别具有类似症状的外生骨疣（图 59-1）。根据患者的临床表现，可能需要进行其他检查，包括血常规、红细胞沉降率、血尿酸和抗核抗体，以排除关节炎。如果考虑关节不稳定、隐匿性肿块、隐匿性骨折、感染或肿瘤，则需对手及腕关节行磁共振成像（MRI）和超声检查，并进一步评估相关肌腱的情况（图 59-4，图 59-5）。同位素骨扫描可能有助于确认应力性骨折。

鉴别诊断

腕背隆突综合征的初步诊断基于临床表现，并通过影像学检查来确诊。关节炎、腱鞘炎或痛风可能与腕背隆突综合征并发，从而加重疼痛。隐匿性骨折偶尔也会与该综合征的临床表现相混淆。

治疗方法

腕背隆突综合征相关疼痛和功能障碍的初始治疗包括非甾体类抗炎药、普通镇痛药及 COX-2 抑制剂。应采用物理疗法，包括局部热敷以及小范围的运动锻炼，以免功能丧失。避免剧烈运动，以免加重症状。在夜间使用夹板来保护手指可能有效。如果出现睡眠障碍，可以口服小剂量三环类抗抑郁药。若这些保守疗法无效，可选择局麻药和糖皮质激素进行注射治疗（图 59-6）。极少数情况下，需要手术探查和切除患侧腕背隆突来缓解症状。

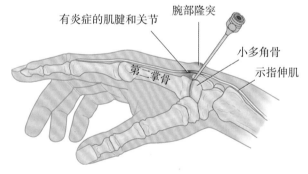

图 59-6　腕背隆突或茎突骨疣的注射技术

并发症和注意事项

用局麻药和糖皮质激素进行注射治疗的主要并发症是感染，要严格遵循无菌原则。约 25% 的患者在注射后疼痛会暂时加重，应提前告知患者这种可能性。临床医师应时刻警惕，隐匿性骨折或肿瘤可能与腕背隆突综合征的临床症状相混淆。

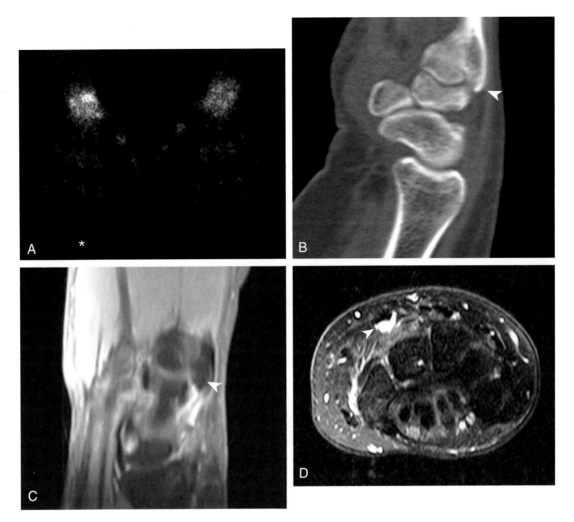

图 59-4　39 岁女性，手腕背部疼痛

在注射 32 mCi ^{99m}Tc MDP 3 小时后进行骨扫描（A）显示，与右手腕相比，左手腕放射性示踪剂摄取增加；矢状位非增强 CT 扫描（B）和非增强质子密度饱和脂肪 MR（C）图像显示第三掌骨底部有腕背隆突（箭头）；轴位非增强 T2 饱和脂肪 MRI（D）图像显示腕骨近端可见桡侧腕短伸肌（箭头）的腱鞘中有异常液体，符合腱鞘炎的特征

临床要点

　　手部疼痛是临床上常见的问题。腕背隆突综合征必须与指骨的应力性骨折、关节炎以及手和手腕的隐匿性疾病相鉴别。虽然注射局麻药和糖皮质激素能缓解疼痛，但是患者可能最终需要手术切除外生骨疣才能得到长期缓解。并发的滑囊炎和肌腱炎时可能会加重疼痛，因此需要局部注射局麻药和糖皮质激素对其进行治疗。

（贾怡童 译　吴 洁 审校）

原书参考文献

Alemohammad AM, Nakamura K, El-Sheneway M, et al. Incidence of carpal boss and osseous coalition: an anatomic study. *J Hand Surg Am.* 2009;34(1):1–6.

Fusi S, Watson HK, Cuono CB. The carpal boss: a 20-year review of operative management. *J Hand Surg Am.* 1995;20(3):405–408.

Ghatan AC, Carlson EJ, Athanasian EA, et al. Attrition or rupture of digital extensor tendons due to carpal boss: report of 2 cases. *J Hand Surg Am.* 2014;39(5):919–922.

Melone CP Jr, Polatsch DB, Beldner S. Disabling hand injuries in boxing: boxer's knuckle and traumatic carpal boss. *Clin Sports Med.* 2009;28(4):609–621.

Park MJ, Namdari S, Weiss AP. The carpal boss: review of diagnosis and treatment. *J Hand Surg Am.* 2008;33(3):446–449.

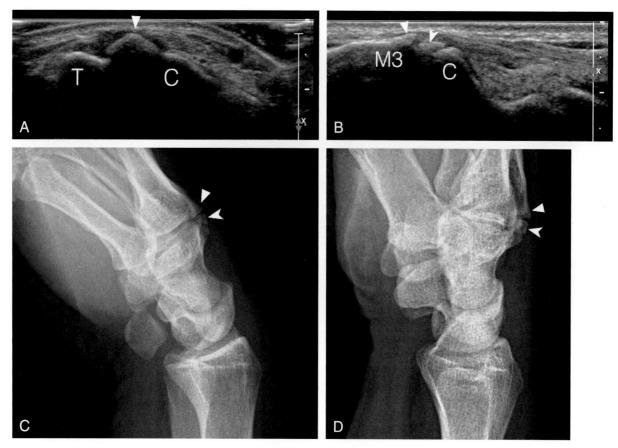

图 59-5   36 岁男性，右手腕背侧无痛性肿块

使用飞利浦 12-5MHz 横向 (A) 和纵向 (B) 超声图像显示，第三掌骨背侧根部腕背隆突碎裂（箭头所示），与小多角骨（T）和头状骨（C）相邻。与常常规侧视图 (D) 相比，同一患者部分旋后、尺骨偏斜 (C) 的 X 线显示，腕背隆突（箭头）更加突出

Porrino J, Maloney E, Chew FS. Current concepts of the carpal boss: pathophysiology, symptoms, clinical or imaging diagnosis, and management. *Curr Probl Diagn Radiol.* 2015;44(5):462–468.

Waldman SD. Carpal boss. In: *Atlas of pain management*

injection techniques. 2nd ed. Philadelphia: Saunders; 2007: 267–279.

Waldman SD. Painful conditions of the wrist and hand. In: *Physical diagnosis of pain: an atlas of signs and symptoms.* 2nd ed. Philadelphia: Saunders; 2010:153–154.

第 60 节

掌筋膜挛缩症

(Dupuytren Contracture)

ICD-10 CODE M72.0

临床综合征

　　掌筋膜挛缩症在临床上很常见。尽管在病程初期的主要临床表现为疼痛，但疼痛似乎会随着病情进展而减轻。掌筋膜挛缩症患者通常会由于功能障碍而就医，而非疼痛。

　　掌筋膜挛缩症由掌筋膜进行性纤维化所致。最初，患者会注意到沿着手掌屈肌腱存在纤维性结节，且伴有触痛。随着病情进展，这些结节融合形成条

索状纤维，然后在屈肌腱周围逐渐增厚挛缩，从而牵拉手指形成被动屈曲。尽管任何手指都有可能发生掌筋膜挛缩症，但无名指和小指最易受累（图 60-1）。如果不治疗，手指会永久性屈曲挛缩。足底腱膜也可能同时受累。

　　掌筋膜挛缩症有遗传倾向，具有北欧斯堪的纳维亚血统的男性发病率最高。该病为常染色体显性遗传，掌筋膜挛缩症患者兄弟姐妹的患病风险为普通人群的 3 倍。最近的研究表明，与掌筋膜挛缩症临床表达关联最强的易感位点有 9 个，位于 *EPDR1*（负责编码室管膜蛋白相关蛋白 1 的基因）的内含子上。此疾病也可能与手掌的创伤、糖尿病、酗酒和长期

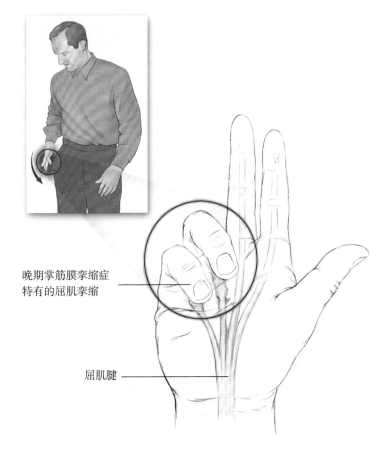

晚期掌筋膜挛缩症
特有的屈肌挛缩

屈肌腱

图 60-1　掌筋膜挛缩症通常累及 40 岁以上男性的无名指与小拇指

使用苯巴比妥类药物有关，该病 40 岁前发病率低。

症状和体征

在疾病早期，沿着屈肌腱可以摸到被称作加罗德垫的硬质纤维化结节。这些结节常被误诊为老茧或疣。在这个早期阶段，疼痛总是存在的。随着疾病发展，形成紧绷的纤维条索，它们可能会越过掌指关节直至近端指间关节（图 60-2）。尽管这些纤维条索限制手指伸展，但并无触痛，且手指的屈曲功能相对正常。到了这个阶段，患者通常会因戴手套及将手伸进口袋有困难而就医。在疾病晚期，形成屈曲挛缩，影响功能。关节炎、腕掌关节和指间关节的痛风、扳机指可能与掌筋膜挛缩症并发，并可能会加重患者的疼痛和失能。

检查

所有掌筋膜挛缩症患者均应行 X 线检查，以排除隐匿的骨性病变（图 60-3）。根据患者的临床表现，可能需要进行其他检查，包括血常规、血尿酸、红细胞沉降率和抗核抗体。如果怀疑有关节不稳定或肿瘤，则需行手部磁共振和超声检查，并在手术治疗前进一步评估疾病的严重程度。若并发尺管或腕管综合征，则需行肌电图检查。

鉴别诊断

掌筋膜挛缩症是一种明确的临床病症，一旦确定，很少会误诊。与尺神经病变相关的扳机指或爪形手很少会被误诊为掌筋膜挛缩症。

治疗方法

掌筋膜挛缩症相关疼痛和功能障碍的治疗包括非甾体类抗炎药或环氧合酶 -2 COX-2 抑制剂并联合物理疗法。在夜间使用夹板来保护手指，可能有

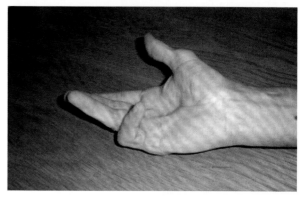

图 60-2　此图显示了掌筋膜挛缩症的典型临床表现，尺侧手指屈曲挛缩

（Birks M, Bhalla A. Dupuytren's disease[J]. *Surgery (Oxford).* 2013;31(4):177–180.）

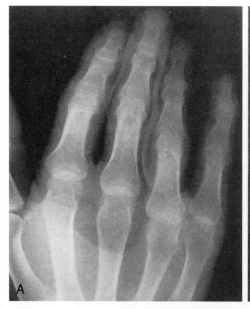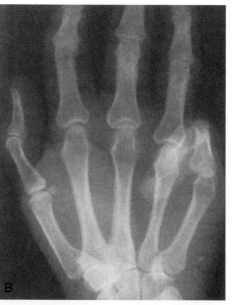

图 60-3　A 为尺侧无名指掌指关节屈曲畸形；B 为小指可见严重的屈曲挛缩，其余手指伴有轻微改变

（Resnick D. *Diagnosis of boneand joint disorders*[M]. 4th ed. Philadelphia: Saunders, 2002: 4667.）

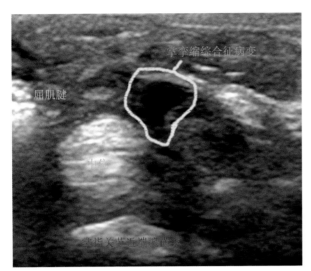

图 60-4　横向超声图像显示与掌筋膜挛缩症相关的、较大范围的掌腱膜纤维瘤病

助于缓解症状。如果要获得进一步缓解，下一步的治疗是注射技术。

对掌筋膜挛缩症进行注射时，患者仰卧位，将手臂完全内收至患者身旁，手背放松地放在一条对折的小巾上。严格遵守无菌原则，用 5ml 注射器抽取 2ml 局麻药和 40mg 甲泼尼龙，并连接一个 2.5cm 的 25G 针头。消毒纤维条索或结节部位的皮肤。针尖置于纤维带侧方，与纤维带成 45° 角进针，穿过皮肤进入覆盖在纤维化区域上方的皮下组织。如果触及骨质，则需将针尖后退至皮下组织，再重新进针至纤维带附近，并缓慢注射药物。因周围组织纤维化，注射时可能会有一定阻力，如果阻力较大，则针尖可能在肌腱或结节内，此时应该将针头后退，直到可以顺利注射而没有明显阻力。注射之后拔出针头，并在注射处加压包扎和冷敷。超声引导下进针可以提高针尖位置的准确性。使用该技术注射胶原酶组织溶血性梭状芽胞杆菌，可以作为掌筋膜挛缩症的非手术疗法，已逐渐为临床医师所接受。

在患者接受注射后数日内，应采用物理疗法，包括局部热敷与适度范围的运动锻炼。应该避免剧烈运动，以免加重症状。

虽然上述治疗方法可缓解症状，但掌筋膜挛缩症通常需要手术治疗。

并发症和注意事项

如果充分掌握临床相关的解剖结构，该注射操作相对安全。必须严格遵循无菌原则以防止感染，并注意采取全面预防措施，将术者的风险降到最低。若注射后立即加压包扎，可以减少瘀斑和血肿的发生。注射的主要并发症与注射对发炎的或已受损肌腱的损伤有关。如果直接对这些肌腱进行注射，肌腱将很容易断裂，所以在注射之前应该确认针尖位于肌腱之外。约 25% 的患者在注射后疼痛会出现暂时加重，应该提前告知患者这种可能性。注射的另一并发症是感染，但如果严格遵循无菌技术，发生感染的情况罕见。

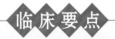

上述治疗方法可以缓解掌筋膜挛缩症的疼痛和功能障碍，但大部分患者最终还是需要手术治疗。并发关节炎或痛风时可加重患者疼痛，需要局部注射更多的局麻药和甲泼尼龙进行额外治疗。普通镇痛药和非甾体抗炎药可以与注射技术联合使用。这种疾病也可发生在脚部和阴茎。

（贾怡童　译　　吴　洁　审校）

原书参考文献

Badalamente MA, Hurst LC, Benhaim P, et al. Efficacy and safety of collagenase clostridium histolyticum in the treatment of proximal interphalangeal joints in Dupuytren contracture: combined analysis of 4 phase 3 clinical trials. *J Hand Surg Am.* 2015;40(5):975–983.

Birks M, Bhalla A. Dupuytren's disease. *Surgery (Oxford).* 2013; 31(4):177–180.

Geoghegan JM, Forbes J, Clark DI, et al. Dupuytren's disease risk factors. *J Hand Surg.* 2004;29(5):423–426.

Hughes TB Jr, Mechrefe A, Littler JW, et al. Dupuytren's disease. *J Am Soc Surg Hand.* 2003;3(1):27–40.

Reilly RM, Stern PJ, Goldfarb CA. A retrospective review of the management of Dupuytren's nodules. *J Hand Surg.* 2005;30(5): 1014–1018.

Waldman SD. Dupuytren's contracture. In: *Atlas of pain management injection techniques.* 2nd ed. Philadelphia: Saunders; 2007:275–277.

Waldman SD. Dupuytren's contracture. In: *Pain review.* Philadelphia: Saunders; 2009:277–278.

第 61 节

胸肋综合征
（Costosternal Syndrome）

ICD-10 CODE R07.9

临床综合征

许多非心源性胸痛患者存在胸肋关节疼痛。最常见的胸肋关节疼痛原因是活动过度或活动不当所致的炎性反应、加速 - 减速性损伤所致的继发性创伤或胸壁钝性损伤（图 61-1）。严重创伤可能会引起关节半脱位或全脱位。胸肋关节容易受骨性关节炎、类风湿关节炎、强直性脊柱炎、赖特综合征和银屑病关节炎等疾病累及，也容易受原发性恶性肿瘤（如胸腺瘤）或转移性肿瘤的侵袭。

症状和体征

查体发现，患者会试图通过将肩膀僵硬地保持在中位来固定胸肋关节，主动伸展或回缩肩关节、深吸气、手臂完全上举、耸肩等动作均可导致疼痛重复出现。有前胸壁持续创伤的患者可能表现为咳嗽费力、排痰不畅。胸肋关节及邻近的肋间肌可有触诊压痛。患者也可能诉有关节活动异响感。

辅助检查

对于所有考虑为胸肋关节源性疼痛的患者都应行 X 线检查，以排除包括肿瘤在内的隐匿性骨病（图 61-2）。如果存在创伤，可行同位素骨扫描检查，有助于排除肋骨或胸骨的隐匿性骨折。基于患者的临床表现，可能需要其他附加检查，包括全血细胞检查、前列腺特异性抗原水平、红细胞沉降率和抗核抗体等。对于累及其他关节的胸肋关节痛患者，则需行风湿免疫类疾病的实验室检查评估。如果怀疑存在关节不稳或隐匿的占位性病变，或为进一步了解疼痛病因，则需行关节磁共振或超声检查（图 61-3）。后面讲述的注射技术既是本病的诊断方法也是治疗方法。

鉴别诊断

如前所述，胸肋综合征疼痛常被误诊为心源性疼痛，导致患者去急诊科就诊并接受不必要的心脏检查。如有外伤，胸肋综合征可能合并肋骨及胸骨骨折，X 线平片检查可能遗漏骨折，可通过同位素骨扫描识别。Tietze 综合征（痛性非化脓性肋软骨肿胀）是与病毒感染相关的上胸部肋软骨的痛性肿大，该病也可能与胸肋综合征相混淆。

累及胸壁的神经病理性疼痛也可能与胸肋综合征相混淆或并发，此类神经病理性疼痛综合征包括糖尿病多发性神经病变和累及胸神经的急性带状疱疹。胸壁疼痛也有潜在纵隔疾病的可能且诊断困难。肺栓塞、肺部感染和流行性胸膜痛等可导致胸膜炎

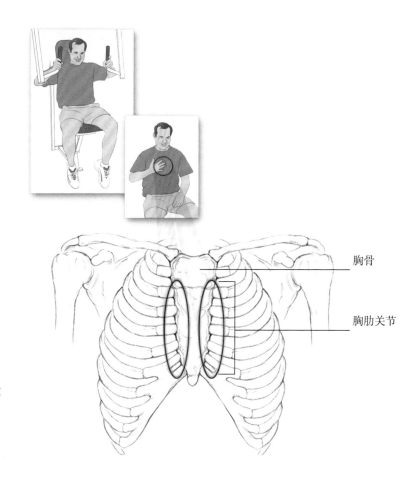

图 61-1　训练过度所致的胸肋关节刺激可引起胸肋综合征

胸骨

胸肋关节

的病变也可能混淆诊断，并导致治疗复杂化。

治疗方法

针对胸肋综合征相关疼痛和功能障碍的治疗包括：非甾体抗炎药或 COX-2 抑制剂的联合治疗；局部热敷与冷敷也可能有益；使用弹性胸带固定可以缓解症状，并保护胸肋关节免于额外损伤。如上述方法无效，可行局麻药和糖皮质激素进行关节内注射。

进行胸肋关节内注射时，患者平卧位，常规消毒胸肋关节皮肤区域。严格无菌操作下，用无菌注射器，抽取 0.25% 丁哌卡因（每个关节用量 1ml）和甲泼尼龙 40mg，连接 3.8cm 的 25G 针头。触诊确认胸肋关节（在肋骨胸骨附着点的轻微隆起处易触及），针尖稍偏向头侧，小心进针，匀速刺穿皮肤和皮下组织，进入关节附近（图 61-4）。如果触及骨质，则轻微退针出骨膜外，当针尖接近关节，缓慢注入 1ml 上述溶液。医师在注射时应感到阻力很轻，如果遇到明显阻力，则应稍微退针，直到阻力很小时完成注射。在每个受累关节重复上述步骤，完成

后拔出针头，注射部位用无菌敷料加压包扎并冷敷。超声引导下操作，可提高胸肋关节注射的安全性和准确性。

物理疗法包括局部热疗及温和的活动度锻炼，一般在注射治疗数日后进行，应避免剧烈运动，以免症状加重。镇痛药和非甾体抗炎药可与注射技术联合应用。

并发症和注意事项

许多病变存在着与胸肋综合征类似的疼痛，因此医师必须小心鉴别心脏、肺部和纵隔等部位的潜在疾病，误诊可能导致灾难性后果。注射技术的主要并发症是气胸，如果针尖位置太靠外侧或太深，则易进入胸膜腔；感染情况尽管少见，但若未严格遵循无菌原则，则仍有可能发生；注射还有可能损伤纵隔内结构。精确控制穿刺针位置，可极大减少此类并发症的发生。

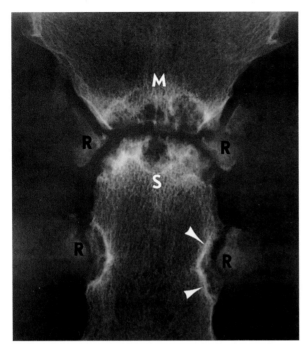

图 61-2　类风湿关节炎所致的胸骨柄和胸肋关节畸形

对类风湿关节炎的胸骨标本进行 X 线检查可见，胸骨柄（M）和胸骨体（S）关节面存在严重侵蚀；第二、第三胸肋关节存在明显的细微不规则缺损，左侧第三胸肋关节面尤为明显（箭头所示）；肋软骨骨化（R）

（ResnickD. *Diagnosis of bone and joint disorders*[M]. 4thed. Philadelphia: Saunders;2002:854.）

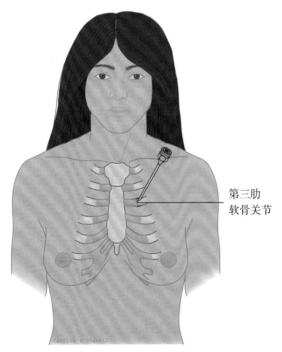

图 61-4　胸肋关节注射的正确针尖位置

第三肋软骨关节

（Waldman SD. *Atlas of pain management injection techniques* [M]. Philadelphia: Saunders;2000.）

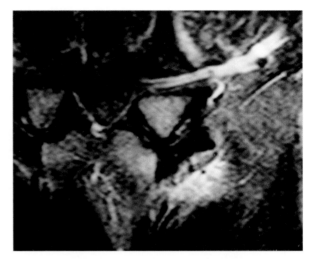

图 61-3　Tietze 综合征的磁共振成像

胸部冠状位 STIR（short tau inversion recovery）序列磁共振图像，显示胸肋关节处高信号

（Resnick D, ed. *Diagnosis of bone and joint disorders*[M]. 4th ed. Philadelphia: Saunders; 2002:2605.）

临床要点

胸肋关节源性疼痛的患者常认为自己是心脏病发作。临床医师需要耐心解释病情以宽慰患者，但同时应当牢记，肌肉骨骼疼痛综合征可以与冠心病同时存在。胸肋综合征与 Tietze 综合征容易混淆，而前述的注射技术对两者均有疗效。

（杨　磊　译　　陈冀衡　审校）

原书参考文献

Ayloo A, Cvengros T, Marella S. Evaluation and treatment of musculoskeletal chest pain. *Prim Care.* 2013;40(4):863–887.

Hillen TJ, Wessell DE. Multidetector CT scan in the evaluation of chest pain of nontraumatic musculoskeletal origin. *Thorac Surg Clin.* 2010;20(1):167–173.

Lu CH, Hsieh SC, Li KJ. Tophi in anterior chest wall. *Joint Bone Spine.* 2014;81(4):366.

Stochkendahl MJ, Christensen HW. Chest pain in focal musculo-skeletal disorders. *Med Clin North Am.* 2010;94(2): 259–273.

Waldman SD. Costosternal joint injection. In: *Pain review.* 2nd ed. Philadelphia: Elsevier; 2017:462–463.

Waldman SD. Costosternal joint injection for Tietze syndrome. *Atlas of pain management injection techniques.* 4th ed. Philadelphia: Elsevier; 2017:349–351.

第 62 节

胸骨柄综合征

（Manubriosternal Syndrome）

临床综合征

胸骨柄和胸骨体通过胸骨柄关节在胸骨角（Louis 角）处相连。胸骨柄关节是一种纤维软骨关节或软骨连结，缺乏真正的关节腔。该关节允许胸腔完成扩张和回缩。

源于胸骨柄关节的疼痛可与心源性疼痛类似。骨性关节炎、类风湿关节炎、强直性脊柱炎、赖特综合征和银屑病关节炎等疾病可累及胸骨柄关节。此关节也会因加速或减速性损伤和胸壁的钝性损伤而造成创伤（图 62-1），严重时可出现关节半脱位或全脱位。活动过度或活动不当可造成胸骨柄关节急性炎症反应而令患者相当虚弱。此关节也容易受到原发性恶性肿瘤（如胸腺瘤）或转移性肿瘤的侵袭，但很少会发生化脓性关节炎（图 62-2）。

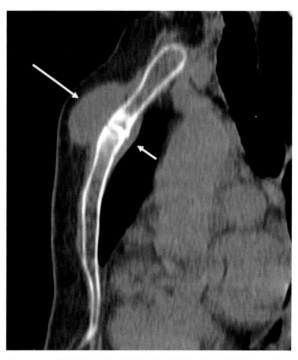

图 62-2　纵隔窗胸骨矢状位重建图像显示胸骨前软组织肿块（长箭头）较突出，后方肿块（短箭头）较小，中心位于胸骨柄关节

症状和体征

查体发现，患者会试图通过将肩膀僵硬地保持在中位来固定关节。主动伸展或回缩肩关节、深呼吸、手臂完全上举、耸肩等动作均可导致疼痛复现。有前胸壁持续创伤的患者可能表现为咳嗽费力、排痰不畅。胸骨柄关节可有触诊压痛。患者也可能主诉有关节活动异响感。

辅助检查

对于所有考虑为胸骨柄关节源性疼痛的患者都应行 X 线检查，以排除包括肿瘤在内的隐匿性骨病。如果存在创伤，可行同位素骨扫描检查，有助于排除肋

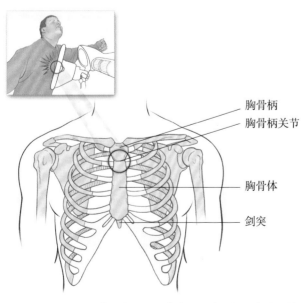

胸骨柄

胸骨柄关节

胸骨体

剑突

图 62-1　胸骨柄关节易发展为关节炎，且常因加速或减速性损伤和胸壁的钝性伤而受损

骨或胸骨的隐匿性骨折。基于患者的临床表现，可能需要其他附加检查，包括全血细胞检查、前列腺特异性抗原水平、红细胞沉降率和抗核抗体等。对于累及其他关节的胸骨柄关节疼痛患者，则需行风湿免疫类疾病的实验室检查评估。如果怀疑存在关节不稳、感染或隐匿性占位，或为进一步了解疼痛病因，则需行关节 MRI、超声和（或）CT 检查（图 62-3 ~ 图 62-5）。对于急性胸痛患者行急诊多层螺旋 CT 检查可更加快速和精确地诊断胸壁疼痛综合征。后面讲述的注射技术可以起到诊断和治疗的双重作用。

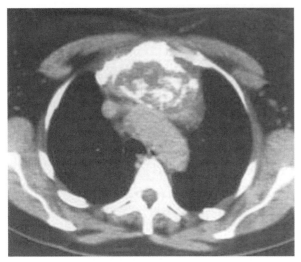

图 62-3 胸骨软骨肉瘤

CT 清晰显示胸骨柄不规则，主动脉前软组织肿块伴有软骨钙化，几乎所有的胸骨肿瘤都是恶性的

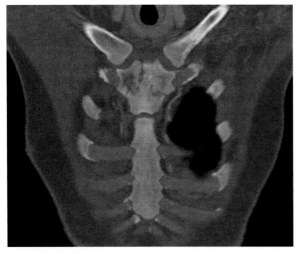

图 62-4 CT 示肺癌胸骨转移伴病理性骨折的急性胸痛患者出现肺栓塞

该患者有长期肺癌病史，怀疑出现肺栓塞，给予 CT 检查，轴位示病变明显，但冠状位可更好地显示损伤程度和病理性骨折

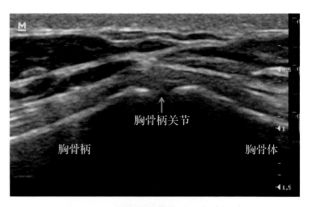

图 62-5 胸骨柄关节的纵向超声图像

鉴别诊断

如前所述，胸骨柄综合征疼痛常被误诊为心源性疼痛，导致患者去急诊科就诊并接受不必要的心脏检查。如有外伤，胸骨柄综合征可能合并肋骨及胸骨骨折，常规 X 线扫描可能遗漏骨折，可通过同位素骨扫描识别。Tietze 综合征（痛性非化脓性肋软骨肿胀）是指与病毒感染相关的上胸部肋软骨的痛性肿大，也可能与胸骨柄综合征相混淆。

累及胸壁的神经病理性疼痛也可能与胸骨柄综合征相混淆或并发，此类神经病理性疼痛包括糖尿病多发性神经病变以及累及胸神经的急性带状疱疹。胸壁疼痛也可能为潜在纵隔疾病发生且诊断困难。肺栓塞、肺部感染和流行性胸膜痛等可导致胸膜炎的病变也可能混淆诊断，并导致治疗复杂化。

治疗方法

针对胸骨柄综合征相关疼痛和功能障碍的治疗包括：非甾体抗炎药或 COX-2 抑制剂的联合治疗。局部热敷与冷敷可能有效，使用弹性胸带固定也可缓解症状，并保护胸骨柄关节免于额外损伤。若上述方法无效，可行局麻药和糖皮质激素的关节内注射。

患者平卧位，常规消毒胸骨角皮肤区域。严格无菌技术下，用无菌注射器，抽取 0.25% 丁哌卡因 1ml 和甲泼尼龙 40mg，连接 3.8cm 长的 25G 针头。胸骨角处有轻微凹陷，可用于确认胸骨柄关节位置。针尖稍偏向头侧，小心匀速进针，刺穿皮肤和皮下组织，进入关节（图 62-6）。如果触及骨质，则应退针至皮下，稍偏向头端再重新进针。当针尖进入关节后，将注射器内药物缓慢注入。此关节具有纤维软骨性质，注射时会有一定阻力，如果阻力过大，则应稍进针或退针以进入关节，直到阻力较小时完成注射。注射后拔出针头，注射部位用无菌敷料加压包扎并冷敷。使用超声引导，可提高该操作的安全性和准确性。

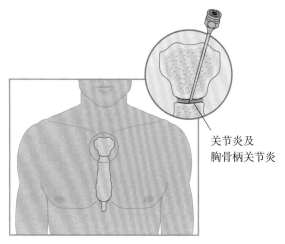

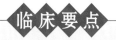

关节炎及
胸骨柄关节炎

图 62-6　胸骨柄关节注射的正确针尖位置

物理疗法包括局部热敷及适度的活动锻炼，一般在注射治疗数日后开始进行，应避免剧烈运动，以免症状加重。镇痛药和非甾体抗炎药可与注射技术联合应用。

并发症和注意事项

许多病变的疼痛症状与胸骨柄综合征类似，因此医师必须小心鉴别心、肺和纵隔等部位的潜在疾病，鉴别失败可能导致灾难性后果。注射技术主要的并发症为气胸，如果针尖位置太靠外侧或太深，则易进入胸膜腔。发生感染的情况尽管少见，但如未严格遵循无菌原则仍有可能发生。注射也有可能损伤纵隔内结构。精确控制穿刺针位置，可极大减少此类并发症的发生。

临床要点

胸骨柄关节疼痛的患者常会误以为自己是心脏病发作。临床医师需要耐心解释病情以宽慰患者，但同时应当牢记，肌肉骨骼疼痛综合征可以与冠心病并发。胸肋综合征与 Tietze 综合征容易相互混淆，而前述的注射技术对两者均有疗效。

（杨　磊　译　　陈冀衡　审校）

原书参考文献

Gorospe L, Ayala-Carbonero AM, Rodríguez-Díaz R, et al. Tuberculosis of the manubriosternal joint and concurrent asymptomatic active pulmonary tuberculosis in a patient presenting with a chest wall mass. *Clin Imaging.* 2015;39(2): 311–314.

Kothari M, Saini P, Shethna S, et al. Manubriosternal dislocation with spinal fracture: a rare cause for delayed haemothorax. *Chin J Traumatol.* 2015;18(4):245–248.

Stochkendahl MJ, Christensen HW. Chest pain in focal musculoskeletal disorders. *Med Clin North Am.* 2010;94(2): 259–273.

Waldman SD. Arthritis and other abnormalities of the manubriosternal joint. In: *Waldman's comprehensive atlas of diagnostic ultrasound of painful conditions.* Philadelphia: Wolters Kluwer; 2016:519–525.

Waldman SD. Manubriosternal joint injection. In: *Atlas of pain management injection techniques.* 4th ed. Philadelphia: Elsevier; 2017:355–357.

第 63 节

肋间神经痛
(Intercostal Neuralgia)

ICD-10 CODE **G54.8**

临床综合征

  大多数胸壁疼痛是肌肉骨骼源性的，但肋间神经痛属于神经病理性疼痛。与胸肋关节痛、Tietze综合征或肋骨骨折类似，大多数肋间神经痛的患者会因误认为自己是心脏病发作而就诊，如果疼痛涉及肋下神经，也可能怀疑是胆囊疾病。肋间神经痛主要由肋间神经的损伤或炎症所致，其性质为持续性烧灼痛，可累及任一肋间神经以及第十二肋下方的肋下神经。疼痛常起自腋后线，向前放射至受累的肋间神经和（或）肋下神经支配区域（图 63-1）。深吸气或胸廓活动可能会使肋间神经痛轻微加重，但增加的程度比肌肉骨骼源性胸壁疼痛要小得多。

症状和体征

  除非既往有胸部或肋下手术史或有累及胸段皮节的带状疱疹的皮肤表现，查体一般很少有阳性发现。与肌肉骨骼原因造成胸壁或肋下疼痛的患者不同，肋间神经痛患者不会尝试用夹板样姿势固定或保护受影响的患部区域。仔细检查患部皮节感觉神经可能会发现有感觉减退或痛觉超敏。若肋下神经的运动支显著受累，患者可能会主诉腹部向外膨隆。

辅助检查

  所有肋间神经痛的患者都应行 X 线检查，以排除包括肿瘤在内的隐匿的骨性病变（图 63-2）。如果有创伤，可行同位素骨扫描，有助于排除肋骨或胸骨的隐匿性骨折。基于患者的临床表现，可能需要

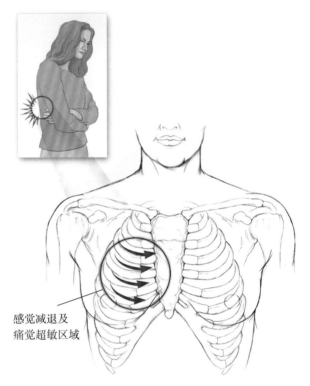

感觉减退及痛觉超敏区域

图 63-1　肋间神经痛是神经病理性疼痛，而非肌肉骨骼源性疼痛

进行其他检查，包括全血细胞检查、前列腺特异性抗原、红细胞沉降率和抗核抗体。如果怀疑有隐匿的占位性病变，则需行胸部 CT 检查（图 63-3）。下述的注射技术可同时作为诊断和治疗的方法。

鉴别诊断

  如前所述，肋间神经痛常被误诊为心源性或胆源性疼痛，并导致患者去急诊科就诊，而进行不必要的心脏和消化系统检查。如果存在外伤，肋间神经痛可同时合并肋骨或胸骨骨折，X 线检查可能会遗漏，可进行同位素骨扫描识别。Tietze 综合征（痛性非化脓性肋软骨肿胀）是指与病毒感染相关的上

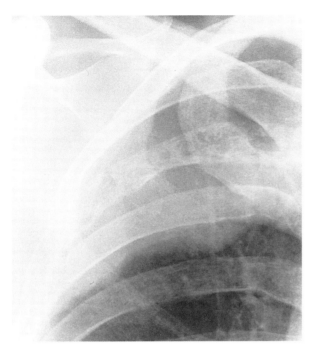

图 63-2　肋骨血管肉瘤

第四肋后方的病变模糊不清，骨小梁粗糙，可见较大软组织
肿块；骨质改变与血管损害一致；软组织的受累程度表明这
是一种侵袭性病程

（Resnick D. *Diagnosis of bone and joint disorders*[M]. 4th ed.
Philadelphia: Saunders; 2002:4006.）

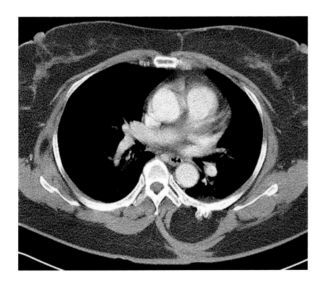

**图 63-3　CT 扫描显示第 5 至第 8 肋水平左后胸壁肌肉层有
脂肪样肿块，第 6 肋有突出的骨性肿块**

（Kim HK, Choi YH, Cho YH, Sohn Y-S, Kim HJ. Intercostal
neuralgia caused by a parosteal lipoma of the rib[J]. *Ann Thorac
Surg.* 2006;81(5):1901–1903.）

胸部肋软骨的痛性肿大，该病也可能与肋间神经痛
混淆。

累及胸壁的其他神经病理性疼痛也可与肋间神
经痛相混淆或同时存在。此类神经病变疼痛包括糖
尿病多发性神经病变以及累及胸神经的急性带状疱
疹。纵隔内和胸主动脉的疾病也可能混淆诊断（图
63-4）。肺栓塞、肺部感染和流行性胸膜痛等均可导
致胸膜炎病变，因此也可能混淆诊断，并导致治疗
复杂化。

治疗方法

　　肋间神经痛的初始治疗包括普通镇痛药、非甾
体抗炎药或 COX-2 抑制剂。如果这些药物不足以
控制疼痛症状，则应考虑添加三环类抗抑郁药或加
巴喷丁。

　　三环类抗抑郁药一直是缓解肋间神经源性疼痛
的主要传统用药。对照研究已经证实了阿米替林的
疗效，而去甲替林和地昔帕明也被证实具有临床效
果。但是，这类药物具有明显的抗胆碱能不良反应，
包括口干、便秘、镇静和尿潴留。对于患有青光
眼、心律不齐和前列腺疾病的患者应慎用。为了使
药物的不良反应最小化并增加患者依从性，应睡前
给予 10mg 阿米替林或去甲替林的起始剂量，如能
耐受，可逐渐上调剂量至睡前 25mg，随后可每周增
加 25mg。即使应用较低剂量，患者的睡眠障碍也可
在 10 ~ 14 天内快速得到改善，并且也有一定程度
的疼痛缓解功能。如果上调剂量后疼痛没有明显缓
解，则推荐加用加巴喷丁或联合应用神经阻滞术（见
后述内容）。也可应用选择性 5- 羟色胺再摄取抑制
剂（如氟西汀）来治疗肋间神经痛，虽然这些药物
较三环类药物有更好的耐受性，但它们的疗效更弱。

　　如果抗抑郁药无效或存在禁忌，可以选择加巴
喷丁。加巴喷丁的起始剂量为每日睡前口服 300mg，
连用 2 晚。应该提醒患者注意药物潜在的不良反应，
包括头晕、镇静、意识模糊和皮疹。如能耐受，可
按每次 300mg 的梯度加量，分次服用，使用两天以
上，直到疼痛缓解或者总量达到每日 2400mg。此刻，
如果患者疼痛有所缓解，则检测血药浓度，然后小
心地以 100mg 为梯度慢慢增加药物剂量。每日所需
剂量鲜有超过 3600mg 的。

　　局部热敷、冷敷及使用弹性肋骨保护带也可缓

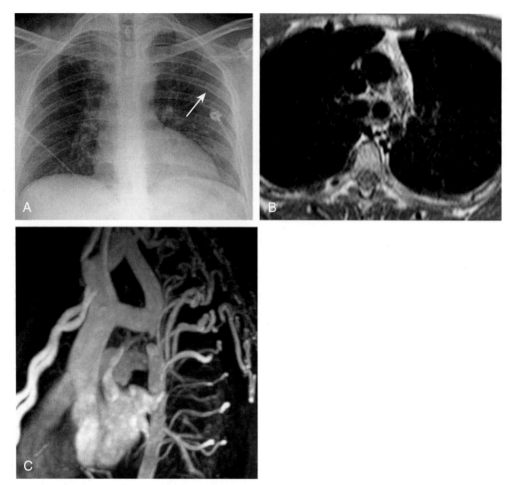

图 63-4　27 岁男性患者，图中可见胸主动脉缩窄及肋间侧支血管，评估为动脉瘤破裂

A 为正位胸片示肋骨切迹 (箭头) 和胸主动脉的异常轮廓；B 为轴位 T1 像 MRI 显示有流空信号的大量的棘突旁及肋间侧支血管；
C 为斜矢状位的最大信号强度投影 MRI 显示，胸主动脉严重狭窄，伴随大量肋间及胸廓内侧支血管
（Lee TJ, Collins J. MR imaging evaluation of disorders of the chest wall[J]. *Magn Reson Imaging Clin N Am*. 2008;16(2):355–379.）

解症状。如上述方法无效，则可选择局部注射局麻药和糖皮质激素类药物治疗。

患者俯卧位，将手臂放松垂于桌旁，也可取坐位或侧卧位，通过腋后线定位要被阻滞的肋骨节段，常规消毒，严格遵守无菌原则，术者用示指和中指置于肋骨上，限定针尖位置，将 12ml 注射器接上 3.8cm 的 22G 针头，瞄准食指和中指间的肋骨中点垂直进针。大约进针 1.9cm 后会碰到骨质。如果碰到骨质，则需后退针尖至皮下，然后用触诊的手指按住皮肤和皮下组织向下滑动，使针头随之移动到肋骨下缘。当针头移动到肋骨下缘落空后，将针头再慢慢推进约 2mm。此时针头的位置接近肋间沟，其内含有肋间神经和肋间动静脉。回抽确定无血或空气后，缓慢注射 1% 利多卡因 3 ～ 5ml。如伴有炎性痛，局麻药中可加入 80mg 甲泼尼龙一同注射。后续每日以相同方式进行神经阻滞，但甲泼尼龙用量改为 40mg。因为胸部与上腹壁的神经支配重叠，对怀疑造成疼痛的肋间神经的上下临近肋间神经也需要进行阻滞。超声引导下操作，可降低相关并发症（如气胸）的发生率，也能提高神经阻滞时针尖位置的准确性（图 63-5）。

并发症和注意事项

肋间神经痛治疗的主要问题在于无法确认隐匿的胸部或上腹部严重病变。肋间神经阻滞部位靠近胸膜，因此术后可能会发生气胸，此并发症的发生率不到 1%，但在慢性阻塞性肺疾病患者中有更高

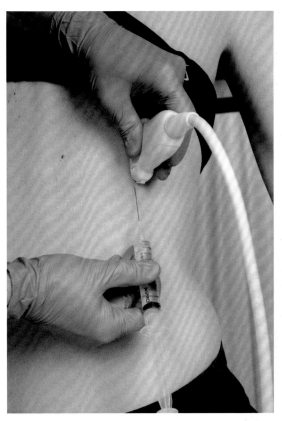

图63-5　超声引导下确定肋间神经阻滞的正确进针位置

肋间神经痛是引起胸壁和胸廓疼痛的常见原因。正确的诊断对于恰当的治疗至关重要，应注意避免漏诊严重的胸廓内或腹腔内病变。药物治疗通常足以控制疼痛。必要时，肋间神经阻滞可以简单有效地快速缓解疼痛。肋间神经靠近胸膜，因此进行阻滞时要格外小心。

（杨　磊　译　　陈冀衡　审校）

原书参考文献

Hartenstine J, Jackson H, Mortman K. A 38-year-old woman with an osteolytic rib lesion. *Chest.* 2016;149(3):e79–e85.

Kim HK, Choi YH, Cho YH, et al. Intercostal neuralgia caused by a parosteal lipoma of the rib. *Ann Thorac Surg.* 2006;81(5):1901–1903.

Waldman SD. Abnormalities of the rib and intercostal space. In: *Waldman's comprehensive atlas of diagnostic ultrasound of painful conditions.* Philadelphia: Wolters Kluwer; 2016:535–544.

Waldman SD. Intercostal nerve. In: *Pain review.* 2nd ed. Philadelphia: Elsevier; 2017:214–215.

Waldman SD. Intercostal nerve block. In: *Atlas of interventional pain management.* 4th ed. Philadelphia: Saunders; 2015:336–343.

Waldman SD. Post-thoracotomy pain syndrome. In: *Pain review.* 2nd ed. Philadelphia: Elsevier; 2017:267–268.

的发生率。由于阻滞部位靠近肋间神经和肋间动脉，医师必须精确计算局麻药剂量，因为通过这些血管的血管摄取量很大。感染并不常见，但也有发生的可能，特别是在免疫功能低下的肿瘤患者中。早期发现感染，对于避免发生潜在的危及生命的后遗症至关重要。

糖尿病周围神经病变
（Diabetic Truncal Neuropathy）

ICD-10 CODE **G58.7**

临床综合征

糖尿病神经病变是医师用来描述影响糖尿病患者自主神经和周围神经一系列疾病的统称。目前认为，糖尿病神经病变是最常见的周围神经病变，据估计，全世界约有 2.2 亿人患有此病。

糖尿病躯干神经病变是糖尿病神经病变最常见类型之一，该病的疼痛症状和运动功能障碍常被误认为是由系胸廓内或腹腔内病变引起，并导致对于阑尾炎、胆囊炎、肾结石等疾病的过度检查。其症状通常在严重的低血糖或高血糖、体重过度地减少或增加时出现。糖尿病躯干神经病变的患者常主诉在下胸廓或上胸廓皮节支配区有严重的异常性疼痛和片状感觉缺失，夜间加重并导致严重的睡眠障碍。这些症状一般在 6 ~ 12 个月后可自然缓解，但由于疼痛症状严重，患者通常需要积极的药物干预及神经阻滞治疗。

症状和体征

查体一般很少有阳性发现，有胸部手术史或胸段带状疱疹史的患者可有手术瘢痕或皮损痕迹。与肌肉骨骼源性胸壁或肋下疼痛的患者不同，糖尿病躯干神经痛患者不会尝试用夹板样姿势固定或保护受影响的患部区域。仔细检查患处感觉可发现有感觉减退或痛觉超敏。若肋下神经的运动神经显著受累，患者可有腹部向外隆起的主诉（图 64-1）。这种腹部异常隆起称为假性疝气（图 64-2）。

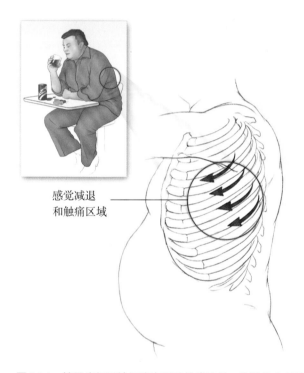

感觉减退
和触痛区域

图 64-1　糖尿病躯干神经病变所致的疼痛是一种神经病理性疼痛，血糖控制不佳往往会加剧疼痛

辅助检查

有糖尿病史者，应高度怀疑糖尿病躯干神经病变。基于特定的病史和查体，如怀疑糖尿病躯干神经病变，则需行进一步检验筛查，包括血常规、生化、红细胞沉降率、甲状腺功能、抗核抗体和尿常规等，以排除大部分容易处理的周围神经病变。对所有周围神经病变患者应行肌电图和神经传导速度检测，以识别出可以治疗的卡压性神经病变，并明确周围神经病变的类型。这些检查也可以量化外周性或卡压性神经病变的严重程度。必要时可进一步检查莱姆病抗体和重金属含量。如果怀疑有脊髓病变，应行 MRI 检查。如果周围神经病变的原因无法

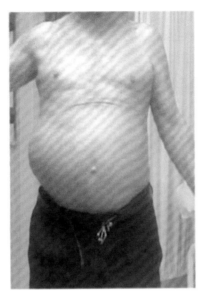

图 64-2　由于肋下神经的运动神经受累，糖尿病神经病变患者的腹部向外隆起

明确，也可以进行神经或皮肤活检。如果后面所述治疗方法无效，必要时可考虑重新检查和诊断。

鉴别诊断

除糖尿病之外，其他疾病也可引起周围神经病变。这些疾病可单独存在，也可与糖尿病躯干神经病变并发，这给确诊和治疗增加了难度。

麻风病是周围神经病变的常见原因之一，它可能与糖尿病躯干神经病变相似或并发。周围神经病变的感染性原因包括莱姆病和 HIV。神经毒性物质（包括乙醇、重金属、化疗药物和多环芳烃等）也可能造成周围神经病变，而在临床上与糖尿病神经病变难以区分。虽然治疗方法有限，但遗传性疾病也应该被考虑，如 Charcot-Marie-Tooth 病（腓骨肌萎缩征）或家族性周围神经系统疾病。同时，代谢性和内分泌性原因也会引起周围神经病变，包括维生素缺乏、恶性贫血、甲状腺功能低下、尿毒症和急性间歇性卟啉病。可能和周围神经病变相混淆的临床疾病包括格林 - 巴利综合征、淀粉样变性病、卡压性神经病、类癌综合征、副肿瘤综合征和肉样瘤病。因为这些疾病中，许多都是可治疗的，因此在将周围神经病变归因于糖尿病之前，有必要对这些疾病进行鉴别并排除。

肋间神经痛和肌肉骨骼源性胸壁与肋下疼痛也可能和糖尿病躯干神经病变混淆。这些情况下，患者的疼痛都可能被错误地归因于心脏或上腹部的病变，从而导致进行了不必要的检查和治疗。

治疗方法

控制血糖

目前认为，患者的血糖控制越好，糖尿病躯干神经病变症状就越轻。血糖大幅度波动会导致糖尿病患者的神经病变症状加重。部分研究者认为，虽然口服降糖药物可以控制血糖水平，但无法像胰岛素那样能够保护患者免于糖尿病躯干神经病变。实际上，一些口服降糖药的患者改用胰岛素治疗后，糖尿病躯干神经病变症状确实得到了改善。

药物疗法

抗抑郁药

三环类抗抑郁药一直是减轻糖尿病躯干神经病变导致疼痛的主要传统用药。对照研究已经证实阿米替林的效用，而去甲替林和地昔帕明也被证实具有临床疗效。但这类药物具有明显的抗胆碱能不良反应，包括口干、便秘、镇静和尿潴留。对于患有青光眼、心律不齐和前列腺疾病的患者应该谨慎使用。为了使药物不良反应最小化并增加患者依从性，应给予睡前 10mg 阿米替林或去甲替林的起始量，如能耐受，可逐渐上调剂量至睡前 25mg，随后可每周增加 25mg。即使应用较低剂量，患者睡眠障碍也可在 10 ~ 14 天内快速得到改善，并感到疼痛有所缓解。如果上调剂量后疼痛没有明显缓解，则建议加用加巴喷丁或联合应用神经阻滞术（见后述内容）。也可应用选择性 5- 羟色胺再摄取抑制剂（如氟西汀）来治疗糖尿病躯干神经病变所致的疼痛，虽然这些药物较三环类药物有更好的耐受性，但它们的疗效更弱。

抗惊厥药

长期以来，抗惊厥药一直被用于治疗神经病理性疼痛，包括糖尿病躯干神经病变。苯妥英钠和卡马西平无论是单独使用还是与抗抑郁药联用，均有不同程度的功效。但这些药物因不良反应使其临床应用受限。

抗惊厥药加巴喷丁在治疗神经病理性疼痛上疗效显著，包括带状疱疹后神经痛和糖尿病躯干神经病变。若使用得当，加巴喷丁的耐受性很好，因此大部分疼痛中心都将它作为治疗糖尿病躯干神经病变的首选辅助性镇痛药。加巴喷丁有较宽的治疗剂量窗口，但医师要小心地从小剂量开始给药，然后缓慢上调，避免出现镇静、疲倦等中枢神经系统不良反应。下列推荐剂量可以使不良反应降到最小，并提高依从性，方法如下：单次睡前剂量 300mg，连续两晚；接着增加剂量至每次 300mg，2 次 / 日，继续治疗两天；如果患者可以耐受每日 2 次的剂量，则剂量可以增加至每次 300mg，3 次 / 日。大部分患者在此剂量下会开始感到疼痛缓解。在能耐受不良反应的情况下，可以 300mg 为梯度增加剂量。目前不建议每日用药总剂量大于 3600mg。在微调完成后，可采用 600mg 或 800mg 作为简化维持剂量。

普瑞巴林是加巴喷丁的合适替代选择，在部分患者中更易耐受。普瑞巴林的起始剂量可每次 50mg，3 次 / 日；如能耐受，可上调到每次 100mg，3 次 / 日。因普瑞巴林主要经肾脏代谢，对肾功能不全患者需减量使用。

抗心律失常药

美西律（mexiletine）是一种抗心律失常药物，对于治疗糖尿病躯干神经病变可能有效。一些疼痛专家认为美西律对锐痛、撕裂痛或烧灼痛的患者特别有用。但大部分患者对该药耐受性差，所以应该用于单独应用一线药物（如加巴喷丁或去甲替林）或联合应用神经阻滞术治疗均无效的患者。

局部用药

部分医师曾报道称局部应用辣椒碱可成功治疗糖尿病躯干神经病变。辣椒碱是辣椒的提取物，通过消耗 P 物质来缓解神经病变的疼痛。辣椒碱的不良反应包括显著的烧灼感和红斑，使其应用受限。

局部使用利多卡因透皮贴剂或凝胶也可短期缓解糖尿病躯干神经病变所致的疼痛。对于服用美西律的患者使用此类药物要慎重，因为有局麻药毒性蓄积的可能。局部使用利多卡因治疗糖尿病躯干神经病变的长期有效性仍有待观察。

镇痛药

一般来说，复合镇痛药物对治疗神经病理性疼痛的效果不佳。普通的镇痛药包括对乙酰氨基酚和阿司匹林，可以与抗抑郁药和抗惊厥药联合使用，但要注意不要超过每日推荐剂量，以免出现肝肾损伤。非甾体抗炎药与抗抑郁药或抗惊厥药联用时，也可对疼痛有所缓解，但对糖尿病患者应用镇痛药要格外慎重，因为即使在病程早期，依然有较高的糖尿病肾病发生率。COX-2 抑制剂在缓解糖尿病躯干神经病变中的作用尚无充分研究。

阿片类镇痛药对糖尿病躯干神经病变所致疼痛的治疗效果不佳。考虑到明显的中枢神经系统和胃肠道不良反应，加上耐受性、依赖性和成瘾性等问题，很少将阿片类镇痛药用于糖尿病躯干神经病变的疼痛治疗。如果考虑使用阿片类镇痛药，可以选择曲马多，其较弱的阿片受体结合作用可以缓解一些症状。曲马多联合应用抗抑郁药需谨慎，以避免癫痫发作。

神经阻滞术

局麻药单独使用或联合糖皮质激素类药物进行胸椎硬膜外或肋间神经的神经阻滞术，对于糖尿病躯干神经病变的急性和慢性疼痛均有效。对于保守治疗无效的患者，应用脊髓电刺激的神经调控治疗有时可以明显缓解症状。很少有应用神经毁损方法治疗糖尿病躯干神经病变疼痛，神经毁损常加重患者疼痛并导致功能缺失。

并发症和注意事项

糖尿病躯干神经病变诊治的主要问题在于难以确认隐匿的胸廓或上腹部的严重病变。神经阻滞部位靠近胸膜，因此术后可能会发生气胸，该并发症发生率不到 1%，但在慢性阻塞性肺疾病患者中有更高的发生率。由于阻滞部位靠近肋间神经和肋间动脉，医师必须精确计算局麻药剂量，因为通过这些血管的摄取量很大。感染并不常见，但也有发生，特别是在免疫功能低下的肿瘤患者中。早期发现感染，对于避免潜在的危及生命的后遗症至关重要。

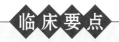

临床要点

　　糖尿病躯干神经病变是胸廓和肋下疼痛的常见原因。正确的诊断对于恰当的治疗至关重要，并且可以避免忽视严重的胸廓内或腹腔内病变。药物治疗通常足以缓解疼痛。必要时，肋间神经阻滞术或硬膜外阻滞术可以简单有效地快速缓解疼痛。因为肋间神经接近胸膜，进行阻滞术时要格外小心。

　　　　　（杨　磊　译　　陈冀衡　审校）

原书参考文献

Janahi NM, Santos D, Blyth C, et al. Diabetic peripheral neuropathy, is it an autoimmune disease? *Immunol Lett.* 2015;168(1):73–79.

Otto-Buczkowska E, Dryżałowski M. Neuropathy in young diabetic patients. *Pediatr Pol.* 2016;91(2):142–148.

Selvarajah D, Gandhi R, Tesfaye S. Cannabinoids and their effects on painful neuropathy. In: Preedy VR, ed. *Handbook of cannabis and related pathologies.* San Diego: Academic Press; 2017:905–916.

Waldman SD. Intercostal nerve block. In: *Atlas of interventional pain management.* 4th ed. Philadelphia: Saunders; 2015:336–343.

Waldman SD. Intercostal nerve block. In: *Pain review.* 2nd ed. Philadelphia: Elsevier; 2017:214–215.

第 65 节

痛性非化脓性肋骨肿胀
（Tietze's Syndrome）

ICD-10 CODE M94.0

临床综合征

痛性非化脓性肋骨肿胀（也称为 Tietze 综合征）是引起胸壁疼痛的常见原因。与常见的胸肋综合征不同，Tietze 综合征于 1921 年首次被提出，其特点为急性的肋软骨痛性肿胀。第二和第三肋软骨关节痛性肿胀是诊断 Tietze 综合征的必要条件（图65-1），而胸肋综合征并不出现相同的肿胀。另一个区分 Tietze 综合征和胸肋综合征的因素是发病年龄，

Tietze 综合征常见于 20 ~ 30 岁，而胸肋综合征常见于 40 岁之后。Tietze 综合征为急性发作，多与呼吸道病毒感染有关。研究人员推测，严重咳嗽或繁重劳动对胸肋关节造成的微损伤可能是 Tietze 综合征的病因。

症状和体征

查体可以发现，Tietze 综合征患者会试图通过将肩膀僵硬地保持在中位以达到夹板样固定关节的效果。主动地伸展或回缩肩关节、深吸气、手臂完全上举、耸肩等动作均会导致疼痛复现。前胸壁有

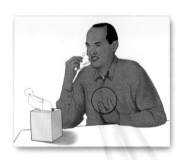

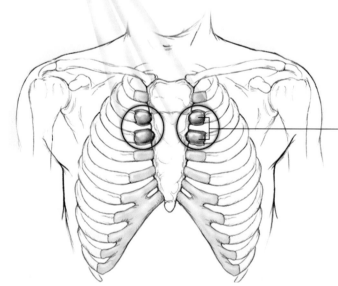

第二和第三肋软骨痛性肿胀

图 65-1　第二和第三肋肋软骨关节肿胀是 Tietze 综合征的特征性表现

持续创伤的患者会出现咳嗽费力、排痰不畅。胸肋关节尤其是第二和第三关节可出现肿大并有重度压痛。这种肋软骨关节肿大是 Tietze 综合征所特有的（图 65-2）。邻近的肋间肌可有触诊压痛，患者也可诉有关节运动异响感。

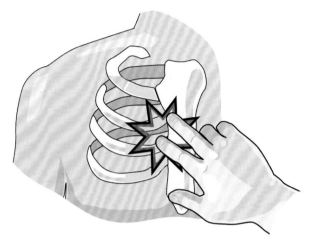

图 65-2　Tietze 综合征胸肋关节肿胀的检查

（Waldman SD. *Physical diagnosis of pain: an atlas of signs and symptoms*[M]. Philadelphia: Saunders; 2006:209.）

辅助检查

对于所有考虑为 Tietze 综合征的患者都应行 X 线检查，以排除包括肿瘤在内的隐匿的骨性病变。如果有明显创伤，可行同位素骨扫描，以排除肋骨或胸骨的隐匿性骨折。基于患者的临床表现，可能需要其他附加检查，包括全血细胞检查、前列腺特异性抗原、红细胞沉降率和抗核抗体。对于累及其他关节的 Tietze 综合征患者，则需行风湿免疫类疾病的实验室检查评估。如果怀疑有关节不稳或隐匿的占位性病变，或为进一步了解疼痛原因，则需行关节 MRI 检查（图 65-3）。后面讲述的注射技术既可作为诊断也可作为治疗方法。

鉴别诊断

有许多比 Tietze 综合征更为常见的疾病也会引起胸肋关节疼痛，如骨性关节炎、类风湿关节炎、强直性脊柱炎、赖特综合征和银屑病关节炎等疾病，均可累及胸肋关节。加速或减速性损伤和胸壁钝性损伤均会造成胸肋关节的创伤，创伤严重时可致关节半脱位或全脱位。活动过度或活动不当可造成胸

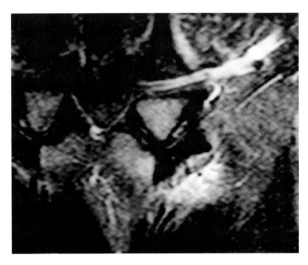

图 65-3　Tietze 综合征

45 岁男性，存在图示区域的疼痛和压痛；胸部冠状位 STIR（short tau inversion recovery）序列磁共振图像显示胸锁关节下方，胸肋关节高信号

（Resnick D. *Diagnosis of bone and joint disorders*[M]. 4th ed. Philadelphia: Saunders; 2002:2605.）

肋关节急性炎症反应而令人相当虚弱。此关节也容易受到原发恶性肿瘤（如胸腺瘤）或转移性肿瘤的侵袭。

治疗方法

针对 Tietze 综合征相关疼痛和功能障碍的治疗包括非甾体抗炎药、COX-2 抑制剂。局部热敷与冷敷可能有效。使用弹性胸带固定也可缓解症状，并保护胸肋关节免于额外损伤。如上述方法无效，可用局麻药和糖皮质激素类药物在关节内注射。

进行 Tietze 综合征注射治疗时，患者仰卧位，常规消毒患处胸肋关节皮肤区域。严格无菌操作下，用无菌注射器，抽取 0.25% 丁哌卡因（每个关节用量 1ml）和甲泼尼龙 40mg，用 3.8cm 的 25G 针头。触诊确认胸肋关节位置，在肋骨胸骨附着点的轻微隆起处易触及。针尖稍偏向头侧，小心匀速进针，刺穿皮肤和皮下组织，接近关节。如果触及骨质，则轻微退针出骨膜外，当针头接近关节，将注射器内的 1ml 药物缓慢注入。注射时应该只有微小的阻力，如果阻力太大，则应该稍稍退针，直到注射可以顺利进行而没有明显阻力。每一个关节重复上述步骤。完成后拔出针头，注射部位用无菌敷料加压包扎并冷敷。在进行胸肋关节注射时，使用超声引

导，可以降低针源性并发症的发生率，比如气胸。

物理疗法应该在注射治疗数日后进行，包括局部热敷和轻度的活动度锻炼。应该避免剧烈运动，以免症状加重。镇痛药和非甾体抗炎药可与注射技术联合应用。

并发症和注意事项

许多病变存在着与 Tietze 综合征类似的疼痛，因此医师必须小心鉴别心、肺与纵隔等部位的潜在疾病，鉴别失败可能导致灾难性后果。上述注射技术的主要并发症是气胸，如果针头的位置太靠外侧或太深容易进入胸膜腔，也可能损伤纵隔内结构。精确控制穿刺针位置，可以极大减少此类并发症的发生。虽然感染少见，但仍需严格遵循无菌技术操作以避免感染发生。注射后应立即按压注射点，以减少瘀斑和血肿的形成。

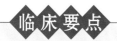

胸肋关节源性疼痛患者常误认为自己是心脏病发作。临床医师需要耐心解释病情以宽慰患者，但同时应当牢记，肌肉骨骼疼痛综合征可以与冠心病并发。前述注射技术对 Tietze 综合征和更常见的肋胸骨综合征都有效，两种疾病也容易相互混淆。

（杨　磊　译　　陈冀衡　审校）

原书参考文献

Achem SR. Noncardiac chest pain: treatment approaches. *Gastroenterol Clin North Am.* 2008;37(4):859–878.

De Filippo M, Albini A, Castaldi V, et al. MRI findings of Tietze's syndrome mimicking mediastinal malignancy on MDCT. *Eur J Radiol Extra.* 2008;65(1):33–35.

Kienzl D, Prosch H, Töpker M, et al. Imaging of non-cardiac, non-traumatic causes of acute chest pain. *Eur J Radiol.* 2012;81(12):3669–3674.

Stochkendahl MJ, Christensen HW. Chest pain in focal musculoskeletal disorders. *Med Clin North Am.* 2010;94(2):259–273.

Waldman SD. Costosternal joint injection. In: *Pain review.* 2nd ed. Philadelphia: Elsevier; 2017:462–463.

Waldman SD. Costosternal joint injection for Tietze syndrome. In: *Atlas of pain management injection techniques.* 4th ed. Philadelphia: Elsevier; 2017:349–351.

Waldman SD. Intercostal nerve. In: *Pain review.* 2nd ed. Philadelphia: Elsevier; 2017:214–215.

Waldman SD. Tietze's syndrome. In: *Pain review.* 2nd ed. Philadelphia: Elsevier; 2017:266–267.

第 66 节

心前区疼痛综合征
(Precordial Catch Syndrome)

ICD-10 CODE R07.2

临床综合征

心前区疼痛综合征，也称作 Texidor 疼痛，是常见胸壁疼痛的原因之一，常发生在青少年和青壮年，总是在休息时发生，如长时间放松地倚靠在沙发上时（图 66-1），由于疼痛剧烈经常被误认为心脏病，引起患者和医师紧张。

与其他胸壁疼痛有所不同，心前区疼痛综合征的疼痛剧烈，呈针刺样、刀割样，并定位于心前区，症状开始时没有任何先兆，疼痛持续 30 秒至 3 分钟，且突然出现并突然消失；深吸气时常会加重，增加了患者的焦虑；心前区疼痛综合征的患者通常在 20 ~ 30 岁出现症状。

体征和症状

虽然心前区疼痛综合征部分患者在前肋间肌的疼痛区域有压痛，但疼痛发作时通常无阳性体征（如潮红、苍白、大汗）。因为深吸气会加重疼痛，

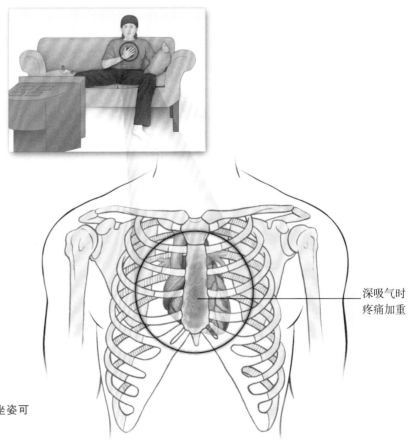

深吸气时
疼痛加重

图 66-1 长时间保持放松倚靠坐姿可引起心前区疼痛综合征

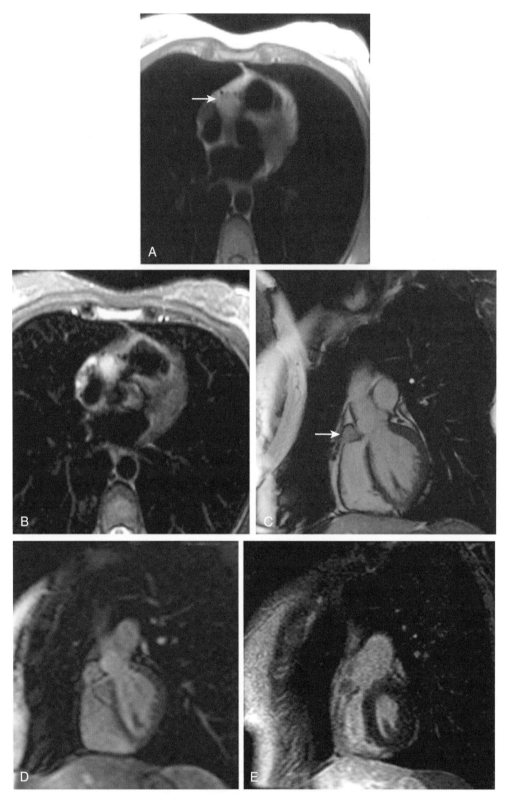

图 66-2　MRI 显示右房室沟内副神经节瘤

A 为轴位 T1 加权图像显示右房室沟内有一等强度占位病变（箭头所示），紧邻右冠状动脉；副神经节瘤的许多影像学特征归因于其丰富的血管分布；B 为这种血管分布在 T2 加权图像中为高亮信号；C 为冠状位稳态自由进动图像显示右房室沟内高信号团块（箭头所示），这同样是血管丰富的表现；D 为首次灌注成像中副神经节瘤呈血管丰富结构；E 为延迟增强反转恢复图像显示轻微的造影剂残留，但并非真正的延迟增强

（Syed IS, Feng D, Harris SR, et al. MR imaging of cardiac masses[J]. *Magn Reson Imaging Clin N Am*, 2008, 16(2):137–164.）

患者可能会因长时间浅呼吸而头晕。

检查

所有胸壁疼痛的患者都应行 X 线检查，以排除包括肿瘤在内的隐匿性骨性病变。如果存在外伤，需行放射性核素骨扫描，以排除肋骨或胸骨的隐匿性骨折。依据疼痛的位置，应进行心电图检查，但心前区疼痛综合征患者的心电图多为正常。根据患者的临床表现，可能需要进行其他检查，包括血常规、前列腺特异性抗原、红细胞沉降率和抗核抗体。如果怀疑有隐匿性占位或要明确诊断，则需要对疼痛区域进行 MRI 和超声检查。

鉴别诊断

其他累及胸壁的疼痛比心前区疼痛综合征更为常见，肋胸关节常常因骨性关节炎、类风湿关节炎、强直性脊柱炎、赖特综合征和银屑病关节炎而出现疼痛。加速或减速损伤和胸壁钝性损伤经常导致此关节受到创伤，创伤严重时可致关节半脱位或全脱位。活动过度或活动不当可造成肋胸关节急性炎症而令人痛苦不堪。此关节也容易受到原发恶性肿瘤（如胸腺瘤）或转移性肿瘤的侵袭。急性胸膜炎性胸痛可能会和胸壁痛、胸膜炎、肺炎或肺栓塞有关。隐匿性心脏病也可能出现类似心前区疼痛综合征的疼痛症状（图66-2）。

治疗方法

心前区疼痛综合征的治疗包括安抚和指导患者当疼痛一出现就立刻深呼吸，即使这样做会产生尖锐的刺痛。在休息或看电视时经常改变体位和改善坐姿有助于减少发生率。因为疼痛突发突止，所以不适合使用药物治疗。

并发症和注意事项

因为许多疾病与心前区疼痛综合征的疼痛类似，医师必须仔细排除隐匿的心脏疾病和肺部与纵隔疾病，否则会导致灾难性后果。心前区疼痛综合征患者的最大风险是为排除心脏病而做了不必要检查（如心导管检查）。

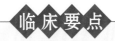

临床要点

心前区疼痛综合征的患者常误认为自己是心脏病发作。虽然临床医师应当记得肌肉骨骼疼痛综合征与冠心病可能并发，但应明确告知患者该疼痛不是因心脏病引起，疏解患者的心理压力。

（付天啸　译　　刘英华　审校）

原书参考文献

Ayloo A, Cvengros T, Marella S. Evaluation and treatment of musculoskeletal chest pain. *Primary Care.* 2013;40(4):863–887.

Hillen TJ, Wessell DE. Multidetector CT scan in the evaluation of chest pain of nontraumatic musculoskeletal origin. *Thorac Surg Clin.* 2010;20(1):167–173.

Son MBF, Sundel RP. Musculoskeletal causes of pediatric chest pain. *Pediatr Clin North Am.* 2010;57(6):1385–1395.

Stochkendahl MJ, Christensen HW. Chest pain in focal musculoskeletal disorders. *Med Clin North Am.* 2010; 94(2): 259–273.

第67节

肋骨骨折
(Fractured Ribs)

ICD-10 CODE **S22.39xA**

临床综合征

肋骨骨折是胸壁疼痛的最常见原因之一，通常与胸壁创伤相关（图 67-1）。在骨质疏松患者或存在原发性或转移性肋骨肿瘤的患者，骨折可由咳嗽引起（咳嗽骨折）或自发出现。

与肋骨骨折相关的疼痛和功能障碍大多取决于损伤的严重程度（如受累肋骨的数量）、损伤的性质（如部分性或完全性骨折、连枷胸）、周围结构损伤的程度（比如肋间神经和胸膜）。从骨质疏松所致部分性骨折的深部钝痛，到严重而尖锐的、可能导致排痰不畅的针刺样疼痛，肋骨骨折相关疼痛表现形式多样。在无明显外伤时，临床医师应高度怀疑肋骨恶性病变的可能性（图 67-2）。

体征和症状

深吸气、咳嗽和胸壁的任何活动都会加重肋骨骨折。触诊受累及的肋骨可引发疼痛和胸壁肌肉反射性痉挛。肋骨骨折处的皮肤可能出现瘀斑。临床医师应意识到发生气胸或血气胸的可能性。第一肋骨骨折可引起霍纳综合征（图 67-3）。肋间神经损伤可引起剧烈疼痛，并导致胸壁反射性夹板样僵硬，从而进一步损害患者的肺功能。如果不能有效治疗此类疼痛，可能会引起通气不足、肺不张的恶性循环，最终导致肺炎。

检查

所有因肋骨骨折而疼痛的患者都需要行肋骨和胸部的常规 X 线或 CT 检查，以排除隐匿性骨折和其他骨骼疾病，包括肿瘤以及气胸和血气胸（图 67-2）。如果存在创伤，放射性核素骨扫描可能有助于排除肋骨或胸骨的隐匿性骨折。如果没有创伤，可进行骨密度检查、血清蛋白电泳检查和甲状旁腺功能检查，以排除骨质疏松。根据患者的临床表现，可能需要进行其他检查，包括血常规、前列腺特异性抗原、红细胞沉降率和抗核抗体。如果怀疑有隐匿的占位性病变或明显的胸腔内组织创伤，则需要对胸腔内、软组织和邻近器官行 CT 和 MRI 检查（图 67-4 和图 67-5）。对于所有创伤性胸骨骨折或明显的前胸壁创伤的患者，建议行心电图检查以排除心脏挫伤。后面介绍的注射技术应尽早应用，以避免

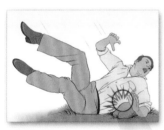

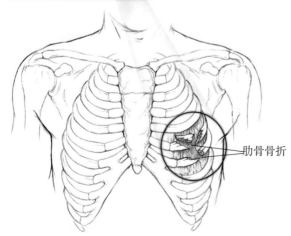

肋骨骨折

图 67-1　肋骨骨折相关疼痛适合应用局麻药和糖皮质激素进行肋间神经阻滞治疗

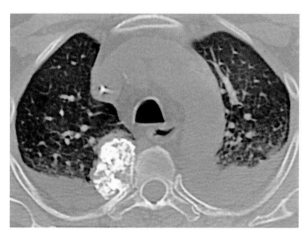
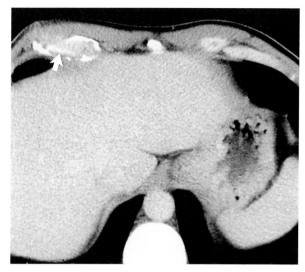

图 67-2　A 为 CT 平扫显示来源于右侧第三肋骨并带有软骨帽的异质、分叶状钙化团块，这与骨软骨瘤表现一致；B 为肋骨骨折不愈合；CT 增强扫描显示右侧肋骨膨胀性改变伴可疑软骨样基质（箭头所示）

（Haaga JR, Lanzieri CF, Gilkeson RC, eds. *CT and MR imaging of the whole body*[M]. 4th ed. Philadelphia: Mosby; 2003:1008–1009.）

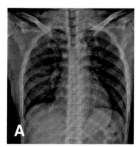
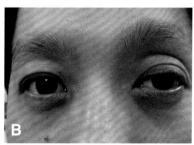
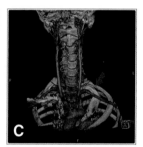

图 67-3　A 为胸部 X 线平片显示右侧胸部挫伤伴右侧第二、第三和第四肋骨骨折；B 为左眼上睑下垂的临床图片；C 为三维重建计算机断层血管造影显示罕见的左侧第一肋骨横断面骨折（箭头所示），未剥离左侧颈动脉

(Lin Y-C, Chuang M-T, Hsu C-H, Tailor A-R A, Lee J-S. First rib fracture resulting in Horner's syndrome[J]. *J Emerg Med*. 2015; 49(6):868–870.)

发生肺部并发症。

鉴别诊断

在外伤情况下，肋骨骨折通常诊断明确。对于继发于骨质疏松或转移性肿瘤的自发性肋骨骨折，诊断可能不明确。在这种情况下，隐匿性肋骨骨折疼痛常常会被误认为是心源性或胆源性疼痛，导致患者去急诊科就诊并接受了不必要的心脏和胃肠道检查。Tietze 综合征是指与病毒感染相关的上部肋软骨疼痛性肿大，尤其是当患者一直咳嗽时，可能与肋骨骨折相混淆。

治疗方法

肋骨骨折疼痛的治疗包括镇痛药和非甾体抗炎药或 COX-2 抑制剂的联合应用。如果这些药物不能充分控制患者症状，下一步适合选用短效阿片类镇痛药，如氢考酮（hydrocodone）。因为阿片类镇痛药有抑制咳嗽反射和抑制呼吸的潜在作用，必须严密观察患者情况并指导患者充分排痰。利多卡因透皮贴剂也可与治疗肋骨骨折疼痛的药物结合使用。

局部热敷与冷敷、使用弹性胸带固定也可缓解症状。若这些方法无效，应注射局麻药和糖皮质激素，以避免肺部并发症。

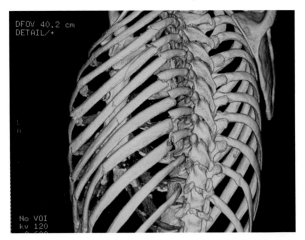

图 67-4 多发性肋骨骨折；三维计算机断层显示多处相邻肋骨移位骨折，左侧第 4 至第 10 肋骨骨折

(Zhang Y, Tang X, Xie H, Wang RL. Comparison of surgical fixation and nonsurgical management of flail chest and pulmonary contusion[J]. *Am J Emerg Med.* 2015;33(7):937–940.)

患者俯卧位，手臂放松垂于治疗床两侧。也可以取坐位或侧卧位进行注射。在腋后线触摸肋骨走行，确认要被阻滞的肋骨节段。操作者用食指和中指置于肋骨上，限定针头进针位置。皮肤常规消毒，严格遵循无菌术，将一个 12ml 的注射器和 3.8cm 的 22G 针头，瞄准肋骨中部，在示指和中指间垂直进针。大约进针约 1.9cm 后会碰到骨质。碰到骨质后，针头稍微后退到皮下组织，然后用触诊的手指按住皮肤和皮下组织向下滑动，使针头随之移动到肋骨

下缘。当针头移动到肋骨下缘落空后，将针头再慢慢推进约 2mm。此时针头的位置接近肋间沟，其内含有肋间神经和肋间动静脉。仔细回抽无血液或空气后，注入 1% 不含防腐剂的利多卡因 3 ~ 5ml。如果疼痛包含炎症因素，局麻药中可加入 80mg 甲泼尼龙。随后以相同方法每日进行一次神经阻滞，甲泼尼龙剂量改为 40mg。超声引导下进针可以减少针刺相关并发症的发生率，提高针尖位置的准确性。

由于胸壁与上腹壁的神经支配重叠，对于可能引起疼痛的肋间神经，其上下相邻的肋间神经也需要阻滞。

并发症和注意事项

治疗肋骨骨折患者时，主要问题是无法识别隐匿而严重的胸腔或上腹部疾病，如肿瘤、气胸或血气胸。因为邻近胸膜腔，肋间神经阻滞术后可能会发生气胸。此并发症发生率小于 1%，但在慢性阻塞性肺疾病患者中发生率更高。由于靠近肋间神经和动脉，临床医师必须仔细计算注射局麻药的总剂量，因为通过这些血管可以增加局麻药的吸收量。虽然不常见，但仍存在感染的可能性，特别是对于免疫功能低下的肿瘤患者。早期发现感染对于避免可能出现的危及生命的并发症至关重要。

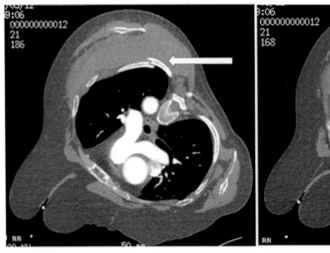
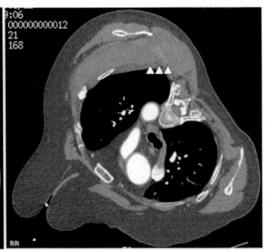

图 67-5 伤后第 26 天行 CT 检查，患者因严重的左背部疼痛，处于右侧卧位；CT 显示左侧第 6 肋骨后部骨折（箭头所示），胸壁血肿扩大伴外渗（箭头所示）

(Sato N, Sekiguchi H, Hirose Y, Yoshida S. Delayed chest wall hematoma caused by progressive displacement of rib fractures after blunt trauma[J]. *Trauma Case Rep.* 2016;4:1–4.)

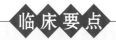

　　肋骨骨折是胸壁和胸廓疼痛的常见原因。正确的诊断非常必要，以便给予适当的治疗，并避免忽视严重的胸廓内或腹腔内病变。包括阿片类镇痛药在内的药物疗法通常可以充分缓解肋骨骨折相关疼痛。必要时，肋间神经阻滞术可以简单有效地快速缓解疼痛。然而，因为肋间神经邻近胸膜，必须严格遵守操作规范。临床医师需要注意，外伤后肋骨骨折的数量与发病率及病死率直接相关。

（付天啸　译　　刘英华　审校）

原书参考文献

Dankerl P, Seuss H, Ellmann S, et al. Evaluation of rib fractures on a single-in-plane image reformation of the rib cage in CT examinations. *Acad Radiol.* 2017;24(2):153–159.

Flagel BT, Luchette FA, Reed RL, et al. Half-a-dozen ribs: the breakpoint for mortality. *Surgery.* 2005;138(4):717–725.

Ingalls NK, Horton ZA, Bettendorf M, et al. Randomized, double-blind, placebo-controlled trial using lidocaine patch 5% in traumatic rib fractures. *J Am Coll Surg.* 2010;210(2):205–209.

Lin FC, Li RY, Tung YW, et al. Morbidity, mortality, associated injuries, and management of traumatic rib fractures. *J Chin Med Assoc.* 2016;79(6):329–334.

Lin YC, Chuang MT, Hsu CH, et al. First rib fracture resulting in Horner's syndrome. *J Emerg Med.* 2015;49(6):868–870.

Sato N, Sekiguchi H, Hirose Y, et al. Delayed chest wall hematoma caused by progressive displacement of rib fractures after blunt trauma. *Trauma Case Reports.* 2016;4:1–4.

Waldman SD. Intercostal nerve block. In: *Pain review.* Philadelphia: Saunders; 2009:487–488.

Waldman SD. The intercostal nerves. In: *Pain review.* Philadelphia: Saunders; 2009:109–110.

第 68 节

开胸术后疼痛综合征
(Postthoracotomy Pain Syndrome)

ICD-10 CODE **R07.1**

临床综合征

基本上所有开胸手术的患者都会发生术后急性疼痛。合理地应用作用于全身和脊髓的阿片类药物以及肋间神经阻滞对于治疗这类急性疼痛综合征总体是有效的，不幸的是，仍有少数开胸术后患者的疼痛持续到术后很长时间，且难以治疗。开胸术后疼痛综合征的原因如表 68-1 所列，包括直接的手术创伤、肋骨骨折、压迫性神经病变、神经瘤和牵拉伤。当症状由肋骨骨折引起，会出现局部疼痛，并随着深吸气、咳嗽或受累肋骨的活动而加重。当该综合征由其他原因引起时，可出现持续的中到重度疼痛，并沿受累的肋间神经分布。疼痛可有神经炎的特点，偶尔也可呈钝痛。

体征和症状

体格检查通常会发现在愈合的开胸切口处有压痛（图 68-1）。触诊瘢痕偶尔会引起感觉异常，这提示有神经瘤形成。开胸术后疼痛综合征患者总是试图固定或保护患处。对受累区域的皮肤进行详细的

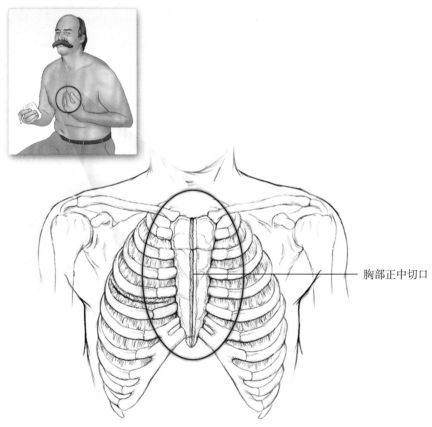

胸部正中切口

图 68-1　开胸术后疼痛综合征的患者胸部瘢痕触痛

表 68-1　开胸术后疼痛综合征的原因
手术直接损伤肋间神经
使用肋骨牵开器造成肋骨骨折
由牵开器直接压迫导致的肋间神经压迫性神经病变
皮肤神经瘤形成
肋椎关节处肋间神经拉伤

感觉功能检查，可能会发现感觉减退或痛觉超敏。若累及肋下神经的运动神经，患者可能主诉腹部向外膨出。开胸术后疼痛综合征的患者偶尔会形成同侧上肢的反射性交感神经营养不良，如果不处理，可能会导致肩周炎。

检查

对于所有由肋间神经引发疼痛的患者，都应行 X 线检查，以排除隐匿的骨性病变，包括潜在的骨折或肿瘤。放射性核素骨扫描可能有助于排除肋骨或胸骨的隐匿性骨折。根据患者的临床表现，可能需要进行其他检查，包括血常规、前列腺特异性抗原、红细胞沉降率和抗核抗体。如果怀疑有隐匿的占位性病变或胸膜疾病，则需行胸部 CT 检查（图 68-2）。后面介绍的注射技术可以作为诊断和治疗的方法。肌电图可以用来区分肋间神经的远端损伤和肋椎关节处牵拉伤。

鉴别诊断

开胸术后疼痛综合征常被误诊为心源性或胆源性疼痛，导致患者去急诊科就诊并接受不必要的心脏和胃肠道检查。若存在外伤，开胸术后疼痛综合征可与肋骨或胸骨骨折并发，在 X 线平片上可能被遗漏，因此需要放射性核素骨扫描来正确识别。Tietze 综合征是上部肋软骨在病毒感染后出现疼痛性肿大，可能与开胸术后疼痛综合征相混淆。

累及胸壁的神经病理性疼痛也可与开胸术后疼痛综合征相混淆或并发。此类神经病理性疼痛包括糖尿病神经病变以及累及胸神经的急性带状疱疹。还可能存在纵隔疾病，且难以诊断。胸膜炎性病变如肺栓塞、感染和博恩霍尔姆病（Bornholm 病）也可能混淆诊断，并导致治疗复杂化（图 68-3）。

治疗

开胸术后疼痛综合征的初始治疗包括镇痛药和非甾体抗炎药或 COX-2 抑制剂的联合应用。如果这些药物仍不能充分控制症状，应当加用三环类抗抑郁药或加巴喷丁。

三环类抗抑郁药一直是减轻开胸术后疼痛综合

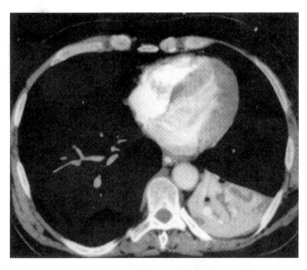

图 68-2　CT 扫描示左下叶肺不张，部分支气管通畅（充满气体），部分支气管堵塞（充满黏液）

（Grainger RG, Allison DJ, Adam A, et al. *Grainger & Allison's diagnostic radiology: a textbook of medical imaging*[M]. 4th ed. Philadelphia: Churchill Livingstone, 2002.）

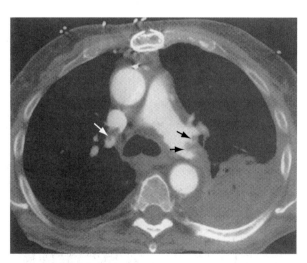

图 68-3　CT 示存在左肺下叶实变的双侧肺栓塞及双侧胸腔积液，可见一个大栓子位于左肺动脉主干（黑色箭头），一个小栓子位于右上叶肺动脉近端（白色箭头）

（Grainger RG, Allison DJ, Adam A, et al. *Grainger & Allison's diagnostic radiology: a textbook of medical imaging*[M]. 4th ed.Philadelphia: Churchill Livingstone, 2002.）

征的主要传统用药。对照研究已经证实阿米替林的效用，而去甲替林和地昔帕明也被证实具有临床疗效。但这些药物具有明显的抗胆碱能不良反应，包括口干、便秘、镇静和尿潴留。对于患有青光眼、心律不齐和前列腺综合征的患者应谨慎使用。为了使不良反应最小化而增加患者依从性，应该开始在睡前给予 10mg 剂量的阿米替林或去甲替林，如能耐受，可上调剂量至睡前 25mg。随后，如果耐受不良反应，可以每周增加 25mg 的滴定。即使是较低剂量，患者睡眠障碍仍能迅速减少，并在 10 ~ 14 天内感到疼痛有所缓解。如果剂量上调后疼痛无缓解，建议加用加巴喷丁或联合应用神经阻滞术（见后述）。也可用选择性 5- 羟色胺再摄取抑制剂（如氟西汀）治疗开胸术后疼痛综合征，虽然这些药物较三环类药物更易耐受，但似乎疗效不佳。

如果抗抑郁药物无效或存在禁忌，可以选择加巴喷丁。加巴喷丁起始剂量为每日睡前口服 300mg，连续两晚。需提醒患者注意潜在的不良反应，包括眩晕、镇静、意识模糊和皮疹。如能耐受，可按每次 300mg 的梯度加量，分次服用，每次增量持续应用两天以上，直到疼痛获得缓解或者总量达到每日 2400mg。此时，如果患者疼痛有部分缓解，可以检测血药浓度，然后小心地以每次 100mg 的梯度慢慢上调剂量。所需剂量超过每日 3600mg 的情况很少见。加巴喷丁的替代选择是普瑞巴林，对于部分患者来说后者更易耐受。普瑞巴林的起始剂量为每次 50mg，每日 3 次，如能耐受可逐步加量至 100mg，每日 3 次。因为普瑞巴林主要通过肾脏代谢，所以肾功能不全的患者应减量使用。低剂量氯胺酮也被推荐作为上述药物的替代品来治疗开胸术后疼痛综合征。

局部热敷与冷敷、使用弹性肋骨保护带也可缓解症状。同时使用利多卡因透皮贴剂也可以为开胸术后疼痛的患者缓解疼痛提供额外帮助。若上述方法无效，可以使用局麻药和糖皮质激素进行注射治疗。

患者俯卧位，手臂放松垂于治疗床两侧。也可以取坐位或侧卧位进行注射。在腋后线触摸肋骨走行，确认要被阻滞的肋骨节段。操作者用示指和中指置于肋骨上，限定针头进针位置。皮肤常规消毒，严格遵循无菌术，将一个 12ml 的注射器和 3.8cm 的 22G 针头，瞄准肋骨中部，在示指和中指间垂直

进针。大约进针 1.9cm 后会碰到骨质。碰到骨质后，针头稍微后退到皮下组织，然后用触诊的手指按住皮肤和皮下组织向下滑动，使针头随之移动到肋骨下缘。当针头移动到肋骨下缘落空后，将针头再慢慢推进约 2mm。此时针头的位置接近肋间沟，其内含有肋间神经和肋间动静脉。仔细回抽无血液或空气后，注入 1% 不含防腐剂的利多卡因 3 ~ 5ml。如果疼痛包含炎症因素，局麻药中可加入 80mg 甲泼尼龙。随后以相同方法每日进行一次神经阻滞，甲泼尼龙改为 40mg。由于胸壁与上腹壁的神经支配重叠，对于可能引起疼痛的肋间神经，其上下相邻的肋间神经也需要阻滞。超声引导下进针可以减少气胸等穿刺相关并发症的发生率。胸段硬膜外阻滞，椎旁阻滞在胸膜内镇痛中的应用，以及切口局部浸润，都可减轻开胸术后疼痛。对于顽固性疼痛，可以考虑肋间神经冷冻治疗（图 68-4）。

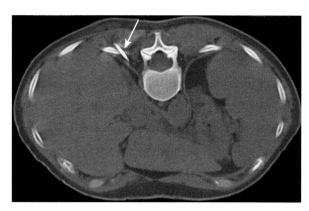

图 68-4 一名 45 岁开胸术后疼痛综合征女性患者的轴位 CT 像，术中 CT 示一个冷冻消融治疗探针（箭头所示）位于第 12 右后肋下

（Moore W, Kolnick D, Tan J, et al. CT guided percutaneous cryoneurolysis for post- thoracotomy pain syndrome: early experience and effectiveness[J]. *Acad Radiol*, 2010 17(5):603–606.）

如果开胸术后疼痛综合征是由肋间神经损伤所致（通过肌电图确认），联合使用糖皮质激素进行胸段硬膜外阻滞可能有效。

并发症和注意事项

治疗肋骨骨折患者时，主要问题是无法识别隐匿的严重的胸腔或上腹部疾病。因为邻近胸膜腔，肋间神经阻滞术后可能会发生气胸。此并发症发生

率小于 1%，但在慢性阻塞性肺疾病患者中发生率更高。由于靠近肋间神经和动脉，临床医师必须仔细计算注射局麻药的总剂量，因为药物通过这些血管可以增加局麻药吸收量。虽然不常见，但仍存在感染的可能性，特别是对于免疫功能低下的癌症患者。早期发现感染对于避免可能出现危及生命的并发症至关重要。

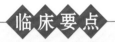

临床要点

开胸术后疼痛综合征是胸壁和胸廓疼痛的常见原因。正确的诊断非常必要，以便给予适当的治疗，并避免忽视严重的胸廓内或腹腔内病变。药物疗法一般可以有效缓解疼痛。必要时，肋间神经阻滞术可以简单有效地快速缓解疼痛。然而，因为肋间神经邻近胸膜，必须严格遵守操作规范。

（付天啸　译　　刘英华　审校）

原书参考文献

Moore W, Kolnick D, Tan J, et al. CT guided percutaneous cryoneurolysis for post-thoracotomy pain syndrome: early experience and effectiveness. *Acad Radiol.* 2010;17(5):603–606.

Niraj G, Kelkar A, Kaushik V, et al. Audit of postoperative pain management after open thoracotomy and the incidence of chronic postthoracotomy pain in more than 500 patients at a tertiary center. *J Clin Anesth.* 2017;36:174–177.

Romero A, Garcia JEL, Joshi GP. The state of the art in preventing postthoracotomy pain. *Semin Thorac Cardiovasc Surg.* Summer 2013;25(2):116–124.

Waldman SD. Post-thoracotomy pain syndrome. In: *Pain review.* Philadelphia: Saunders; 2017:283–284.

Yoshimura N, Iida H, Takenaka M, et al. Effect of postoperative administration of pregabalin for post-thoracotomy pain: a randomized study. *J Cardiothorac Vasc Anesth.* 2015;29(6):1567–1572.

第 69 节

胸部皮区急性带状疱疹

(Acute Herpes Zoster of the Thoracic Dermatomes)

ICD-10 CODE　B02.9

临床综合征

　　带状疱疹是一种由水痘或带状疱疹病毒（varicellazostervirus，VZV）引起的传染性疾病。儿童非免疫宿主初次感染 VZV 后，临床表现为小儿水痘。研究者推测：初次感染过程中，病毒移行至胸神经背根神经节，在神经节内保持休眠状态，并不引起临床症状。在某些患者中，病毒会被重新激活，沿着胸神经感觉支移行，产生带状疱疹或带状疱疹特征性的疼痛和皮肤损害。急性带状疱疹最常侵及胸段脊神经，但也有可能影响三叉神经第一支。

　　尚不完全清楚为什么只有一部分患者出现病毒的再次激活，但据研究人员理论上推测，细胞介导的免疫功能下降可能在该疾病的演化过程中发挥了重要作用。它让病毒在神经节内大量复制，并播散到相应的感觉神经，从而导致临床疾病。患有恶性肿瘤（尤其是淋巴瘤）或慢性疾病以及接受免疫抑制疗法（化疗、激素治疗、放疗）的患者通常比较虚弱，因此会比健康人更容易患急性带状疱疹。这些患者都有共同的细胞介导免疫功能下降，这也解释了为何 60 岁以上患者带状疱疹发病率明显增加，而在 20 岁以下年轻人中相对少见。

体征和症状

　　当病毒再次激活时，神经节炎会引起疼痛，并可能伴有流感样症状。该疼痛通常从钝痛发展到沿胸神经根分布的感觉迟钝或神经炎性疼痛（图 69-1）。大多数患者急性带状疱疹的疼痛要比出疹早出现 3～7 天，这一延迟常常导致误诊（见鉴别诊断）。然而，对于大多数患者，当典型的皮疹出现，医师可以很容易做出带状疱疹的临床诊断。与水痘类似，带状疱疹的皮疹会以成群的斑点样皮损形式出现，很快进展为丘疹，然后形成水泡（图 69-2）。最后，这些水泡会融合、结痂。受累区域会极度疼痛，任何活动或碰触都容易加重疼痛（如穿衣服或者盖被子）。当这些病灶愈合后，痂皮脱落，留下粉红色瘢痕，然后逐渐淡化和萎缩。

　　皮损愈合后，大部分患者的感觉过敏和疼痛也会随之消失，然而有些患者的疼痛仍会持续。这种急性带状疱疹之后常见的且令人恐惧的并发症被称作疱疹后神经痛，老年人的患病率较普通人群高。带状疱疹后神经痛的程度可以从轻微的、可自愈的状况到持续烧灼痛，轻触、活动、紧张或者气温改变都会加剧疼痛。这种持久的疼痛严重到足以压垮患者，最后导致患者自杀。为了避免这种通常是良性的、自限性疾病造成灾难性后果，临床医师必须对胸神经根型急性带状疱疹患者采取一切可能的治疗措施。

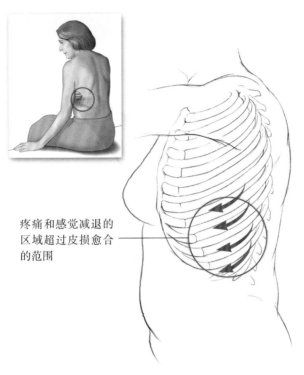

疼痛和感觉减退的
区域超过皮损愈合
的范围

图 69-1　急性带状疱疹常发生于胸部皮肤

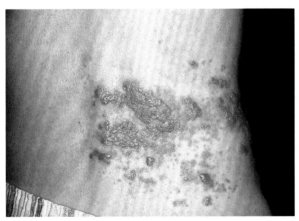

图 69-2　带状疱疹累及腰部皮肤

（Mandell GL, Bennett JE, *Dolin R, eds. Principles and practice of infectious diseases*[M]. 7th ed. Philadelphia: Churchill Livingstone; 2010:1965.）

检查

在临床上诊断胸神经根型急性带状疱疹并不困难，但偶尔还是需要一些检查。我们有必要对有些皮肤病患者进行检查，如卡波西肉瘤的获得性免疫缺陷综合征患者。对于此类患者，取新生水泡基底部皮肤细胞涂片镜检，可以看到多核巨细胞以及嗜酸性包涵体，可以确诊为急性带状疱疹。为了区分急性带状疱疹和局限性单纯疱疹感染，临床医师可以从新鲜水泡内抽取液体做荧光免疫试验。

鉴别诊断

必须对胸神经根型急性带状疱疹的所有患者进行初步评估，包括完整的病史和查体。目的是排除可能导致患者免疫缺陷状态的恶性肿瘤或全身性疾病。早期快速诊断使我们可以尽早了解临床情况，并预知可能出现的并发症，包括脊髓炎或疾病的传播。造成胸神经分布区域疼痛的其他原因包括胸神经根病和周围神经病变。胸腔内和腹腔内的病变也可能与累及胸部皮肤产生类似急性带状疱疹性疼痛。

治疗方法

胸神经根型急性带状疱疹患者的治疗挑战有两方面：①立即缓解急性疼痛和其他症状；②预防并发症，包括带状疱疹后神经痛。大部分疼痛专家认为，越早开始治疗，发生疱疹后神经痛的可能性越低。此外，老年人发生带状疱疹后神经痛的风险最高，对于这类人群必须进行早期和积极的治疗。

神经阻滞术

用局麻药和糖皮质激素进行胸段硬膜外阻滞是首选治疗，在缓解胸神经根型急性带状疱疹的症状的同时也可以预防带状疱疹后神经痛的发生。当水泡结痂时，激素也可以减少瘢痕形成。一般认为，神经阻滞阻断神经和背根神经节病毒性炎症引起的交感神经过度兴奋，达到治疗目的。如果不治疗，这种交感神经活动亢进可引发神经内毛细血管床血流减少导致缺血。持续缺血形成神经内水肿，导致神经内压力增加，进一步减少神经内血流，进而导致不可逆的神经损害。

应该积极地进行交感神经阻滞，直到患者疼痛缓解。如果疼痛复发，应该再次进行阻滞术。如果不能尽早、积极地实施交感神经阻滞，可能会让患者终生遭受带状疱疹后神经痛之苦，特别是对于老年患者。有时部分胸神经根型急性带状疱疹患者无法通过胸段硬膜外阻滞术缓解疼痛，但胸交感神经阻滞术可能对其有效。

阿片类镇痛药

在实施交感神经阻滞术时，联合应用阿片类镇痛药通常可有效缓解带状疱疹急性期的疼痛。阿片类药物在缓解神经炎性疼痛方面效果较差。医师应谨慎地按时而非按需给予强效且长效的阿片类镇痛药（如口服吗啡酏剂、美沙酮），有利于辅助交感神经阻滞术缓解疼痛。因为许多急性带状疱疹患者为老年人或患有严重的多系统疾病，应确保严密监测强效阿片类镇痛药的潜在副作用（如会使患者跌倒的精神错乱或眩晕）。在应用阿片类镇痛药的同时，应每日补充膳食纤维以及镁乳剂，以防止便秘。

辅助性镇痛药

抗惊厥药加巴喷丁是治疗胸神经根型急性带状疱疹神经炎性疼痛的一线用药，研究表明，加巴喷丁也可能有助于预防带状疱疹后神经痛。加巴喷丁应该早期使用；如果注意避免其中枢神经系统副作用，此药也可以同时配合神经阻滞术、阿片类镇痛药以及辅助性镇痛药（包括抗抑郁药等）联合使用。加巴喷丁以睡前 300mg 为起始剂量，然后在可耐受副作用情况下以 300mg 为梯度上调剂量，直到最大量每日 3600mg，分次服用。

普瑞巴林可作为加巴喷丁的一个合适的替代选择，对于部分患者耐受性更好。普瑞巴林的起始剂量为每次 50mg，每日 3 次，如能耐受副作用，可逐步加量至 100mg，每日 3 次。因为普瑞巴林主要经肾代谢，所以对肾功能异常的患者应适当减量。

对于对神经阻滞术和加巴喷丁无效的严重神经炎性疼痛患者，应该考虑使用卡马西平。若使用此药，应该严格监测血药浓度，尤其是接受化疗或放疗的患者。苯妥英钠也有助于治疗神经炎性疼痛，但对淋巴瘤患者禁用，此药会诱发假淋巴瘤状态而导致难以与真正的淋巴瘤区分。

抗抑郁药

抗抑郁药可以用作急性带状疱疹患者初始治疗时的辅助药物。这些药物可以在短期内减轻常见的严重睡眠障碍。此外，抗抑郁药在改善阿片类镇痛药效果不佳的神经炎性疼痛方面有一定价值。治疗数周之后，抗抑郁药可发挥改善情绪作用，这正是部分患者所需要的。对于这些用药患者，必须小心密切观察有无中枢神经系统副作用。此外这些药物可以导致尿潴留和便秘，这可能被误诊为带状疱疹脊髓炎。

抗病毒药物

部分抗病毒剂（包括泛昔洛韦、伐昔洛伟和阿昔洛韦）能够缩短急性带状疱疹的病程，甚至有助于防止其进展。这些药物可能会减轻免疫抑制患者的病情。这些抗病毒药可以同上述疗法合用。但必须严密监测其副作用。

辅助类疗法

对急性带状疱疹病灶进行冷敷，可以缓解部分患者的症状。热敷对大部分患者会加重疼痛，据推测可能与加速小纤维传导有关；然而如果冷敷无效时，可以尝试进行热敷，偶尔有效。经皮神经电刺激和振动对少数患者可能也有效。使用利多卡因透皮贴可能有效，但在皮肤缺损者应用受限。这些辅助疗法具有良好的风险收益比，对于那些不能或不愿接受交感神经阻滞术或无法耐受药物治疗的患者提供了合适选择。

硫酸铝作为微热浸泡液，可应用于急性带状疱疹的结痂和渗出病灶区，起干燥作用，可以有效减轻大部分患者的疼痛。氧化锌药膏作为保护剂使用，尤其是在温痛觉出现异常的愈合期。也可以用一次性纸尿布作为吸水性护垫来保护愈合期的伤口，免于接触衣服和床单。

并发症和注意事项

对于大部分患者来说，胸神经根型急性带状疱疹是一种自限性疾病。然而，老年人和免疫抑制患者可能出现并发症。对于那些并发严重的多系统疾病的患者，皮肤和内脏散播可以表现为水痘样轻微皮疹，也可能出现全身性的致命感染。脊髓炎可引起肠、膀胱和下肢不全性麻痹。

◆◆◆ 临床要点 ◆◆◆

因为带状疱疹疼痛通常比皮疹的出现早 3～7 天，因此可能被误诊为其他疼痛状况（如胸神经根病、胆囊炎）。此时，医师应该建议患者如果出现皮疹要立刻复诊，因为那可能就是急性带状疱疹。部分疼痛专家认为，一些免疫功能正常的患者，当 VZV 病毒再次激活时，迅速启动的免疫反应减缓了疾病的自然病程，可能不会出现急性带状疱疹的典型皮疹。这种情况下，当疼痛发生在胸神经根分布区却无相关的皮疹时称为无疹性带状疱疹，必然需要排除性诊断。因此在考虑带状疱疹这一诊断前，必须排除引起胸部和肋下疼痛的其他原因。水痘或带状疱疹病毒疫苗在预防和治疗急性带状疱疹方面是有效的，在老年人中广泛进行这种免疫接种应该会降低疾病的发病率。

（付天啸 译　刘英华 审校）

原书参考文献

Malec-Milewska M, Horosz B, Sękowska A, et al. 5% lidocaine medicated plasters vs. sympathetic nerve blocks as a part of multimodal treatment strategy for the management of postherpetic neuralgia: a retrospective, consecutive, case-series study. *Neurol Neurochir Pol.* 2015;49(1):24–28.

Santiago-Pérez S, Nevado-Estévez R, Pérez-Conde MC. Herpes zoster-induced abdominal wall paresis: neurophysiological examination in this unusual complication. *J Neurol Sci.* 2012, 312(1–2):177-179.

Schmader K. Herpes zoster. *Clin Geriatr Med.* 2016;32(3):539–553.

Waldman SD. Acute herpes zoster of the thoracic dermatomes. In: *Pain Review.* 2nd ed. Philadelphia: Elsevier; 2017:27–273.

Waldman SD. Postherpetic neuralgia. In: *Pain review.* 2nd ed. Philadelphia: Elsevier; 2017:273–274.

第70节

肋椎关节综合征

(Costovertebral Joint Syndrome)

ICD-10 CODE M25.50

临床综合征

　　肋椎关节是联合关节，容易受骨关节炎、类风湿关节炎、银屑病关节炎、赖特综合征，尤其是强直性脊柱炎等影响（图70-1、图70-2）。肋椎关节通常会在胸部加速-减速过程和钝性损伤时受到创伤。严重创伤可能会引起关节半脱位或全脱位。过度活动或活动不当会导致肋椎关节的急性炎症，这会使患者非常虚弱。此关节也容易受到原发性恶性肿瘤（包括肺癌）或转移性肿瘤的侵袭。来自肋椎关节的疼痛可能与肺源性或心源性疼痛相似。

体征和症状

　　查体可以发现，患者会试图通过避免脊柱的屈曲、伸展和侧弯来固定一个或多个受累的关节。他们也可能努力将肩胛回缩，以缓解疼痛。如果是急

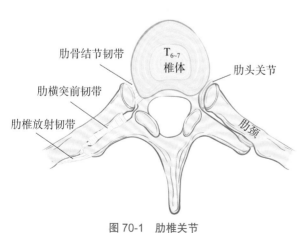

图 70-1　肋椎关节

（Waldman SD. *Atlas of pain management injection techniques*[M]. 2nd ed. Philadelphia: Saunders; 2007.）

性炎症，肋椎关节可能会有压痛、发热和肿胀。患者也可能会主诉活动关节时有弹响感。因为强直性脊柱炎通常会累及肋椎关节和骶髂关节，许多患者会采取弯腰的姿势，从而提示医师该病可能是造成肋椎关节疼痛的原因。

检查

　　对于表现为肋椎关节疼痛的患者都应行X线或CT检查，以排除隐匿的骨性病变，包括肿瘤（图70-3）。如果存在外伤，放射性核素骨扫描有助于排除肋骨或胸骨的隐匿性骨折。如累及其他关节，则需行免疫性疾病和强直性脊柱炎的实验室检查。由于强直性脊柱炎患者肋椎关节异常发生率较高，应该考虑检测人类白细胞抗原（HLA）B-27。根据患者的临床表现，可能需要进行其他检查，包括血常规、前列腺特异性抗原、红细胞沉降率和抗核抗体检查。如果怀疑有关节不稳或隐匿的占位性病变，或为进一步明确疼痛的原因，应行关节MRI和（或）超声检查（图70-4）。

鉴别诊断

　　如前所述，肋椎关节综合征的疼痛经常被误诊为是源于肺或心脏的疼痛，导致患者去急诊科就诊并接受不必要的心脏和肺部检查。如有外伤，肋椎关节综合征可能与肋骨、脊椎或胸骨本身的骨折并存，这些损伤可能在X线检查时被忽略，可能需要放射性核素骨扫描来正确识别。

　　累及胸壁的神经病理性疼痛也可与肋椎关节综合征相混淆或并发。此类神经病理性疼痛包括糖尿病神经病变和累及胸神经的急性带状疱疹。纵隔内病变也可能存在，并难以诊断。胸膜炎性病变如肺

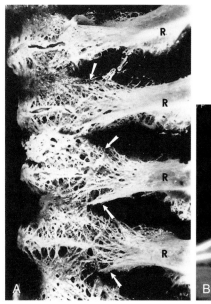
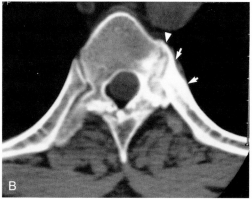

图 70-2　肋椎关节强直

A 为侧位像显示受胸椎炎侵蚀的患者解剖标本，肋骨头 (R) 和椎体（箭头所示）广泛的骨性强直，也可见到椎间盘骨化；B 为强直性脊柱炎患者胸椎轴位 CT 扫描显示，一侧肋椎关节骨质受到侵蚀伴部分强直（上方箭头），注意同侧肋骨受累伴皮质增厚（箭头所示）

（Resnick D. *Diagnosis of bone and joint disorders*[M]. 4th ed. Philadelphia: Saunders, 2002: 1045.）

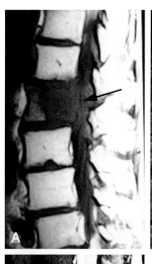
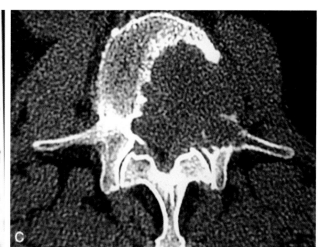

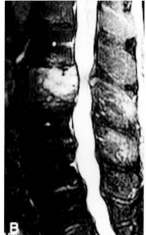

图 70-3　转移性肾细胞癌

矢状位 T1 加权像 (A) 压脂像 (B) MRI 显示，膨胀性、破坏性团块侵犯腰椎，伴有椎体后缘及硬膜外结构的重构；轴位 CT 扫描 (C) 显示，病变累及椎弓根和横突，伴随明显的椎体内结构改变

（Edelman RR, Hesselink JR, Zlatkin MB, et al. *Clinical magnetic resonance imaging*[M]. 3rd ed. Philadelphia: Saunders, 2006: 2324.）

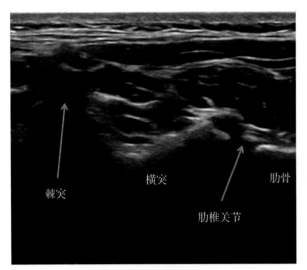

图 70-4　肋横突关节超声图像

棘突　　横突　　肋骨

肋椎关节

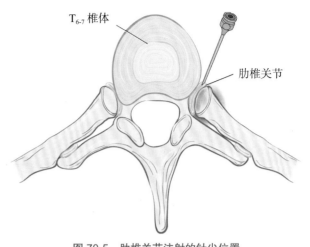

T₆₋₇ 椎体

肋椎关节

图 70-5　肋椎关节注射的针尖位置

（Waldman SD. *Atlas of pain management injection techniques* [M]. 2nd ed. Philadelphia: Saunders; 2007.）

栓塞、感染和博恩霍尔姆病也可能混淆诊断，并导致治疗复杂化。

治疗方法

　　与肋椎关节综合征相关的疼痛和功能障碍的治疗是使用非甾体抗炎药（NSAIDs）或环氧合酶 -2 抑制剂。局部热敷与冷敷也可能有效。使用弹性胸带固定也可以缓解症状，并保护肋椎关节免受额外创伤。如上述方法无效，可使用局麻药和糖皮质激素进行肋椎关节注射（图 70-5）。在某些患者，脊髓鞘内应用阿片类药物也可减轻疼痛和改善呼吸功能。物理疗法包括局部热敷及舒缓适度的康复锻炼，一般在注射治疗数日后进行，应避免剧烈运动，以免症状加重。镇痛药及非甾体抗炎药也可以与注射技术联合应用。

并发症和注意事项

　　因许多病变和肋椎关节综合征的疼痛类似，临床医师必须仔细排除潜在的心脏、肺部、脊柱和纵隔疾病等，鉴别失败会导致灾难性后果。

　　注射技术的主要并发症是气胸（如果针头的位置太靠外侧或太深会进入胸膜腔）。感染虽然罕见，但如果无菌技术不严格，也可能发生。还有可能损伤纵隔内结构。严格定位穿刺针，可大大减少此类并发症的发生。

临床要点

　　肋椎关节疼痛的患者常误认为自己是肺炎或心脏病发作。应该明确告知患者该类疼痛并非肺炎或心脏病所致。在无外伤的情况下，临床医师应高度怀疑可能存在隐匿的占位性病变或感染。

（付天啸　译　　刘英华　审校）

原书参考文献

Arslan G, Cevikol C, Karaali K, et al. Single rib sclerosis as a sequel of compression fracture of adjacent vertebra and costovertebral joint ankylosis. *Eur J Radiol Extra*. 2004;51(1):43–46.

Bogduk N. Functional anatomy of the spine. In: Masdeu JC, González RG, eds. *Handbook of clinical neurology*. Vol 136. Elsevier; 2016:675–688.

Duprey S, Subit D, Guillemot H, et al. Biomechanical properties of the costovertebral joint. *Med Eng Phys*. 2010;32(2):222–227.

Illiasch H, Likar R, Stanton-Hicks M. CT use in pain management. *Tech Reg Anesth Pain Manag*. 2007;11(2):103–112.

Waldman SD. Arthritis and other abnormalities of the costotransverse and costovertebral joint. In: *Waldman's comprehensive atlas of diagnostic ultrasound of painful conditions*. Philadelphia: Wolters Kluwer; 2016:530–534.

Waldman SD. Costovertebral joint pain. In: *Atlas of pain management injection techniques*. 4th ed. Philadelphia: Elsevier; 2017:252–254.

带状疱疹后神经痛

(Podtherpetic Neuralgia)

ICD-10 CODE B02.23

临床综合征

带状疱疹后神经痛是最难治疗的疼痛综合征之一。10% 的急性带状疱疹患者会出现带状疱疹后神经痛。不清楚为何部分带状疱疹患者发生疼痛而另外一些患者不发生疼痛，但可以看到带状疱疹后神经痛常见于老年人，且三叉神经受累的患者明显比胸神经受累的患者出现带状疱疹后神经痛的概率要高。容易引起神经损害的疾病（如糖尿病）的患者更容易发生带状疱疹后神经痛。最近的神经影像学研究表明，带状疱疹后神经痛患者会有异常的中枢性疼痛。根据周围神经疼痛专家的共识，积极治疗急性带状疱疹有助于预防带状疱疹后神经痛。

体征和症状

急性带状疱疹的皮损愈合后，结痂脱落，留下粉红色瘢痕，然后逐渐淡化和萎缩。虽然会有感觉减退的表现（少见情况下可能发生感觉缺失），但受累皮肤区域通常存在痛觉超敏现象。大部分患者的感觉异常和疼痛随皮损愈合而消失，但部分患者仍然存在持续疼痛。

带状疱疹后神经痛的疼痛特点是持续性钝痛，活动或刺激患部皮肤区域可能会加重疼痛（图 71-1）。剧烈的、电击样的神经炎性疼痛可能与持续性钝痛相叠加。有些患者会出现灼烧痛，提示存在反射性的交感神经萎缩。

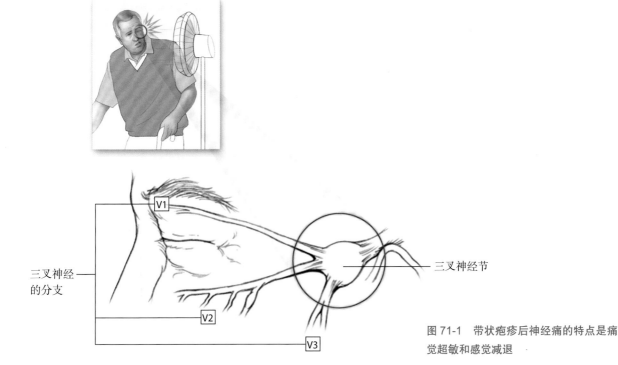

三叉神经的分支

V1

V2

V3

三叉神经节

图 71-1 带状疱疹后神经痛的特点是痛觉超敏和感觉减退

检查

在大部分情况下，带状疱疹后神经痛的诊断取决于临床表现。检查的目的是发现其他可治疗的并存症，如脊柱的压迫性骨折，或者识别患者免疫功能低下状态下的任何基础性疾病。检查包括基本的实验室筛查、直肠检查、乳腺钼靶，以及对于结缔组织病和 HIV 检查。如果病史存疑，皮肤活检可以证实早先是否存在的带状疱疹感染史。

鉴别诊断

对于所有带状疱疹后神经痛的患者，有必要仔细进行包括完整的病史和体格检查在内的初步评估，以排除隐匿性恶性肿瘤或可导致患者免疫缺陷状态的系统性疾病。这些评估有助于早期识别可产生并发症的临床变化，包括脊髓炎或疾病的播散。导致胸神经分布区域疼痛的其他原因包括胸神经根病和周围神经病变。胸内或腹腔内病变产生的疼痛也可能与累及胸廓皮区的急性带状疱疹后疼痛相似。对于累及三叉神经第一分支分布区的疼痛，医师必须排除眼、耳、鼻、咽喉和颅内病变。

治疗方法

理想情况下，对于每一名急性带状疱疹患者都应该进行快速和积极的治疗。大多数疼痛专家认为，开始治疗越早，发生带状疱疹后神经痛的可能性越低。老年患者发生带状疱疹后神经痛的风险最高，因此早期积极治疗尤为重要。如果积极治疗后仍发生了带状疱疹后神经痛，应该进入下一阶段治疗。

镇痛剂，抗惊厥药

抗惊厥药物加巴喷丁作为治疗疱疹后神经痛的一线用药，应该在病程早期使用。在避免中枢神经系统不良反应的前提下也可以联合神经阻滞、阿片类药物或者其他镇痛药，包括抗抑郁药。加巴喷丁一开始在睡前以 300mg 为起始剂量，然后在可耐受不良反应的情况下以 300mg 向上递增，直至总剂量达每日 3600mg 分次服用。

普瑞巴林可作为加巴喷丁的一个合适的替代选择，对于部分患者耐受性更好。普瑞巴林的起始剂量为 50mg，每日 3 次，在耐受不良反应下还可以加量至 100mg，每日 3 次。因为普瑞巴林主要经肾脏代谢，因此肾功能异常的患者应适当减量。对于严重疼痛且对神经阻滞术以及加巴喷丁无效的患者应考虑使用卡马西平。若使用此类药物，应该严格监测血药浓度，尤其是进行化疗或放疗的患者。苯妥英也有助于治疗神经炎疼痛，但不应使用于淋巴瘤患者；此药物会诱发类似假性淋巴瘤状态而难以与真正的淋巴瘤区分。

最近的临床研究表明，大麻素可能对包括带状疱疹后神经痛在内的各种神经性疼痛综合征有效。目前正在进行对照性研究，以评估此类药物的相对风险效益比及疗效。

抗抑郁药

抗抑郁药是带状疱疹后神经痛初始治疗的一种有用的辅助药物。对急性期而言，此类药物通常有助于缓解显著的睡眠障碍。此外，抗抑郁药可以改善对阿片类镇痛药效果较差的神经炎疼痛患者的疗效。治疗数周后，抗抑郁药可发挥提升情绪的作用，这正是部分患者所需要的，但需要密切观察这类患者群体的中枢神经系统不良反应。这类药物也可能导致尿潴留和便秘，因此可能被误认为带状疱疹脊髓炎所致。

神经阻滞术

如果上述药物无法控制疱疹后神经痛，以局部麻醉药和激素进行硬膜外神经阻滞术或交感神经阻滞术，从而减轻相关区域疼痛是合理的下一阶段治疗方式。虽然疼痛缓解的确切机制尚不清楚，但它可能与脊髓水平疼痛传递的调节有关。对于药物、辅助剂和神经阻滞无效的患者，脊髓刺激是治疗带状疱疹后神经痛合理的下一阶段治疗方式。通常来讲，神经毁损术的成功率很低，只有在其他治疗方法失败后才可考虑使用。

阿片类镇痛药

阿片类镇痛药在带状疱疹后神经痛治疗中的作用有限，可能弊大于利。医师应以按时给药而非按需给药为原则，小心地给予强效且长效的阿片类镇痛药（如口服吗啡、美沙酮）可利于辅助交感神经阻滞术缓解疼痛。由于许多带状疱疹后神经痛患者年龄较大或患有严重的多系统疾病，因此应当密切监测阿片类镇痛药的潜在不良反应（如会导致患者跌倒的认知障碍或头晕）。日常膳食纤维和含镁乳剂也应随着阿片类镇痛药一起使用，以预防便秘。

辅助治疗

部分患者对其急性带状疱疹的病灶给予冷敷可以获得缓解。热敷会增加大部分患者的疼痛，这可能与加速小纤维传导有关；然而当冷敷无效时，进行热敷可能对个别患者或许有帮助，值得试用。经皮神经电刺激、针灸和振动也可能对部分患者有效。这些疗法优点是风险低，为那些无法或不愿意接受交感神经阻滞术，或者无法忍受药物治疗的患者提供了替代方案。外用辣椒碱对部分带状疱疹后神经痛的患者可能有帮助，但使用时的烧灼感限制了其使用。最近的临床研究表明，低强度脉冲激光也有助于预防带状疱疹后神经痛。

并发症和注意事项

虽然带状疱疹后神经痛本身并无特定的并发症，但持续的疼痛后果是非常严重的。带状疱疹后神经痛治疗失败及相关的睡眠障碍和抑郁进展能导致自杀。

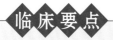
临床要点

带状疱疹后神经痛非常严重，医师必须通过快速而有效地积极治疗急性带状疱疹来避免带状疱疹后神经痛的发生。如果形成带状疱疹后神经痛，应该按照前述方法治疗，并要特别注意同时产生的抑郁。如果发生严重的抑郁，有必要让患者住院治疗，以预防自杀。水痘-带状疱疹活病毒疫苗的使用有望降低急性带状疱疹的发病率或至少改变病程，从而最终降低带状疱疹后神经痛的发病率。

（李宗超　译　　范志毅　审校）

原书参考文献

Bandaranayake T, Shaw AC. Host resistance and immune aging. *Clin Geriatr Med.* 2016;32(3):415–432.

Delaney A, Colvin LA, Fallon MT, et al. Postherpetic neuralgia: from preclinical models to the clinic. *Neurother.* 2009;6(4):630–637.

Hillebrand K, Bricout H, Schulze-Rath R, et al. Incidence of herpes zoster and its complications in Germany, 2005–2009. *J Infect.* 2015;70(2):178–186.

Kawai K, Rampakakis E, Tsai TF, et al. Predictors of postherpetic neuralgia in patients with herpes zoster: a pooled analysis of prospective cohort studies from North and Latin America and Asia. *Int J Infect Dis.* 2015;34:126–131.

Schmader K. Herpes zoster. *Clin Geriatr Med.* 2016;32(3):539–553.

Waldman SD. Postherpetic neuralgia. In: *Pain review.* 2nd ed. Philadelphia: Elsevier; 2017:2273–2274.

第72节

肾结石
(Nephrolithiasis)

ICD-10 CODE N20.0

临床综合征

　　肾结石，也称肾石症，是尿液中的矿物质浓度超过其饱和点而析出结晶并聚集形成的结石样沉积物。这种疾病更常见于男性患者，发病峰在30岁至50岁之间。肾结石在白色人种中比在拉丁美洲人中更常见，黑色人种较少发生。肾结石有家族遗传性，男性人群中有肾结石家族史者罹患肾结石的概率比正常男性高2～3倍。

　　肾结石形成的好发因素有很多，包括血尿、管型尿、低钙饮食、高糖高钠饮食以及促进结石形成的晶体。周围环境温度也可能与结石的形成有关。在美国东南部较温暖的夏季月份，以及在高温环境中工作的人群（如在炎热的沙漠气候中的军人）易于产生结石。尿路异常（如马蹄肾）也可能增加罹患肾结石的风险。一些研究者认为肥胖、代谢综合征和糖尿病也是肾结石的危险因素。结石溶解物的溶解度可以被柠檬酸盐、糖蛋白和镁离子所抑制。尿液pH可增加或减少肾结石的发生率，具体取决于形成肾结石的类型，其中pH呈酸性时可以促进草酸钙结石的形成，并阻止尿酸结石的形成。

　　肾结石中最常见的是草酸钙结石，草酸钙结石约占60%～70%（图72-1）。草酸钙结石见于甲状旁腺功能亢进、减肥术后吸收不良、服用维生素D过量、高草酸饮食（如坚果和巧克力）以及慢性胰腺炎的患者。磷酸钙结石与肾小管酸中毒或使用托吡酯和碳酸酐酶抑制剂（如乙酰唑胺）继发的高钙尿症和尿碱化有关。尿酸结石较为少见，其形成原因被认为与蛋白质摄入过多、痛风、尿量减少和酸性尿有关。尿酸铵结石和磷酸铵镁结石也较少见。

尿酸铵结石与炎症性肠病、泻药滥用和回肠造口术有关。磷酸铵镁结石大部分常见于泌尿系感染后，脲酶阳性菌将尿素转化为铵。另外，胱氨酸转运障碍也是肾结石的成因之一。

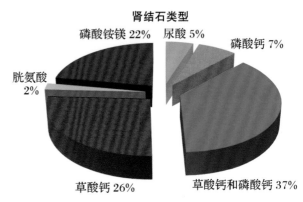

图 72-1　肾结石的成分

（RD Monk, DA Bushinsky. Nephrolithiasis and nephrocalcinosis. In: Frehally J, Floege J, Johnson RJ, eds. *Comprehensive clinical nephrology*[M]. London: Mosby; 2007:641–655.

体征和症状

　　结石可形成于肾实质内、肾盏、肾盂以及输尿管和膀胱。多种因素，包括结石的大小、存在的部位以及患者的自身解剖因素都可以对其临床症状产生影响。肾结石造成的尿道牵拉以及对尿道上皮神经末梢的刺激致使尿道压力增高，进而产生症状。疼痛刺激信号通过交感传入神经以及 T_{11} ～ L_1 躯体神经传导。

　　肾结石的疼痛时重时轻，在疼痛性质上通常为绞痛，其产生于结石向远端通过输尿管或膀胱时诱发的痉挛。如果尿道呈不完全梗阻或间歇性梗阻，疼痛会逐渐减轻，尿道完全梗阻则会导致持续的剧烈疼痛。疼痛可放射至侧腹部、腹股沟、睾丸或阴唇，疼痛部位通常反应结石在泌尿系统中阻塞的解剖位置（图 72-2）。恶心、呕吐与血尿一样是肾结石的常见表现，另外尿频、尿急、尿痛及排尿困难也较常见。患者通常很难通过改变体位而缓解并且表现为反复踱步。由肾结石引发的发热及寒战是该病较为严重的症状和体征，应立即进行尿培养和结石取出，并进行适当的抗生素治疗。

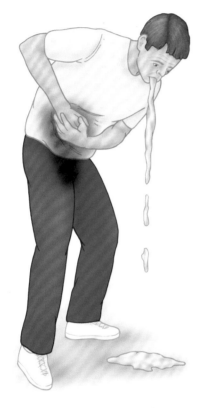

图 72-2　疼痛部位通常反映结石在泌尿系统中阻塞的解剖位置

　　肾结石急性疼痛患者表现为大汗淋漓、心动过速及血压增高，并有持续性的肋脊角压痛，腹部及会阴区可无阳性体征。能提高肾结石诊断特异性的诊断标准是 STONE 评分（表 72-1）。STONE 是一个由首字母组成的缩略词，可以通过简易的评分来明确患者是否患有肾结石或输尿管结石，大于 13 分的诊断准确率可以达到 90%。

检查

　　除非继发梗阻导致严重脱水或肾功能受损，否则血肌酐和血生化将在正常范围内，但应该注意监测血钙，以帮助鉴别甲状旁腺功能亢进的患者。肾结石的疼痛应激往往伴有核左移的白细胞增多症。在尿液检查中，镜下血尿很常见，甚至有些患者会

表 72-1　STONE 评分：预测肾结石	
低概率 0 ~ 5 分	
中等概率 6 ~ 9 分	
高概率 10 ~ 13 分	
因素	分值
性别	
女性	0
男性	2
疼痛持续时间	
>24 小时	0
6 ~ 24 小时	1
<24 小时	2
人种	
黑色人种	0
白色人种	1
恶心呕吐	
无	0
仅恶心	1
仅呕吐	1
恶心并呕吐	2
血尿	
无	0
有	2

（Moore CL, et al. *Derivation and validation of a clinical prediction rule for uncomplicated ureteral stone—the STONE score: retrospective and prospective observational cohort studies. BMJ.* 2014; 348: g2191.）

出现肉眼血尿。结晶尿可通过显微镜来进行观察和评估（图 72-3）。尿白细胞增高，尿液中硝酸盐和白细胞酯酶的存在，高度提示泌尿系感染。通过用力排尿有可能排出肾结石（图 72-4）。

　　在肾结石的初步诊断中，尿路的低剂量、非增强 CT 扫描已经取代静脉肾盂造影。CT 扫描不仅可以对结石的位置和形状以及梗阻的性质提供重要依据，还能发现使手术复杂化的尿道解剖学异常（图 72-5）。虽然腹膜后超声的敏感性和特异性相对较低，但其可以成为 CT 扫描的替代方式。肾、输尿管、膀胱 X 线也可以用于对结石部位的追踪检查。

鉴别诊断

　　有症状的肾结石患者的诊断相对容易；有些疾病如果累及到腹腔神经丛和 T_{11} ~ L_2 脊神经所支配的器官，均可产生类似于肾结石的临床表现。这些

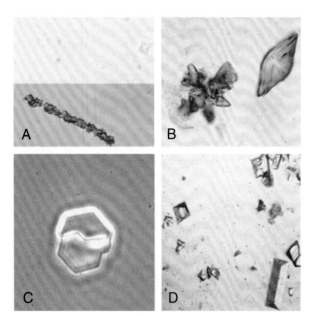

图 72-3　结石患者尿液中的晶体

A 为草酸钙；B 为尿酸盐；C 为胱氨酸；D 为磷酸铵镁

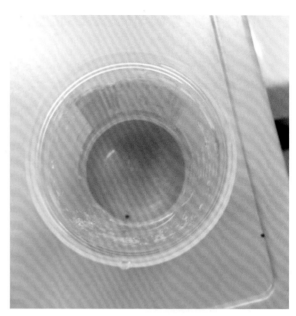

图 72-4　用力排尿后出现的小块肾结石

（Isen-berg D, Jacobs D. I just passed something in my urine[J]. *Vis J Emerg Med*. 2016;5:31.）

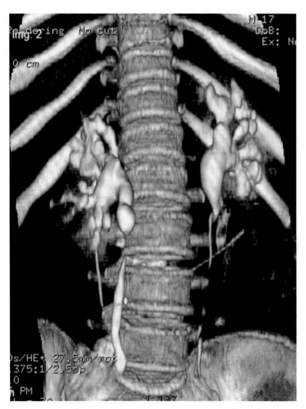

图 72-5　肾计算机断层扫描（CT）三维重建显示双侧鹿角形结石

（Szczepa ń ska M, Zachurzok-Buczy ń ska A, Adamczyk P, et al. Pelvico-calyceal system rupture due to staghorn calculus with urinoma formation in a boy with neuro fibromatosis type 1 and quadriplegia[J]. *Pediatria Polska*. 2014;89(4):302–306.）

疾病包括阑尾炎、胆绞痛、胆囊炎、梗阻性胆管结石、膀胱炎、肠梗阻、肾盂肾炎、卵巢囊肿破裂、嵌顿疝、睾丸扭转、睾丸炎和病毒性胃肠炎。

治疗方法

　　如上所述，不同的结石大小、位置、患者解剖差异均可以对其临床症状造成影响。一般来说，结石越小，保守治疗越有可能成功。对于有症状的小型结石的患者，通过口服或静脉给药增加尿量有助于结石的排出并缓解梗阻。使用 α 阻滞剂和钙通道阻滞剂可以抑制输尿管平滑肌的收缩和蠕动，从而帮助缓解症状并加快结石排出。

　　对于结石较大或者结石较小但排出失败的患者，可能需要临时引流（如放置经皮肾造瘘管）、冲击波碎石术（使结石裂解成小碎片）、经皮取石术、输尿管镜和开放式取石术（图 72-6）。结石的大小和梗阻位置将决定最佳的介入治疗方式。

　　应使用非阿片类镇痛药来缓解症状。吗啡和吗啡类药物可能会增加输尿管内压力，应避免使用。静脉注射利多卡因可缓解肾和输尿管结石的急性疼痛。疼痛部位进行局部热敷也可以用来缓解症状。噻嗪类利尿剂和柠檬酸钾可能有助于防止钙结石的复发。

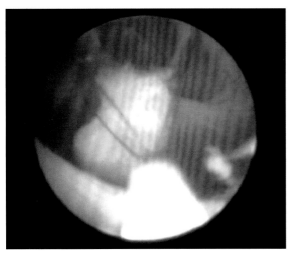

图 72-6　肾结石内镜下取石术

(Azili MN, Ozcan F, Tiryaki T. Retrograde intrarenal surgery for the treatment of renal stones in children: factors influencing stone clear ance and complications[J]. *J Pediatr Surg.* 2014;49(7):1161–1 165.)

并发症和注意事项

肾结石治疗中最主要的问题是误诊，尤其是医师可能会把危及生命的症状和体征归因于肾结石（如主动脉夹层动脉瘤）。未能对与肾结石相关的尿毒症作出及时诊断可显著增加死亡率和发病率。未能确定结石形成的根本原因可能会导致疼痛的反复发作，并可能随着时间的推移造成肾功能损伤。

临床要点

肾结石是引起腹部、腹股沟、会阴区疼痛的常见原因。正确的诊断对疼痛的治疗十分必要，同时应该避免忽视严重的腹膜后、腹腔内或盆腔内疾病。药物制剂（包括非甾体类抗炎药和静脉注射利多卡因）将有助于缓解肾结石引起的急性疼痛。一般来说，应该避免使用阿片类药物，因为其可能会加重患者的症状。限制易产生结石的食物和饮品的摄入（如钙、坚果、巧克力）有助于防止结石复发。

（李宗超　译　　范志毅　审校）

原书参考文献

Chen TT, Wang C, Ferrandino MN, et al. Radiation exposure during the evaluation and management of nephrolithiasis. *J Urol.* 2015;194(4):878–885.

Feldman HA. Rolling stones: the evaluation, prevention, and medical management of nephrolithiasis. *Physician Assistant Clinics.* 2016;1(1):127–147.

Ingimarsson JP, Krambeck AE, Pais VM Jr. Diagnosis and management of nephrolithiasis. *Surg Clin North Am.* 2016; 96(3):517–532.

Pfau A, Knauf F. Update on nephrolithiasis: core curriculum 2016. *Am J Kidney Dis.* 2016;68(6):973–985.

Vestergaard P. Primary hyperparathyroidism and nephrolithiasis. *Ann Endocrinol (Paris).* 2015;76(2):116–119.

Virapongse A. Nephrolithiasis. *Hospital Medicine Clinics.* 2016;5(1):43–57.

第73节

胸椎椎体压缩骨折

(Thoracic Vertebral Compression Fracture)

ICD-10 CODES **S22.009A** Traumatic

临床综合征

胸椎椎体压缩骨折是背部疼痛最常见的原因之一。脊椎压缩骨折是骨质疏松最常见的结果（图73-1），脊椎常因加速或减速性损伤而发生骨折。对于骨质疏松患者，胸椎原发性或转移性肿瘤的患者，可能因咳嗽或自发引起骨折。

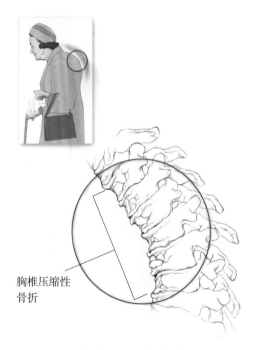

胸椎压缩性骨折

图 73-1　骨质疏松是胸椎骨折的常见原因

椎体骨折导致的疼痛和功能缺失由损伤的严重程度（如涉及椎骨的数目）、损伤的性质（如骨折是否影响脊椎神经或脊髓）而定。胸椎椎体压缩骨折的疼痛可以从钝痛和深部酸痛（伴随最低限度的椎体压缩并且没有影响神经）到严重的刺痛。这些疼痛限制了患者的行走和咳嗽。

症状和体征

胸椎椎体压缩骨折所致疼痛可因深吸气、咳嗽和背侧脊椎的任何活动而加重。触诊患部椎体会引起疼痛和棘突旁肌肉反射性抽搐。如果曾发生创伤，骨折处可能会出现血肿和瘀斑。医师应该意识到有骨性胸廓和腹腔与胸腔内器官损伤的可能。脊神经受损可能引起肠梗阻和剧烈疼痛，导致棘突旁肌肉的夹板样作用，进而限制了患者的呼吸和行走。疼痛控制不佳以及夹板样作用加重会导致通气不足、肺不张和循环障碍，最终导致肺炎。

检查

脊椎 X 线检查可排除其他隐匿性骨折和其他骨性疾病，包括肿瘤（图73-2）。磁共振成像、放射性核素骨扫描和正电子发射断层扫描可能有助于描述骨折的性质，并区分引起疼痛的良性或恶性原因（图 73-2 ～ 图 73-3）。若存在创伤，放射性核素骨扫描可能有助于排除脊椎或胸骨的隐匿性骨折。若没有创伤，需行骨密度检查以排除骨质疏松、同时行血清蛋白质电泳检查以除外甲状旁腺功能亢进。根据患者的临床表现，可能需要进行包括全血细胞计数、前列腺特异性抗原水平、红细胞沉降率和抗核抗体检查。如果怀疑有隐匿的占位性病变或明显创伤，则需行胸部 CT 检查。对所有创伤性胸骨骨折或明显的前背侧脊椎创伤患者，应该进行心电图检查，以排除心脏问题。下文阐述的注射技术应该尽早使用，以避免发生肺部并发症。

鉴别诊断

在创伤情况下，胸椎椎体压缩骨折的诊断通常很明确。因骨质疏松或转移性肿瘤所致的自发性骨

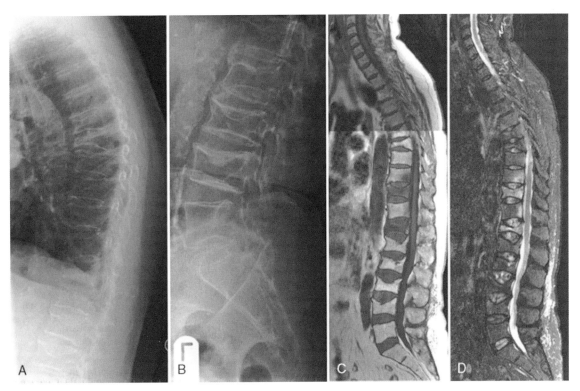

图 73-2　胸椎（A）和腰椎（B）的侧位片显示多节段椎体骨折，在 X 线平片上很难区分急性和慢性骨折；然而磁共振矢状位 T1 加权信号（C）和压脂像（D）显示存在多发性楔形骨折；近期的急性骨折显示有骨髓水肿，核磁图像表现为 T1 加权像的高信号和压脂序列的低信号；慢性骨折表现为正常的脂肪信号

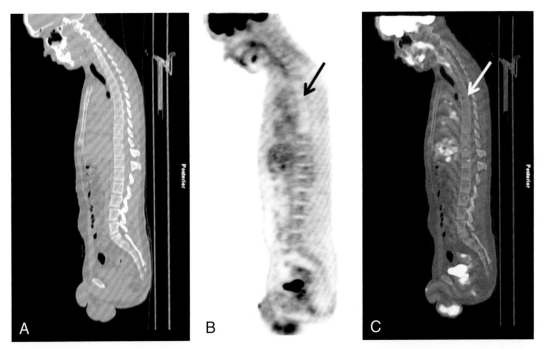

图 73-3　A–C 为矢状位计算机断层扫描（CT）、FDG-PET 和融合 PET/CT 图像显示中晚期恶性肿瘤外照射后胸椎 FDG 骨髓摄取减少（B、C 中的箭头）；FDG-PET，氟脱氧葡萄糖正电子发射断层摄影术

(Wachsmann JW, Gerbaudo VH. Thorax: normal and benign pathologic patterns in FDG-PET/CT imaging[J]. *PET Clin*. 2014; 9(2):147–168.)

折的诊断可能不太明确。这种情况下，隐匿性胸椎椎体压缩骨折通常会被误认为是心源性或胆源性疼痛，导致患者去急诊科进行不必要的心脏、消化系统检查。胸椎棘突旁肌肉的急性扭伤可能与胸椎椎体压缩骨折混淆，尤其是当患者一直咳嗽时。急性带状疱疹的疼痛可能会比皮疹早 3～7 天出现，也可能被误诊为胸椎椎体压缩骨折。

治疗方法

胸椎椎体压缩骨折相关疼痛的初始治疗包括：常用镇痛药联合非甾体抗炎药或 COX-2 抑制剂。如果这些药物不足以控制患者的症状，短效的阿片类镇痛药（如氢考酮）是下一步选择。由于阿片类镇痛药具有潜在的抑制咳嗽和呼吸的作用，因此应该严密观察和指导患者排痰。

局部热敷或冷敷或使用矫正装置（如 Cash 支具）可能缓解症状。对这些治疗方法无效的患者，下一步合理的选择是使用局麻药和激素进行胸段硬膜外阻滞。如果疼痛和活动能力下降成为主要问题，可以选择在骨折部位采用骨水泥进行椎体后凸成形术（图 73-4 和图 73-5）。

并发症和注意事项

针对考虑为胸椎椎体压缩骨折患者的治疗，主要问题是无法鉴别是脊髓压迫或因转移性肿瘤造成的骨折。对于因骨质疏松造成的胸椎椎体压缩骨折

患者，应该迅速控制疼痛和早期下床活动，以避免如肺炎和血栓性静脉炎等并发症。

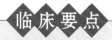

临床要点

胸椎椎体压缩骨折是背部疼痛的常见原因。正确的诊断对于疼痛治疗非常必要，并避免遗漏严重的胸廓内或上腹腔内病变。一般情况下药物疗法可有效缓解疼痛。必要时，胸椎硬膜外阻滞技术可以简单快速地缓解疼痛。

（李宗超 译　范志毅 审校）

原书参考文献

Goz V, Errico TJ, Weinreb JH, et al. Vertebroplasty and kyphoplasty: national outcomes and trends in utilization from 2005 through 2010. *Spine J.* 2015;15(5):959–965.

Kendler L, Bauer DC, Davison KS, et al. Vertebral fractures: clinical importance and management. *Am J Med.* 2016;129(2):221. e1–221.e10.

Miller PD. Clinical management of vertebral compression fractures. *J Clin Densitom.* 2016;19(1):97–101.

Schousboe JT. Epidemiology of vertebral fractures. *J Clin Densitom.* 2016;19(1):8–22.

Waldman SD. Percutaneous kyphoplasty. In: *Atlas of interventional pain management.* 4th ed. Philadelphia: Elsevier; 2016:866–873.

Waldman SD. Percutaneous vertebroplasty. In: *Atlas of interventional pain management.* 4th ed. Philadelphia: Elsevier; 2016:874–878.

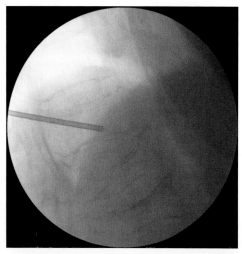

图 73-4　在适当位置经套管针注入骨水泥（聚甲基丙烯酸甲酯，注意椎体的骨质疏松程度

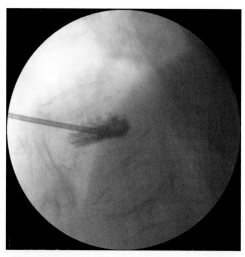

图 73-5　X 线显示椎体内骨水泥（聚甲基丙烯酸甲酯）注射位置满意，注意椎体的骨质疏松程度

第 74 节

急性胰腺炎
（Acute Pancreatitis）

ICD-10 CODE R85.9

临床综合征

急性胰腺炎是引起腹痛的最常见原因之一，在普通人群中发病率约为 0.5%。死亡率为 1% ~ 1.5%。在美国，急性胰腺炎最常见的原因是过量饮酒（图 74-1）；胆结石是大多数欧洲国家最常见的病因。造成急性胰腺炎还有其他原因，包括病毒感染、高甘油三酯血症、肿瘤和药物（表 74-1）。急性胰腺炎较不常见的病因包括蝎毒、心脏搭桥术引起的缺血、妊娠、囊性纤维化和肝吸虫感染。

腹痛是急性胰腺炎的常见症状。疼痛程度可以从轻微到严重，疼痛固定在上腹部，并向两侧腹部和胸壁放射。平躺时疼痛加重，所以患者通常采取前倾坐位或弯腰抱膝。其他症状包括恶心、呕吐和食欲减退。

体征和症状

急性胰腺炎患者往往表现为急性病容和焦虑不安。常因低血容量导致心动过速、低血压、低热。约 15% 的急性胰腺炎患者可见皮下脂肪液化坏死，同样约 15% 的患者会出现肺部并发症，如胸腔积液和胸膜炎性疼痛，可致呼吸受限。患者可表现为不同程度的弥漫性腹部压痛和腹膜刺激征。腹部可扪及由胰腺水肿引起的胰腺包块或假性囊肿。如果发生出血，可见脐周青紫（Cullen 征）和两侧肋腹壁瘀斑（Turner 征）。出现这两种体征时提示严重的坏死性胰腺炎，意味着预后不良。如果出现低钙血症，可能会出现 Chvostek 征或 Trousseau 征。

检查

血清淀粉酶浓度升高是诊断急性胰腺炎的必要

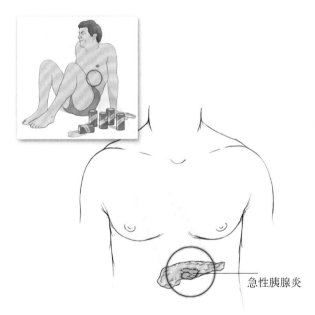

图 74-1　过量饮酒是引起急性胰腺炎的原因之一

急性胰腺炎

表 74-1　急性胰腺炎的常见原因分析
酒精
胆石症
腹部创伤
感染：腮腺炎、病毒性肝炎、巨细胞病毒、柯萨奇 B 组病毒
蛔虫病
支原体肺炎
药物：噻嗪类、利尿剂、速尿、格列汀、四环素、磺胺类药、糖皮质激素激素、雌激素、硫唑嘌呤、潘他米丁
代谢原因：高甘油三酯血症、高钙血症、营养不良
溃疡穿孔
胰头癌
肿瘤阻塞 Vater 壶腹
胰腺分裂结构异常：胆总管囊肿
结缔组织疾病
逆行胰胆管造影
辐射诱发
遗传病因

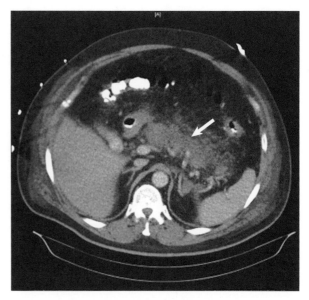

图 74-2　胰腺炎患者住院第 1 天的增强 CT 扫描（箭头所示）

(Wu BU, Conwell DL. Acute pancreatitis part I: approach to early management[J]. *Clin Gastroenterol Hepatol*. 2010;8(5):410–416.)

条件。血清淀粉酶浓度在 48～74 小时达到峰值，然后逐渐回落。血清脂肪酶持续性升高，可能和疾病的实际严重程度有更好的相关性。由于其他疾病（如腮腺炎）也可能导致血清淀粉酶升高，因此为了确诊胰腺炎，可能需要检验淀粉酶的同工异构酶。所有表现为急性胰腺的患者需行胸部 X 线检查，以确认肺部并发症（如胸腔积液）。诊断急性胰腺炎后，应该检查血常规、血钙、血糖、肝功能和电解质，以监测胰腺外其他脏器的功能（如急性肾衰竭或肝衰竭）。阴离子间隙的增高与急性胰腺炎的严重程度有关。腹部 CT、超声或 MRI 可发现胰腺假性囊肿和胰腺水肿，从而帮助医师判断疾病的严重程度及预后（图 74-2 和图 74-3）。如果急性胰腺炎是由胆石症引起的，应该进行胆囊的放射性核素检查。动脉血气分析可以识别呼吸衰竭和代谢性酸中毒。

鉴别诊断

　　鉴别诊断包括消化性溃疡穿孔、急性胆囊炎、肠梗阻、肾结石、心肌梗死、肠系膜梗死、糖尿病酮症酸中毒和肺炎。少数情况下，结缔组织疾病（如系统性红斑狼疮和结节性多发性动脉炎）可与急性胰腺炎的症状相似。急性带状疱疹的疼痛可比皮疹早 3～7 天出现，可能被误认为急性胰腺炎。

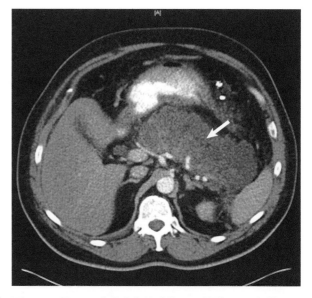

图 74-3　图 74-2 中的患者住院第 5 天的增强 CT 扫描，显示胰腺广泛性坏死（箭头所示）

(Wu BU, Conwell DL. Acute pancreatitis. Part I. Approach to early management[J]. *Clin Gastroenterol Hepatol*. 2010;8(5): 410–416.)

治疗方法

　　大部分急性胰腺炎有自限性，可以在 5～7 天内痊愈。初始治疗主要是胰腺休息，通过禁食水来减少胃泌素分泌，如果合并有肠梗阻，需要放置鼻胃管持续吸引胃肠减压。如果保守治疗无效，可予以短效阿片类镇痛药（如氢可酮）。如果出现肠梗阻，可以选择注射用阿片类药物（如哌替啶）。由于阿片类镇痛药有抑制呼吸和咳嗽反射的作用，应该严密监测患者的呼吸功能并指导患者排痰。如果症状持续存在，可以在 CT 引导下进行腹腔神经丛阻滞术，通过注射局麻药和激素，可能降低病死率和发病率（图 74-4）。还可以单独或联合应用局麻药及阿片类药物，进行持续性胸椎硬膜外阻滞术，可充分缓解疼痛，并避免全身性应用阿片类镇痛药的呼吸抑制。

腹腔神经丛阻滞术后出现的低血容量应该积极给予晶体和胶体液治疗。对于病程较长的急性胰腺炎患者，应该给予肠外营养支持，避免营养不良。对以上治疗方法无效的重症坏死性胰腺炎，需要手术引流和切除坏死组织。

并发症和注意事项

需注意的主要问题是无法识别病情的严重程度、明确诊断并积极治疗急性胰腺炎的胰腺外症状。由于急性胰腺炎常伴有低血容量、低血钙、肾衰竭和呼吸衰竭等并发症，因此需识别出隐匿的致死性并发症并积极治疗。

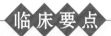

临床要点

急性胰腺炎是腹痛的常见原因之一。正确的诊断对疼痛治疗非常必要，并且避免忽视严重的胰腺外并发症。阿片类镇痛药一般可以充分缓解疼痛。必要时可以进行腹腔神经丛阻滞术和胸椎硬膜外阻滞术，可快速有效地缓解疼痛。

（李宗超　译　　范志毅　审校）

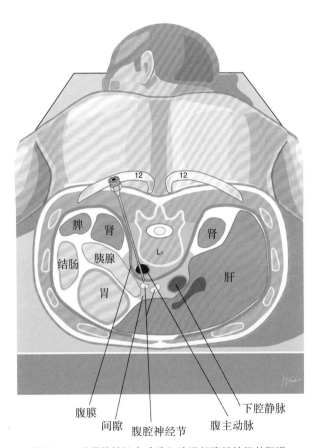

图 74-4　采用单针经主动脉入路进行腹腔神经丛阻滞
(Waldman SD. *Atlas of interventional pain management* [M]. 2nd ed. Philadelphia: Saunders; 2004:286.)

原书参考文献

Carr RA, Rejowski BJ, Cote GA, et al. Systematic review of hypertriglyceridemia-induced acute pancreatitis: a more virulent etiology? *Pancreatology.* 2016;16(4):469–476.

Koutroumpakis E, Slivka A, Furlan A, et al. Management and outcomes of acute pancreatitis patients over the last decade: a US tertiary-center experience. *Pancreatology.* 2017;17(1):32–40.

Mikolasevic I, Milic S, Orlic L, et al. Metabolic syndrome and acute pancreatitis. *Eur J Intern Med.* 2016;32:79–83.

Rashid N, Sharma PP, Scott RD, et al. Severe hypertriglyceridemia and factors associated with acute pancreatitis in an integrated health care system. *J Clin Lipidol.* 2016;10(4):880–890.

Waldman SD. Acute pancreatitis. In: *Pain review.* 2nd ed. Philadelphia: Elsevier; 2017:278–279.

Waldman SD. Celiac plexus block. In: *Pain review.* 2nd ed. Philadelphia: Elsevier; 2017:473–476.

Waldman SD. Celiac plexus block: single needle transaortic approach. In: *Atlas of interventional pain management.* 4th ed. Philadelphia: Elsevier; 2016:401–407.

Waldman SD. The celiac plexus. In: *Pain review.* 2nd ed. Philadelphia: Elsevier; 2017:117–118.

第 75 节

慢性胰腺炎
(Chronic Pancreatitis)

ICD-10 CODE **K86.1**

临床综合征

慢性胰腺炎可以表现为在慢性胰腺功能障碍的基础上出现急性炎症复发，或胰腺功能可能出现持续性损害。当胰腺外分泌功能障碍时，会出现吸收不良并伴有脂肪泻。在美国，慢性胰腺炎常与嗜酒有关，其次是囊性纤维化和胰腺恶性肿瘤（表 75-1）。遗传因素（如抗胰蛋白酶缺乏）也很常见。而在发展中国家，慢性胰腺炎最常见的原因是严重的蛋白质营养不良。慢性胰腺炎也会由急性胰腺炎转归而来。

表 75-1 慢性胰腺炎的病因
钙化性胰腺炎
嗜酒
吸烟
特发性：热带型、幼年型、老年型
梗阻性胰腺炎
肿瘤：腺癌、胰岛细胞瘤、囊腺瘤、导管内乳头状瘤
糖皮质激素反应性胰腺炎
自身免疫性胰腺炎：1 型、2 型

腹痛是慢性胰腺炎常见的症状，与急性胰腺炎的疼痛相似，其程度可以从轻微到严重，疼痛性质为固定的上腹部疼痛，并向两侧腹部和胸壁放射。饮酒或高脂饮食可使疼痛加剧。其他常见症状包括恶心、呕吐和食欲减退。慢性胰腺炎可分为加重期和缓解期。

体征和症状

慢性胰腺炎的临床表现与急性胰腺炎有相似之处，但可能会表现为慢性病程而非急性病程（图 75-1）。慢性胰腺炎很少发生因低血容量造成的心动过速和低血压，一旦出现可能提示预后不良，或者提示可能存在其他病变（如消化道溃疡穿孔）。若伴有急性炎症，可能出现弥漫性腹部压痛和腹膜刺激征。腹部可扪及由胰腺水肿引起的胰腺包块或假性囊肿。

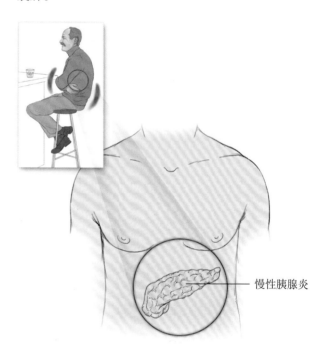

慢性胰腺炎

图 75-1　慢性胰腺炎的临床表现可能与急性胰腺炎相似，但治疗更具挑战性

检查

虽然血清淀粉酶在急性胰腺炎时浓度往往会升高，但在慢性胰腺炎时可能仅有轻微升高或在正常水平。与急性胰腺炎相比，慢性胰腺炎血清脂肪酶升高程度较低而且持续时间更长，但其升高程度可以提示实际病情的严重程度。由于其他疾病（如腮

腺炎）也可能导致血清淀粉酶升高，因此为了确诊胰腺炎，可能需要检验淀粉酶的同功异构酶。所有表现为慢性胰腺炎的患者需行胸部 X 线检查，以确诊肺部并发症（如胸腔积液）。诊断慢性胰腺炎后，应该检验血常规、血钙、血糖、肝功能和电解质，以检测胰腺外其他器官的功能（如急性肾衰竭或肝衰竭）。腹部 CT 及腹部超声可以帮助医师识别可能被忽视的胰腺假性囊肿或胰腺肿瘤，从而更好地评估疾病的严重程度和预后（图 75-2 和图 75-3）。如果慢性胰腺炎是由胆石症引起的，应该进行胆囊的放射性核素检查。动脉血气分析可以确认呼吸衰竭和代谢性酸中毒。

鉴别诊断

鉴别诊断包括消化性溃疡穿孔、急性胆囊炎、肠梗阻、肾结石、心肌梗死、肠系膜梗死、糖尿病酮症酸中毒和肺炎。少数情况下，免疫系统病（如系统性红斑狼疮和结节性多发性动脉炎）可能与慢性胰腺炎的症状相似。急性带状疱疹的疼痛可能比皮疹早 3 ~ 7 天，若患者曾有胰腺炎病史，可能被误诊为慢性胰腺炎。另外，医师应该始终考虑到胰腺恶性肿瘤的可能性（图 75-4 和图 75-5）。

治疗方法

慢性胰腺炎的初始治疗包括减轻疼痛和治疗吸收不良。与急性胰腺炎的治疗方法相同，慢性胰腺炎也需要保证胰腺休息，通过禁食来减少胃泌素的分泌，如果合并肠梗阻，需要放置鼻胃管持续吸引胃肠减压。如果保守治疗无法缓解疼痛，可以给予短效阿片类镇痛药（如氢可酮）。如果肠梗阻，可以选择肠道外给药的阿片类药物（如哌替啶）。由于阿片类镇痛药有抑制呼吸和咳嗽反射的作用，应该严密监测患者的呼吸功能并指导患者排痰。由于阿片类镇痛药药物滥用和药物依赖的可能性较高，因此

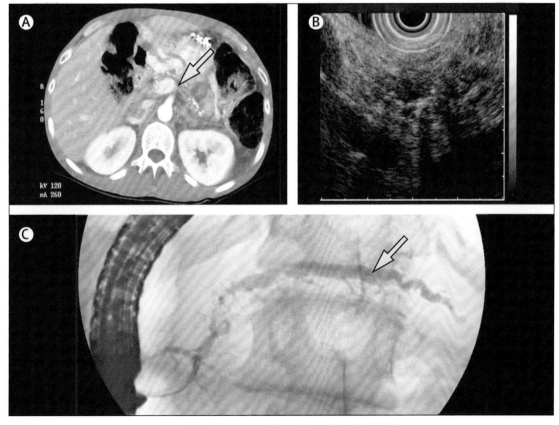

图 75-2　慢性胰腺炎的影像学和内镜下的诊断图像

A 为腹部计算机断层扫描（CT）显示萎缩胰腺的导管扩张（箭头所示）和实质钙化；B 为超声内镜下显示的伴有阴影的高回声病灶图像；C 为内镜下逆行胰胆管造影显示的不规则胰管（箭头所示）

(Majumder S, Chari ST. Chronic pancreatitis[J]. *Lancet.* 2016;387(10031):1957–1966.)

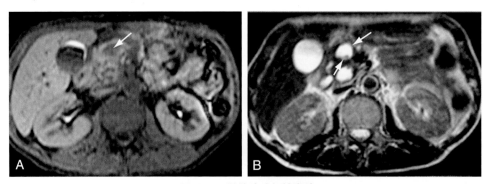

图 75-3 慢性胰腺假性囊肿

A 为增强 MRI T1 加权像轴位显示胰腺前方低信号影（箭头所示）；B 为 MRI T2 加权像轴位显示高信号影（长箭头）；若既往有胰腺炎病史时，该征象为假性囊肿表现，在假性囊肿中可见碎片（短箭头）

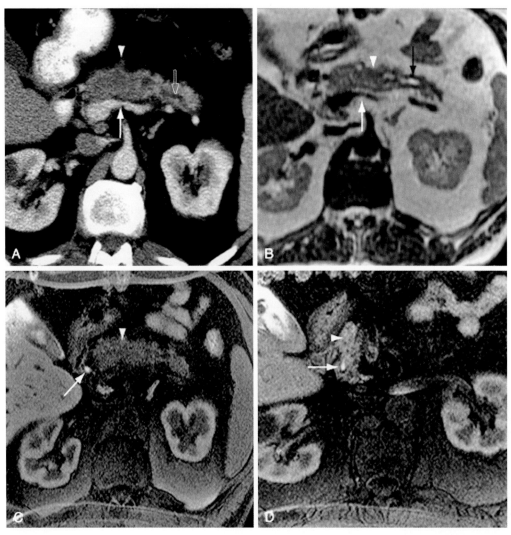

图 75-4 胰腺癌

A 为增强 CT 轴位扫描图像显示巨大胰腺腺体团块（上方箭头），远端导管扩张（空心箭头），脾静脉未受累（下方箭头）；B 为 MRI T1 加权像轴位图像显示类似表现，胰腺腺体包块（上方箭头），远端导管扩张（黑色箭头），脾静脉上一个清晰的脂肪平面（白色箭头）；C 和 D 为 MRI 加锰脂肪饱和 T1 加权序列显示胰腺团块并未增强（上方箭头），胆总管增强显示高信号（箭头所示）

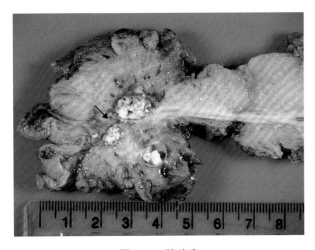

图 75-5　胰腺癌
切除标本显示为遗传性慢性胰腺炎引起的胰腺癌（箭头所示），同时可见导管钙化及囊肿

使用时需要密切监管。

如果症状持续存在，可以在 CT 引导下进行腹腔神经丛阻滞术，通过注射局麻药和激素，可能降低病死率和发病率（图 75-6）。如果此技术只能短期缓解疼痛，下一步可以选择在 CT 引导下使用乙醇或苯酚进行腹腔神经丛毁损术。还可以单独或联用局麻药和阿片类药物，进行持续性胸椎硬膜外阻滞术，可以充分缓解疼痛，并避免阿片类镇痛药对呼吸的抑制。

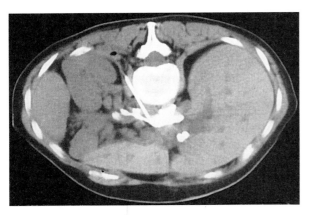

图 75-6　CT 引导下腹腔神经丛阻滞

低血容量应该积极给予晶体和胶体液治疗。对于病程较长的慢性胰腺炎患者，应该给予肠外营养支持，避免营养不良。继发性胰岛素依赖型糖尿病可能需要补充胰岛素，也可能需要补充外分泌胰酶。对以上治疗方法无效的坏死性胰腺炎，需要手术引流和切除坏死组织。

并发症和注意事项

需要注意的主要问题是无法识别病情的严重程度、无法明确诊断并积极治疗慢性胰腺炎的胰腺外症状。由于慢性胰腺炎常伴有低血容量、低血钙、肾衰竭和呼吸衰竭等并发症，因此需要识别出隐匿、致死性的并发症并积极治疗。如果使用阿片类镇痛药，应该持续监测是否存在滥用或药物依赖等情况，特别是当慢性胰腺炎的病因为嗜酒时。

◆◆◆━ 临床要点 ━◆◆◆

慢性胰腺炎是引起腹痛的常见病因，正确的诊断对疼痛的治疗非常必要，并且应避免忽视严重的胰腺外并发症。正确使用阿片类药物通常可以有效缓解急性发作期的疼痛。必要时可以进行腹腔神经丛阻滞术和胸段硬膜外阻滞术来直接有效地缓解疼痛。

（李宗超　译　　范志毅　审校）

原书参考文献

Ahmed Ali U, Issa Y, Hagenaars JC, et al. Risk of recurrent pancreatitis and progression to chronic pancreatitis after a first episode of acute pancreatitis. *Clin Gastroenterol Hepatol.* 2016;14(5):738–746.

French JJ, Charnley RM. Chronic pancreatitis. *Surgery (Oxford).* 2013;31(6):304–309.

Majumder S, Chari ST. Chronic pancreatitis. *Lancet.* 2016;387 (10031):1957–1966.

Samokhvalov AV, Rehm J, Roerecke M. Alcohol consumption as a risk factor for acute and chronic pancreatitis: a systematic review and a series of meta-analyses. *EBioMedicine.* 2015;2(12):1996–2002.

Waldman SD. Celiac plexus block. In: *Pain review.* 2nd ed. Philadelphia: Elsevier; 2017:476-477.

Waldman SD. Celiac plexus block: single needle transaortic approach. In: *Atlas of interventional pain management.* 4th ed. Philadelphia: Elsevier; 2016:401–407.

Waldman SD. Chronic Pancreatitis. In: *Pain review.* 2nd ed. Philadelphia: Elsevier; 2017:279–280.

Waldman SD. The celiac plexus. In: *Pain review.* 2nd ed. Philadelphia: Elsevier; 2017:117–118.

第76节

肠易激综合征
(Irritable Bowel Syndrome)

ICD-10 CODE

临床综合征

肠易激综合征（irritable bowel syndrome，IBS）是引起腹部疼痛的常见原因，在发达国家有五分之一的成年人受其影响。虽然它也可能发生在儿童和青少年，但很少发生在 50 岁之前。女性比男性更容易受到影响。IBS 的特点是反复腹痛、不适、腹胀、胀气，以及与排便习惯相关的改变，这些改变可能以腹泻或便秘的形式出现（图 76-1）。患者大便中经常有黏液。由于肠易激综合征与抑郁、胃肠道特异性焦虑、情绪障碍、睡眠障碍、月经紊乱和性功能障碍有关，常被归类为功能性胃肠疾病。食物可能是肠易激综合征的诱因，包括香料、巧克力、豆类、卷心菜、十字花科蔬菜和水果。在使用抗生素或胃肠道病毒、细菌和寄生虫感染后，肠道微生物群的改变或失调也可能是导致肠易激综合征发病的病因。约 30% 的肠易激综合征患者有遗传易感性和家族史。据推测，应激诱导的脑 - 肠轴改变影响中枢和自主神经系统、肠神经系统、神经内分泌和神经免疫系统，在该病的进展中发挥了重要作用（图 76-2）。

体征和症状

肠易激综合征患者外表虽然可能看起来很健康，但也可能显得紧张或焦虑。腹部检查温和，可伴有腹膜刺激，无异常肿物或器官肿大。

检查

肠易激综合征的诊断通常依据详细的病史。《罗马肠易激综合征评分标准》将有助于临床医师提高诊断的特异性和敏感性，并指导体检和附加检测的使用（表 76-1）。所有怀疑有肠易激综合征的患者都应做基础血液学检查，甲状腺检查和血清生物化学检查。应特别注意血清钙检查以排除甲状旁腺功能亢进以及甲状腺功能检查是强制性的。还应进行粪便分析，以确定所有隐血、吸收不良和病毒、细菌和寄生虫感染。粪便钙蛋白分析可能有助于识别肠黏膜炎症。对于抗生素治疗后出现腹部症状的患者，应考虑进行氢糖呼气分析和乳糖不耐受试验，以除外细菌过度生长。结肠镜及下消化道钡餐检查也可

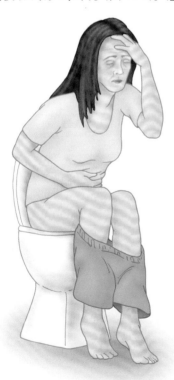

图 76-1　肠易激疾病的特点是反复腹痛发作，不适，腹胀，胀气，以及相关的排便习惯的改变，可能以腹泻或便秘的形式出现

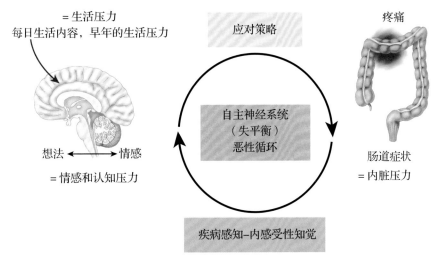

图 76-2　行为、情感和认知过程会影响脑肠轴，形成一个恶性循环，增加敏感性、运动性和焦虑

表 76-1　肠易激综合征：罗马 III 和 IV 诊断标准	
罗马 III 标准	罗马 IV 标准

成年人

诊断前至少 6 个月起病，复发腹痛或不适，并伴有 2 次或以上以下症状，最近 3 个月每月至少 3 天

- 排便后改善
- 发病与排便频率的改变有关
- 发病与粪便形态 (外观) 改变有关

儿童

腹部不适或疼痛每周至少 1 次，诊断前至少 2 个月，伴有 2 次或以上以下至少 25% 的时间

- 排便后改善
- 发病与排便频率的改变有关
- 发病与粪便形态 (外观) 改变有关

没有证据表明炎症、解剖、代谢或肿瘤过程可以解释受试者的症状

确认诊断的其他症状

- 排便节律改变 3 天或 3 周
- 大便稠度变化：过硬或过软
- 排便通道改变：里急后重 (一种排便不完全的感觉)
- 粪便中含有黏液

腹胀

排除类似 IBS 的炎症性肠病。

鉴别诊断

　　鉴别诊断包括炎症性肠病、腹腔疾病、结肠炎、

在诊断前至少 6 个月复发性腹痛，在过去 3 个月内每周至少 1 天伴有 2 种或以上症状

- 与排便相关
- 与排便频率的改变有关
- 与粪便形态 (外观) 变化有关的

腹痛每月至少 4 天，诊断前至少 2 个月，伴有以下一种或多种症状

- 与排便相关
- 与排便频率的改变有关
- 与粪便形态 (外观) 的变化有关

便秘患儿疼痛不随便秘缓解而缓解 (疼痛缓解的患儿为功能性便秘，非肠易激综合征)

经过适当的评估，这些症状不能完全用另一种疾病来解释

乳糖不耐受、果糖不耐受、结肠癌、胃肠道感染，以及甲状旁腺功能亢进、甲状腺功能减退、神经内分泌肿瘤等症状 (图 76-3)。梅奥诊所制定了一个简化的流程图用来评估功能性胃肠病 (图 76-4)。

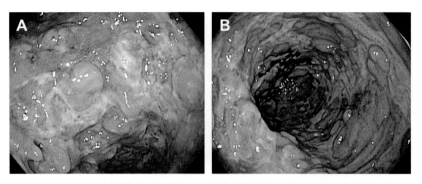

图 76-3   38 岁男性克罗恩病患者，表现为假息肉病 (A) 和结肠溃疡（B）

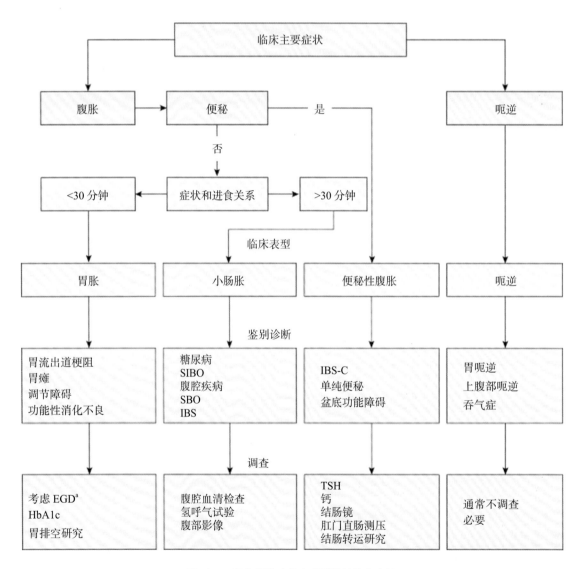

图 76-4   气体相关症状患者评估的简化方法

a 提示病情需警惕：年龄 <50 岁、一级亲属上消化道恶性肿瘤、体重减轻、消化道出血，或缺铁性贫血、吞咽困难、持续呕吐、影像学异常提示器质性疾病 (美国胃肠内镜学会)；b 在某些患者中，考虑 EGD ± 胃活检和（或）胃排空试验，以排除器质性病因；EGD，食管胃十二指肠内镜；HbA1c，糖化血红蛋白；IBS，肠易激综合征；IBS-C，肠易激综合征 - 便秘；SBO，小肠梗阻；SIBO，小肠细菌过度生长；TSH，促甲状腺激素。

治疗

肠易激综合征的治疗首先要剔除可能对患者胃肠道症状有促进作用的几组食物：①含麸质的食物；②产气量高的食品；③可发酵的低聚糖、单糖和多元醇。添加纤维补充剂，如欧车前和甲基纤维素，可能减少便秘，耐药病例可能添加渗透性泻剂。如果腹泻是主要的肠道症状，可以考虑预防性洛哌酰胺和胆汁酸结合剂如胆固醇胺和考来维仑。如果出现肠痉挛，合理使用抗胆碱能药物和解痉药（如鱼精蛋白和双环胺）可能有帮助。如果存在疼痛、不适和睡眠障碍，则强烈建议使用三环类抗抑郁药或选择性 5- 羟色胺再摄取抑制剂。IBS 的特异性治疗包括阿洛司琼，用于女性腹泻型 IBS。这种药物未经批准用于男性。鲁比前列酮，使小肠内液体分泌增加，可能用于 IBS 伴严重便秘的妇女。药物的功效在男性中没有体现出来。如果要获得长期的症状改善，治疗潜在的抑郁、焦虑、睡眠障碍和情绪障碍至关重要。替代疗法，包括薄荷和饮食补充益生菌，可能为一些 IBS 患者提供症状缓解。

并发症及注意事项

主要潜在问题是未能认识到患者胃肠道症状的潜在原因。危险提示包括不明原因的体重减轻、胃肠道出血、吞咽困难、不明原因的发烧、慢性呕吐和夜间症状，不应诊断肠易激综合征。

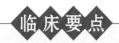

临 床 要 点

肠易激综合征是腹痛的常见原因。为了正确治疗这种痛苦的疾病以及避免忽略其他引起腹痛和胃肠道的不适的病因，正确的诊断是必要的。如果期望得到满意效果，必须对患者的症状体征进行识别并予以及时矫正。

（朱文智 译　范志毅 审校）

原书参考文献

Cotter TG, Gurney M, Loftus CG. Gas and bloating—controlling emissions: a case-based review for the primary care provider. *Mayo Clin Proc.* 2016;91(8):1105–1113.

Lee SK, Yoon DW, Lee S, et al. The association between irritable bowel syndrome and the coexistence of depression and insomnia. *J Psychosom Res.* 2017;93:1–5.

Murtaza N, Ó Cuív P, Morrison M. Diet and the microbiome. *Gastroenterol Clin North Am.* 2017;46(1):49–60.

Oświęcimska J, Szymlak A, Roczniak W, et al. New insights into the pathogenesis and treatment of irritable bowel syndrome. *Adv Med Sci.* 2017;62(1):17–30.

Porcelli P, De Carne M, Leandro G. The role of alexithymia and gastrointestinal-specific anxiety as predictors of treatment outcome in irritable bowel syndrome. *Compr psychiatry.* 2017;73:127–135.

Ringel Y. The gut microbiome in irritable bowel syndrome and other functional bowel disorders. *Gastroenterol Clin North Am.* 2017;46(1):91–101.

第 77 节

前皮神经卡压

（Anterior Cutaneous Nerve Entrapment Abstract）

ICD-10 CODE **G58.9**

临床综合征

肋间神经前皮支卡压是一种经常被忽略的前腹壁疼痛。最常见的卡压部位是腹直肌的外侧缘。前皮神经被腹直肌外侧缘压迫会产生一系列症状，包括由前腹壁发出的严重刀割状疼痛，伴有与受累前皮神经相关的肌肉压痛。疼痛向内侧放射至腹白线，但几乎所有病例均不会越过中线。这种神经卡压综合征最常见于年轻女性。患者往往可以通过指出受累肋间神经前皮支在腹直肌外侧缘刺穿腹壁筋膜的位置，准确定位疼痛源（图 77-1）。此时，肋间神经的前皮支向前方急剧转向，为前壁提供神经支配，神经穿过筋膜时穿过一个牢固的纤维环，此时神经会被卷入（图 77-2）。有可能有少量的腹部脂肪通过筋膜环疝出并被嵌顿，从而导致神经进一步被卡压。前皮神经卡压的疼痛强度为中至重度。

体征与症状

如前所述，患者常常能指出前皮神经卡压的确切位置。触诊此点常引起受累皮前神经分布的突然、尖锐、刺痛感。腹肌收缩会对神经施加额外的压力，可能引起疼痛。患者通常通过保持胸腰椎轻微屈曲，减小腹部肌肉张力而防止对神经的影响。让患者做仰卧起坐经常会产生疼痛，Valsalva 手法也是如此。前皮神经卡压的患者，当要求其收紧腹部肌肉组织时，Carnett 试验也呈阳性，这表明是腹壁疼痛，而不是腹腔内病灶疼痛（图 77-3）。

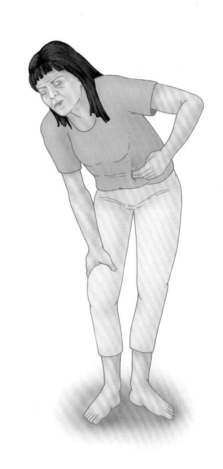

图 77-1　患者常可通过指出受累肋间神经前皮支在腹直肌外侧缘穿入腹壁筋膜处，准确定位前皮神经卡压引起的疼痛来源

检查

X 线检查适用于表现为下肋软骨和肋骨疼痛的患者，以排除包括肋骨骨折和肿瘤在内的隐匿性骨性疾病。如果怀疑有胆石症，则需要对胆囊进行影像学检查。基于患者的临床表现，可能需要进行其他检查，包括全血细胞计数、粪便检查、红细胞沉降率和抗核抗体检测。如怀疑有腹腔内病变或隐匿性肿块，腹部的超声检查和计算机断层扫描（CT）可给予提示。无论有无超声引导，在神经穿过筋膜的部位对前皮神

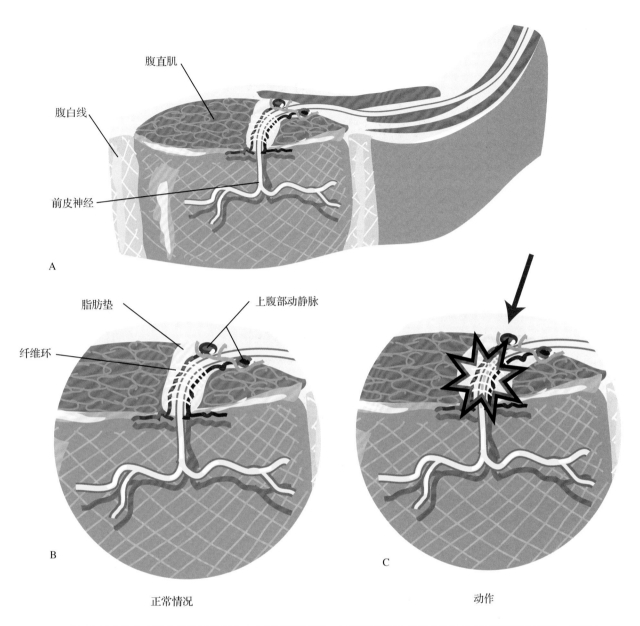

图 77-2　腹肌收缩或腹内压增高使肋间神经前皮支受到额外牵拉，可导致受影响的前皮神经分布区域出现突然的、尖锐的、刀割样的疼痛

（Waldman SD. *Pain management*[M]. Philadelphia: WB Saunders; 2007.）

经进行注射，可作为该病的诊断和治疗手段。

鉴别诊断

　　前皮神经卡压的鉴别诊断应考虑腹疝、消化性溃疡病、胆囊炎、间歇性肠梗阻、肾结石、心绞痛、肠系膜血管功能不全、糖尿病多发性神经病、肺炎等（表 77-1）。很少有免疫性疾病（包括系统性红斑狼疮和结节性多动脉炎）可能引起间歇性腹痛；卟啉症也可能引起间歇性腹痛。由于急性带状疱疹的疼痛可能先于皮疹 3 ~ 7 天出现，疼痛可能错误地归因于前皮神经卡压。

治疗

　　治疗前皮神经卡压综合征相关疼痛和功能障

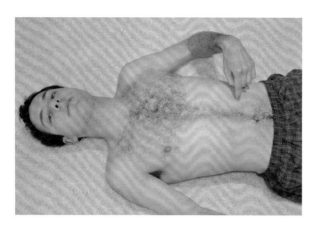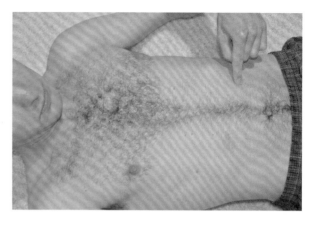

图 77-3　A 为 Carnett 征，患者被要求完全放松腹部肌肉，用一根手指指向最痛苦的区域；B 为然后要求患者最大限度地紧张腹部肌肉，如果在先前确定的疼痛区域局部疼痛增加，说明 Carnett 试验阳性

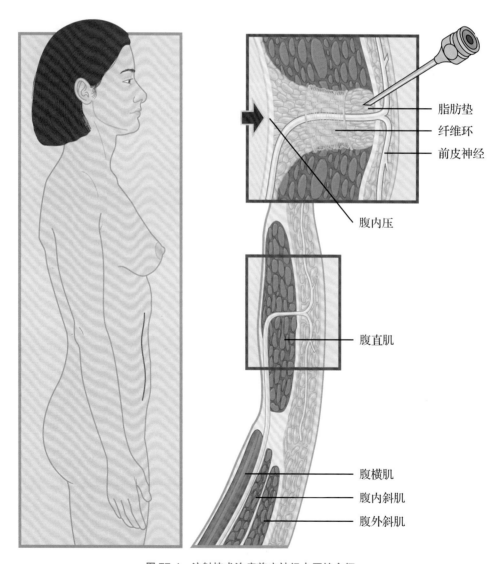

图 77-4　注射技术治疗前皮神经卡压综合征

(Waldman SD. *Atlas of pain management injection techniques*[M]. 4th ed. Philadelphia: WB Saunders; 2017.)

表 77-1　前皮神经卡压综合征的鉴别诊断	
诊断	鉴别要点
前皮神经卡压综合征	卡纳特试验，注射局部麻醉剂
胸外侧皮神经卡压	既往手术史，临床检查
髂腹股沟或髂腹下神经卡压	既往腹股沟手术史，临床检查，局部麻醉剂注射
子宫内膜异位症	周期性腹痛病史，腹腔镜检查
肌筋膜疼痛综合征	临床检查，肌筋膜拉伤
肋骨滑脱综合征	超机动，第 8 至第 10 肋骨脱位，临床检查
糖尿病神经根病	椎旁肌电图，糖尿病患者
腹壁撕裂	与举重或伸展运动相关的急性疼痛史，运动员
腹壁或直肌鞘血肿	腹部超声或 CT 扫描，腹腔镜检查后，抗凝患者咳嗽后
带状疱疹	病史和临床检查，皮肤病
腹壁肿瘤（脂肪瘤、硬纤维瘤、转移）	病史和临床检查，腹部 CT 扫描
脊神经刺激	胸椎病引起的牵涉痛
腹疝	腹部超声，临床检查
牵引性关节炎或耻骨痛	MRI 或核素检查阳性，运动员

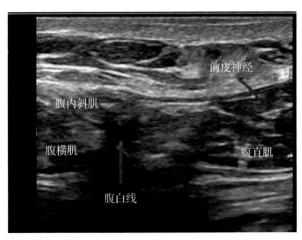

图 77-5　超声图像显示前皮神经与腹直肌及腹膜的关系

碍的初始治疗应包括非甾体抗炎药（NSAIDs）或 COX-2 抑制剂与物理治疗相结合。局部冷敷或热敷也可能有益。应避免诱发综合征的重复动作。对于这些治疗无反应的患者，在神经穿过筋膜处注射局

麻药和糖皮质激素是下一步治疗方法。超声引导可能提高置针的准确性，减少并发症（图 77-4 和 77-5）。若前皮神经卡压综合征症状持续，则提示需要手术探查并进行前皮神经减压。

副作用及并发症

与前皮神经卡压综合征相关的主要并发症分为两类：①继发于不正确诊断的医源病诱发的并发症；②临床医师未能认识到有疝与神经卡压并发直至出现了肠缺血。

━━━━◆◆ 临 床 要 点 ◆◆━━━━

由于腹直肌前皮神经卡压而产生疼痛的患者，往往将其疼痛症状归因于胆囊发作或溃疡病。尽管应记住这种肌肉骨骼疼痛综合征与腹腔内脏疾病可以并发，仍需要再次确认。对于前部皮神经压迫综合征患者，在接受注射技术后数天，应增加包括局部热敷和适度的运动锻炼在内的物理疗法。应该避免剧烈的运动，会加重患者的症状，常见的镇痛药和非甾体抗炎药可与上述注射技术同时使用。对病因不明的前腹痛患者应进行腹部内疾病的影像学评估。

（朱文智　译　　范志毅　审校）

原书参考文献

Hall MW, Sowden DS, Gravestock N, et al. Abdominal wall tenderness test. *The Lancet.* 1991;337(8757):1606–1607.

Kanakarajan S, High K, Nagaraja R. Chronic abdominal wall pain and ultrasound-guided abdominal cutaneous nerve infiltration: a case series. *Pain Med.* 2011;12(3):382–386.

Kuan L-C, Li Y-T, Chen F-M, et al. Efficacy of treating abdominal wall pain by local injection. *Taiwan J Obstet Gynecol.* 2006;45:239–243.

Srinivasan R, Greenbaum DS. Chronic abdominal wall pain: a frequently overlooked problem. Practical approach to diagnosis and management. *Am J Gastroenterol.* 2002;97:824–830.

第78节

憩室炎
(Diverticulitis)

ICD-10 CODE **K57.32**

临床综合征

憩室炎是西方工业化国家急性腹痛的常见原因。女性常见，特别是 40 岁以后。憩室炎发生在结肠黏膜和黏膜下层（图 78-1）。据估计，80 岁的群体约 75% 会有憩室，这是因为腹壁会因年龄而变弱。衰老引起的肠道运动性降低也可能在增加结肠内压力，而胃肠道微生物的变化对结肠内压力增加也有作用。

憩室炎患者会出现腹痛，通常位于左下腹，亚洲人右侧憩室病的发病率增加（图 78-2）。急性憩室炎患者便秘发生率约为 50%，腹泻发生率为 25%。可能出现腹部压痛、发热和寒战。憩室炎的疼痛程度与炎症程度成正比，疼痛范围从轻微、间歇性疼痛到严重的持续疼痛，伴随着明显的腹膜炎体征，如反跳痛。可能出现严重的下消化道出血。

罹患憩室炎的风险因素包括高龄、低纤维高脂肪饮食、肥胖、吸烟以及使用糖皮质激素和非甾体抗炎药。高维生素 D 饮食、使用他汀类药物和钙通道阻滞剂具有保护作用。轻症患者只需保守治疗，25% 急性憩室炎会发生并发症，包括脓肿形成、大肠梗阻、腹膜炎和脓毒血症。

体征和症状

多数急性憩室炎患者有左侧腹部疼痛，但是亚裔右侧憩室炎发病率会增加，易与急性阑尾炎混淆。急性憩室炎疼痛常伴厌食和大便习惯改变以及胃肠道症状，如便秘、腹泻、腹胀、肠胃气胀、恶心和呕吐。一小部分患者诉继发于邻近尿路刺激的尿急和尿频。由于腰肌的刺激，患者经常会弯曲患侧的髋关节。轻度憩室炎可产生轻微的全身症状，若病

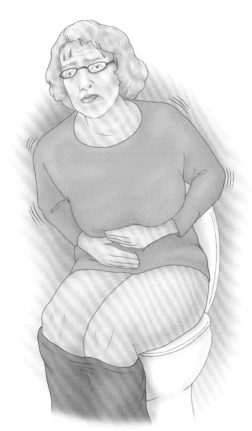

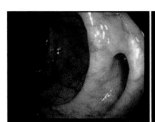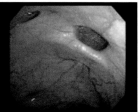

图 78-1　结肠镜下憩室病

（Feuerstein JD, Falchuk KR. Diverticulosis and diverticuli-tis[J]. *Mayo Clin Proc*. 2016;91(8):1094–1104.）

图 78-2　急性憩室炎患者左侧腹痛，伴有排便习惯改变，常出现发烧和寒战

情进展，可以有发热和寒战。

体检腹部所见与憩室炎的程度相关。左侧憩室的微小穿孔会产生弥漫性左下腹疼痛伴轻微腹膜症状。憩室炎较严重时，疼痛会更局限于左下腹和骨盆，有明显的反跳压痛。如果憩室周围脓肿或蜂窝织炎形成，可发现有触痛的肿块。腹部可膨大，叩诊鼓音，肠鸣音减弱或消失。如果有瘘管进入泌尿生殖系统，女性则可伴有粪尿或气尿（图 78-3）。

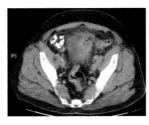 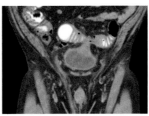

图 78-3　显示结肠膀胱瘘的计算机断层扫描（前视图、后视图和冠状视图）

（From Chapman JR, Wolff BG. The management of comp-licated diverticulitis[J]. *Adv Surg*. 2006;40:285–297.）

检查

腹部和骨盆的计算机断层扫描已取代钡灌肠成为诊断憩室炎首选的影像学检查。CT 不仅能够准确诊断该病，也可以识别并发症和结肠周围脓肿以及其他类似憩室炎的疾病。Hinchey 分型有助于确

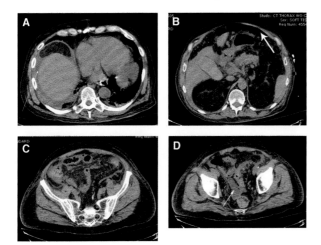

图 78-4　A 为改良型 Hinchey III 期憩室炎，箭头指向自由流体；B 为改良型 Hinchey 憩室炎 III 期，箭头指向自由空气；C 为改良的 Hinchey III 期憩室炎，显示腹腔内有游离液体；D 为改良的 Hinchey III 期憩室炎，箭头指向盆腔液体

（Hall J, Hammerich K, Roberts P. New paradigms in the management of diverticular disease[J]. *Curr Probl Surg*. 2010;47(9):680–735.）

定复杂性憩室炎的严重程度，指导治疗（表 78-1 和图 78-4）。结肠镜检查可以诊断憩室炎，但不能确定潜在的严重并发症，如腹腔内、腹膜后脓肿和粪性腹膜炎。根据患者的临床表现，需要进行其他检测，包括全血计数（以确定白细胞增多伴左移）、尿检和血清化学检查等。如有发热，应进行血液培养。必须对所有育龄女性进行孕检，以排除异位妊娠。如果怀疑有脓肿形成，应尽早对相邻结构（如髋部、膀胱）进行影像学检查。

鉴别诊断

很多急性腹痛与憩室炎相似（表 78-2）。急性肠胃炎、炎症性肠病、肠易激综合征、异位妊娠、缺血性结肠炎、肠系膜动脉缺血常常被误诊为憩室炎。急性阑尾炎也与右侧憩室炎相仿。

表 78-1　Hinchey 分期与鉴别诊断	
I 期	结肠周脓肿和蜂窝织炎
II 期	骨盆、腹腔内或腹膜后脓肿
III 期	全身化脓性腹膜炎
IV 期	全身性粪性腹膜炎

表 78-2　急性憩室炎易混淆的疾病
· 阑尾炎
· 炎症性肠病
· 肠易激综合征
· 大肠恶性肿瘤
· 急性胃肠炎
· 异位妊娠
· 缺血性结肠炎
· 腹绞痛
· 输卵管卵巢脓肿
· 盆腔炎
· 输尿管结石
· 肠扭转
· 卵巢扭转
· 子宫内膜

治疗

憩室炎的治疗应依据疾病的严重程度而定，必须针对患者的特点进行个体化治疗。症状轻微的无并发症憩室炎患者，给予 7 ~ 10 天的清净流质饮食和覆盖厌氧菌的口服广谱抗生素，如环丙沙星和

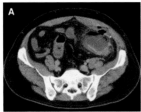
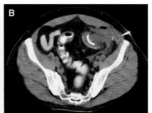
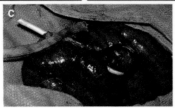

图 78-5　憩室脓肿

A 为诊断性计算机断层扫描；B 为放置经皮引流管；C 为术中经皮引流肠切除术

（Chapman JR, Wolff BG. The management of complicated diverticulitis[J]. *Adv Surg*. 2006; 40:285–297.）

甲硝唑。应避免使用阿片类药物，因为它们会减少肠蠕动。对于症状较严重的患者，包括发热和寒战，应立即静脉使用广谱抗生素并强制性的引流脓肿（图 78-5）。如脓肿不能经皮引流，或出现明显穿孔、瘘管或肠梗阻，应急诊手术治疗，包括肠切除术。严重憩室炎需要结肠造口术来处理。

并发症和注意事项

引起急腹症的许多其他原因与憩室炎的表现相似。未能正确识别患者腹部症状的来源可导致发病率和死亡率显著升高。需要注意的是，右侧憩室炎在亚裔患者中很常见，可能与急性阑尾炎表现相同。在治疗憩室炎时，及早发现并引流脓肿是避免发生更严重并发症的关键。

临床要点

憩室炎是急性腹痛的常见病因，其临床表现可从轻度自限性疾病到危及生命的疾病。因为有很多其他的类似憩室炎的疾病，临床上诊断和治疗可能会延迟，导致发病率和死亡率的增加。及早实施广谱抗生素治疗、结肠周脓肿的诊断和引流是减少严重并发症的必要手段。

（朱文智　译　　范志毅　审校）

原书参考文献

Ferrara F, Bollo J, Vanni LV, et al. Diagnosis and management of right colonic diverticular disease: a review. *Cir Esp*. 2016;94(10):553–559.

Feuerstein JD, Falchuk KR. Diverticulosis and diverticulitis. *Mayo Clin Proc*. 2016;91(8):1094–1104.

Horesh N, Wasserberg N, Zbar AP, et al. Changing paradigms in the management of diverticulitis. *Int J Surg*. 2016;33(Pt A):146–150.

Peery AF, Keku TO, Martin CF, et al. Distribution and characteristics of colonic diverticula in a United States screening population. *Clin Gastroenterol Hepatol*. 2016;14(7): 980–985.

Roig JV, Salvador A, Frasson M, et al. Surgical treatment of acute diverticulitis. A retrospective multicentre study. *Cir Esp*. 2016;94(10):569–577.

Tan JPL, Barazanchi AWH, Singh PP, et al. Predictors of acute diverticulitis severity: a systematic review. *Int J Surg*. 2016;26:43–52.

第 79 节

急性阑尾炎

（Acute Appendicitis）

ICD-10 CODE **K35** Acute appendicitis

临床综合征

急性阑尾炎是最常见的腹痛原因之一，男性发病率约为 8.5%，女性为 6.7%；死亡率约为 0.5%。虽然急性阑尾炎可发生于任何年龄，但最常发生在 20 ~ 30 岁。传统观点认为，急性阑尾炎是由阑尾腔梗阻损害肠壁导致穿孔和蜂窝织炎而形成。新近的观点认为，轻度无并发症性阑尾炎与重度有并发症性阑尾炎是由不同的病理过程所引起，是完全不同的两种疾病，需要采用不同方法治疗。

阑尾炎的诊断基于临床表现。本世纪以前，阑尾切除术一直是急性阑尾炎的标准治疗方法。这是因为大约 15% 的切除阑尾病理检查属于正常阑尾，但是阑尾切除术基本没有术后并发症，基本无死亡发生。常规的影像学应用，包括超声和计算机断层摄影术，作为急性阑尾炎临床诊断的辅助手段，已经将"结果正常"的阑尾切除术减少了到大约 10%。最近对轻度无并发症急性阑尾炎非手术治疗的兴趣也影响了这一统计数据。

腹痛是急性阑尾炎的常见表现（图 79-1）。虽然急性阑尾炎疼痛的临床表现多种多样，但典型的临床表现为开始时是轻微的脐周疼痛，随后加重，并转移到右下腹在距离髂前上棘与脐部连线三分之一的部位，即麦氏点（图 79-2）。疼痛变得更加局限和持续，并伴随厌食、恶心、呕吐和发烧。也可发生便秘和腹泻，以及尿路症状。患者就医前症状持续通常少于 48 小时。

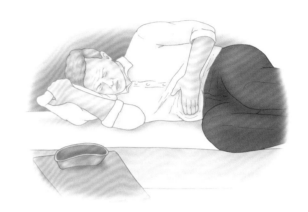

图 79-1　急性阑尾炎患者右下腹麦氏点疼痛，伴有厌食、恶心和呕吐，低烧始终存在

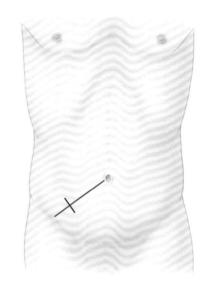

图 79-2　麦氏点

体征与症状

急性阑尾炎患者一般表现出病态和焦虑，且经常出现低烧。患者通常会弯曲臀部，抬高膝盖，试图固定腹部，以减少疼痛。在疾病的早期，会有弥

表 79-1 诊断急性阑尾炎时有用的体格检查

检查	操作	查体发现的依据
麦氏点	触诊在距髂前上棘和脐部连线 1/3 处的点处疼痛最明显	说明阑尾与盲肠相连处有腹膜刺激
Rovsing 征	左下腹麦氏点的触痛	说明麦氏点有腹膜刺激
Dunphy 征	患者咳嗽会引起麦氏点的剧痛	说明麦氏点有腹膜刺激
Markle 征	当站立的患者从足趾站立的位下落至足跟站立时，麦氏点疼痛增加	说明麦氏点有腹膜刺激
Obturator 征	右髋屈曲的内外旋转在麦氏点产生疼痛	说明麦氏点有腹膜刺激可能是盲肠后阑尾
Psoas 征	右髋关节伸展或对抗阻力而屈曲会引起麦氏点疼痛	说明阑尾可能靠近腰大肌

漫性脐周压痛和非特异性的发现，包括体格检查肠鸣音减少。由于疼痛局限于右下腹的麦氏点，腹膜征包括腹壁紧张、叩诊疼痛、反跳压痛变得明显。除了这些查体结果外，一些体格检查可以增加诊断特异性（表 79-1）。当对急性阑尾炎患者进行检测时，所有测试均可发现腹膜或结构刺激点疼痛增加。

虽然直肠和阴道检查对诊断无特异性，但是右侧疼痛加重可支持急性阑尾炎的诊断，更重要的是这种检查有助于排除可能与该病相似的其他疾病。

检查

目前针对急性阑尾炎没有特殊的实验室检测，但是当病史和体格检查结果支持临床诊断时，白细胞增多并左移和 C 反应蛋白水平升高有助于急性阑尾炎的诊断。尿液分析可见轻度脓尿，脓尿被认为是由于阑尾邻近右侧输尿管而导致的输尿管炎症。最近的研究表明，在急性阑尾炎的早期阶段，继发于阑尾内的炎症，尿液中 5- 羟基吲哚乙酸（5-HIAA）的水平可能会升高。尿 5-HIAA 水平初始升高后的下降轨迹被认为与疾病进展相关。需要注意的是所有出现腹痛的育龄女性患者都必须进行妊娠检查。

由于希望避免不必要的阑尾切除术，已开发出一种评分工具，帮助提高诊断急性阑尾炎的准确性。Alvarado 评分量表为急性阑尾炎的诊断提供了一个连续可重复的工具。量表依据症状、体检和实验室检查结果评分（表 79-2）。9 ~ 10 分表示阑尾炎的诊断极有可能，7 ~ 8 分表示诊断可能，5 ~ 6 分与急性阑尾炎的诊断相符。使用 Alvarado 评分的经验表明，对于 Alvarado 评分 ≥ 7 分的急性阑尾炎的患者，应考虑进行阑尾切除术。为提高急性阑尾炎诊断的准确性也可参考其他评分系统。Andersson

表 79-2 Alvarado 急性阑尾炎评分系统

症状	转移性右髂窝疼痛		1
	恶心、呕吐、厌食		1
体征	右髂窝压痛		2
	体温升高		1
	右髂窝反跳痛		1
实验室检查	白细胞增多		2
	左移		1
总评分			1 ~ 10
总分		0 ~ 4	不可能
		5 ~ 6	有争议
		7 ~ 8	可能阑尾炎
		9 ~ 10	高度可能

炎症反应评分扩展了 Alvarado 评分系统的参数，增加了体检结果和实验室参数的分级，包括 C 反应蛋白分层，以及体温高于 38℃ 的限定因素（表 79-3）。

超声影像已成为急性阑尾炎诊断的主流。在健康的情况下，阑尾炎在超声影像上不易识别（图 79-3）。阑尾炎症时，容易见到直径 7 ~ 9mm 不可压缩的管状结构，周围被液体包绕，无蠕动。超声影像也可见右下腹阑尾结石、蜂窝织炎和游离气体。超声成像可以提供周围结构的信息，也可提供患者腹痛的其他原因，尤其在育龄女性具有特别意义。使用超声诊断急性阑尾炎的局限性，包括操作者的经验，设备的质量，肠道内存在大量的气体、患者肥胖、阑尾位置异常（如盲肠后）。

CT 诊断急性阑尾炎具有更高的特异性和敏感性，阳性预测值接近 98%。CT 可提供阑尾超声成像的所有诊断信息，并能准确识别阑尾周壁增厚、阑尾周围脂肪堆积和邻近腺病，加强了急性阑尾炎的诊断（图 79-4）。CT 诊断急性阑尾炎的局限性包

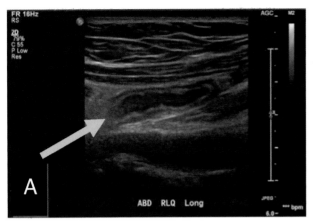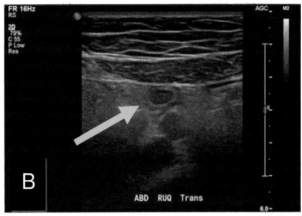

图 79-3　超声显示急性阑尾炎

超声检查右下象限；患者有 72 小时的腹痛病史，现在局限于右下腹；超声显示急性肠壁增厚和扩张达 9.1mm，注意阑尾周围的液体

（Murphy EEK, Berman L. Clinical evaluation of acute appendicitis[J]. *Clin Pediatr Emerg Med*. 2014;15(3):223–230.）

表 79-3　Andersson 急性阑尾炎评分系统		
Andersson 炎症反应评分		
呕吐		1
右下髂窝疼痛		1
反跳痛或腹肌紧张	轻	1
	中	2
	重	3
体温大于 38℃		
白细胞计数	（10.0 ~ 14.9）× 10^9/L	1
	5.0 × 10^9/L	2
多形核白细胞	70% ~ 84%	1
	>85%	2
C 反应蛋白浓度	10 ~ 49 g/L	1
	>50 g/L	2
总评分		
如果总分是		0 ~ 12
0 ~ 4	低概率	如果总体情况未变门诊随访
5 ~ 8	不确定组	住院积极观察并重新评分；根据当地习惯进行影像或腹腔镜诊断
9 ~ 12	高概率	需要手术治疗

括可用性、成本和辐射暴露，特别是孕妇和儿童。

　　虽然腹部 X 线平片和钡灌肠被时常试图用于诊断急性阑尾炎，但目前已经被超声和 CT 所取代。锝 ^{99m}Tc 标记白细胞放射性核素扫描可准确识别急性阑尾炎，但长达 4 小时的扫描时间和费用限制了临

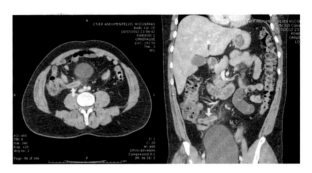

图 79-4　显示阑尾扩张的计算机断层扫描（CT）扫描图像（轴位和冠状位切片），包括邻近脂肪增加，提示轻度急性阑尾炎；箭头显示扩张的阑尾

（From Teixeira PGR. Demetrios demetriades, appendicitis: changing perspectives[J]. *Adv Surg*. 2013;47(1):119–140.）

床上的应用。最近，磁共振成像在一些特定的患者群体中，已经成为 CT 的替代选择比如患者存在腹部疼痛并考虑为急性阑尾炎，或者患者存在不利于剖腹探查或腹腔镜检查的危险因素时（如抗凝、近期心肌梗死）（图 79-5），尤其在儿童和孕妇中更为适用。

鉴别诊断

　　多种原因引起类似急性阑尾炎的急性腹痛。最常见的是将急性胃肠炎、炎症性肠病、右侧憩室炎、肠易激综合征、异位妊娠、缺血性结肠炎、腰大肌脓肿、肠系膜动脉缺血、憩室炎等误诊为急性阑尾炎。黑寡妇蜘蛛中毒症也会被误诊为急性阑尾炎。

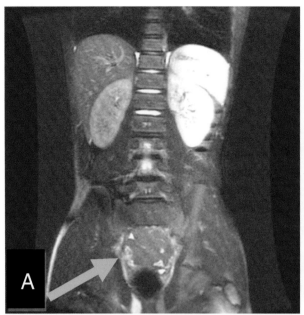
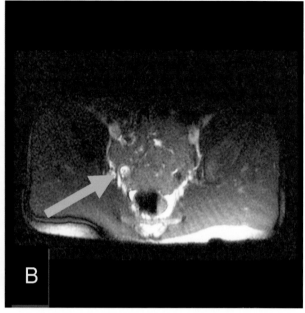

图 79-5   腹部磁共振成像显示急性非穿孔阑尾炎

一个 11 岁男孩的腹部磁共振成像，既往有 14 小时的右下腹疼痛史；MRI 显示一个 8mm 的阑尾，阑尾周围积液
（Murphy EEK, Berman L. Clinical evaluation of acute appendicitis[J]. *Clin Pediatr Emerg Med.* 2014;15(3):223–230.）

由于急性带状疱疹的疼痛可能先于皮疹 3 ~ 5 天，因此也可能错误地归因于急性阑尾炎。

治疗

业内共识：手术切除是急性阑尾炎的唯一治疗方法（图 79-6）。然而最近的经验表明，许多关于急性阑尾炎的治疗决定都是基于传统思维，其中许多是起源于抗生素之前的时代知识，而不是现代的循证医学。这些传统因公众和医学界普遍相信阑尾

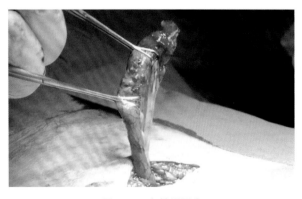

图 79-6   急性阑尾炎

（Sugrue C, Hogan A, Robertson I, et al. Incisional hernia appendicitis: a report of two unique cases and literature review[J]. *Int J Surg Case Rep.* 2013;4(3):256–258.）

切除术是一种良性手术而得到了进化。当前的临床思考认为将急性阑尾炎患者进行以下分类可以获得最佳预后：三组患者：①轻度急性阑尾炎患者伴有

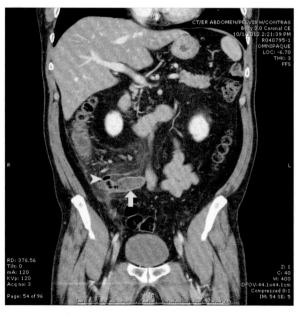

图 79-7   计算机断层扫描（CT）

冠状切面图像显示阑尾扩张，阑尾周围有脂肪密度增加和腔外气体，提示阑尾炎穿孔；箭头，扩张的阑尾；箭头，管腔外气体

（Teixeira PGR. Demetrios demetriades, appendicitis: changing perspectives[J]. *Adv Surg.* 2013;47(1):119–140.）

小蜂窝织炎或脓肿；②病情较重的患者急性阑尾炎伴明确的脓肿，解剖上可经皮引流；③患有严重的全身症状和较大的多室或多发性脓肿不能经皮引流（图 79-4、图 79-7 和图 79-8）。这种分型可以使阑尾切除术的时机更为合理，具有降低与疾病和手术相关的死亡率和发病率可能。所有组别的患者均接受了涵盖需氧和厌氧微生物的抗生素药物治疗。第 1 组患者可以先行治疗，度过急性期，达到理想的麻醉和手术条件后（如空腹、补液、血糖控制、停止使用抗凝剂和抗血小板药物）行阑尾切除术；第 2 组患者可急诊经皮脓肿引流，瘘口闭合后行阑尾切除术；第 3 组在任何情况下都需要紧急手术干预。值得注意的是，阑尾切除术还有一些额外的优点，包括外科医师有机会在手术中评估整个腹部的情况，以纠正诊断，识别并发的隐匿疾病，并切除含有恶性细胞（如腺癌和类癌，发病率分别为 0.7% 和 0.07%）的阑尾组织。

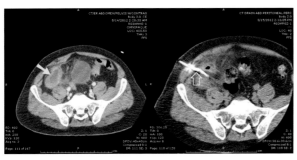

图 79-8　计算机断层扫描（CT）轴位图像显示穿孔阑尾炎伴脓肿（左）和经皮 CT 引导脓肿引流术（右）；箭头，脓肿；空箭头，经皮导管插入

（Teixeira PGR. Demetrios demetriades, appendicitis: changing perspectives[J]. *Adv Surg.* 2013;47(1):119–140.）

并发症和注意事项

在评估和治疗急性阑尾炎的主要问题是误诊和未能认识到病情的严重程度。并发症可大大增加围手术期并发症的风险，必须准确识别和治疗。

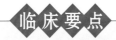

临床要点

急性阑尾炎是引起腹痛的常见原因。必须要做出正确的诊断以保证正确地治疗这种疼痛性疾病，并防止忽略可能与这种疾病相似的其他严重的疾病。

阑尾位置的变异、患者的年龄因素、疾病的严重程度使得急性阑尾炎的临床表现颇具有挑战性。尽管这是一种非常常见的疾病，但是即使最有经验的临床医师也会出现误诊。使用评分模式、验证性检查和将患者划分为亚组有助于改善预后。

（朱文智　译　　范志毅　审校）

原书参考文献

Al-Faouri AF, Ajarma KY, Al-Abbadi AM, et al. The Alvarado score versus computed tomography in the diagnosis of acute appendicitis: a prospective study. *Med J Armed Forces India.* 2016;72(4):332–337.

Debnath J, Sharma V, Ravikumar R, et al. Clinical mimics of acute appendicitis: Is there any role of imaging? *Med J Armed Forces India.* 2016;72(3):285–292.

Lourenco P, Brown J, Leipsic J, et al. The current utility of ultrasound in the diagnosis of acute appendicitis. *Clin Imaging.* 2016;40(5):944–948.

Pisano M, Capponi MG, Ansaloni L. Acute appendicitis: an open issue. Current Trends in Diagnostic and Therapeutic Options. In: Kon K, Rai M, eds. *Microbiology for surgical infections.* Amsterdam: Academic Press; 2014:97–110.

第 80 节

髂腹股沟神经痛
(Ilioinguinal Neuralgia)

ICD-10 CODE **G57.90**

临床综合征

　　髂腹股沟神经痛是临床引起下腹部和盆腔疼痛的常见原因之一。髂腹股沟神经痛是压迫髂腹股沟神经所致，最常见的压迫原因是对该神经的创伤性损伤，包括直接的钝性创伤和腹股沟疝修补术和盆腔手术时的损伤。髂腹股沟神经痛很少自发发生。

　　髂腹股沟神经是 L_1 神经根的一个分支，在一些患者中有 T_{12} 的加入。该神经呈弧形从 L_1（偶尔从 T_{12}）躯体神经的起始处到回肠凹部。髂腹股沟神经继续向前至髂前上棘水平穿过腹横肌。该神经继续向内下走行的过程中可能与髂腹下神经相互交叉，在此处伴随精索经腹股沟环进入腹股沟管。髂腹股沟神经感觉支配的分布因患者而异，极大可能与髂腹下神经重叠。一般来说，髂腹股沟神经支配男性的大腿内侧上部皮肤，阴茎根部和阴囊上部，女性的阴阜和阴唇外侧感觉神经。

体征与症状

　　髂腹股沟神经痛表现为感觉异常、烧灼痛，偶尔下腹麻木，辐射至阴囊或阴唇，偶尔辐射至大腿内侧上部；膝以下不会有疼痛。髂腹股沟神经痛的疼痛随着腰椎的伸展而加重，因为腰椎的伸展使神经受到了牵拉；因此，患者往往采用一个前倾的新手滑雪者的姿势（图 80-1）。如果病情仍未得到治疗，可能会出现进行性运动障碍，包括腹壁前部肌肉膨出。这种膨出可能与腹股沟疝混淆。

　　体格检查结果包括大腿内侧、阴囊或阴唇髂腹股沟神经分布的感觉缺失。可能存在前腹壁肌无力。叩击髂腹股沟神经穿过腹横肌的部位，可诱发蒂内尔征。

检查

　　肌电图（EMG）可将髂腹股沟神经卡压与腰椎神经丛病、腰椎神经根病和糖尿病多发性神经病变予以区分。髋关节和骨盆 X 线平片对所有伴有髂腹股沟神经痛的患者均有提示作用，可以排除隐匿性骨性疾病。根据患者的临床表现，可能需要进行额外的检测，包括全血细胞计数、尿酸水平、红细胞沉降率和抗核抗体测试。如果怀疑有肿瘤或血肿，可以采用核磁共振成像（MRI）检查腰丛。稍后所述的注射技术可同时作为诊断和治疗手段。

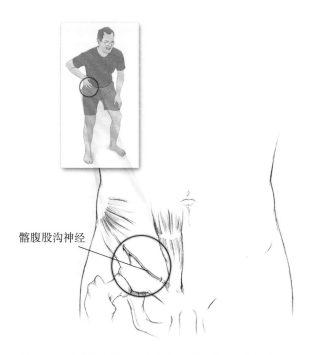

髂腹股沟神经

图 80-1　髂腹股沟神经痛患者常呈现初学滑雪者的姿势前屈以缓解疼痛

鉴别诊断

需要排除由创伤、血肿、肿瘤、糖尿病神经病变或炎症引起的疼痛、麻木、无力等类似于髂腹股沟神经痛症状的腰丛病变。此外，髂腹股沟神经的解剖存在显著差异，这可能导致临床表现的显著差异。

治疗

髂腹股沟神经痛的初始治疗包括镇痛药、非甾体抗炎药或环氧合酶 -2 抑制剂。避免进行会加剧疼痛的重复活动（例如，长时间蹲或坐）也可以改善患者的症状。然而，药物治疗的效果通常令人失望，在这种情况下，需要使用局部麻醉剂和糖皮质激素进行髂腹股沟神经阻滞。

髂腹股沟神经阻滞患者通常呈仰卧位；如果患者因下肢伸直从而牵拉神经，导致疼痛加重，可以在膝下放一枕头。通过触诊确定髂前上棘，确定其内侧 5cm 和下方 5cm 交叉点，并消毒。将 25G 针 3.8cm 长斜向耻骨联合进针（图 80-2）。针穿过腹

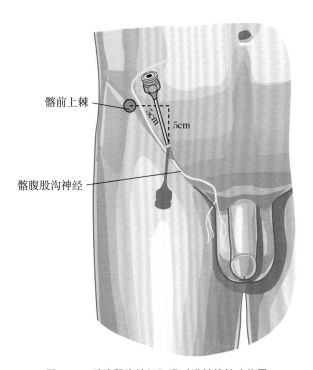

髂前上棘

髂腹股沟神经

图 80-2　髂腹股沟神经阻滞时进针的精确位置

（Waldman SD. *Atlas of interventional pain management* [M]. Philadelphia: Saunders, 1998.）

外斜肌筋膜，以扇形方式注射 1% 无防腐剂利多卡因 5 ~ 7ml 以及 40mg 甲强龙。注意不要进针太深，否则会有进入腹腔和穿破腹腔脏器的危险。由于髂腹股沟神经和髂腹下神经的神经支配有交叉，通常不需要阻滞每支神经的分支。注射后，在注射部位加压，以减少瘀斑和血肿形成的发生率，这对抗凝的患者非常重要。如果解剖标志不清楚，应考虑使用透视或超声引导，以提高进针的准确性，减少穿刺相关并发症（图 80-3）。

对于髂腹股沟神经阻滞反应不明显的患者，应考虑 $T_{12}L_1$ 硬膜外注射糖皮质激素。

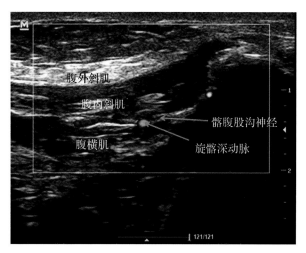

腹外斜肌
腹内斜肌
腹横肌
髂腹股沟神经
旋髂深动脉

图 80-3　超声引导下髂腹股沟神经阻滞解剖；彩色多普勒显示旋髂深动脉，该动脉位于髂腹股沟神经邻近的腹内斜肌和腹横肌之间的筋膜平面

并发症和缺点

由于髂腹股沟神经的解剖结构，损伤或压迫髂腹股沟神经通路任何部分都可以产生类似的临床综合征。因此，对于所有无腹股沟手术史或该区域外伤的髂腹股沟神经痛患者，有必要在 $T_{12}L_1$ 脊柱节段以及骨盆内沿着神经走行仔细寻找病变。

髂腹股沟神经阻滞的主要并发症是瘀斑和血肿形成。如果针头刺入过深而进入腹腔，结肠穿孔可能导致腹腔内脓肿和瘘管的形成。早期发现感染对于避免可能危及生命的后遗症至关重要。

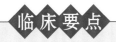

　　髂腹股沟神经痛是下腹部疼痛的常见原因。髂腹股沟神经阻滞是一种能显著缓解疼痛的简单技术。如果患者出现提示髂腹股沟神经痛的疼痛，并且髂腹股沟神经阻滞无效，应考虑腰丛近端病变或 L_1 神经根病。这类患者通常对硬膜外糖皮质激素阻滞有反应。此类患者通过腰丛肌电图和 MRI 可以排除髂腹股沟疼痛的其他病因，包括侵犯腰丛或硬膜外的恶性疾病或 $T_{12}L_1$ 椎体转移性疾病。

（朱文智　译　　范志毅　审校）

原书参考文献

Ahmadian A, Abel N, Dakwar E. Injuries to the nerves of the abdominopelvic region. In: Tubbs RS, Rizk E, Shoja MM, et al, eds. *Nerves and nerve injuries.* San Diego: Academic Press; 2015:545–555.

Belanger GV, VerLee GT. Diagnosis and surgical management of male pelvic, inguinal, and testicular pain. *Surgical Clinics of North America.* 2016;96(3):593–613.

Kretschmer T, Heinen C. Iatrogenic injuries of the nerves. In: Tubbs RS, Rizk E, Shoja MM, et al, eds. *Nerves and nerve injuries.* San Diego: Academic Press; 2015:557–585.

Nguyen DK, Amid PK, Chen DC. Groin pain after inguinal hernia repair. *Adv Surg.* 2016;50(1):203–220.

Waldman SD. Ilioinguinal nerve block. *Atlas of interventional pain management.* 4th ed. Philadelphia: Elsevier; 2017:462–465.

Waldman SD. Ilioinguinal nerve entrapment. In: *Waldman's comprehensive atlas of diagnostic ultrasound of painful conditions.* Philadelphia: Wolters Kluwer; 2016:580–586.

Waldman SD. Ilioinguinal neuralgia. *Pain review.* 2nd ed. Philadelphia: 2017:281–282.

第 81 节

生殖股神经痛
(Genitofemoral Neuralgia)

ICD-10 CODE `G57.90`

临床症状

生殖股神经痛是临床中引起下腹部和盆腔疼痛最常见的原因之一。它可能由生殖股神经走行过程中任何部位受压或损伤引起。生殖股神经痛最常见的病因是神经的创伤性损伤，包括直接钝性损伤、腹股沟疝修补术和盆腔手术中的损伤。极少的情况下，生殖股神经痛会自发发生。

生殖股神经起源于 L_1 和 L_2 神经根的纤维，穿过腰大肌，分为生殖支和股支。股支与股动脉伴行穿过腹股沟韧带下方，支配大腿内侧的小部分皮肤的感觉。生殖支穿过腹股沟管，支配女性的子宫圆韧带和大阴唇。在男性，生殖分支与精索一起走行，支配提睾肌，并为阴囊底部提供感觉神经支配。

症状和体征

生殖股神经痛表现为偶发的下腹部感觉异常、烧灼样疼痛和麻木感。麻木感可放射至男性和女性的大腿内侧、女性的大阴唇及男性的阴囊底部和提睾肌（图 81-1）；疼痛不会累及盖以下。生殖股神

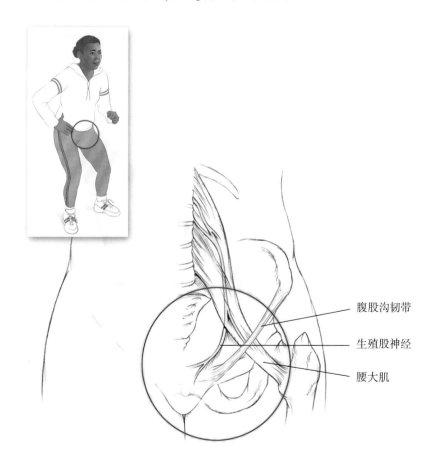

腹股沟韧带

生殖股神经

腰大肌

图 81-1　生殖股神经痛的疼痛可放射至大腿内侧面，男性还可放射至阴囊底部，女性可放射至大阴唇

经痛随着腰椎的伸展对神经产生牵引而加重。因此，生殖股神经痛患者通常呈前屈姿势，类似于初学者的滑雪姿势（图 81-1）。

查体可发现大腿内侧、阴囊底部或生殖股神经分布的大阴唇部位的感觉缺失。可能存在前腹壁肌肉组织薄弱。可通过在腹股沟韧带下方生殖股神经穿过处轻敲叩击而引出蒂内尔征。

检查

肌电图（EMG）可以区分生殖股神经嵌压与腰丛神经病变、腰神经根病和糖尿病多发神经病变。所有生殖股神经痛患者都需要进行髋关节和骨盆 X 线检查，以排除隐匿性骨病。根据患者的临床表现，可能需要进行其他检查，包括全血计数、尿酸水平、红细胞沉降率和抗核抗体检测。如果怀疑有肿瘤或血肿，则需要对腰丛进行 MRI 检查。稍后描述的注射技术可同时作为诊断的手段。

鉴别诊断

由创伤、血肿、肿瘤、糖尿病神经病变或炎症引起的腰丛病变可以出现类似生殖股神经痛的疼痛、麻木和无力，必须排除。此外，股神经的解剖结构存在显著差异，这可能导致临床表现的显著差异。

治疗

生殖股神经痛的初始治疗包括简单的止痛药、非甾体抗炎药或环氧化酶 -2 抑制剂。避免可加重疼痛的重复性活动（如长时间蹲着或坐着）也可以改善患者的症状。然而，药物治疗的效果通常令人失望，在这种情况下，需要使用局部麻醉剂和糖皮质激素进行生殖股神经阻滞。

患者仰卧位进行生殖股神经阻滞；如果平躺时双腿伸直牵拉神经导致疼痛加剧可在患者膝盖下方放置一个枕头。生殖股神经的生殖支阻滞方法如下：通过触诊确定耻骨结节，并确定其外侧为进针点，消毒铺巾。用一根 3.8cm、25G 针以倾斜角度朝耻骨联合前进（图 81-2）。当针头刺穿腹股沟韧带时，以扇形方式注射总共 3 ~ 5ml 1% 利多卡因溶液和 80mg 甲强龙的混合液。操作时必须小心以防针头

过深进入腹腔而刺穿腹腔脏器。超声引导将有助于提高进针的准确性并降低穿刺相关并发症的发生率（图 81-3）。

通过识别腹股沟韧带的中间 1/3，可阻滞生殖股神经的股支。皮肤消毒后，于韧带正下方 3 ~ 5ml 1% 利多卡因皮下浸润（图 81-2）。注意不要进入股动脉或静脉或意外阻滞股神经。针头必须保持在皮下位置，以避免进入腹腔并刺穿腹腔脏器。如果患者的疼痛有炎性因素存在，应使用局部麻醉剂与 80mg 甲强龙的混合液，并逐渐增加注射剂量。随

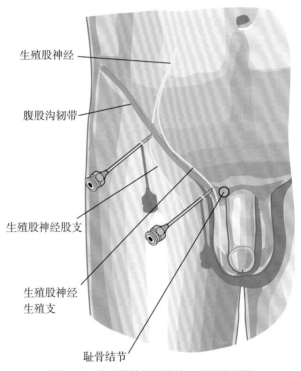

图 81-2　生殖股神经阻滞的正确进针位置

（Waldman SD. *Atlas of interventional pain management* [M]. Philadelphia: Saunders; 1998:374.）

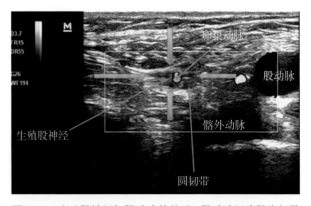

图 81-3　生殖股神经与股动脉的关系；股动脉经腹股沟韧带后方下降进入腹腔成为髂外动脉时的彩色多普勒图像

后的每日神经阻滞以类似的方式进行，用 40mg 甲强龙替代初始的 80mg 剂量。由于髂腹股沟神经和髂腹下神经的交叉分布，在生殖股神经阻滞时通常不需要阻滞每条神经的分支。注射完成后，可在注射部位加压，以降低瘀斑和血肿发生率，尤其是在抗凝患者中作用可能尤为显著。当阻滞生殖股神经的股支时，超声引导有助于提高进针的准确性，并降低穿刺相关并发症的发生率。

对于生殖股神经阻滞反应较慢的患者，应考虑给予 L_{1-2} 段硬膜外糖皮质激素注射。

并发症及注意事项

由于生殖股神经的解剖结构，沿其走行的任何部位的神经损伤或嵌压都可能产生类似的临床综合征。因此，对于所有无腹股沟手术史或该区域创伤的生殖股神经痛患者，必须仔细检查 L_{1-2} 脊柱节段和盆腔内神经路径是否有病变。

生殖股神经阻滞的主要并发症是瘀斑和血肿形成。如果针过深进入腹腔，刺穿结肠可导致腹腔内脓肿和瘘的形成。早期发现感染对于避免发生可能危及生命的后遗症至关重要。

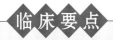

临床要点

生殖股神经痛是下腹部和盆腔疼痛的常见原因；生殖股神经阻滞是一种可以显著缓解疼痛的简单技术。如果患者出现疼痛提示生殖股神经痛，且对生殖股神经阻滞无反应，则应考虑损伤更靠近腰丛或 L_1 神经根病。这类患者通常对硬膜外糖皮质激素阻滞有疗效反应。该患者群体进行腰丛肌电图和 MRI 可排除其他疾病引起的生殖股神经疼痛，包括侵犯腰丛或硬膜的恶性疾病或 $T_{12}L_1$ 的椎体转移性疾病。

（张云霄　译　　何自静　审校）

原书参考文献

Ahmadian A, Abel N, Dakwar E. Injuries to the nerves of the abdominopelvic region. In: Tubbs RS, Rizk E, Shoja MM, et al, eds. *Nerves and nerve injuries*. San Diego: Academic Press; 2015:545–555.

Belanger GV, VerLee GT. Diagnosis and surgical management of male pelvic, inguinal, and testicular pain. *Surg Clin North Am.* 2016;96(3):593–613.

Kretschmer T, Heinen C. Iatrogenic injuries of the nerves. In: Tubbs RS, Rizk E, Shoja MM, et al, eds. *Nerves and nerve injuries*. San Diego: Academic Press; 2015:557–585.

Nguyen DK, Amid PK, Chen DC. Groin pain after inguinal hernia repair. *Adv Surg.* 2016;50(1):203–220.

Waldman SD. Genitofemoral nerve block. In: *Atlas of interventional pain management*. 4th ed. Philadelphia: Elsevier; 2017:470–473.

Waldman SD. Genitofemoral neuralgia. In: *Pain review*. 2nd ed. Philadelphia: 2017:285–286.

第 82 节

腰椎神经根病
(Lumbar Radiculopathy)

ICD-10 CODE　M54.16

临床症状

　　腰椎神经根病是腰神经根引起的一系列症状，包括神经源性背部和下肢疼痛。除了疼痛，患者可能会感到麻木、无力和神经反射缺失。腰椎神经根病的病因包括椎间盘突出、椎间孔狭窄、肿瘤、骨赘形成，以及感染（罕见）。许多患者和他们的医师会把腰椎神经根病称为坐骨神经痛。

症状和体征

　　腰神经根病患者在受累的单个神经根或多个神经根分布区域出现疼痛、麻木、刺痛和感觉异常（表82-1）。患者还可出现患肢无力和协调性降低。肌肉痉挛、背部疼痛以及臀部牵涉痛都较常见。体格检查可见感觉减退、无力和神经反射改变。腰椎神经根病患者通常会出现躯干向一侧反射性偏转，被称为强迫体位（图82-1）。有腰神经根病变的患者直腿抬高试验通常为阳性（图82-2）。腰椎神经根病患者偶有腰椎神经根和马尾神经受压，导致腰椎脊髓病变或马尾综合征，由此出现不同程度的下肢无力以及肠道和膀胱症状。这种情况是一种神经外科急症并且需要治疗。

检查

　　MRI 可以提供腰椎及其内容物的最佳信息，所有怀疑腰椎神经根病的患者都应该进行 MRI 检查（图82-3）。MRI 具有高度准确性，可以识别使患者处于腰脊髓病变风险的异常改变。对于不能进行 MRI 检查的患者（如安装起搏器的患者），CT 或脊髓造影是一种合理的选择。椎间盘造影也有助于明确疑难病例的诊断（图82-4）。如果考虑骨折或骨异常（如转移性疾病），则应行放射性核素骨扫描和 X 线平片检查。

　　尽管 MRI、CT 和脊髓造影术可以提供有用的神经解剖信息，但肌电图（EMG）和神经传导速率检查可以对每个特定的神经根和腰丛的实际状况提供神经生理学信息。肌电图还可以区分神经丛病变

腰椎神经根	疼痛部位	感觉变化	无力	反射异常
L_4	背部、胫、大腿和腿	胫部麻木	踝关节背屈	膝腱反射
L_5	背部、大腿后部和腿部	脚尖和第一个趾间麻木	姆长伸肌	无
S_1	背部、小腿后部和腿部	足外侧麻木	腓肠肌和比目鱼肌	踝反射

表 82-1　腰椎神经根病的临床特征

和神经根病变，并识别并发神经卡压（如踝管综合征）。

　　如果对腰椎神经根病的诊断有疑问，应进行包括血常规、红细胞沉降率、抗核抗体检测、（HLA)-B27 抗原筛查和血液生化指标的实验室检测，

以排除导致患者疼痛的其他病因。

鉴别诊断

　　腰椎神经根病需要通过病史、体格检查、X 线

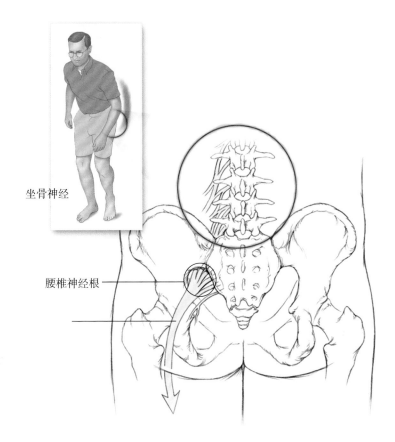

坐骨神经

腰椎神经根

图 82-1　腰椎神经根病患者通常会呈现出一种非自然的姿势，从而减轻受影响神经根的压力并缓解疼痛

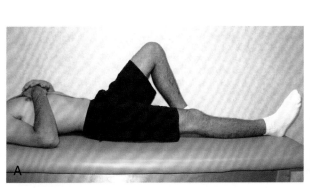
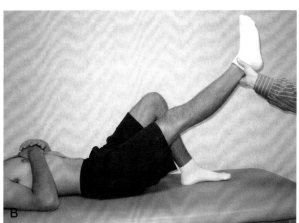

图 82-2　Lasègue 直腿抬高试验

A 为当患者处于仰卧位时，健侧下肢的膝关节弯曲 45°，患侧下肢平放在桌子上；B 为患侧下肢的踝关节屈曲 90° 后慢慢向上抬起，同时保持膝关节完全伸直

（Waldman SD. *Physical diagnosis of pain: an atlas of signs and symptoms*[M]. Philadelphia: Saunders; 2006:243-244.）

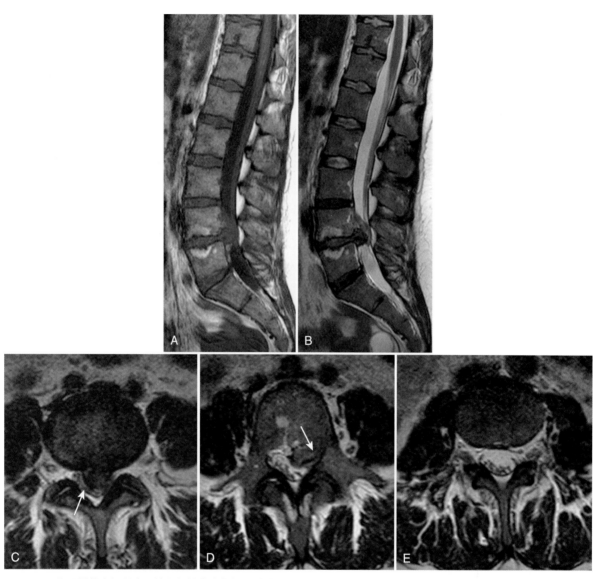

图 82-3   一位马尾综合征和左腿神经根性疼痛年轻女性的矢状位 T1W（A）和 T2W（B）磁共振（MRI）图像；在 L$_{4 \sim 5}$ 水平可见一个较大的椎间盘突出，在 T1W 和 T2W MR 图像显示为中等信号强度；C 为轴向 T2W MRI 图像显示硬膜囊受压向右移位（白色箭头）；D 为在更近端，椎间盘突出会遮盖在侧隐窝内穿行的神经根（白色箭头）。与 L$_{3 \sim 4}$ 水平的正常硬膜囊图像比较（E）（Waldman SD, Campbell RSD. *Imaging of pain*[M]. Philadelphia: Elsevier; 2011:50-51.）

图 82-4   A，椎间盘造影显示纤维环裂隙从髓核延伸至椎间盘后缘（白色箭头）；B 为 CT 椎间盘造影可以看到同样的表现，高密度造影剂延伸到纤维环裂隙后部（虚线箭头）（Waldman SD, Campbell RSD. *Imaging of pain*[M]. Philadelphia: Elsevier;2011:F49-F42.）

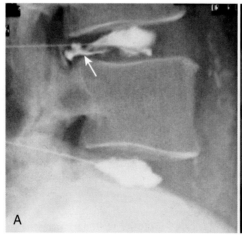

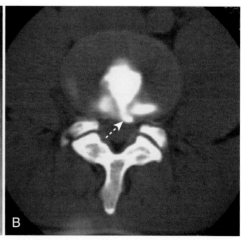

和 MRI 进行临床诊断。与腰椎神经根病相似的疼痛综合征包括腰部劳损，腰椎滑囊炎，腰椎纤维性肌炎，炎性关节炎以及腰段脊髓、神经根、神经丛和神经的疾病。

治疗

腰椎神经根病最好采用多模式治疗。首先可以进行物理疗法，包括热疗法和深度镇静按摩，结合使用非甾体抗炎药和骨骼肌松弛剂。如有必要，可联合骶管或腰椎硬膜外神经阻滞；联合使用局部麻醉药和糖皮质激素行神经阻滞在治疗腰神经根病方面非常有效。潜在的睡眠障碍和抑郁最好使用三环类抗抑郁药治疗（如去甲替林），起始剂量为睡前单次服用 25mg。

并发症及注意事项

未能准确诊断腰椎神经根病，可能使患者面临发展为腰椎脊髓病的风险，如果不治疗，可能进展为轻瘫或截瘫。

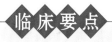

　　踝管综合征必须与累及腰神经根的腰椎神经根病相鉴别，后者也可能出现类似胫神经卡压的症状。此外，腰椎神经根病和胫神经卡压可能并发于双重卡压综合征。

（张云霄　译　　何自静　审校）

原书参考文献

Barr K. Electrodiagnosis of lumbar radiculopathy. *Phys Med Rehabil Clin N Am.* 2013;24(1):79–91.

Waldman SD. Caudal epidural block: prone position. In: *Atlas of interventional pain management.* 4th ed. Philadelphia: Elsevier; 2015:551–562.

Waldman SD. Lumbar epidural nerve block: interlaminar approach. In: *Atlas of interventional pain management.* 4th ed. Philadelphia: Elsevier; 2015:500–513.

Waldman SD. Lumbar radiculopathy. In: *Pain review.* 2nd ed. Philadelphia: Elsevier; 2017:223–224.

Waldman SD. The lesegue straight leg raiding test for lumbar radiculopathy. In: *Physical diagnosis of pain: an atlas of signs and symptoms.* 3rd ed. Philadelphia: Elsevier; 2016:235–236.

Waldman SD, Campbell RSD. Anatomy: special imaging considerations of the lumbar spine. In: *Imaging of pain.* Philadelphia: Elsevier; 2011:109–110.

第 83 节

背阔肌综合征
(Latissimus Dorsi Syndrome)

ICD-10 CODE **M79.7**

临床症状

背阔肌是一组宽大、扁平的肌肉，其主要功能是伸展、内收和内旋手臂；它的次要功能是辅助深吸气和深呼气。背阔肌起自 T_7 胸椎棘突；附着在所有低位胸椎、腰椎和骶骨的棘突和棘上韧带；腰筋膜；髂嵴后 1/3；最下四肋以及肩胛下角。背阔肌的位置止于肱骨的肱二头肌间沟，由胸背神经支配。

背阔肌易患肌筋膜疼痛综合征，该病通常是由于在使用运动器材的剧烈活动中或上肢过度重复向前和向上的动作，对背阔肌造成反复性的微创伤所致（图 83-1）。肌肉钝性损伤也可引起背阔肌的肌筋膜疼痛综合征。

肌筋膜疼痛综合征是一种慢性疼痛综合征，影响身体局部或呈区域性分布。肌筋膜疼痛综合征诊断的必要条件是在体检时发现肌筋膜激痛点。虽然这些激痛点一般位于患部，但疼痛通常会放射到其他部位。这种牵涉痛可能被误诊或归因于其他器官系统的问题，从而导致过度的评估和无效的治疗。

激痛点是肌筋膜疼痛综合征的病理学特征，其特征是受累肌肉有局部的剧烈压痛点。通过触诊或

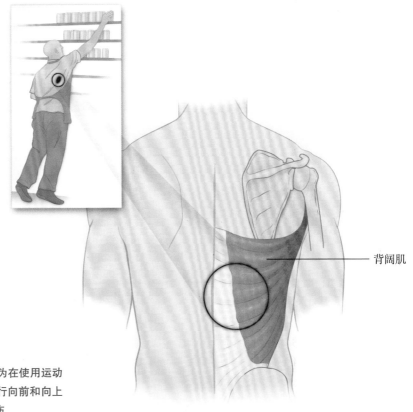

背阔肌

图 83-1 背阔肌综合征最常见的原因为在使用运动器材的剧烈活动中或需要上肢重复进行向前和向上的动作，对背阔肌造成反复性的微损伤

牵拉对激痛点进行物理刺激，不但会产生强烈的局部疼痛，还会引起牵涉痛。此外，被刺激的肌肉通常会出现不自主的抽动，称为跳跃征，也是肌筋膜疼痛综合征的特征。

当触诊肌筋膜激痛点时，通常可以发现紧绷成带状的肌肉纤维。尽管有这些一致的生理现象，通常也认为激痛点是受累肌肉微损伤的结果，肌筋膜激痛点的病理生理学机制仍然不得而知。这种创伤可能由单次损伤、重复性微损伤，或主动肌和拮抗肌的慢性功能失调引起。

除了肌肉损伤，易引起肌筋膜疼痛综合征的各种因素。例如，业余运动员在不适当的训练后可能引起肌筋膜疼痛综合征。使用电子计算机或看电视时坐姿不良也可能是诱发因素之一。早期的损伤可能导致肌肉功能异常，并进展为肌筋膜疼痛综合征。如果患者有营养不良或同时存在心理或行为异常，包括慢性应激和抑郁，可能增加以上诱发因素的致病风险。背阔肌尤其容易出现应激诱发的肌筋膜疼痛综合征。

僵硬和疲劳通常与疼痛共存，它们增加了与该疾病相关的功能障碍，并使其治疗复杂化。肌筋膜疼痛综合征可以作为一种原发性疾病状态出现，或与其他疼痛情况（包括神经根病和慢性局部疼痛综合征）并存。心理或行为异常（包括抑郁症）经常与肌肉异常共存，处理这些心理异常是任何成功治疗计划中的重要一项。

症状和体征

激痛点是背阔肌综合征的病理性病变，典型部位是肩胛下角的一个局部剧烈压痛点；此疼痛会牵涉到腋窝和同侧上肢的背侧，直至无名指和小指的背侧（图 83-2）。通过触诊或牵拉等对激痛点的物理刺激会产生强烈的局部疼痛和牵涉痛。此外，跳跃征也会经常出现。

检查

对临床上确认的激痛点进行活检并不能得到一致性的异常组织学特征。有激痛点的肌肉群被描述为"虫噬样"或"蜡样变性"。据报道，部分背阔肌综合征患者的血浆肌红蛋白升高，但这一发现尚

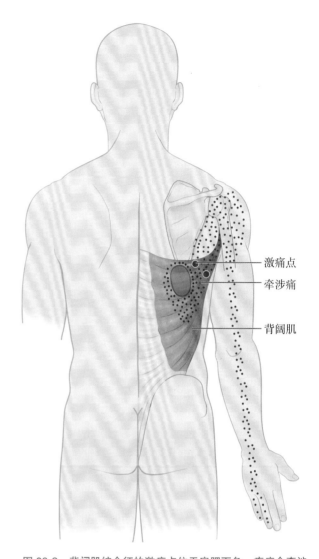

激痛点
牵涉痛
背阔肌

图 83-2　背阔肌综合征的激痛点位于肩胛下角，疼痛会牵涉到腋窝和同侧上肢的背侧，直至无名指和小指的背侧
（Waldman SD. *Atlas of pain management injection techniques*[M]. 2nd ed. Philadelphia: Saunders, 2007: 299.）

未得到其他研究者的证实。神经电生理检查发现一些患者的肌肉张力增加，但是同样不能被重复证实。由于缺乏客观的诊断检查，临床医师必须排除与背阔肌综合征类似的其他疾病（见鉴别诊断）。

鉴别诊断

背阔肌综合征的诊断主要依赖于临床表现，而不是特定的实验室、电生理或影像学检查。因此，必须对每一位怀疑背阔肌综合征的患者进行有针对性的病史和查体，系统地寻找触发点并确认阳性的跳跃征。临床医师必须排除与背阔肌综合征相似的其

他存疾病，包括原发性炎症性肌肉疾病、多发性硬化症和结缔组织疾病。使用电生理和影像学检查可以识别并存的疾病，如肩胛下滑囊炎、颈椎神经根病、髓核突出和肩袖撕裂。医师还必须识别其他可能掩盖或加重背阔肌综合征症状的心理和行为异常。

治疗

治疗的重点是阻滞肌筋膜激痛点，使受累肌肉得到长期放松。由于对作用机制了解甚少，因此允许一定范围内的实验性治疗和错误性治疗以制定最终的治疗方案。最初可以选择保守治疗，将局麻药或生理盐水注射到激痛点。由于许多颈椎肌筋膜疼痛患者有潜在的抑郁和焦虑，因此服用抗抑郁药物是大多数治疗方案的组成部分。普瑞巴林和加巴喷丁也可以缓解肌筋膜疼痛相关症状。米那西普兰是一种 5- 羟色胺 - 去甲肾上腺素再摄取抑制剂，在治疗肌筋膜疼痛方面也有疗效。

此外，有多种辅助方法可用于治疗颈椎肌筋膜疼痛。冷敷与热敷通常可与激痛点药物注射和抗抑郁药联合使用以减轻疼痛。通过经皮神经刺激或电刺激可使一些患者的疼痛减轻。运动也可以缓解一些症状，并减轻与这种疾病相关的疲劳。将微量 A 型肉毒毒素直接注射到激痛点也可用于对传统治疗无效的患者。

并发症及注意事项

如果注意临床相关解剖结构，激痛点注射是非常安全的。必须使用无菌技术避免感染，同时采取普遍的预防措施，将术者的风险降到最低。激痛点注射中的大多数并发症与注射部位和深部组织的针刺伤有关。如果注射后立即对注射部位施加压力按压，可以降低瘀斑和血肿形成的发生率。避免使用过长的针头可以降低深部组织损伤的发生率。对靠近深部胸腔的激痛点进行注射时，必须特别注意避免气胸。

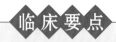

临床要点

虽然背阔肌综合征是一种常见疾病，但是会经常被误诊。因此，对于怀疑背阔肌综合征的患者，必须仔细评估，识别任何隐匿性疾病。背阔肌综合征通常伴有各种躯体和心理疾病。

（张云霄 译　　何自静 审校）

原书参考文献

Arnold LM. The pathophysiology, diagnosis and treatment of fibromyalgia. *Psychiatr Clin North Am.* 2010;33(2):375–408.

Di Tella M, Ghiggia A, Tesio V, et al. Pain experience in fibromyalgia syndrome: the role of alexithymia and psychological distress. *J Affect Disord.* 2017;208:87–93.

Farré M, Farré A, Fiz J, et al. Cannabis use in fibromyalgia. In: Preedy VR, ed. *Handbook of cannabis and related pathologies.* San Diego: Academic Press; 2017:e158–e167.

Ge H-Y, Nie H, Madeleine P, et al. Contribution of the local and referred pain from active myofascial trigger points in fibromyalgia syndrome. *Pain.* 2009;147(1–3):233–240.

Waldman SD. Injection technique for latissimus dorsi syndrome. In: *Atlas of pain management injection techniques.* 4th ed. Philadelphia: Elsevier; 2017:347–349.

第 84 节

椎管狭窄

(Spinal Stenosis)

ICD-10 CODE **M48.06**

临床症状

　　椎管狭窄是由于先天性或获得性椎管狭窄所致。它最常见于 L$_5$ 椎体，女性比男性更常见（图84-1）。临床上，椎管狭窄通常表现为行走时下肢疼痛和无力。这种神经源性疼痛称为假性跛行或神经源性跛行（图84-2）。这些症状通常伴随来自腰椎神经根的下肢疼痛。此外，椎管狭窄患者可能会出现

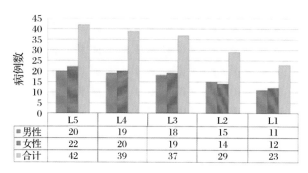

病例数	L5	L4	L3	L2	L1
男性	20	19	18	15	11
女性	22	20	19	14	12
合计	42	39	37	29	23

图 84-1　按性别划分的各椎体水平腰椎管狭窄的发病率（Singh V, Sethi R, Chauhan BKS, et al. Lumbar spinal ste-nosis and morphometry of lumbar vertebral canal[J]. *J Anat Soc India*. 2016;65(1):33–37.）

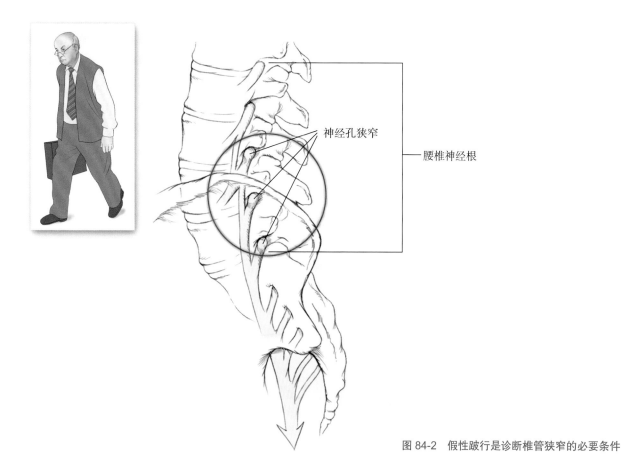

神经孔狭窄

腰椎神经根

图 84-2　假性跛行是诊断椎管狭窄的必要条件

麻木、无力和神经反射缺失。椎管狭窄的原因包括椎间盘膨出或脱出、腰椎关节突关节病变、椎板间韧带增厚和屈曲。所有这些诱发因素会随着年龄的增加而恶化。

症状和体征

椎管狭窄患者在行走、站立或平卧时会出现腓肠肌和腿部疼痛以及疲劳。腰椎屈曲或坐位可以使上述症状减轻或消失。椎管狭窄症患者通常会表现出类人猿的姿势（即行走时躯干向前弯曲且膝盖微弯）以减轻假性跛行的症状（图 84-3）。伸展脊柱可能导致症状加重。患者还会出现受累神经根分布区疼痛、麻木、刺痛和感觉异常。患肢可能出现无力和协调性降低。患者弯腰试验多为阳性（图 84-4）。通常伴有肌肉痉挛和背部疼痛，并牵涉到斜方肌和肩胛间区域。体检发现感觉减退、无力和神经反射改变。

椎管狭窄的患者偶尔会因腰椎神经根和马尾神经受压，导致腰椎脊髓病变或马尾综合征。这些患者会有不同程度的下肢无力和肠道及膀胱症状。虽然这些症状通常隐匿出现，但提示应该按神经外科急诊手术处理。

检查

MRI 提供了有关腰椎及其内容物的最佳信息，应对所有疑似椎管狭窄的患者进行检查。MRI 准确性高，可以识别危及患者腰椎脊髓病变的异常情况（图 84-5）。如果患者不能行 MRI 检查（如安装心脏起搏器），可以选择 CT 或脊髓造影。如果考虑并存骨折或骨质异常（如转移性疾病），则应行同位素骨扫描和 X 线检查。

尽管 MRI、CT 和脊髓造影术可以提供有用的神经解剖信息，但肌电图（EMG）和神经传导速度检查可以对每个特定的神经根和整个腰丛的实际状态提供神经生理学信息。肌电图还可以区分神经丛病变和神经根病变，而且可以发现可能混淆诊断的并存的嵌顿性神经病变。

如果对诊断存疑，应行血常规检查、红细胞沉降率、抗核抗体、人类白细胞抗原（HLA）-B27 筛查和血生化检查，以排除可能造成患者疼痛的其他原因。

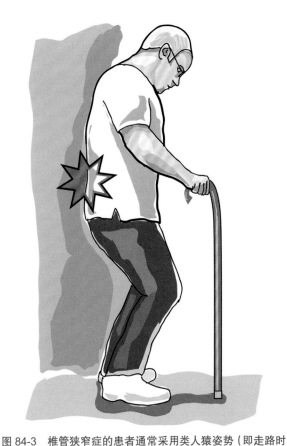

图 84-3　椎管狭窄症的患者通常采用类人猿姿势（即走路时躯干向前屈曲并且膝盖微弯）以减轻假性跛行的症状

（Waldman SD. *Physical diagnosis of pain: an atlas of signs and symptoms*[M]. Philadelphia: Saunders, 2006: 260.）

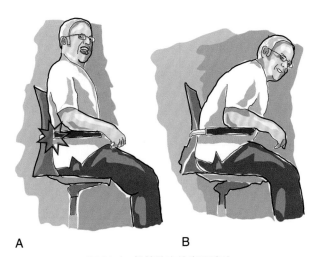

A　　　　　　　　　　　　B

图 84-4　椎管狭窄的弯腰试验

A 为伸展腰椎加重椎管狭窄的疼痛；B 为屈曲腰椎减轻椎管狭窄的疼痛

（Waldman SD. *Physical diagnosis of pain: anatlas of signs and symptoms*[M]. Philadelphia: Saunders, 2006: 261.）

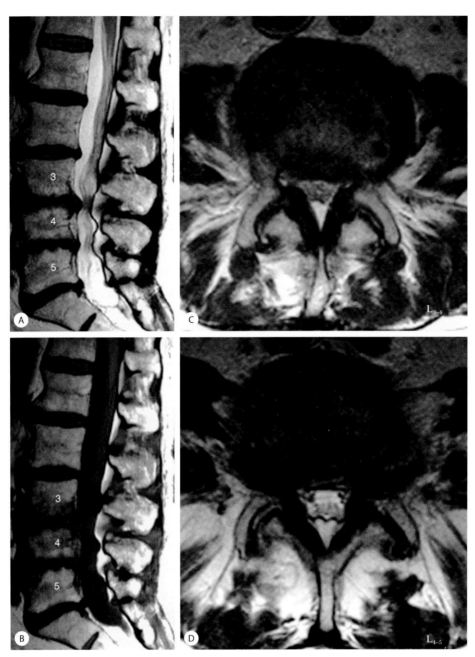

图 84-5　后天性椎管狭窄退行性变

A、B 为矢状位 T2 和 T1WI MRI 示 L_{3-4}、L_{4-5} 节段严重的椎间盘退行性改变，椎间盘脱水变性，椎间隙变窄，相邻椎体终板不规则，椎间盘向后方膨出；由于 L_{3-4} 处明显受压，马尾神经根呈起伏状或波浪状；C、D 为轴位 T2WI MRI 显示椎间盘向后膨出、关节突增生和黄韧带增厚共同导致 L_{3-4} 椎管重度狭窄、L_{4-5} 椎管中度狭窄；还要注意 L_{3-4} 双侧侧隐窝有严重受损

（Edelman RR, Hesselink JR, Zlatkin MB, et al. *Clinical magnetic resonance imaging*[M]. 3rd ed. Philadelphia: Saunders, 2006: 2228.）

鉴别诊断

椎管狭窄的临床诊断需结合病史、查体、影像学和 MRI 检查来确诊。与椎管狭窄类似的疼痛综合征包括腰背扭伤；腰椎滑囊炎；腰椎纤维性肌炎；炎症性关节炎；腰椎脊髓、神经根、神经丛和神经的疾病（包括糖尿病性股神经病变）。

治疗

椎管狭窄最好采用联合治疗。首先可以进行

物理治疗（包括热疗和深度镇静按摩）结合非甾体抗炎药和肌松药。必要时加用腰椎或骶部硬膜外神经阻滞。以局麻药和激素进行骶管硬膜外阻滞术会非常有效。潜在的睡眠障碍和抑郁最好用三环类抗抑郁药治疗，如去甲替林，起始剂量为睡前25mg。近期的临床经验表明，将A型肉毒毒素注射到腓肠肌也可以缓解腰椎管狭窄症相关的夜间腿部痉挛症状。

并发症及注意事项

如果不能准确诊断椎管狭窄，患者有进展为腰椎脊髓病或马尾综合征的风险，如果不治疗，可能会发展为轻瘫或截瘫。

临床要点

椎管狭窄是引起背部和下肢疼痛的常见原因，假性跛行的发现提示临床医师应考虑该诊断。椎管狭窄有随着年龄的增加而加重的趋势。腰椎脊髓病或马尾综合征可能隐匿起病，因此需要进行详细的病史采集和查体，避免遗漏某些并发症。

（张云霄　译　　何自静　审校）

原书参考文献

Cowley P. Neuroimaging of spinal canal stenosis. *Magn Reson Imaging Clin N Am.* 2016;24(3):523–539.

Genevay S, Atlas SJ. Lumbar spinal stenosis. *Best Pract Res Clin Rheumatol.* 2010;24(2):253–265.

Singh V, Sethi R, Chauhan BKS, et al. Lumbar spinal stenosis and morphometry of lumbar vertebral canal. *J Anat Soc India.* 2016;65(1):33–37.

Waldman SD. Caudal epidural block: prone. In: *Atlas of interventional pain management.* 3rd ed. Philadelphia: Saunders; 2009:441–448.

Waldman SD. Caudal epidural block: prone position. In: *Atlas of interventional pain management.* 4th ed. Philadelphia: Elsevier; 2015:551–562.

Waldman SD. Lumbar epidural nerve block: prone. In: *Atlas of interventional pain management.* 3rd ed. Philadelphia: Saunders; 2009:400–406.

Waldman SD. Lumbar radiculopathy. In: *Pain review.* 2nd ed. Philadelphia: Elsevier; 2017:223–224.

Waldman SD. Spinal stenosis. In: *Pain review.* Philadelphia: Saunders; 2009:202–203.

Waldman SD, Campbell RSD. Anatomy: special imaging considerations of the lumbar spine. In: *Imaging of pain.* Philadelphia: Elsevier; 2011:109–110.

第 85 节

蛛网膜炎
(Arachnoiditis)

ICD-10 CODE **G03.9**

临床症状

蛛网膜炎包括蛛网膜的增厚、瘢痕形成和炎症。这些异常可能是自限性的，也可能导致神经根和脊髓受压。除了疼痛，蛛网膜炎患者可能会出现麻木、无力、神经反射缺失以及肠道和膀胱症状。蛛网膜炎的确切病因尚不清楚，可能与椎间盘突出、感染、肿瘤、脊髓造影、脊柱手术或鞘内给药有关。有非正式报道显示在硬膜外和蛛网膜下腔给予甲泼尼龙后可出现蛛网膜炎，与重复大量硬膜外补血治疗硬膜穿刺后头痛出现的蛛网膜炎表现相同。

症状和体征

蛛网膜炎患者在受累神经根的分布区域有疼痛、麻木、刺痛和感觉异常（表 85-1）。可能伴有患肢无力、协调性下降、肌肉痉挛、背痛和臀部牵涉疼痛。查体可见感觉减退、无力和神经反射异常。蛛网膜炎患者偶尔会出现腰椎脊髓、神经根和马尾受压，导致腰椎脊髓病变或马尾综合征（图 85-1）。这些患者会伴有不同程度的下肢无力和肠道及膀胱症状。

检查

MRI 可以提供腰椎及其内容物的最佳信息，所

有疑似蛛网膜炎的患者均应行该检查（图 85-2）。MRI 准确度高，可以识别危及患者的腰椎脊髓病变或引起马尾综合征的疾病。对于不能进行 MRI 检查的患者（如安装心脏起搏器），可以选择 CT 或脊髓造影（图 85-3）。如果怀疑骨折或骨质异常（如转移性疾病），则应行同位素骨扫描和 X 线检查。

尽管 MRI、CT 和脊髓造影术可以提供有用的神经解剖信息，但肌电图（EMG）和神经传导速度检查可以对每个特定的神经根和整个腰椎神经丛的实际状态提供神经电生理信息。肌电图和体感诱发电位也能区分神经丛病变和蛛网膜炎，并能识别可能混淆诊断的并存的嵌顿性神经病变。

如果对诊断存疑，应进行血常规检测、红细胞沉降率、抗核抗体、人类白细胞抗原（HLA）-B27 筛查和血液生化检查，以排除造成患者疼痛的其他原因。

鉴别诊断

蛛网膜炎的临床诊断需结合病史、查体、影像学检查和 MRI 来确诊。与蛛网膜炎症状相似的疾病包括肿瘤、感染以及腰椎脊髓、神经根、神经丛和神经病变。

治疗

蛛网膜炎的最佳治疗方法缺乏共识；大部分治疗目标集中在神经根和脊髓减压以及消除炎症。如

表 85-1 蛛网膜炎的临床特点				
腰椎神经根	疼痛部位	感觉异常	力弱	反射减退
L_4	背部、胫部、大腿、小腿	胫部麻木	踝关节背屈肌	膝反射
L_5	背部、大腿后侧、小腿	足尖、第一趾间麻木	踇长伸肌	无
S_1	背部、腓肠肌后侧和小腿	足外侧麻木	腓肠肌、比目鱼肌	踝反射

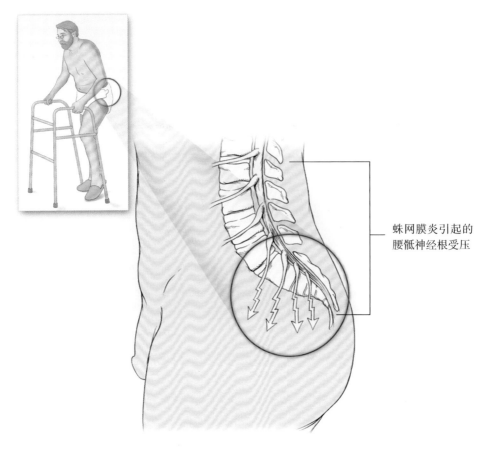

蛛网膜炎引起的
腰骶神经根受压

图 85-1 蛛网膜炎可导致腰椎脊髓病变或马尾综合征

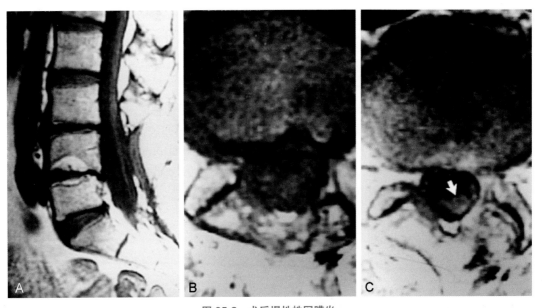

图 85-2 术后慢性蛛网膜炎

A 为矢状位短重复时间 / 回声时间 (TR/TE)(600/15) 自旋回波图像 MRI 显示 L_{4-5} 椎间盘退行性变；B 为轴位短 TR/TE (600/15) 自旋回波图像 MRI 显示 L_3 水平无相关异常的腰椎关节强直；C 为给予钆后，轴位短 TR/TE (600/15) 自旋回波图像 MRI 显示神经根增强显影，形成粗大的神经索（箭头所示），表明存在粘连性蛛网膜炎

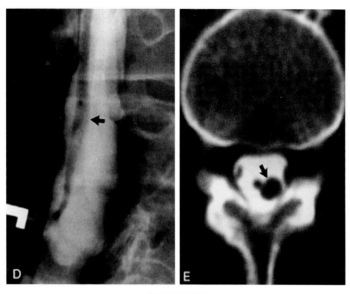

图 85-2（续）

D 为斜位水溶性造影剂脊髓造影显示部分空的硬膜囊和成条带状的神经根（箭头所示）；E 为 L₃ 水平轴位 CT 扫描，神经根汇集成一条索状结构（箭头所示）

（Edelman RR，Hesselink JR，Zlatkin MB, et al. *Clinical magnetic resonance imaging*[M]. 3rd ed. Philadelphia: Saunders, 2006: 2274.）

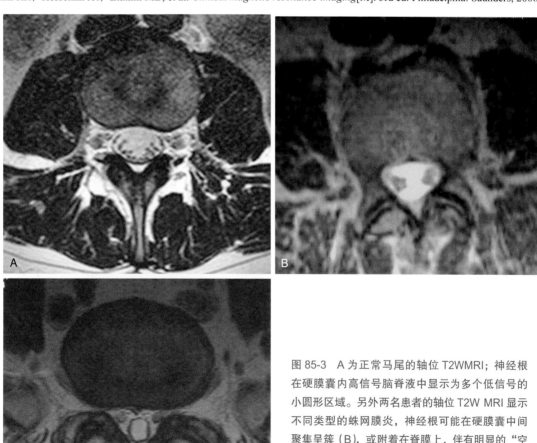

图 85-3　A 为正常马尾的轴位 T2WMRI；神经根在硬膜囊内高信号脑脊液中显示为多个低信号的小圆形区域。另外两名患者的轴位 T2W MRI 显示不同类型的蛛网膜炎，神经根可能在硬膜囊中间聚集呈簇（B），或附着在脊膜上，伴有明显的"空囊"（C）

（Waldman SD, Campbell RSD. *Imaging of pain* [M]. Philadelphia: Elsevier; 2011.）

果病变范围局限，硬膜外神经松解术或经骶管注射激素可使神经根减压。广泛的蛛网膜炎通常需要手术行减压性椎板切除术。这些方法的疗效欠佳。

潜在的睡眠障碍和抑郁症状需使用三环类抗抑郁药治疗，如去甲替林，起始剂量为睡前25mg。加巴喷丁可能对蛛网膜炎相关的神经病理性疼痛有效；脊髓电刺激也可能缓解症状。必要时，可以谨慎使用阿片类镇痛药。

并发症及注意事项

若不能准确诊断蛛网膜炎，患者有发展为腰椎脊髓病变或马尾综合征的风险，如未治疗，可能进展为轻瘫或截瘫。

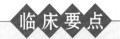

临床要点

　　蛛网膜炎是一种潜在的毁灭性疾病，医师可能将其误诊为腰背痛和下肢痛而进行错误治疗。因此对于有症状但没有明确原因的患者，应尽早行MRI和肌电图检查。

（张云霄　译　　何自静　审校）

原书参考文献

Carlswärd C, Darvish B, Tunelli J, et al. Chronic adhesive arachnoiditis after repeat epidural blood patch. *Int J Obstet Anesth.* 2015;24(3):280–283.

Crum BA, Strommen JA. Nerve root assessment with SEP and MEP. *Handb Clin Neurophysiol.* 2008;8:455–463.

Waldman SD. Arachnoiditis. In: *Pain review.* 2nd ed. Philadelphia: Saunders; 2017:303–304.

Waldman SD, Campbell RSD. Arachnoiditis. In: *Imaging of pain.* Philadelphia: Elsevier; 2011:169–170.

第 86 节

椎间盘炎
(Diskitis)

ICD-10 CODE `M46.47`

临床综合征

椎间盘炎在脊柱疼痛中常被误诊，其被误诊的后果严重，可导致并发症包括瘫痪甚至死亡。脊柱各部位均可能发生椎间盘炎，其中腰椎发生率最高，其次是胸椎，然后是颈椎。椎间盘炎更常见于男性，可通过血行自发播散，常见于尿路感染并通过椎静脉丛传播至脊髓硬膜外腔。其更常见于脊柱侵袭性治疗后，如外科手术、椎间盘造影术、硬膜外神经阻滞等。椎间盘炎患者的发病年龄呈双峰分布型，20 岁前出现第一个高峰，50 ~ 70 岁之间出现第二个高峰。

椎间盘炎最常见的感染源与尿路感染相同。有文献指出，在硬膜外腔应用激素可导致免疫抑制，进而导致椎间盘炎的发生率增加。尽管理论上如此，美国各地每天进行数千例硬膜外激素注射的统计数据并不支持该论点。在椎间盘炎的成年患者中，男性与女性比例为 2 : 1。儿童发生椎间盘炎的平均年龄为 7 岁，成年人为 50 岁以后。若未经治疗，该疾病的病死率近 10%。

椎间盘炎起病初期常在受累脊柱节段（如颈椎、胸椎、腰椎）的椎旁肌肉出现不明原因的疼痛和痉挛（图 86-1）。当感染累及更多的椎间盘和相邻椎体并压迫神经结构时，这种疼痛会变得更加剧烈和局限。出现低热及非特异性全身症状（如萎靡、食欲减退），进而进展为明确的败血症（伴随高热、寒战）。此时，患者会开始出现感觉和运动障碍，并伴随神经受压出现直肠及膀胱刺激症状。随着感染进一步蔓延至硬膜外腔，还可出现受累脊髓、脊神经的血供不足，导致缺血，若未经治疗，将会引起脊髓梗

死和永久性的神经功能障碍。即使应用抗生素治疗，椎间盘炎仍有接近 3% 的病死率。

体征和症状

椎间盘炎患者起初表现为受感染部位广泛性的不明原因疼痛，此时，患者可能在受累节段的活动范围内感到轻微疼痛，神经系统查体未见异常。患

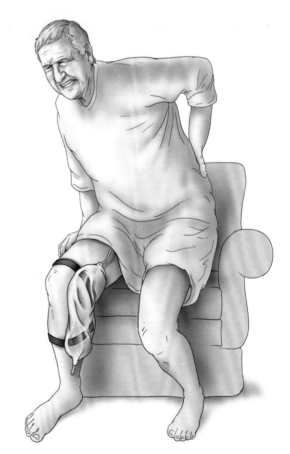

图 86-1　如果未能及时诊断椎间盘炎，可导致患者受累的神经结构持续性受压、神经功能迅速减退，如果未及时诊断治疗，可导致不可逆的运动及感觉障碍

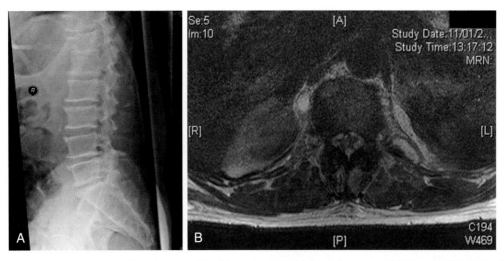

图 86-2　A 为 X 线平片显示 $T_{12}L_1$ 椎间隙变窄和终板破坏，该征象高度提示感染；B 为同节段的 MRI 轴位像显示椎旁积液。（Cottle L, Riordan T. Infectious spondylodiscitis[J]. *J Infect*. 2008;56(6):402–412.）

者可出现低热或盗汗。理论上，激素治疗可缓解这些全身症状或延缓其发生。随着脓肿增大，患者病情加重，伴有发热、寒战。临床医师通过神经系统查体可能发现脊神经根刺激症状或脊髓压迫症状。如不仔细观察，可能忽略脊髓病变进展的细微表现（如巴宾斯基征、阵挛、会阴部感觉减退）。若受累神经结构持续受压，患者的神经功能可迅速恶化。若缺乏正确的诊断，最终可导致不可逆的运动及感觉障碍。

检查

X 线平片可见椎间盘炎的表现（椎间隙变窄和终板改变），但这些改变在发病初期可能并不出现（图 86-2）。椎间盘炎的早期诊断最宜采用放射性同位素 ^{67}Ga 或者 ^{99m}Tc（图 86-3）扫描。MRI 和 CT 在椎间盘炎的诊断中高度准确，且对于脊髓内病变、脊柱肿瘤及其他疾病的诊断比脊髓造影更加准确（图 86-4）。对椎间盘炎的患者均应进行细针或开放手术取活检做细菌培养，但无需等待细菌培养结果即可开始应用抗菌药物治疗（图 86-5）。

疑患椎间盘炎的患者均应行以下实验室检查：血液常规检测、红细胞沉降率、C 反应蛋白和生化检查。患者需及时进行血、尿细菌培养，在检查进行过程中尽快接受抗菌药物治疗。同时，还需进行脓肿组织的革兰染色及培养，无需等待检查结果，即可早期进行抗菌药物治疗。此外，椎间盘炎患者

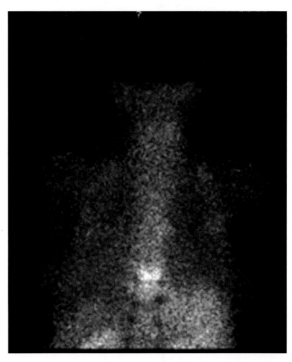

图 86-3　^{67}Ga 二维扫描显示，T_{11} 椎体符合椎间盘炎和骨髓炎表现

(Stieber JR, Schweitzer ME, Errico TJ. *The imaging of spinal infections*[J]. Semin Spine Surg. 2007;19(2):106–112.)

（尤其静脉注射毒品者）还需接受超声心动图检查，排除亚急性细菌性心内膜炎。

治疗

为避免永久性神经损伤或死亡所致后遗症，椎

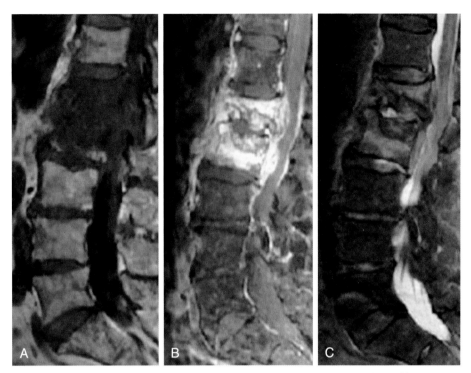

图 86-4　T1 加权序列矢状位 MRI 扫描（A），注射钆后 T1 加权脂肪抑制序列（B），T2 加权脂肪抑制序列（C）；该影像为典型的 $L_{1\sim2}$ 椎间盘炎及硬膜外受累征象

(Millot F, Bonnaire B, Clavel G, et al. Hematogenous Staphylococcus aureus discitis in adults can start outside the vertebral body [J]. *Joint Bone Spine*. 2010;77(1):76–77.)

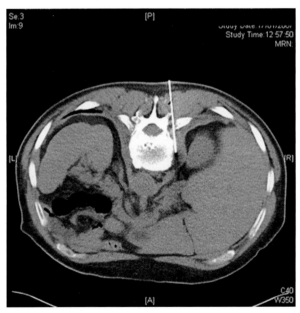

图 86-5　在 CT 引导下将椎间盘炎患者的脊椎旁积液抽出

（Cottle L, Riordan T. Infectious spondylodiscitis[J]. *J Infect*. 2008;56(6):402–412.）

表 86-1　椎间盘炎导致脊髓压迫的检查、治疗流程
• 立即进行血、尿培养
• 立即开始针对金黄色葡萄球菌的大剂量抗菌药物治疗
• 立即行脊髓影像学检查，以确定脊髓压迫情况，如脓肿、肿瘤等： 　　CT 　　MRI 　　脊髓造影
• 同时请脊柱外科医师紧急会诊
• 持续、密切监测患者的神经功能状态
• 如果上述操作执行困难，通过最快速方法将患者紧急转移至三级医疗中心
• 如果患者的神经功能状态恶化，需复查影像学检查，并再次请外科会诊

间盘炎患者需尽早接受治疗。椎间盘炎的治疗方案包括：①抗菌药物治疗感染；②引流脓肿以缓解对神经的压迫（图 86-6）。由于大部分椎间盘炎由金黄色葡萄球菌引起，留取血、尿培养标本后，应立即给予万古霉素等抗菌药物治疗葡萄球菌感染。根据细菌培养和敏感性报告调整抗菌药物（图 86-7）。如前所述，患者疑患椎间盘炎后应及时进行抗菌药物治疗，不需等待确切诊断结果。许多非典型感染源（如结核分枝杆菌、真菌）也可引起椎间盘炎，尤其是对于免疫功能低下的患者。当患者对传统抗菌药

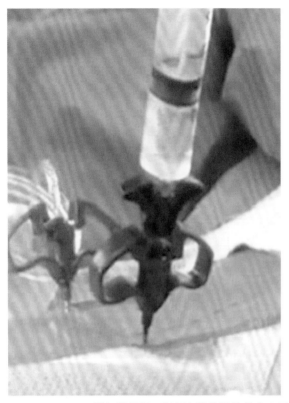

图 86-6　Jamshidi 针经椎弓根两侧置入椎体脓肿的术中图像；此图像中，抗菌药溶液经右侧 Jamshidi 针输入，清亮的药液经左侧 Jamshidi 针流出，行持续灌洗

(Urakov TM, Casabella AM, Levene HB. Percutaneous drainage of chronic destructive lumbar osteomyelitis abscess via the use of bilateral transpedicular trocar access[J]. *World Neurosurg.* 2016;92;583.e1-583.e5.)

物治疗不敏感时，应考虑上述非典型病原体的感染。卧床休息、受累节段脊柱的矫形装置固定可改善患者的长期预后。

仅应用抗菌药物治疗只适用于病程极早期的椎间盘炎。因此，硬膜外脓肿引流对疾病痊愈至关重要。通过椎板减压切除术、穿刺抽脓可完成引流。最近，介入医师可以通过 CT 或 MRI 引导置入经皮引流管，成功引流硬膜外脓肿。在椎间盘炎治疗过程中，应定期复查 CT 或 MRI，当出现神经系统异常改变时，应立即再次行 CT 或 MRI 检查。怀疑脊髓或相关神经结构受压时，临床医师应按表 86-1 的紧急治疗流程进行治疗。

鉴别诊断

当患者出现脊柱疼痛、发热，尤其是进行过脊柱内固定手术或硬膜外神经阻滞（手术麻醉或治疗疼痛）的患者，均应考虑椎间盘炎的诊断。其他需要考虑的鉴别诊断包括脊髓内病变（如脱髓鞘疾病和脊髓空洞症）及其他可导致脊髓和神经根压迫的疾病（如转移性肿瘤、Paget 病、神经纤维瘤）。通常情况下，除非患者合并感染，以上疾病仅表现为背痛，不伴有发热。

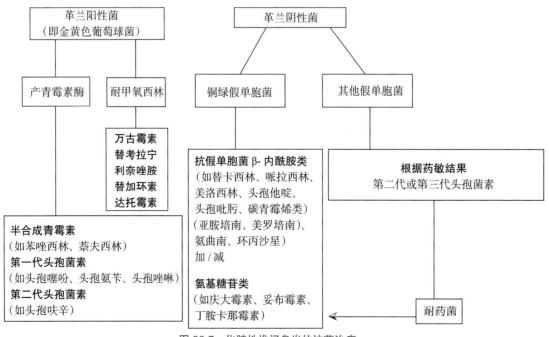

图 86-7　化脓性椎间盘炎的抗菌治疗

(Skaf GS, Domloj NT, Fehlings MG, et al. Pyogenic spondylodiscitis: an overview[J]. *J Infect Public Health.* 2010;3(1):5–16.)

并发症及注意事项

误诊椎间盘炎而未及时治疗，将给临床医师和患者带来严重后果。椎间盘炎相关的神经功能障碍起病隐匿，容易误导医师。如果怀疑存在脓肿或其他脊髓受压的原因，需要高度重视神经功能的微小变化。

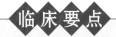

临床要点

　　椎间盘炎的诊断和治疗的延误对患者和医师均有严重后果。所有表现为发热、背痛的患者都有患椎间盘炎的可能，应积极给予治疗直到可排除该诊断。切忌过度依赖单一的阴性影像学检查或模棱两可的影像学检查结果。任何神经系统状态的变化都应复查 CT 或 MRI。

（丁　蕾　译　　何自静　审校）

原书参考文献

Cottle L, Riordan T. Infectious spondylodiscitis. *J Infect.* 2008;56(6):402–412.

Luzzati R, Giacomazzi D, Danzi MC, et al. Diagnosis, management and outcome of clinically suspected spinal infection. *J Infect.* 2009;58(4):259–265.

Mylona E, Samarkos M, Kakalou E, et al. Pyogenic vertebral osteomyelitis: a systematic review of clinical characteristics. *Semin Arthritis Rheum.* 2009;39(1):10–17.

Prodi E, Grassi R, Iacobellis F, et al. Imaging in spondylodiskitis. *Magn Reson Imaging Clin N Am.* 2016;24(3):581–600.

Sharma SK, Jones JO, Zeballos PP, et al. The prevention of discitis during discography. *Spine J.* 2009;9(11):936–943.

Skaf GS, Domloj NT, Fehlings MG, et al. Pyogenic spondylodiscitis: an overview. *J Infect Public Health.* 2010;3(1):5–16.

Tali ET, Oner AY, Koc AM. Pyogenic spinal infections. *Neuroimaging Clin N Am.* 2015;25(2):193–208.

Tirrell S, Handa S. Spinal infections: vertebral osteomyelitis, epidural abscess, diskitis. *Hosp Med Clin.* 2013;2(4):e509–e524.

Urakov TM, Casabella AM, Levene HB. Percutaneous drainage of chronic destructive lumbar osteomyelitis abscess via the use of bilateral transpedicular trocar access. *World Neurosurg.* 2016;92:583.e1–583.e5.

Waldman SD, Campbell RSD. Anatomy: special imaging considerations of the lumbar spine. In: *Imaging of pain.* Philadelphia: Elsevier; 2011:109–110.

Waldman SD, Campbell RSD. Bacterial diskitis and osteomyelitis of the lumbar spine. In: *Imaging of pain.* Philadelphia: Elsevier; 2011:145–146.

第 87 节

骶髂关节痛
（Sacroiliac Joint Pain）

ICD-10 CODE **M53.3**

临床综合征

骶髂关节疼痛一般源于以不当姿势提重物，从而拉伤了骶髂关节及其周围支持韧带。骶髂关节易受到各种关节炎的损害。骨性关节炎是导致骶髂关节疼痛的最常见的原因，类风湿关节炎和创伤后关节炎也是骶髂关节疼痛的常见原因。少见的原因包括免疫性疾病，如强直性脊柱炎、感染和莱姆病。免疫性疾病一般表现为多发性关节病变，而非局限于骶髂关节的单一关节病变，不过关节内注射技术治疗强直性脊柱炎所致的骶髂关节疼痛的效果非常好。少数情况下，患者会因为在脊椎融合术中过度采取骨移植物，而出现医源性骶髂关节功能障碍。

体征和症状

大部分因扭伤或关节炎引起的骶髂关节疼痛时，患者会主诉疼痛位于骶髂关节和大腿，并放射至臀部后面和大腿后方（图 87-1），疼痛不会放射到膝盖以下，疼痛在活动时加重，休息和热疗可缓解。疼痛性质为持续性酸痛，并可影响睡眠。查体可见骶

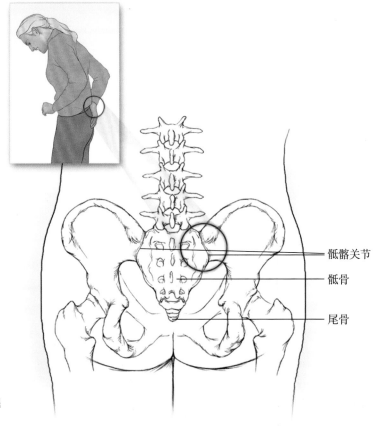

骶髂关节
骶骨
尾骨

图 87-1　骶髂关节疼痛放射至臀部和大腿

髂关节处有压痛。患者通常会踮起患侧的脚，而朝向健侧倾斜。椎旁肌常出现痉挛，在直立姿势时腰椎的活动范围受限；坐位时，因腘绳肌放松，腰椎的活动范围得到改善。

　　骶髂关节疼痛患者的骨盆挤压试验呈阳性。此实验是检查者将手放在髂嵴，拇指置于髂前上棘，用力将骨盆朝向中线压迫。在骶髂关节的周围产生疼痛则为阳性。骶髂关节功能障碍的其他体检试验还包括 Yeoman 试验、Gaenslen 试验、Stork 试验、Piedailu 试验和 VanDurson 试验（图 87-2）。

检查

　　所有表现为骶髂关节疼痛的患者均需行 X 线检查（图 87-3）。因为骶骨容易受到应力性骨折、感染以及原发性和继发性肿瘤的影响，如果对患者疼痛的病因存有疑问，必须行腰骶部 MRI 检查（图 87-4）。CT 和超声也可以提供有价值的临床信息（图 87-5）。

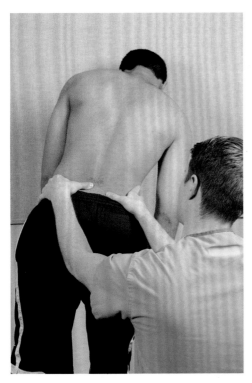

图 87-2　Van Durson 站立屈髋试验
当患者向前弯曲时，在骶髂关节上施加应力；患者会抬高患侧的骶髂关节，以缓解疼痛关节处的压力和疼痛，并使检查者的蹋指抬起

（Waldman SD. *Physical diagnosis of pain: an atlas of signs and symptoms*[M]. 3rd ed. Philadelphia: Elsevier.）

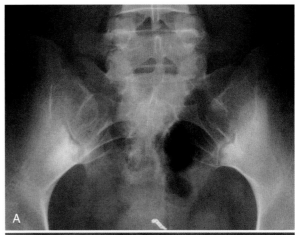

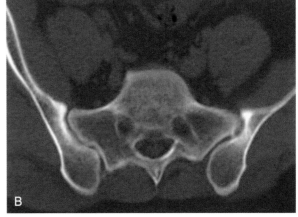

图 87-3　A 为一位患骶髂关节疼痛的年轻产后妇女的前后位 X 线平片；髂骨致密性骨炎引起双侧髂骨关节硬化；B 为另一名因运动诱发应力性改变的患者的轴位 CT 同样显示出髂骨关节硬化的特征；注意，在这两种情况下，关节间隙可见，软骨下骨板清晰，不伴侵蚀性改变

(Waldman SD, Campbell RSD. Sacroiliac joint pain. In: *Imaging of pain*[M]. Philadelphia: Elsevier; 2011.)

这类患者也应该行同位素骨扫描，以排除 X 线容易遗漏的肿瘤和不全性骨折。根据患者临床表现，可能需要行血常规、红细胞沉降率、HLA-B27、抗核抗体和血生化检查。

鉴别诊断

　　骶髂关节疼痛需与腰部扭伤、腰椎滑囊炎、腰肌筋膜炎、梨状肌综合征、强直性脊柱炎、炎症性关节炎以及累及腰段脊髓、神经根、神经丛和神经的疾病相鉴别。

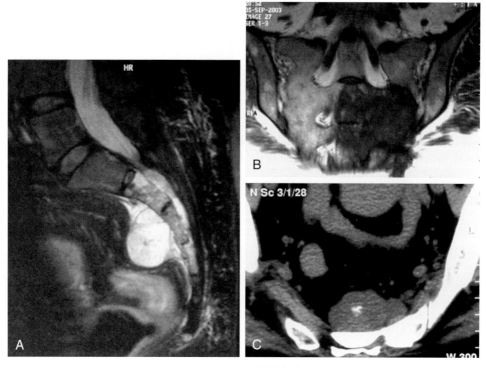

图 87-4　骶骨脊索瘤

快速自旋回波 MRI 矢状位 T2WI（A）和轴位 T1WI（B）示骶骨可见一个大的软组织肿块，伴骨质破坏；大部分肿瘤组织位于骶骨前；轴位 CT 扫描（C）示左半侧骶骨损害，表现为骶前中线区有一巨大团块伴钙化

(Edelman RR, Hesselink JR, Zlatkin MB, et al. *Clinical magnetic resonance imaging*[M]. 3th ed. Philadelphia: Saunders; 2006.)

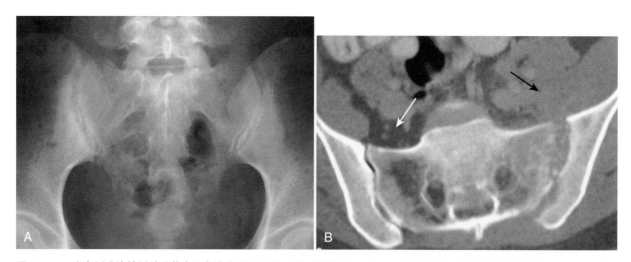

图 87-5　A 为右侧感染性骶髂关节炎患者的前后位 X 线平片；关节变宽，软骨下骨板边缘不清晰，伴边界模糊；B 为另一位骶髂关节感染患者的轴向 CT 显示左侧骶髂关节具有相同的特征；对比前方软组织炎性肿块（黑色箭头）和对侧正常低衰减的腹膜后脂肪（白色箭头）

（Waldman SD, Campbell RSD. Sacroiliac joint pain. In: *Imaging of pain*[M]. Philadelphia: Elsevier; 2011.）

治疗

骶髂关节相关性疼痛和功能障碍的初步治疗方法包括联合使用非甾体抗炎药、COX-2 抑制剂和物理疗法。局部热敷与冷敷也可能有效。对这些治疗方法无效的患者，下一步可以合理选择关节内注射局部麻醉药和糖皮质激素进行治疗。

进行骶髂关节注射时，患者取平卧位，常规消毒骶髂关节区域。严格遵循无菌原则，用注射器抽取 0.25% 丁哌卡因 4ml 和甲泼尼龙 40mg，连接 25G 针头。确认髂后上棘，然后在该处小心进针穿过皮肤和皮下组织，以 45° 角朝向骶髂关节进针（图 87-6）。如果碰到骨头，则需要把针尖后退到皮下组

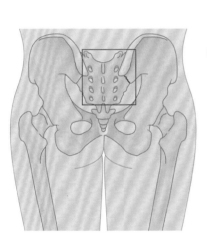

骶髂关节骨性
关节炎及炎症

图 87-6　骶髂关节精确定位穿刺

(Waldman SD. *Atlas of pain managementinjection techniques*[M]. Philadelphia: Saunders; 2000.)

织处，然后调整方向稍微朝向更外上方重新进针。进入关节间隙后，缓慢注射药物，注射时应该能够感受到少许阻力。如果遇到较大阻力，则针尖可能进入了韧带内，此时应该将针头稍微前进至关节间隙内，直到可以顺利进行注射而没有明显阻力。注射之后拔出针头，并在注射处无菌加压包扎和冷敷。若难以确定患者的解剖标志，可能需要使用透视、CT 和超声进行引导（图 87-7 至图 87-9）。

骶髂关节注射治疗数日后应该进行物理疗法，包括局部热疗和舒缓、适度的关节锻炼。避免剧烈运动，以免症状加重。

并发症和注意事项

在充分掌握临床相关解剖结构的情况下，该注射技术是安全的。如果进针位置太靠外侧，可能会损伤坐骨神经。骶髂关节内注射的主要并发症是感

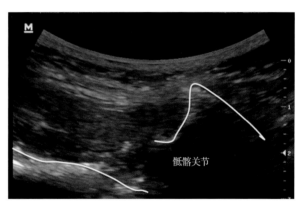

骶髂关节

图 87-8　超声引导下注射可提高穿刺的准确性；图为骶髂关节超声图像

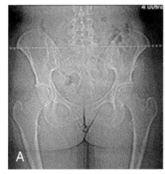
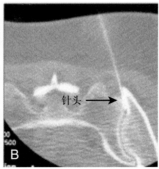
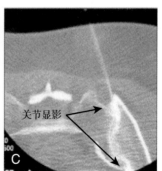

针头　　关节显影

图 87-7　CT 引导下骶髂关节穿刺病例

A 为平片扫描用于术前定位；B 为针头（22G）直接穿刺进入骶髂关节；C 为注射 1ml 欧乃派克 300 后的 CT 图像

(Block BM, Hobelmann G, Murphy KJ, et al. An imaging review of sacroiliac joint injection under computed tomography guidance[J]. *Reg Anesth Pain Med*. 2005;30(3):295–298.)

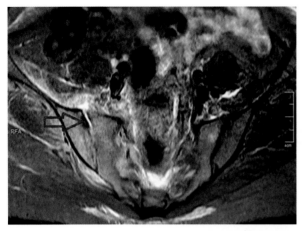

图 87-9　骶髂关节的反转恢复序列简单核磁共振显像（STIR 短反转时间反转恢复序列）。箭头显示关节液增多及髂骨受侵 (Carvajal-Flechas F, Sarmiento-Monroy JC, Rojas-Villarraga A, et al. Septic sacroiliitis in the late postpartum due to Escherichia coliJM]. *Revista Colombiana de Reumatología.* 2016;23(2):131-136)

染，虽然如严格遵守无菌技术则相当少见，注意采取综合预防措施，可将术者的风险降到最低。注射后立即按压注射部位，可以减少瘀血和血肿形成。约25%的患者在关节内注射后会有短期的疼痛加重，必须提前告知患者这种可能性。

临床要点

通过让患者在坐位时向前弯腰，可以对骶髂关节病变与腰椎病变进行鉴别。骶髂关节痛的患者可以相对轻松地向前弯腰，因为在此姿势时腘绳肌可以得到放松；腰椎疼痛的患者在坐位向前弯腰时，症状会加重。

本节所述的注射技术用于治疗骶髂关节疼痛非常有效。并发存在滑囊炎和肌腱炎时可能会加重骶髂关节疼痛，需要额外以局部麻醉药联合甲泼尼龙进行更多的局部注射治疗。

（丁　蕾　译　　何自静　审校）

原书参考文献

Carvajal-Flechas F, Sarmiento-Monroy JC, Rojas-Villarraga A, et al. Septic sacroiliitis in the late postpartum due to *Escherichia coli. Revista Colombiana de Reumatología.* 2016;23(2):131–136.

Petrides S. Non-inflammatory sacroiliac joint disorders. *Indian J Rheumatol.* 2014;9(suppl 2):S54–S63.

Prakash J. Sacroiliac tuberculosis – a neglected differential in refractory low back pain – our series of 35 patients. *J Clin Orthop Trauma.* 2014;5(3):146–153.

Waldman SD. Intra-articular injection of the sacroiliac joint. In: *Atlas of pain management injection techniques.* 4th ed. Philadelphia: Elsevier; 2017:429–434.

Waldman SD. Lumbar radiculopathy. In: *Pain review.* 2nd ed. Philadelphia: Elsevier; 2017:223–224.

Waldman SD. Sacroiliitis and other abnormalities of the sacrococcygeal joint. In: *Waldman's comprehensive atlas of diagnostic ultrasound of painful conditions.* Philadelphia: Wolters Kluwer; 2016:710–716.

Waldman SD. The yeoman test for sacroiliac pain. In: *Physical diagnosis of pain: an atlas of signs and symptoms.* 3rd ed. Philadelphia: Elsevier; 2016:254–255.

Waldman SD, Campbell RSD. Anatomy: special imaging considerations of the sacroiliac joint and pelvis. In: *Imaging of pain.* Philadelphia: Elsevier; 2011:192–196.

Waldman SD, Campbell RSD. Sacroiliac joint pain. In: *Imaging of pain.* Philadelphia: Elsevier; 2011:197–200.

第 88 节

耻骨炎
(Osteitis Pubis)

ICD-10 CODE M85.30

临床综合征

　　耻骨炎造成耻骨联合的局部压痛，疼痛可放射至大腿内侧，并引起蹒跚步态。耻骨炎病变特有的X线表现为：耻骨联合处的侵蚀、硬化和增宽（图88-1）。此疾病常发生于 20～40 岁，女性多见。耻骨炎常发生在膀胱、腹股沟、前列腺等疾病手术后，通常由于感染血行散播到相对缺乏血运的耻骨联合处而引起。耻骨炎也会在无明显诱因或感染的情况下发生。

体征和症状

　　查体可见耻骨联合有压痛点，触诊耻骨联合时疼痛可放射至大腿内侧面。骨盆前部也可能会有压痛。耻骨炎会因跑步、踢腿、单腿旋转和侧卧而加重疼痛。患者通常采用蹒跚步态，以避免耻骨联合的移动（图88-2）。这种步态可能引起下肢滑膜炎和肌腱炎，容易和其他临床症状相混淆，并加重患者

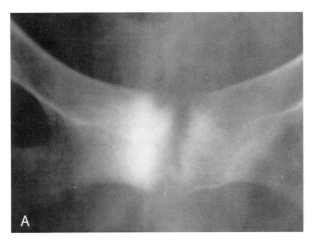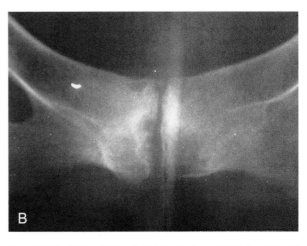

图 88-1　女性，26 岁，第三孕期时出现耻骨联合疼痛和压痛，图 A 和图 B 分别为相隔 2 年的 X 线平片，显示耻骨炎异常征象有部分缓解

(Resnick D. *Diagnosis of bone and joint disorders*[M]. 4th ed. Philadelphia: Saunders.)

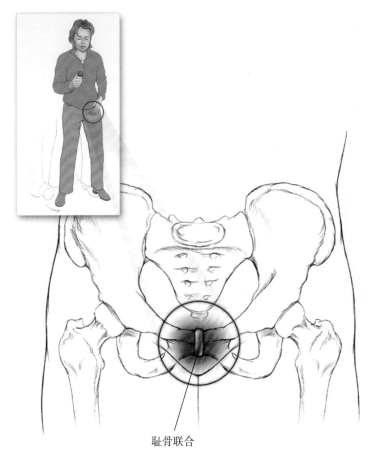

耻骨联合

图 88-2　耻骨炎患者常出现蹒跚步态

的疼痛和失能。

检查

所有表现为耻骨联合疼痛的患者都应该进行 X 线检查，以排除隐匿的骨性病变和肿瘤。根据患者的临床表现，可能需要其他检查，包括血液常规检测、前列腺特异性抗原、红细胞沉降率、血清蛋白电泳以及抗核抗体。如果怀疑有隐匿的肿块或肿瘤，需行骨盆 MRI 检查（图 88-3）。同位素骨扫描可用于排除 X 线无法发现的应力性骨折。后面讲述的注射技术可以作为诊断和治疗的方法。

鉴别诊断

类风湿关节炎和强直性脊柱炎在临床上可能出现与耻骨炎相似的疼痛综合征，但 X 线没有耻骨炎的特征性改变。内收肌拉伤和撕脱性骨折可能与耻骨炎的表现相似。而多发性骨髓瘤和转移性肿瘤也可能与耻骨炎的疼痛和 X 线改变相似。当存在全身性骨质疏松时，需要考虑耻骨支的不完全骨折。

治疗

耻骨炎相关的疼痛和功能障碍的初步治疗方法包括：非甾体抗炎药、COX-2 抑制剂和物理疗法的联合应用。局部热敷与冷敷也可能有效。当这些治疗方法无效时，下一治疗阶段可以合理选择关节内注射局麻药和激素。

进行耻骨炎注射时，患者取仰卧位，触诊确定耻骨中点和耻骨联合部位，常规消毒耻骨联合区域。严格遵循无菌术，使用注射器抽取 0.25% 丁哌卡因 2ml 以及甲泼尼龙 40mg，使用针长 8.9cm 的 25G 针头。确认耻骨联合中点，垂直缓慢进针，当针尖碰到关节上的纤维弹性软骨时，稍微后退针尖到关节外。确认注射器回抽无血且患者无感觉异常后，缓慢注入药物。注射时应该只有微小的阻力。超声穿刺引导将提高穿刺的准确性，也可降低穿刺相关

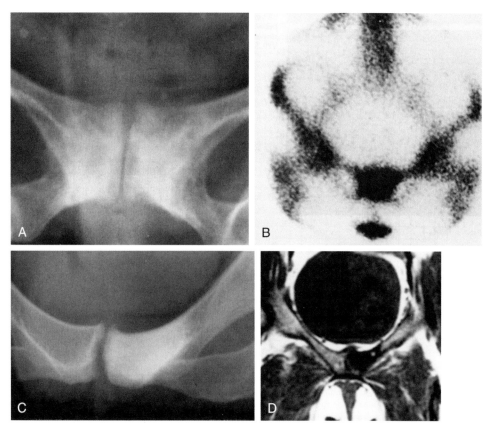

图 88-3　A、B 为女性，61 岁，诊断为耻骨炎，主要临床表现为耻骨联合局部疼痛和压痛，X 线（A）显示耻骨联合两侧巨大的骨硬化伴关节间隙狭窄；B 为亲骨性放射性药物的摄取量明显增加；C、D 为女性，34 岁，常规 X 线（C）显示单侧耻骨炎，MRI T1WI 冠状位（D）显示病变骨低信号

(Resnick D. *Diagnosis of bone and joint disorders*[M]. 4th ed. Philadelphia: Saunders; 2002:2132.)

并发症的发生率。该技术也可用于耻骨联合增生疗法和获取关节组织培养（图 88-4）

　　患者在注射治疗数日后应进行物理疗法，包括局部热疗和温和的关节活动度锻炼。避免剧烈运动，以防加重症状。镇痛药、非甾体抗炎药、肌松药（如

替扎尼定）可以与注射技术同时应用。

并发症和注意事项

　　在充分掌握临床相关解剖结构的情况下，注射治疗安全可靠。由于注射部位邻近骨盆内容物，因此非常重要的是，耻骨炎的阻滞术只能由熟悉此区域解剖结构以及有经验的人员操作。必须严格遵循无菌原则以防止感染，同时采取全面预防措施，将术者的风险降到最低。此注射技术的多数并发症是针头损伤注射部位及其下方的组织。注射后应立即按压注射部位，可减少瘀斑或血肿的形成。一些患者注射后会有短期疼痛加重，必须提前告知患者这种可能性。

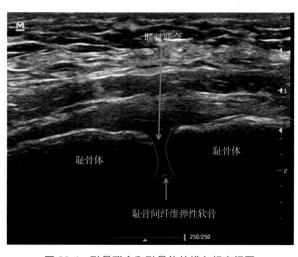

图 88-4　耻骨联合和耻骨体的横向超声视图

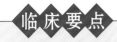

临床要点

　　当患者表现为耻骨联合疼痛但不伴有外伤史时，诊断应该考虑耻骨炎。局部注射技术是该病一种非常有效的治疗方法。

（丁　蕾　译　　何自静　审校）

原书参考文献

Budak MJ, Oliver TB. There's a hole in my symphysis—a review of disorders causing widening, erosion, and destruction of the symphysis pubis. *Clin Radiol.* 2013;68(2):173–180.

Elshout PJ, Verleyen P, Putzeys G. Osteitis pubis after TURP: a rare complication difficult to recognize. *Urology case reports.* 2016;4:55.

Waldman SD. Injection technique for osteitis pubis. In: *Atlas of pain management injection techniques.* 4th ed. Philadelphia: Elsevier; 2017:458–461.

Waldman SD. Osteitis pubis. In: *Pain review.* 2nd ed. Philadelphia: Elsevier; 2017:296–297.

Waldman SD. Osteitis pubis and other abnormalities of the pubic symphysis. In: *Waldman's comprehensive atlas of diagnostic ultrasound of painful conditions.* Philadelphia: Wolters Kluwer; 640–646.

Waldman SD, Campbell RSD. Anatomy: special imaging considerations of the sacroiliac joint and pelvis. In: *Imaging of pain.* Philadelphia: Elsevier; 2011:192–196.

Waldman SD, Campbell RSD. *Imaging of pain.* Philadelphia: Elsevier; 2011:207–208.

第 89 节

臀大肌综合征
(Gluteus Maximus Syndrome)

ICD-10 CODE M79.7

临床综合征

臀大肌的主要功能是伸展髋关节。臀大肌起自髂骨背侧的后部、髂后上棘、骶骨和尾骨的后下方以及骶结节韧带，附着在髂胫束的阔筋膜和股骨的臀肌粗隆，由臀神经支配。

臀大肌容易受到创伤，或因运动过度和不当而产生磨损与撕裂，并容易形成肌筋膜疼痛综合征。肌筋膜疼痛综合征可能与臀肌滑囊炎有关。臀大肌综合征多因受到反复性微创伤而产生疼痛，例如在柔软的地面上跑步、过度使用运动器械，或是反复伸展髋部（图 89-1）。臀大肌受到钝性创伤也可能引发肌筋膜疼痛综合征。

肌筋膜疼痛综合征是一种慢性疼痛综合征，通常影响身体的局部或部分区域。诊断肌筋膜疼痛综

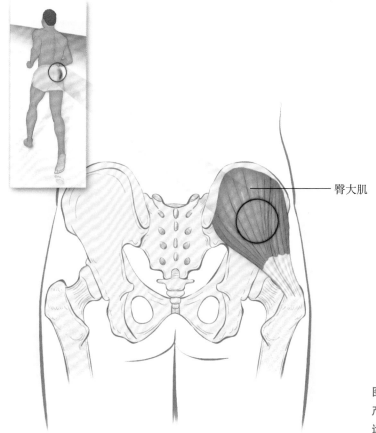

臀大肌

图 89-1　臀大肌综合征多因受到反复性微创伤而产生疼痛，例如在柔软的地面上跑步、过度使用运动器械或是反复伸展髋部

合征的必要条件是查体发现肌筋膜激痛点。尽管这些激痛点一般位于身体患部，但疼痛也会牵涉到其他部位。这种牵涉痛可能被误诊或归因于其他器官的疾病，从而导致大量的检查和无效的治疗。涉及臀大肌的肌筋膜疼痛综合征，原发性疼痛主要位于臀大肌的内侧和靠下方的位置，即越过臀部牵涉到尾骨区域（图 89-2）。

激痛点是肌筋膜疼痛综合征的特征性表现，其特点是患部肌肉有剧烈的局部压痛点。对激痛点进行触压或牵拉等机械性刺激，不但会使局部疼痛增强，也会产生牵涉痛。此外，被刺激的肌肉通常会有不自主的回缩动作，称为跳跃征，这个征象比较常见，也是肌筋膜疼痛综合征的特征之一。臀大肌综合征的激痛点位于肌肉的上部、中部和下部的位置（图 89-1）。

当触诊肌筋膜激痛点时，通常可以发现紧绷成带状的肌肉纤维。尽管有一致的体检结果，通常认为激痛点是由患部肌肉微损伤引起的，但肌筋膜激痛点的病理生理机制仍不清楚。可能的原因包括单次损伤、反复微损伤或主动肌和拮抗肌的慢性功能失调等。

除了肌肉损伤以外，还有多种因素可能引起肌筋膜疼痛综合征。例如业余运动员在不正确训练后可能引起肌筋膜疼痛综合征。使用电子计算机或看电视时坐姿不良也可能是诱发因素之一。早期的损伤可能会导致肌肉功能异常，并发展为肌筋膜综合征。如果患者还合并营养不良或同时存在心理或行

为异常（如慢性压力和抑郁症），也可能增加以上诱发因素的致病风险。臀大肌很容易受到压力而引起肌筋膜疼痛综合征。

疼痛常合并僵硬和乏力，更易引起该疾病相关的功能失调，从而使治疗变得复杂。肌筋膜疼痛综合征可以作为原发性疾病独立出现，也可与其他疼痛并发，包括脊神经根性疾病以及慢性复杂性区域疼痛综合征。肌肉异常通常合并心理或行为异常（如抑郁症），而处理这些心理异常是成功治疗计划的一部分。

体征和症状

臀大肌综合征的特点是在臀大肌有肌筋膜激痛点。激痛点是臀大肌综合征的病理性损伤。通过对激痛点进行触诊或牵拉等机械性刺激，会在臀大肌的内侧和靠下方的位置产生强烈的局部疼痛，以及越过臀部到尾骨的区域产生牵涉痛（图 89-2）。另外，跳跃征常为阳性。

检查

对临床上确认的激痛点进行活检并未发现一致的异常性组织学特征改变。组成激痛点的肌肉曾被描述为"虫蚀状"或"蜡样"退行性改变。也曾有报道部分臀大肌综合征的患者血浆中肌球蛋白含量增加，还有案例通过电诊断检查发现一些臀大肌综

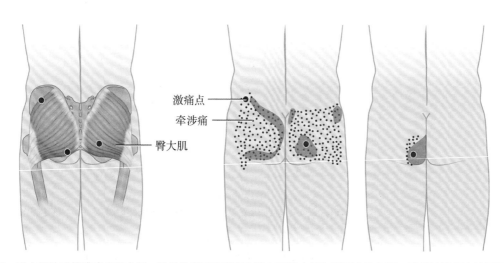

图 89-2　臀大肌的肌筋膜疼痛综合征，原发性疼痛常出现在臀大肌的内侧和靠下方的位置，即越过臀部牵涉到尾骨区域

（Waldman SD. Gluteus maximus syndrome. In: *Atlas of pain management injection techniques*[M]. Philadelphia: Saunders; 2007: 379.）

激痛点
牵涉痛
臀大肌

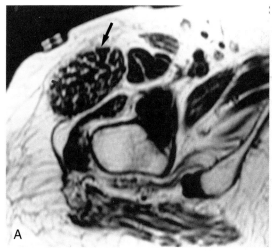
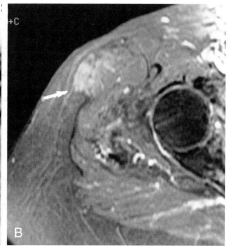

图 89-3　臀上神经可能存在崁压

A 为 MRI T1W1 扫描轴位像示阔筋膜张肌呈去神经性肥大（箭头所示）；B 为 MRI T1WI 压脂像静注钆剂增强扫描，显示肌肉中存在类似的肥大和高信号（箭头所示）

(Resnick D. *Diagnosis of bone and joint disorders*[M]. 4th ed. Philadelphia: Saunders; 2002:3551.)

合征患者的肌张力增加，但暂未被其他研究者证实。由于缺乏客观的诊断学检查，临床医师必须除外类似臀大肌综合征的疾病（见鉴别诊断）。

鉴别诊断

臀大肌综合征主要通过临床表现确诊，而不是特定的检验项目、电生理或影像学检查。对于怀疑臀大肌综合征的患者，需进行有针对性的病史采集和查体，系统性查找激痛点，识别阳性的跳跃征。医师必须排除臀大肌综合征相类似的疾病，包括原发性肌肉炎症性疾病、原发性髋部病变、臀肌滑囊炎、臀神经嵌压症（图 89-3）。灵活运用电生理和影像学检查可以确认其他并发的疾病，例如直肠或盆腔的肿瘤以及腰骶神经病变。医师还必须确认可能掩盖或加重臀大肌综合征症状的其他心理和行为异常因素。

治疗

治疗目的是消除肌筋膜激痛点，并使受累肌肉长期放松，期望以此方法打断疼痛循环，使患者获得长期疼痛缓解。因为对作用机制缺乏了解，通常需要反复试验来确定治疗计划。臀大肌综合征最初

可以选择保守治疗，即将局部麻醉药或生理盐水注射到激痛点。由于许多患者伴有潜在的焦虑和抑郁，因此完整的治疗方案中往往包含给予抗抑郁治疗。普瑞巴林和加巴喷丁可以缓解与肌筋膜疼痛相关的症状。米尔那西普兰（5-羟色胺-去甲肾上腺素再摄取抑制剂）对治疗肌筋膜疼痛也有效。

此外还有一些辅助疗法可用于颈椎肌筋膜疼痛。冷敷与热敷常与激痛点注射和抗抑郁药相结合，以缓解疼痛。有些患者可通过经皮神经刺激或电刺激，使受累肌肉疲劳从而减轻疼痛。运动也可以缓解症状，减轻与疾病相关的疲劳。当传统方法治疗无效时，在激痛点直接注射微量 A 型肉毒素可能会有良好疗效。

并发症和注意事项

在充分掌握临床相关解剖结构的情况下，激痛点注射治疗安全可靠。但要严格遵守无菌原则预防感染，注意采取全面预防措施，将术者的风险降到最低。激痛点注射大部分的并发症与针头对注射部位及其下方组织造成损伤有关。注射结束后立即按压注射部位可减少形成瘀斑或血肿。避免使用过长的针头可以减少患者下方组织受到损伤的风险。要特别小心避免损伤坐骨神经。

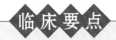

虽然臀大肌综合征是常见疾病，但是经常被误诊。对怀疑臀大肌综合征的患者，一定要仔细检查，识别任何隐匿的疾病。臀大肌综合征通常会与各种躯体和心理障碍同时存在。

（丁　蕾　译　　何自静　审校）

原书参考文献

Andrade A, de Azevedo Klumb Steffens R, Torres Vilarino G, et al. Does volume of physical exercise have an effect on depression in patients with fibromyalgia? *J Affect Disord.* 2017;208:214–217.

Di Tella M, Ghiggia A, Tesio V, et al. Pain experience in fibromyalgia syndrome: the role of alexithymia and psychological distress. *J Affect Disord.* 2017;208:87–93.

Farré M, Farré A, Fiz J, et al. Cannabis use in fibromyalgia. In: Preedy VR, ed. *Handbook of cannabis and related pathologies.* San Diego: Academic Press; 2017:e158–e167.

Goldenberg DL, Clauw DJ, Palmer RE, et al. Opioid use in fibromyalgia: a cautionary tale. *Mayo Clin Proc.* 2016;91(5):640–648.

Sluka KA, Clauw DJ. Neurobiology of fibromyalgia and chronic widespread pain. *Neuroscience.* 2016;338:114–129.

Waldman SD. Injection technique for gluteus maximis syndrome. In: *Atlas of pain management injection techniqes.* 4th ed. Philadelphia: Elsevier; 2017:435–437.

Wolfe F, Clauw DJ, Fitzcharles M-A, et al. 2016 Revisions to the 2010/2011 fibromyalgia diagnostic criteria. *Semin Arthritis Rheum.* 2016;46(3):319–329.

第90节

梨状肌综合征
(Piriformis Syndrome)

ICD-10 CODEG57.00

临床综合征

梨状肌综合征是一种嵌顿性神经病变。表现为坐骨神经支配区的疼痛、麻木、感觉异常和无力。引起梨状肌综合征的原因是坐骨神经在通过坐骨神经切迹时被梨状肌压迫所致（图90-1）。梨状肌的主要功能是在髋关节处外旋股骨。梨状肌由骶神经丛支配。随着股骨内旋，肌腹和肌腱的附着处会压迫坐骨神经，如果这种情况持续存在，会导致神经的嵌顿。

梨状肌综合征常在骶髂关节和臀部区域受到直接创伤后发生，偶尔也会由于髋关节和下肢反复动作，或在梨状肌和其下的坐骨神经受到反复压迫后发生梨状肌综合征。该区域的脓肿、肿瘤或血肿也有和梨状肌综合征相似的临床表现（图90-2）。

体征和症状

最初的症状包括臀部的剧烈疼痛，可能放射到下肢和足部。梨状肌综合征的患者可能会产生步态的改变，引起并发的骶髂关节、腰背部和髋部疼痛，从而与其他疾病症状相混淆。查体可以发现坐骨神经切迹处的压痛。触诊梨状肌会发现压痛和肿胀、硬化的肌腹。在坐骨神经通过梨状肌下方处，常会出现蒂内尔征阳性。直腿抬高试验阳性提示坐骨神

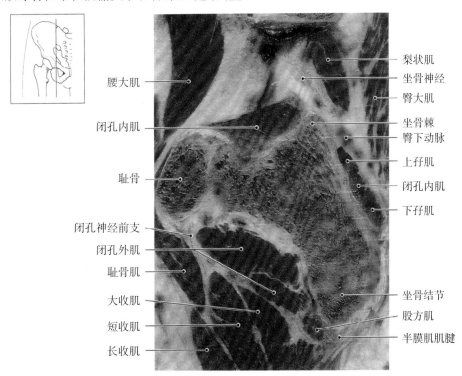

腰大肌
闭孔内肌
耻骨
闭孔神经前支
闭孔外肌
耻骨肌
大收肌
短收肌
长收肌

梨状肌
坐骨神经
臀大肌
坐骨棘
臀下动脉
上孖肌
闭孔内肌
下孖肌

坐骨结节
股方肌
半膜肌肌腱

图 90-1 梨状肌与坐骨神经的解剖关系

(Kang HS, Ahn JM, Resnick D. *MRI of the extremities: an anatomic atlas*[M]. 2nd ed. Philadelphia: Saunders; 2002:251.)

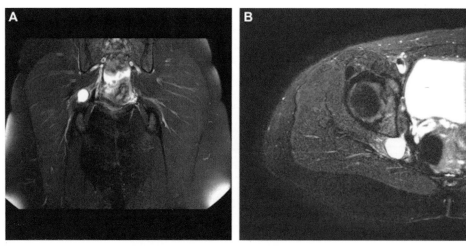

图 90-2　一名 32 岁女性患者的 MRI 图像

冠状位（A）和轴位（B）MRI 图像显示梨状肌内约 2cm 大小的分叶状囊性肿块，T2W 高信号，T1W 低信号
(Park JH, Jeong HJ, Shin HK, et al. Piriformis ganglion: an uncommon cause of sciatica[J]. *Orthop Traumatol Surg Res.* 2016;102(2):257–260.)

经嵌顿。梨状肌激发试验有助于确定梨状肌是坐骨神经卡压的原因（图 90-3）。

　　大部分梨状肌综合征的患者抬高或屈曲髋关节会加重疼痛（图 90-4）。未经治疗的梨状肌综合征患者会出现受累臀肌和下肢无力，最终进展为肌肉萎缩。

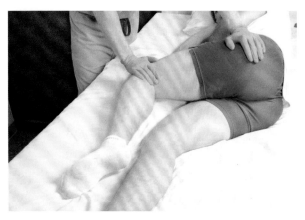

图 90-3　梨状肌综合征患者的梨状肌诱发试验呈阳性；试验中患者取改良 Sims 卧位，患肢在上，患肢侧髋部屈曲约 50° 以固定骨盆，将患肢向下推

检查

　　肌电图（EMG）可以区分腰椎神经根病和梨状肌综合征。背部、髋部和骨盆的 X 线检查适用于所有表现出梨状肌综合征的患者，以便排除隐匿的骨性病变。根据患者的临床表现，可能需要其他检查，包括血常规、血尿酸浓度、红细胞沉降率和抗核抗体。如果怀疑椎间盘突出、椎管狭窄、占位性病变，需要进行背部的 MRI 检查。髋部和梨状肌的 MRI 可以了解坐骨神经受压迫原因（图 90-5）。后面讲述的坐骨神经区域的注射技术可以作为该病的诊断和治疗的方法。

鉴别诊断

　　梨状肌综合征常会被误诊为腰神经根病或原发性髋部病变。通过髋部的 X 线和肌电图可以区别二者。大部分腰神经根病的患者会有与神经反射、运动和感觉改变相关的背痛，而梨状肌综合征的患者只有继发性的背痛而无神经反射的改变。梨状肌综合征的运动和感觉上的改变局限于坐骨神经切迹下的支配区。腰神经根病和坐骨神经嵌顿可能同时存在，形成双重挤压综合征。

治疗

　　与梨状肌综合征相关的疼痛和功能性障碍的初步治疗方法包括：非甾体抗炎药、COX-2 抑制剂和物理疗法的联合应用。局部热敷与冷敷也可能会有效果。任何反复性的活动都可能加重患者在症状，所以应该避免。如果患侧睡时，在双脚间放一个枕头可能会有帮助。如果患者有严重的感觉异常，可

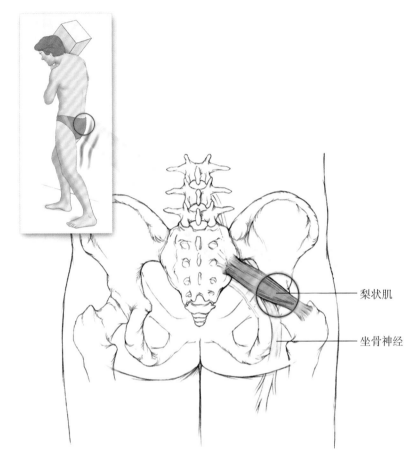

图 90-4　举重物可加重梨状肌综合征的疼痛

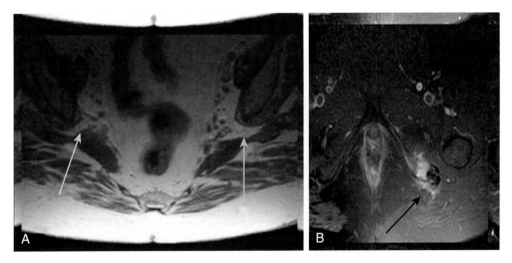

图 90-5　A 为骨盆轴位神经 T1-MRI 显示左侧梨状肌不对称及萎缩；B 为骨盆轴位增强的神经脂肪饱和 T1-MRI 显示左侧坐骨骨髓水肿和肌腱附着点病变；A 图左侧箭头示萎缩和不对称的梨状肌，B 图箭头示骨髓水肿和肌腱病变

(Kulcu DG, Naderi S. Differential diagnosis of intraspinal and extraspinal non-discogenic sciatica[J]. *J Clin Neurosci.* 2008; 15(11):1246–1252.)

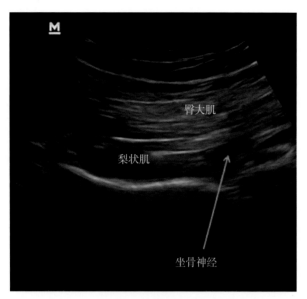

图 90-6　坐骨神经和梨状肌的横向超声图像

以加用加巴喷丁。对这些治疗方法没有反应的患者，进一步合理的治疗选择是在梨状肌层面的坐骨神经分布区注射局部麻醉药和甲泼尼龙。超声引导可以提高穿刺的准确性，降低穿刺引起的并发症的发生率（图 90-6）。极少情况下需要外科手术解决嵌顿。

并发症和注意事项

在坐骨神经区域进行注射的主要并发症为瘀斑和血肿。注射技术可能会引起感觉异常，针头可能会损伤坐骨神经。通过缓慢地进针，以及将针头稍微回退离开神经，可以避免损伤坐骨神经。

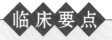

梨状肌综合征的患者可能会有步态的改变，产生并发的骶髂关节、背部和髋部疼痛，要仔细查体，并做适当的检查，从而明确诊断。

（丁　蕾　译　　何自静　审校）

原书参考文献

Fritz J, Chhabra A, Wang KC, et al. Magnetic resonance neurography–guided nerve blocks for the diagnosis and treatment of chronic pelvic pain syndrome. *Neuroimaging Clin N Am.* 2014;24(1):211–234.

Michel F, Decavel P, Toussirot E, et al. The piriformis muscle syndrome: an exploration of anatomical context, pathophysiological hypotheses and diagnostic criteria. *Ann Phys Rehabil Med.* 2013;56(4):300–311.

Park JH, Jeong HJ, Shin HK, et al. Piriformis ganglion: an uncommon cause of sciatica. *Orthop Traumatol Surg Res.* 2016;102(2):257–260.

Waldman SD. Injection technique for piriformis syndrome. In: *Pain review.* 2nd ed. Philadelphia: Elsevier; 2017:531.

Waldman SD. Piriformis syndrome. In: *Pain review.* 2nd ed. Philadelphia: Elsevier; 2017:297–298.

第91节

坐骨臀肌滑囊炎
(Ishiogluteal Bursitis)

ICD-10 CODE M70.70

临床综合征

坐骨滑囊位于臀大肌和坐骨结节之间。它可能以单一的滑囊袋存在，或者在某些患者中为多个串联的隔室囊袋。坐骨滑囊容易受到急性创伤和反复微创伤。急性损伤通常发生在跌倒时臀部着地而对滑囊造成的直接创伤。过度活动（如长时间骑马或骑自行车）、在不平或柔软的地面（如沙滩上）跑步

也可能引起坐骨臀肌滑囊炎（图91-1）。若坐骨滑囊炎症转为慢性，可能会发生滑囊钙化。

症状和体征

坐骨臀肌滑囊炎患者常主诉臀部下方疼痛，从而影响下肢的伸展。疼痛区域局限于坐骨结节处，如果大腿后方出现放射痛，则可能同时存在肌腱炎。患者常无法以患侧卧位入睡，并会主诉在髋关节伸展或屈曲时有强烈的卡顿感，特别是在早晨刚醒来的时候。查体会发现坐骨结节处有压痛点。受累下

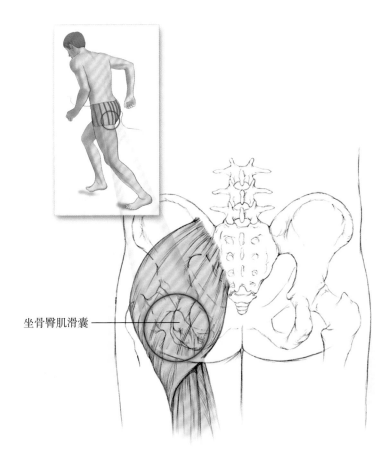

坐骨臀肌滑囊

图91-1　在柔软不平的地面跑步可引起坐骨臀肌滑囊炎，其临床表现为坐骨结节压痛

肢被动直腿抬高和主动抗阻伸髋可使疼痛再现（图91-2）。在此类操作中突然撤去对抗力，会引起疼痛加重。

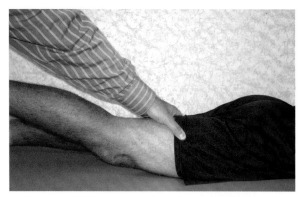

图 91-2　坐骨臀肌滑囊炎的抗阻伸髋试验

(Waldman SD. *Physical diagnosis of pain: an atlas of signs and symptoms*[M]. Philadelphia: Saunders; 2006:309.)

检查

髋部 X 线检查会发现滑囊和相关结构的钙化，这与慢性炎症相符。假如怀疑腘绳肌腱断裂，可以借助磁共振和超声成像来确认诊断（图91-3 和 91-4）。本节后面提及的注射技术可作为诊断和治疗方法并且可用于治疗肌腱炎。如果怀疑患有结缔组织疾病，应进行实验室检查，包括血常规、红细胞沉降率和抗核抗体检测。X 线平片和放射性核素骨扫描可以提示创伤或肿瘤的可能性。

鉴别诊断

虽然诊断坐骨臀肌滑囊炎比较容易，但这种疼痛有时会与坐骨神经痛、髋部原发病变、骨盆不全骨折和腘绳肌腱炎相混淆。坐骨臀肌滑囊炎也需要考虑与髋部和骨盆肿瘤相鉴别。

治疗

与坐骨臀肌滑囊炎相关的疼痛和功能障碍的初始治疗方法包括：非甾体抗炎药或 COX-2 抑制剂和物理疗法。局部热敷和冷敷也可能会有效果。应该避免任何可能使患者症状加重的重复性动作。若这些治疗无效，可以使用局部麻醉药和糖皮质激素进行坐骨臀肌滑囊内注射。

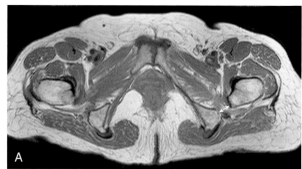

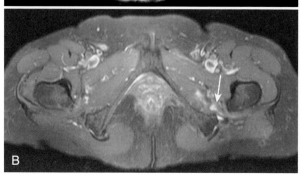

图 91-3　A 为轴位 T1 加权磁共振 (MR) 显示，一位髋部局限性轻微疼痛的中年女性，由于坐骨股骨受到撞击，左侧小转子和坐骨之间的空间缩小（双箭头白色箭头）；B 为轴向脂肪抑制 T2 加权 (FST2W)MR 图像显示，股方肌和邻近坐骨肌囊内的高信号强度水肿（白色箭头）

(Waldman SD, Campbell RSD. Ischiogluteal bursitis. In: *Imaging of pain*[M]. Philadelphia: Elsevier;2011.)

进行坐骨臀肌滑囊内注射时，患者侧卧位，患侧朝上，膝盖屈曲。常规消毒坐骨结节区域。用注射器抽取 4ml 含有 0.25% 不含防腐剂的丁哌卡因和 40mg 甲泼尼龙，使用 3.8cm 长的 25G 针头。戴好无菌手套，用手指确认坐骨结节。在进针前应先告知患者如果出现下肢感觉异常，应立即告知医师，这表示针已触及坐骨神经。如果出现感觉异常，应立即将针退回，然后偏向内侧重新进针。在此处小心进针，穿过皮肤和皮下组织，再穿过肌肉和肌腱，直至碰到坐骨结节的骨头。操作时必须保持沿着中线进针，而不是朝向外侧，从而避免碰到坐骨神经。仔细回吸后，并且没有出现感觉异常，把注射器内药物缓慢注入滑囊。超声引导下进针可以提高进针的准确性，降低穿刺相关并发症的发生率。物理疗法包括局部热疗和轻柔适度的伸展运动，应该在注射治疗后数日内进行。应该避免剧烈运动，否则将会使症状加重。普通的镇痛药、非甾体抗炎药和肌松药（如替托尼定）可以与注射技术同时应用。

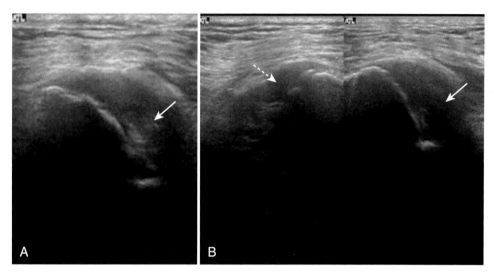

图 91-4　A 为横断超声 (US) 图像，年轻运动员臀部疼痛，腘肌腱增厚（白色箭头），坐骨臀肌滑囊周围有低回声液体；B 为对比图像显示症状侧（白色箭头）和无症状侧（白虚线箭头）

(Waldman SD, Campbell RSD.Ischiogluteal bursitis. In: *Imaging of pain*[M]. Philadelphia: Elsevier;2011.)

并发症及注意事项

如果对临床上相关的解剖结构多加注意，此注射技术是非常安全的。因为邻近坐骨神经，此注射技术只能由熟悉区域解剖和经验丰富的人员进行。在坐骨滑囊和肌腱注射后，一些患者会主诉疼痛暂时加重，有关这一点应该提前告知患者。如果患者继续从事会引起坐骨臀肌滑囊炎的重复性运动，疗效会很有限。

临床要点

为了区分坐骨臀肌滑囊炎和腘绳肌腱炎，临床医师要注意坐骨臀肌滑囊炎会有坐骨滑囊的压痛点，而腘绳肌腱炎则可在肌肉和肌腱上发现广泛的压痛。但两者在治疗上是一样的，注射技术对于缓解坐骨臀肌滑囊炎和腘绳肌腱炎都很有效。

（吴梦鸽　译　　刘英华　审校）

原书参考文献

Fearon A, Neeman T, Smith P, et al. Pain, not structural impairments may explain activity limitations in people with gluteal tendinopathy or hip osteoarthritis: a cross sectional study. *Gait Posture.* 2017;52:237–243.

Makridis KG, Lequesne M, Bard H, et al. Clinical and MRI results in 67 patients operated for gluteus medius and minimus tendon tears with a median follow-up of 4.6 years. *Orthop Traumatol Surg Res.* 2014;100(8):849–853.

Tibor LM, Sekiya JK. Differential diagnosis of pain around the hip joint. *Arthroscopy.* 2008;24(12):1407–1421.

Hodnett PA, Shelly MJ, MacMahon PJ, et al. MR imaging of overuse injuries of the hip. *Magn Reson Imaging Clin N Am.* 2009;17(4):667–679.

Waldman SD. Ischial bursa injection. In: *Atlas of Pain Management Injection Techniques.* Philadelphia: Elsevier; 2017:400–403.

Waldman SD, Campbell RSD. Ischiogluteal bursitis. In: *Imaging of pain.* Philadelphia: Elsevier; 2011:349–350.

第 92 节

子宫内膜异位症

(Endometriosis)

ICD-10 CODE **N80.9**

临床综合征

子宫内膜异位症由正常子宫内膜黏膜种植于子宫内膜以外的位置所引起，是盆腔、腰部和腹部疼痛的常见病因。约 8% 的女性会发生子宫内膜异位症，其中约 30% 的女性完全没有症状。这是一种雌激素依赖性疾病，通常发生在下丘脑 - 垂体 - 卵巢轴活跃的育龄女性。约 35% 的不孕症和 80% 的慢性盆腔疼痛由该病引起。一级亲属患有子宫内膜异位症且染色体上有 *7p15.2* 位点的妇女，其子宫内膜异位症的发病率增加 10 倍，而这一位点与欧洲女性子宫内膜异位症的发病率增加具有相关性。同卵双胞胎的发病情况基本一致。有一种说法是，特

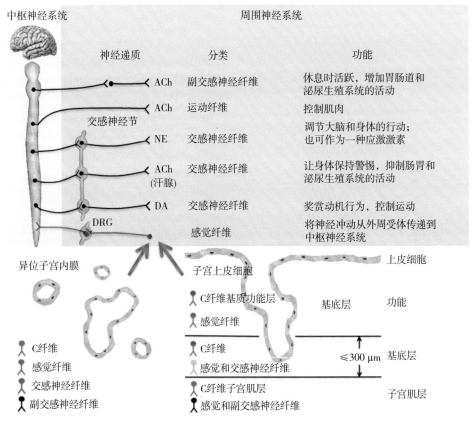

图 92-1　神经纤维的分类及其与异位和异位子宫内膜的关系；传出纤维；传入纤维；子宫内膜异位症患者密度增加；子宫内膜异位症患者密度降低；仅见于子宫内膜异位症患者；子宫内膜异位症患者与非子宫内膜异位症患者无差异；ACH，乙酰胆碱；CN，中枢神经系统；DA，多巴胺；DRG，背根神经节；E，肾上腺素；NE，去甲肾上腺素；PNS，周围神经系统

(Yan D, Liu X, Guo S-W. Nerve fibers and endometriotic lesions: partners in crime in inflicting pains in women with endome-triosis [J]. *Eur J Obstet Gynecol Reprod Biol*. 2017;209:14-24.)

定表型特征（包括红头发、痣、雀斑和对阳光敏感）与子宫内膜异位症发病率增加有关。其他危险因素包括初潮早、经量多经期长和头胎晚育。

表 92-1 总结了与子宫内膜异位症相关的症状。子宫内膜异位症的疼痛呈周期性，与月经周期一致。疼痛通常在月经前 48 小时开始，并在月经 2 天后开始缓解。尽管激素替代疗法可能导致子宫内膜异位症相关症状的复发，但妊娠和更年期对症状有改善仍有作用。子宫内膜异位症的疼痛与异位子宫内

膜黏膜和间质的大小数量无关，而是与异位子宫内膜的位置和深度有关（图 92-1）。随着疼痛模式的建立，异位子宫内膜与辅助神经之间也可能存在相互干扰（图 92-2）。心理测试表明，与对照组女性相比，有症状的子宫内膜异位症患者的焦虑和精神疾病的发生率有所增加。如果子宫内膜异位症的发病原因与不孕症有关，这些症状可能会加重。

症状和体征

子宫内膜异位症的症状包括痛经、盆腔疼痛、腹股沟疼痛、下腹部和背部疼痛、性交困难、排尿困难和排便困难，这些症状与异位内膜种植的位置有关。种植在后腹膜、子宫和卵巢时最常表现为盆腔和下腹部疼痛，种植在输尿管和膀胱时则表现为排尿困难和尿频。大量种植于输尿管可引起输尿管梗阻（图 92-3）。如果在结肠和乙状结肠大量种植，会出现排便障碍，部分肠梗阻则很少出现

表 92-1　子宫内膜异位症的常见症状
痛经
盆腔痛
下腹部痛
腰痛
腹股沟痛
性交困难
排尿困难
排便困难

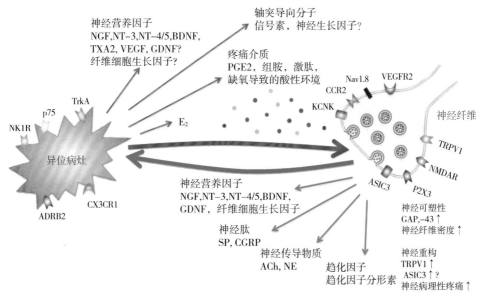

图 92-2　示意图显示子宫内膜异位灶与神经纤维之间可能的相互作用。ACH, 乙酰胆碱; ADRB2, β2 肾上腺素能受体; ASIC3, 酸敏感离子通道 3; BDNF, 脑源性神经营养因子; CGRP 降钙素基因相关肽; CX3CR1, CX3C 趋化因子受体 1; GAP43, 生长相关蛋白 43; GDNF, 胶质源性神经营养因子; KCNK, 钾通道亚家族 K 成员; Nav1-8, 钠电压门控离子通道; NE, 去甲肾上腺素; NGF, 神经生长因子; NK1R, 神经激肽受体 1; NMDAR, N- 甲基 -D- 天冬氨酸受体; NT-3, 神经营养蛋白 -3; NT4/5, 神经营养蛋白 -4/5; PGE2, 前列腺素 E^2; P2XR3, P2X 嘌呤受体 3; SP, P 物质; TRPV1, 瞬时受体电位阳离子通道亚族 V 成员 1; TXA_2, 血栓素 A^2; VEGF, 血管内皮生长因子。问号 (?) 表明所示分子在子宫内膜异位症相关疼痛中的作用，如果有的话，尚待研究

(Yan D, Liu X, Guo S-W. Nerve fibers and endometriotic lesions: partners in crime in inflicting pains in women with endome-triosis. *Eur J Obstet Gynecol Reprod Biol*[J]. 2017; 209:14-24.)

（图 92-4）。有临床报道，种植在肺脏引起咯血，种植在脐部引起周期性脐部出血（图 92-5）。

对有症状的子宫内膜异位症患者进行体检，通常会出现非特异性结果，包括腹部或腹盆腔检查时腹部和盆腔压痛不明确。在月经第一天进行检查，才最能明确这些体征。当盆腔有大量异位内膜种植时，触诊子宫、骶韧带、输卵管、卵巢和后穹隆时可发现压痛结节。通过腹腔镜或剖腹探查在直视下

可见，浅表的异位内膜表现为激素反应性蓝色或黑色粉末状烧伤或红色水泡样外观（图 92-6）。

检查

骨盆 X 线能够提供的临床有用信息很少，应该用于那些疑似有骨骼病变的患者（如耻骨炎）。盆腔和经阴道超声以及磁共振可以识别较大的异位子宫内膜，并识别在体检中可能会被遗漏的隐匿性病变（如卵巢癌）（图 92-7 和图 92-8）。在鉴别异常肿块是实性还是囊性时，超声很有用（如卵巢巧克力囊肿）。使用造影剂的 CT 扫描有助于识别可能阻塞输尿管的异位内膜以及种植在膀胱的内膜。腹腔镜直视下检查可提供最准确的诊断，对于高度怀疑恶性肿瘤的病例，可行剖腹探查。所有可疑子宫内膜异位症的患者都须做血常规，以确定贫血和可能的

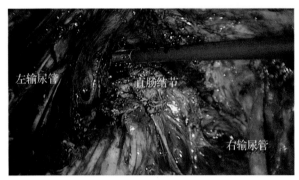

图 92-3　累及乙状结肠的子宫内膜异位症；暴露直肠阴道隔显示子宫内膜异位结节

(Hogg S, Vyas S. Endometriosis. *Obstet Gynaecol Reprod Med*[J]. 2015;25(5):133-141.)

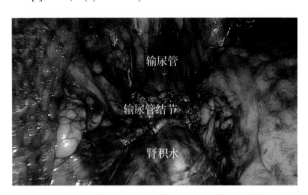

图 92-4　子宫内膜异位累及输尿管；子宫内膜异位引起肾积水

(Hogg S, Vyas S. Endometriosis. *Obstet Gynaecol Reprod Med*[J]. 2015;25(5):133-141.)

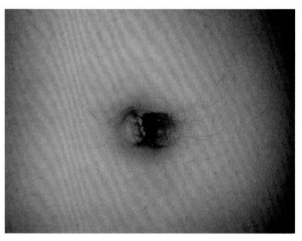

图 92-5　脐部子宫内膜异位

(Eğin S, Pektaş BA, Hot S, et al. Primary umbilical endometriosis: A painful swelling in the umbilicus concomitantly with menstruation. *International Journal of Surgery Case Reports*[J]. 2016;28:78-80.)

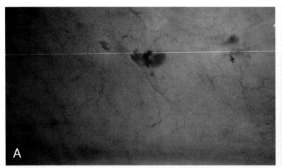
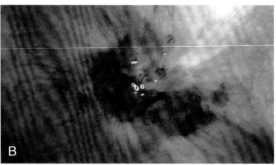

图 92-6　浅表子宫内膜异位症；A 为粉末状烧伤外观；B 为红色外观伴瘢痕

(Hogg S, Vyas S. Endometriosis. *Obstet Gynaecol Reprod Med*[J]. 2015;25(5):133-141.)

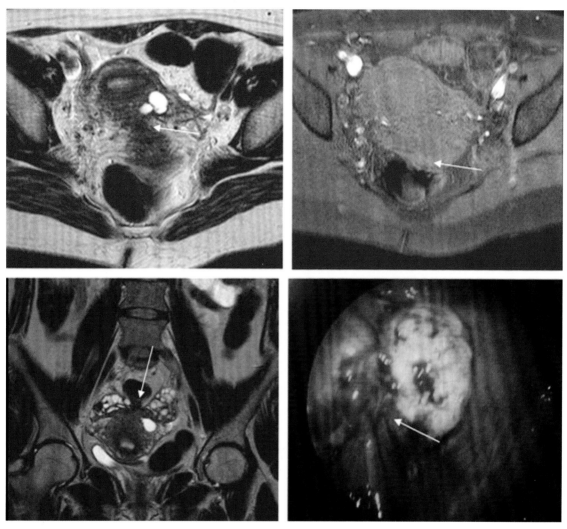

图 92-7　低信号 T1 和 T2 加权像显示卵巢子宫内膜异位症有纤维粘连至卵巢窝，这与腹腔镜下显示的白色纤维异位灶一致

(Dallaudière B, Salut C, Hummel V, et al. MRI atlas of ectopic endometriosis. *Diagn Interv Imaging*[J]. 2013;94(3):263-280.)

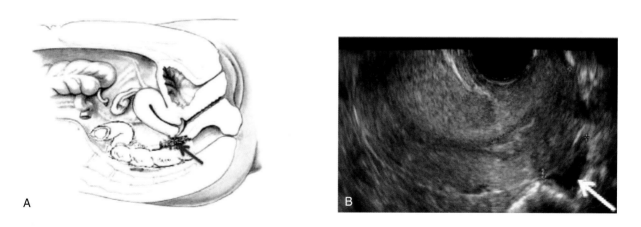

图 92-8　低位直肠子宫内膜异位结节；A 为解剖示意图显示直肠下部或尾侧深部浸润性子宫内膜异位结节（箭头）；B 为经阴道超声纵切面显示，宫颈后低回声病变附着在直肠下部和子宫颈（箭头）

(Exacoustos C, Malzoni M, Di Giovanni A, et al. Ultraso-und mapping system for the surgical management of deep infiltrating endometriosis[J]. *Fertil Steril*. 2014;102(1):143-150.)

感染。在确定显著的子宫内膜异位症时，Thomsen-Friedenreich 抗原（*Gal beta1-3GalNAc*）载体蛋白检测的敏感性和特异性约 80%。

鉴别诊断

与子宫内膜异位症临床表现类似的疾病包括盆腔和结肠的恶性肿瘤、卵巢囊肿、盆腔粘连、间质性膀胱炎、盆腔炎、卵巢扭转和异位妊娠。

治疗

子宫内膜异位症的激素依赖的特性为初始的药物治疗提供了基础。复合避孕药、孕激素、达那唑、芳香化酶抑制剂和促性腺激素释放激素激动剂等药物可显著缓解子宫内膜异位症患者的症状。复合避孕药可通过抑制卵巢功能发挥作用，能够降低子宫内膜异位症患者罹患上皮性卵巢癌的风险。孕激素会引起子宫内膜萎缩和蜕膜化。达那唑可通过抑制月经中期促卵泡激素和促黄体激素的峰值而对黄体造成损害。促性腺激素释放激素激动剂能够通过垂体诱发性腺机能减退，来减轻子宫内膜异位症的症状。芳香化酶抑制剂可抑制芳香化酶系统，降低绝经后女性血浆雌激素水平。

子宫内膜异位症的手术治疗有两个目标：①手术切除异位子宫内膜以减少异位内膜数量；②纠正异位子宫内膜引起的梗阻以及组织和器官的解剖畸变。

在疼痛区域进行局部冷敷和热敷可缓解轻度疼痛，就像简单的止痛药一样。应避免任何可能加剧

患者症状的重复性运动。

并发症和注意事项

临床盆腔部位解剖结构复杂，应用神经阻滞技术治疗盆腔痛时，最好由熟悉区域解剖和经验丰富的人员进行操作。一些患者在注射治疗后疼痛会暂时加重，这种情况必须提前告知患者。

（吴梦鸽 译 　 刘英华 审校）

原书参考文献

Boesgaard-Kjer D, Boesgaard-Kjer D, Kjer JJ. Primary umbilical endometriosis (PUE). *Eur J Obstet Gynecol Reprod Biol.* 2017;209:44–45.

Ferrero S. Endometriosis: modern management of an ancient disease. *Eur J Obstet Gynecol Reprod Biol.* 2017;209:1.

Hogg S, Vyas S. Endometriosis. *Obstet Gynaecol Reprod Med.* 2015;25(5):133–141.

Ito TE, Abi Khalil ED, Taffel M, et al. Magnetic resonance imaging correlation to intraoperative findings of deeply infiltrative endometriosis. *Fertil Steril.* 2017;107(2):e11–e12.

Morotti M, Vincent K, Becker CM. Mechanisms of pain in endometriosis. *Eur J Obstet Gynecol Reprod Biol.* 2017;209:8–13.

Parazzini F, Esposito G, Tozzi L, et al. Epidemiology of endometriosis and its comorbidities. *Eur J Obstet Gynecol Reprod Biol.* 2017;209:3–7.

Yan D, Liu X, Guo SW. Nerve fibers and endometriotic lesions: partners in crime in inflicting pains in women with endometriosis. *Eur J Obstet Gynecol Reprod Biol.* 2017;209:14–24.

第 93 节

盆腔炎
(Pelvic Inflammatory Disease)

ICD-10 CODE N73.9

临床综合征

盆腔炎（pelvic inflammatory disease，PID）是一种令人痛苦的传染性疾病，常发生在 25 岁以下、有多个性伴侣、未使用避孕措施和生活在性病高发区的女性（图 93-1）。其危险因素包括使用宫内节育器和频繁阴道冲洗。PID 从无症状或症状轻微的阴道感染开始，由宫颈向上蔓延至上生殖道，引起输卵管、卵巢和子宫的感染和炎症改变（图 93-2）。如果疾病发展，可最终蔓延到腹腔，肝周最先受累。肝周受累时被称为 Fitz-Hugh-Curtis 综合征，其特征是疼痛和经典的琴弦样粘连（图 93-3）。PID 可以但很少发生于无性生活的女性。

盆腔炎最常由沙眼衣原体引起，但淋病奈氏菌、流感嗜血杆菌、阴道加德纳菌和多形杆菌也可引起。约 35% 的 PID 病例是多菌性的。PID 的并发症包括慢性盆腔疼痛、不孕症、异位妊娠、输卵管卵巢脓肿和肝周围炎（Fitz-Hugh-Curtis 综合征）。

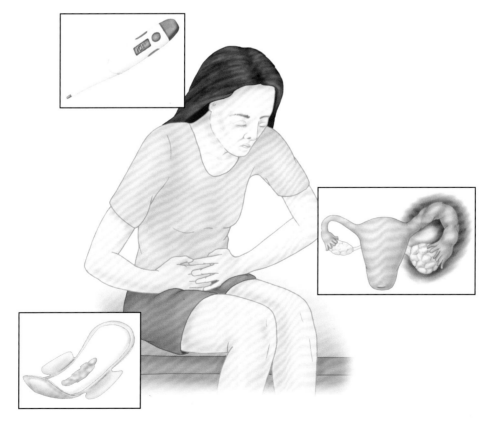

图 93-1　盆腔炎是一种令人痛苦的传染性和炎症性疾病，常发生于有多个性伴侣、未使用避孕措施和生活在性病高发区的 25 岁以下女性

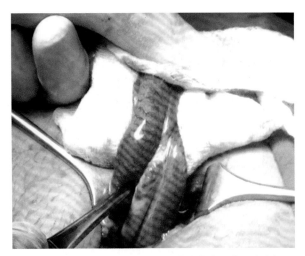

图 93-2 显示盆腔炎患者右侧附件的术中照片；注意镊子指向明显充血和水肿的发炎输卵管以及邻近的输卵管系膜增厚

(Mentessidou A, Theocharides C, Patoulias I, et al. Enterobius vermicularis-associated pelvic inflammatory disease in a child[J]. *J Pediatr Adolesc Gynecol*. 2016;29(2): e25-e27.)

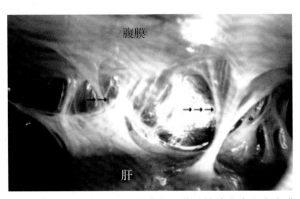

图 93-3 Fitz-Hugh-Curtis 综合征，腹腔镜检查发现在腹膜和肝表面之间有琴弦样粘连

(Wilamarta M, Huang K-G, Casanova J, et al.Laparoscopy is the best choice to diagnose Fitz-Hugh–Curtis syndrome[J]. *Gynecol Minim Invas Ther*. 2013;2(4):135-136.)

症状和体征

下腹部和盆腔的剧烈疼痛常伴有发热、恶心和呕吐，这些症状容易混淆诊断。大多数 PID 患者阴道分泌物增多。PID 的疼痛比较持久，以酸痛或绞痛为本质特征。与淋病和衣原体相关的感染，其症状可能出现在月经末期，且发病更突然，发展更迅速。

查体时，PID 患者会出现宫颈举痛阳性，伴子宫和附件压痛。常有宫颈和阴道分泌物。随着病情的加重和进展，会出现明显的腹膜刺激征包括反跳痛和肌紧张。附件充盈或肿块提示附件脓肿。

检查

盆腔炎的诊断主要基于病史以及发热、宫颈阴道分泌物、宫颈举痛阳性、腹部检查结果可提高诊断特异性。所有可疑 PID 患者都应进行血常规、红细胞沉降率、C 反应蛋白和血生化。应立即对所有疑似 PID 的发热患者进行血液和尿液培养，以便在检查过程中立即行抗生素治疗。还应对宫颈阴道分泌物进行革兰染色和培养，如果条件允许应进行核酸扩增检测，但不能因等待结果而延迟抗生素治疗。必须进行妊娠检查来排除异位妊娠以及指导抗生素的选择。考虑到易感人群常患有 PID，强烈推荐梅毒、肝炎和人体免疫缺陷病毒检测的快速血浆反应实验（RPR）。后穹隆穿刺有助于鉴别不同的感染性疾病，穿刺出的液体特征为脓性液体，有别于炎症性疾病的褐色液体或异位妊娠的血液。

经阴道超声可提高诊断 PID 的特异性和敏感性，

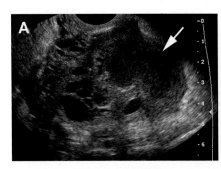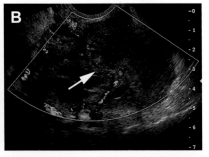

图 93-4 卵巢脓肿；A 为灰度矢状面超声 (US) 图像显示一个不均匀的厚壁肿块，内部回声低（箭头），与卵巢密切相关；B 为彩色多普勒矢状位超声图像显示输卵管卵巢脓肿周围血管增多（箭头）

(Chu LC, Coquia SF, Hamper UM. Ultrasonography evalu-ation of pelvic masses. *Radiol Clin North Am*[J]. 2014;52(6):1237-1252.)

也有助于诊断其他可能解释患者症状的病变。PID患者的超声表现包括输卵管增厚、充满液体、纤毛增厚。在重症病例中可出现输卵管化脓和输卵管脓肿（图 93-4）。游离的盆腔液体及附件和后穹隆积液十分常见，但不能据此诊断 PID。子宫内膜炎和卵巢炎也可诊断为累及邻近器官的脓肿。CT 也可提供确切信息，特别是当有肿块、腹腔内扩散、出血性囊肿或子宫内膜异位症时（图 93-5）。如果有急性阑尾炎，CT 有助于诊断。磁共振成像在诊断PID 时也具有高度特异性和敏感性，在诊断输卵管积水或积脓时优于 CT（图 93-6）。在直视下易见的盆腔炎症性疾病，包括输卵管积水或脓肿、输卵管-卵巢脓肿、输卵管水肿和充血、盆腔脓肿、肝周感染、异位妊娠、卵巢囊肿、子宫内膜异位症和肿瘤等，需要腹腔镜检查来确认临床诊断（图 93-7 和93-8）。

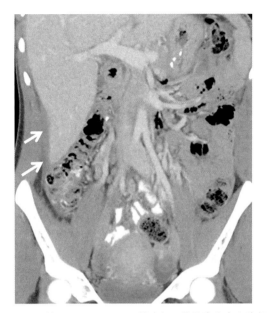

图 93-5　一位 Fitz-Hugh-Curtis 综合征、盆腔炎和右上腹部疼痛患者的计算机断层扫描，炎症沿肝右叶（箭头）表面扩散（Bennett GL. Evaluating patients with right upper quadrant pain[J]. *Radiol Clin North Am*. 2015;53(6):1093-1130.)

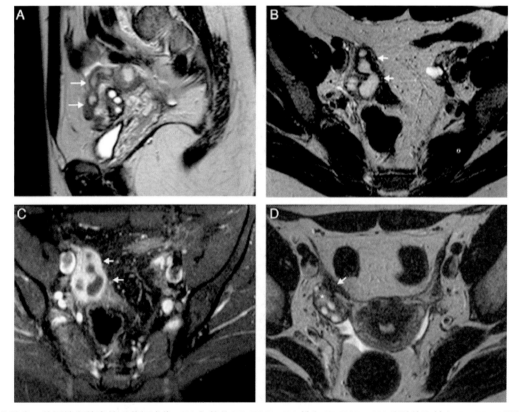

图 93-6　盆腔炎、单侧输卵管炎的磁共振成像：(A) 矢状位 T2 TSE，(B) 轴向 T2 TSE，(C) 脂肪饱和轴向 T1 TSE 以及静脉注射 (IV) 造影剂；无症状的 25 岁女性，经阴道超声诊断为右侧附件肿块，CA 125 上升；磁共振成像显示右输卵管状扩张（箭头所示），对比增强显示管壁不规则增厚；液体压力在 T2 比水低，在 T1 大于饱和脂肪含量更高，与输卵管脓肿一致；左输卵管和卵巢均正常（左图未显示）；抗生素治疗后：(D) 轴向 T2 TSE；正常输卵管图解（箭头）；CA 125 也正常

(La Parra Casado C, Molina Fàbrega R, Forment Navarro M, et al. Fallopian tube disease on magnetic resonance imaging[J]. *Radiología* (English Edition). 2013;55(5):385-397.)

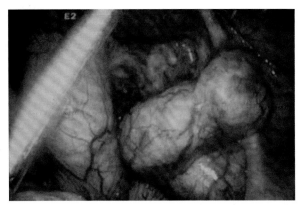

图 93-7　严重盆腔炎的腹腔镜检查

(Ross J. Pelvic inflammatory disease[J]. *Medicine*. 2010; 38(5):255-259.)

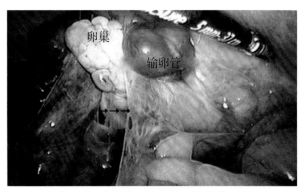
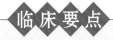

图 93-8　盆腔炎；腹腔镜下所有盆腔器官的纤维粘连图像，特别是卵巢和输卵管

(Wilamarta M, Huang K-G, Casanova J, et al. Laparoscopy is the best choice to diagnose Fitz-Hugh–Curtis syndrome[J]. *Gynecol Minimal Invas Ther*. 2013;2(4):135-136.)

鉴别诊断

任何盆腔和下腹部的急性病理过程都可能与盆腔炎的临床表现类似，以阑尾炎、尿路感染、异位妊娠、卵巢扭转、子宫内膜异位症、子宫颈炎、卵巢囊肿破裂、间质性膀胱炎、附件肿瘤居多。

治疗

盆腔炎的治疗主要集中在治疗急性感染、缓解疼痛以及减少疾病的长期后遗症，后者包括慢性盆腔痛、异位妊娠和不孕症。由于 PID 通常是性传播疾病的结果，因此必须查明目前和最近的性伴侣以进行评估和治疗。对衣原体、奈氏菌以及革兰阴性菌、厌氧菌和链球菌有效的广谱抗生素是治疗 PID 的主要手段。监测依从性和微生物耐药性对改善治疗效果很重要。应取出宫内节育器，并提供其他避孕措施。有效缓解疼痛的症状。

并发症和注意事项

盆腔炎若不治疗、治疗不充分或治疗不当，可造成瘢痕和脓肿形成，对输卵管、卵巢和子宫造成永久性损害，并可能导致慢性盆腔和下腹部疼痛、异位妊娠和不孕症。如果感染扩散到腹部，会出现肝周炎并继发粘连痛和瘢痕形成。

临床要点

盆腔炎的初步治疗主要集中在治疗急性感染、减轻疼痛和减少该病的长期后遗症，包括慢性盆腔痛、异位妊娠和不孕症。确定目前和最近性伴侣的健康状况，以便及时进行评估和治疗。该病是一个重要的公共卫生问题。

（吴梦鸽　译　　刘英华　审校）

原书参考文献

Duarte R, Fuhrich D, Ross JD. A review of antibiotic therapy for pelvic inflammatory disease. *Int J Antimicrob Agents*. 2015;46(3):272–277.

Jivraj S, Farkas A. Gynaecological causes of abdominal pain. *Surgery (Oxford)*. 2015;33(5):226–230.

Kielly M, Jamieson MA. Pelvic inflammatory disease in virginal adolescent females without tubo-ovarian abscess. *J Pediatr Adolesc Gynecol*. 2014;27(1):e5–e7.

Ross J. Pelvic inflammatory disease. *Medicine*. 2010;38(5):255–259.

Sordia-Hernández LH, Serrano Castro LG, Sordia-Piñeyro MO, et al. Comparative study of the clinical features of patients with a tubo-ovarian abscess and patients with severe pelvic inflammatory disease. *Int J Gynecol Obstet*. 2016;132(1):17–19.

第 94 节

间质性膀胱炎
(Interstitial Cystitis)

ICD-10 CODE N30.10

临床综合征

间质性膀胱炎最早于 1887 年首次被报道，是一种病因不明的膀胱疾病，以一系列下尿路刺激症状为特征，包括：①排尿困难；②骨盆受压或疼痛；③尿急、尿频、有排尿冲动；④膀胱排空不全感；⑤相关性功能障碍。

间质性膀胱炎，也称为膀胱疼痛综合征，女性的发病率是男性的 9 倍，通常以症状反复为特征，无症状期罕见（图 94-1）。症状的轻重每天都可不同，在女性中，这种反复可能与患者的排卵周期有关。

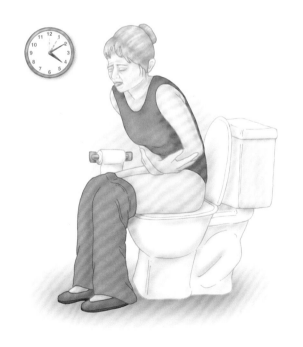

图 94-1 间质性膀胱炎是一种病因不明的疾病，以一系列下尿路刺激症状为特征，包括：排尿困难，骨盆受压或疼痛，尿急、尿频、有排尿冲动，膀胱排空不全感，相关性功能障碍

在男性患者中，常伴有腹股沟、会阴、阴茎和阴囊的疼痛。间质性膀胱炎患者还经常患有肠易激综合征、肌筋膜疼痛综合征和局灶性外阴炎。睡眠障碍很常见，因为间质性膀胱炎的症状往往在晚上更严重。当没有其他可证实的病理过程可以解释患者的症状时，才可以诊断间质性膀胱炎。

症状和体征

间质性膀胱炎患者体格检查时往往无阳性发现。必须用双合诊仔细检查盆腔、触诊整个膀胱、进行直肠检查和神经系统检查，以确定下尿路功能障碍的其他原因。对女性间质性膀胱炎患者检查时，发现尿道和膀胱底部触痛明显。对于男性患者，必须对前列腺进行仔细的指诊，以排除前列腺炎和前列腺疾病，这些可能会混淆诊断。焦虑可在体格检查时发现。

检查

间质性膀胱炎患者的尿液分析总是正常的，尿液细胞学检查也是如此。所有疑似间质性膀胱炎的患者均应行膀胱镜检查，主要是为了排除其他可能导致膀胱刺激症状的疾病，因为除了亨纳溃疡，膀胱镜检查并无特殊异常病变。大约 5% 的间质性膀胱炎患者会发生洪纳溃疡。洪纳溃疡也称为洪纳病变，表现为膀胱黏膜的易碎斑块或溃疡。从中心病灶向外放射的小血管会形成瘢痕（图 94-2）。必须对洪纳溃疡进行活检，以便排除包括原位癌在内的隐匿性恶性肿瘤。在膀胱扩张后的膀胱镜检查发现膀胱内小的、点状的树莓样出血，称为肾小球样出血，提示间质性膀胱炎，但不能因此作出诊断（图 94-3）。除了三角区，膀胱的至少有三个象限总会出现这些肾小球样出血。它们经常以格子或棋盘样独特的形式分布。值得注意的是，肾小球样出血也见于膀胱肿瘤、放射性膀胱炎、感染、化学性膀胱炎以及因肾衰竭或尿路转移手术引起膀胱长期充盈不足的患者（图 94-4）。

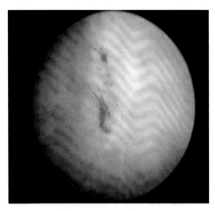

图 94-2　洪纳溃疡

(Hammett J, Krupski TL, Corbett ST. Adolescent pelvic pain: interstitial cystitis[J]. *J Pediatr Urol*. 2013;9(3):e134-e137.)

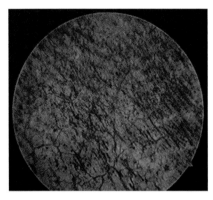

图 94-3　间质性膀胱炎患者膀胱黏膜挛缩形成的瘢痕

(Rosamilia A. Painful bladder syndrome/interstitial cystitis[J]. *Best Practice & Research Clinical Obstetrics & Gynaecology*. 2005;19(6)843-859.)

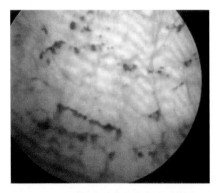

图 94-4　间质性膀胱炎患者肾小球样出血

(Barr S. Diagnosis and management of interstitial cystitis[J]. *Obstet Gynecol Clin North Am*. 2014;41(3):397-407.)

许多间质性膀胱炎患者的膀胱尿路上皮功能失调，导致膀胱内灌注氯化钾时尿路上皮通透性增加。在膀胱内灌注浓度为 40mEq/100ml 的氯化钾时，膀胱正常的患者出现轻微症状，但间质性膀胱炎患者会立即出现严重的膀胱刺激症状。

间质性膀胱炎患者的尿动力学检查可能异常，但尚无确切的证据支持间质性膀胱炎诊断，虽然在没有其他明显的尿动力学发现时，膀胱充盈疼痛可提示这一诊断。

鉴别诊断

间质性膀胱炎的诊断是基于病史以及缺乏临床表现，而不是特定的实验室检查、膀胱镜检查、尿动力学检查或 X 线检查。因此，必须对每一位可疑间质性膀胱炎患者进行仔细的、有针对性的病史和体格检查，并系统地寻找引起下尿路刺激症状的其他原因。临床医师必须排除其他类似间质性膀胱炎的疾病，包括尿路感染、炎症性外阴前庭炎、盆腔恶性肿瘤、子宫内膜异位症、前列腺疾病、膀胱出口梗阻伴溢出性尿失禁和尿道憩室（图 94-5）。神经系统疾病，包括帕金森病、脊髓肿瘤、椎管狭窄症和多发性硬化症，也必须排除（表 94-1）。临床医师还必须明确可能加重间质性膀胱炎相关症状的心理和行为异常。

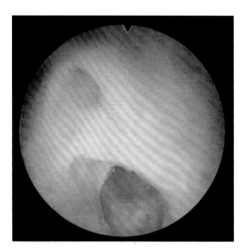

图 94-5　尿道憩室；内镜显示多尿道憩室

(Geavlete P, răguțescu M, Mulțescu R, et al. Endoscopic management of urethral abnormalities. In: *Endoscopic diagnosis and treatment in urethral pathology*[M]. San Diego: Academic Press; 2016:189-198.)

表 94-1　与间质性膀胱炎类似的疾病			
泌尿系统	感染 / 炎症	妇科	神经病学
膀胱恶性肿瘤	尿道憩室	盆腔恶性肿瘤	脊柱肿瘤
膀胱出口梗阻	巴氏腺炎	盆腔炎症性疾病	马尾综合征
放射性膀胱炎	结核性膀胱炎	纤维瘤	椎管狭窄
化学膀胱炎	血吸虫病	子宫内膜异位症	帕金森病
尿道炎	外阴前庭炎	低雌激素性萎缩	多发性硬化
前列腺疾病	阴道炎	手术粘连	卒中
尿石病	憩室炎	外阴白喉	神经性膀胱
尿道憩室	炎症性肠病		

治疗

　　间质性膀胱炎的治疗重点是缓解症状和减轻压力。治疗间质性膀胱炎的一个很好的出发点是帮助患者识别可能加重症状的食物和饮料，并将其从他们的饮食中去除。常见的包括咖啡因饮料、乙醇、碳酸饮料、酸性食物（如柑橘和西红柿）、醋、辛辣食物、巧克力和蔓越莓汁。可以改善症状的食物和饮料包括增加水的摄入量，多食牛奶、米饭、蘑菇、香蕉、甜瓜、蓝莓、鸡肉和鸡蛋。

　　口服聚硫酸木聚糖、戊聚糖可缓解一些间质性膀胱炎患者的症状。这种药物的作用机制被认为是对膀胱壁的保护作用，其机制类似于健康人膀胱内壁自然产生的糖胺聚糖涂层。膀胱内灌注氯化钾后可以改善膀胱刺激症状支持这一理论。这种药物也可以通过防止肥大细胞流入膀胱内壁来减轻炎症。需要 6 ~ 9 个月的试验才能观察到有显著改善。

　　在有明显刺激症状的患者中，也可考虑添加抗胆碱能药物，如奥昔布宁和托特罗定。晚上服用阿米替林可能有助于治疗睡眠障碍和潜在的抑郁症。环孢霉素，一种钙依赖磷酸酯酶，用它进行免疫调节，可减轻刺激性症状，特别是那些在膀胱镜下观察到洪纳溃疡的患者。联合或不联合糖皮质激素、碳酸氢盐和肝素，膀胱内灌注二甲亚砜（DMSO）都可缓解症状，膀胱扩张也是如此。最近的临床经验表明，在特定的患者中，肌内注射 A 型肉毒杆菌以及植入骶神经根和阴部神经刺激器对缓解症状也会有所帮助。

并发症和注意事项

　　间质性膀胱炎的诊断缺乏特征性表现，这使得该病误诊的可能性很大。鉴于许多间质性膀胱炎类似疾病的性质严重，努力寻找患者下尿路刺激症状的原因至关重要。

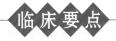
临床要点

　　虽然间质性膀胱炎是一种常见疾病，但它经常会被误诊。因此，对可疑间质性膀胱炎患者，必须仔细评估以明确潜在的疾病。本病常与各种躯体疾病和心理障碍并发，必须兼治。

（吴梦鸽　译　　刘英华　审校）

原书参考文献

Barr S. Diagnosis and management of interstitial cystitis. *Obstet Gynecol Clin North Am.* 2014;41(3):397–407.

Bharucha AE, Lee TH. Anorectal and pelvic pain. *Mayo Clin Proc.* 2016;91(10):1471–1486.

Jhang JF, Kuo HC. Clinical characteristics and immunochemical study of urothelial dysfunction in the patients with interstitial cystitis/bladder pain syndrome with and without hunner's lesion. *Urological Science.* 2015;26(2 suppl 1):S24.

Vasudevan V, Moldwin R. Addressing quality of life in the patient with interstitial cystitis/bladder pain syndrome. *Asian J Urol.* 2017;4(1):50–54.

Warren JW. Bladder pain syndrome/interstitial cystitis as a functional somatic syndrome. *J Psychosom Res.* 2014;77(6):510–515.

Warren JW, Wesselmann U, Greenberg P, et al. Urinary symptoms as a prodrome of bladder pain syndrome/interstitial cystitis. *Urology.* 2014;83(5):1035–1040.

第 95 节

睾丸扭转
(Testicular Tosion)

ICD-10 CODE `N44.00`

临床综合征

睾丸扭转是泌尿外科急症，发病原因是精索扭转导致受累睾丸的血液供应受到损害（图 95-1）。扭转程度多样，从 90° 到 720° 不等，360° 及以上称为完全扭转。虽然睾丸扭转主要发生在新生儿和青少年，但偶见于 40 ~ 50 岁以及睾丸外伤的患者。在青少年和成人，鞘膜附着于睾丸的后外侧，可有效固定睾丸于适当位置。约 17% 的患者附着处高于正常，使精索在鞘膜内旋转（图 95-2）。这种解剖变异被称为"钟摆"样畸形，与该年龄段鞘膜内睾丸扭转的发生率增加有关（图 95-3）。由于新生儿的鞘膜还没有附着于引带上，使得精索和鞘膜作为一个整体扭转。这种类型的睾丸扭转称为鞘膜外扭转，可发生在出生前或出生后。

睾丸扭转是泌尿外科急症，如果想让睾丸存活，必须在症状出现的 6 小时内进行治疗。在几乎所有患者中，睾丸坏死发生在血管损伤 24 小时之后（图

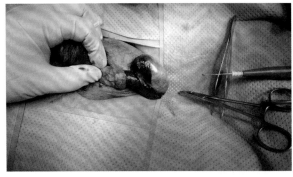

图 95-1 术中发现：右侧睾丸充血，呈土灰色
(Tang YH, Yeung VHW, Chu PSK, et al. A 55-year-old man with right testicular pain: too old for torsion[J]? *Urol Case Rep.* 2017;11:74-75.)

95-4）。睾丸扭转与睾丸恶性肿瘤有关。睾丸扭转的后遗症包括睾丸梗死、感染、不孕、受损睾丸的病态改变以及术后畸形。

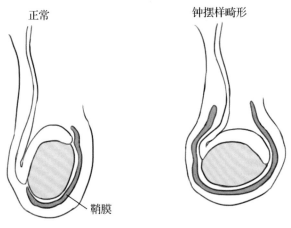

正常　　　　　　　　钟摆样畸形

鞘膜

图 95-2 鞘膜高位
(Tang YH, Yeung VHW, Chu PSK, et al. A 55-year-old man with right testicular pain: too old for torsion[J]? *Urol Case Rep.* 2017;11:74-75.)

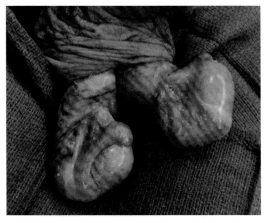

图 95-3 双侧睾丸呈"钟摆形"
相对于精索，睾丸横卧；患者接受了双侧睾丸固定术，之前间歇性双侧睾丸疼痛完全消失
(Bowlin PR, Gatti JM, Murphy JP. Pediatric testicular torsion[J]. *Surg Clin North Am.* 2017;97(1):161-172.)

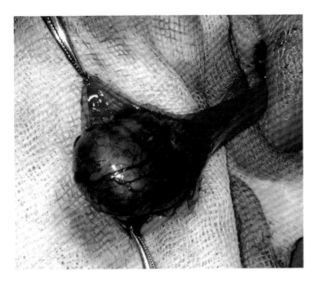

图 95-4　术中照片显示左侧睾丸坏死

(Acar T, Efe D. Is contrast-enhanced MRI efficient in testicular infarction mimicking testicular tumor on scrotal ultrasound[J]? *Turk J Emerg Med*. 2015;15(4):192-193.)

症状和体征

　　睾丸扭转引发的疼痛可在没有外伤、没有任何征兆的情况下突然发生。疼痛严重，并且三分之一的患者伴有恶心、呕吐。体检可发现睾丸触痛、骑跨、异常横位以及提睾反射丧失。阴囊水肿常常发生，使检查复杂化。抬起受累的扭曲睾丸并不能像急性附睾炎那样减轻疼痛。睾丸附件扭转会产生一个独特的"蓝点"征，由发绀的睾丸附件所引起（图95-5）。

检查

　　常规实验室检查和尿液分析提供的诊断信息比较有限，但可以帮助临床医师区分与睾丸扭转临床表现类似的其他疾病（如尿路感染、附睾炎）。TWIST 评分系统的设计旨在提高睾丸扭转临床诊断的准确性（表 95-1）。该评分系统的特殊性在于，评分在 5 分及以上的高危患者无需彩色多普勒超声即可直接进行手术，而评分在 3 分或 4 分的中危患者需要紧急行彩色多普勒超声检查以确定是否需要手术。彩色多普勒超声诊断睾丸扭转的准确性很高（图 95-6）。与诊断相关的检查结果还包括：受累睾丸无血流或血流明显减少，睾丸动脉的血流速度降

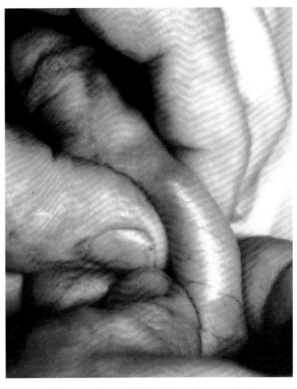

图 95-5　阴囊检查显示典型的"蓝点"征

表 95-1　睾丸扭转（睾丸缺血和疑似扭转）诊断评分系统	
睾丸肿胀	2 分
睾丸变硬	2 分
无提睾反射	1 分
恶心呕吐	1 分
骑跨睾丸	1 分

评分 >5：高风险
评分 3 ~ 4 分：中风险
评分 2 分或以下：低风险

低、阻力指数增加，病变睾丸在部分去扭转后出现低阻型血管增生现象。在增强磁共振成像检查下可呈现明确的漩涡征和扭转结（图 95-7）。放射性核素研究在判断睾丸失血变化时也非常准确。近期临床试验表明，近红外光谱被证明是诊断成人疑似睾丸扭转的一种高效、准确的方法。

鉴别诊断

　　睾丸扭转的临床诊断需要结合病史、体格检查和彩色多普勒超声。与睾丸扭转类似的疼痛综合征包括：附睾炎、睾丸炎、附睾 - 睾丸炎、附睾附件扭转、睾丸恶性肿瘤、鞘膜积液、原发性睾丸梗死以

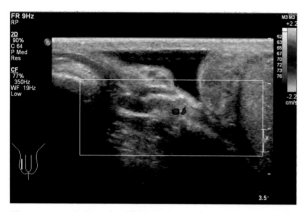

图 95-6　USG 显示右侧睾丸扭曲，回声减弱，附睾弥漫性增大，几乎没有彩色多普勒血流

(Tang YH, Yeung VHW, Chu PSK, et al. A 55-year-old man with right testicular pain: too old for torsion?[J] *Urol Case Rep.* 2017;11:74-75, Figure 1.)

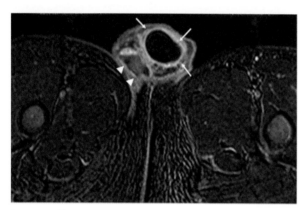

图 95-7　轴向磁共振增强减影图像显示，左侧睾丸增大，左侧睾丸旁增强

值得注意的是受影响的左侧睾丸呈低信号，未观察到对比增强，这是睾丸扭转的诊断（箭头所示）；然而，右侧未受影响的睾丸被保留，并显示正常的对比度增强（箭头）

(Acar T, Efe D. Is contrast-enhanced MRI efficient in testicular infarction mimicking testicular tumor on scrotal ultrasound?[J] *Turk J Emerg Med.* 2015;15(4):192-193.)

及外伤，包括血肿和破裂。

治疗

紧急手术解除扭转是睾丸扭转的最佳治疗方法，

必须发病后 6 小时内进行。对某些患者，手法复位可能有助于改善缺血睾丸的血流，但最终需要行睾丸固定术以防止复发。如果发生睾丸坏死，需要进行睾丸切除术，在睾丸切除完全愈合后，可以放置睾丸假体。

术前使用阿片类镇痛药可减轻局部缺血性疼痛。止吐药和抗焦虑药也可用于缓解症状，注意不要加重阿片类药物的呼吸系统不良反应。

并发症和注意事项

睾丸扭转若不能及时诊断和治疗，将导致睾丸坏死。鉴于与睾丸扭转有关的恶性肿瘤的发生率，应给予高度怀疑。

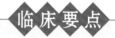

TWIST 评分的使用将提高睾丸扭转疑似患者临床诊断的准确性。评分属于高危类别的患者应直接进行手术，因为时间至关重要。

（吴梦鸽　译　　刘英华　审校）

原书参考文献

Fehér AM, Bajory Z. A review of main controversial aspects of acute testicular torsion. *J Acute Dis.* 2016;5(1):1–8.

Gielchinsky I, Suraqui E, Hidas G, et al. Pregnancy rates after testicular torsion. *J Urol.* 2016;196(3):852–855.

Ludvigson AE, Beaule LT. Urologic emergencies. *Surg Clin North Am.* 2016;96(3):407–424.

Sheth KR, Keays M, Grimsby GM, et al. Diagnosing testicular torsion before urological consultation and imaging: validation of the twist score. *J Urol.* 2016;195(6):1870–1876.

Tang YH, Yeung VH, Chu PS, et al. A 55-year-old man with right testicular pain: too old for torsion? *Urol Case Rep.* 2017;11:74–75.

第 96 节

肛提肌综合征
(Levator Ani Syndrome)

ICD-10 CODE **M79.7**

临床综合征

　　肛提肌易发生肌筋膜疼痛综合征。这种疼痛通常是在山地自行车和骑马等活动中对肌肉进行反复微损伤引起的（图 96-1）。分娩时肌肉损伤或肌肉钝性创伤也可引起肛提肌筋膜疼痛综合征（图 96-2）。

　　肌筋膜疼痛综合征是一种慢性疼痛综合征，影响病灶局部或身体的某一区域。肌筋膜疼痛综合征诊断的必要条件是查体中发现肌筋膜激痛点。虽然这些激痛点通常局限于身体患病部位，但疼痛会放射至其他部位。这种放射性疼痛可能会被误诊或被归因于是其他器官系统引起，从而导致过度检查和无效治疗。肛提肌肌筋膜疼痛综合征患者的疼痛点主要位于盆底，但可放射至臀部后侧和下肢后侧（图 96-3）。

　　激痛点是肌筋膜疼痛综合征所特有的，其特征是受累肌肉的局部有明确的压痛点。如通过触诊或拉伸对激痛点进行机械刺激，不仅会产生强烈的局部疼痛，还会产生放射性疼痛。除此之外，被刺激的肌肉还会不自觉地抽搐，称为跳跃征，是肌筋膜疼痛综合征的特征。肛提肌综合征患者的激痛点通

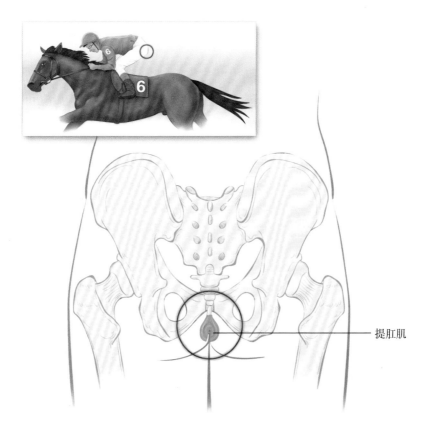

提肛肌

图 96-1　肛提肌综合征可因肌肉的反复微损伤引起（如山地自行车和骑马等活动）

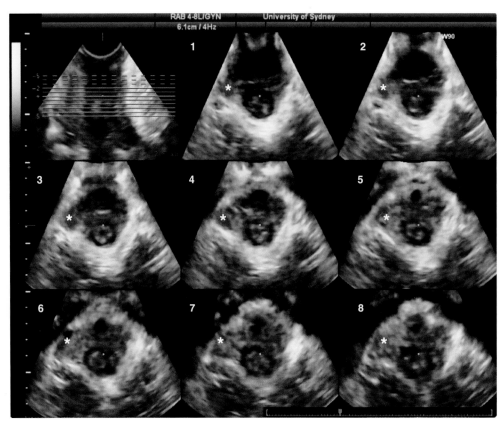

图 96-2　断层超声成像显示右侧撕裂；星号表示右侧肛提肌撕裂

(Shek KL, Dietz HP. Can levator avulsion be predicted antenatally?[J] *Am J Obstet Gynecol*. 2010;202(6):596.）

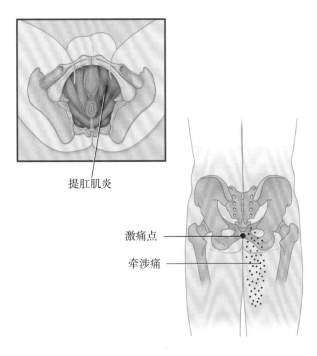

图 96-3　肛提肌综合征患者的原发性疼痛位于盆底，可能放射到臀部后侧和下肢后侧

（Waldman SD. *Atlas of pain management injection techniques* [M]. 2nd ed. Philadelphia: Saunders;2007:385）

常在直肠或会阴位置。

当触及肌筋膜的激痛点时，肌肉纤维通常可紧绷成带状。尽管存在这样明确的体征，肌筋膜激痛点的病理生理学改变仍然难以确定，尽管激痛点是由于受累肌肉的微创伤引起。该损伤可由单一损伤、反复微损伤或主动肌 - 拮抗肌的慢性功能退化引起。

除了肌肉创伤，还有其他因素易使患者发展为肌筋膜疼痛综合征。例如，业余运动员参加很少训练的体育项目，可能会造成肌筋膜疼痛综合征。坐在电子计算机前或看电视时的不良坐姿也可能是致病因素。陈旧性损伤可导致肌肉功能异常，也会引起肌筋膜疼痛综合征。如果患者同时存在营养不良或同时存在心理或行为异常，如慢性应激、抑郁等，会增加产生肌筋膜疼痛综合征的风险。尤其是肛提肌易受压力引起的肌筋膜疼痛综合征。

肌肉僵硬和疲劳常与疼痛并发，它们会进一步增加与这种疾病相关的功能障碍，并使其治疗复杂化。肌筋膜疼痛综合征可以是原发疾病状态或与其他疼痛疾病并发（包括神经根病和慢性区域疼痛综合征）。

心理或行为异常（包括抑郁）经常与肌肉症状并发，因此心理障碍的治疗是成功的治疗计划不可或缺的一部分。

症状和体征

激痛点是肛提肌综合征的特征性病变，其特征是肛提肌上有压痛点。通过触诊或拉伸对激痛点进行机械刺激，可复制盆底原发性疼痛和臀部后侧及下肢后侧的放射性疼痛（图 96-3）。此外，经常出现反跳痛。

检查

对临床确定的激痛点进行活检没有发现明确异常的组织学特征。产生激痛点的肌肉可被描述为被"虫蛀"或含有"蜡质"变性。已有报道某些肛提肌综合征患者的血浆肌红蛋白会升高，但这一发现尚未得到其他研究者的证实。电生理检查表明，部分患者肌肉张力增加，但这一发现同样没有完全证实。由于缺乏客观的诊断依据，临床医师必须排除其他类似肛提肌综合征的并发疾病（见鉴别诊断）。如果对肛提肌综合征的诊断存在疑问，建议考虑影像学检查，包括计算机断层扫描、磁共振成像和超声（图 96-2 和图 96-4）。

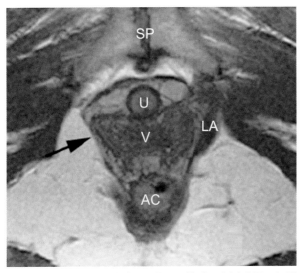

图 96-4　骨盆磁共振成像；肛提肌（箭头）右侧受损，与耻骨下支完全脱离；AC，肛管；SP，耻骨联合；U，尿道；V，阴道

（Santoro GA, Sultan AH. Pelvic floor anatomy and imaging [J]. *Semin Colon Rectal Surg*. 2016;27(1):5–14.）

鉴别诊断

肛提肌综合征的诊断是基于临床表现，而不是特定的实验室、电生理或影像学检查。因此，对于每一位怀疑肛提肌综合征的患者，都必须进行有针对性的病史回顾和体格检查，仔细地寻找激痛点并识别阳性跳跃征。临床医师必须排除类似于肛提肌综合征的疾病，包括原发性肌肉炎症性疾病、原发性髋关节疾病、直肠和盆腔肿瘤、臀囊炎和臀神经卡压征（图 96-5）。使用电生理和影像学检查可以识别并发的疾病，如直肠和盆腔肿瘤和腰骶神经病变。临床医师必须发现可能掩盖或加重肛提肌综合征症状的其他心理和行为的异常因素。

治疗

肛提肌综合征治疗的重点是找到肌筋膜激痛点，使受累的肌肉长时间放松。由于对其机制了解甚少，因此在制订治疗计划时常常需要反复试验。最初的保守治疗包括激痛点注射局麻药或生理盐水。由于许多患者常并发潜在的抑郁和焦虑，抗抑郁药的使用是大多数治疗计划的一个重要组成部分。普瑞巴林和加巴喷丁已被证明能缓解肌筋膜疼痛相关症状。米那西普兰、5- 羟色胺 - 去甲肾上腺素再摄取抑制剂也被证明对纤维肌痛的治疗有效。

此外，有几种辅助治疗方法可用于肌筋膜疼痛的治疗。冷敷、热敷经常与激痛点注射、抗抑郁药和物理疗法联合使用，以达到缓解疼痛的目的。部分患者觉得使用经皮神经刺激或电刺激使受累的肌肉疲劳减轻疼痛。运动疗法也可用于缓解症状，减轻该疾病相关的疲劳。使用微量的 A 型肉毒杆菌毒素直接注射到激痛点，已被证实可成功应用于对传统治疗无效的患者。

并发症及注意事项

如果熟悉临床相关解剖，激痛点注射是非常安全的治疗操作。为了避免感染，必须采用无菌技术，同时要采取必要的预防措施，尽量减少操作的风险。激痛点注射的并发症大多与注射部位及皮下组织的局部损伤有关。注射后立即对注射部位加压，可降

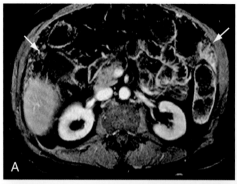

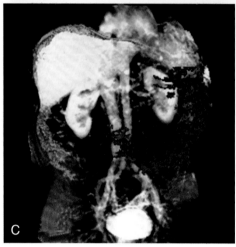

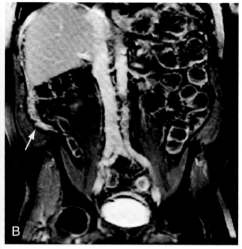

图 96-5　复发性直肠癌 (A) 轴位；(B) 冠状位钆增强破坏梯度回波磁共振图像显示复发性直肠癌的腹膜和网膜转移灶（箭头）呈不均匀增强；(C) 冠状位钆增强图像三维彩色模型显示腹膜和网膜肿瘤的紫色分布

（Edelman RR, Hesselink JR, Zlatkin MB, et al. *Clinical magnetic resonance imaging*[M]. 3rd ed. Philadelphia: Saunders; 2006:2780.）

低瘀血和血肿形成的发生率。避免使用过长的针头可以减少对组织结构的损伤。必须特别注意避免损伤坐骨神经。

临床要点

　　尽管肛提肌综合征是一种常见疾病，但仍经常被误诊。因此，对于怀疑肛提肌综合征的患者，必须进行仔细的检查以排除其他潜在疾病。肛提肌综合征常与各种躯体和心理疾病并发。

（韩　琦译　　谭宏宇　审校）

原书参考文献

Arnold LM. The pathophysiology, diagnosis and treatment of fibromyalgia. *Psychiatr Clin North Am.* 2010;33(2):375–408.

Bharucha AE, Lee TH. Anorectal and pelvic pain. *Mayo Clin Proc.* 2016;91(10):1471–1486.

Bradley LA. Pathophysiology of fibromyalgia. *Am J Med.* 2009;122(12 suppl 1):S22–S30.

Corton MM. Anatomy of pelvic floor dysfunction. *Obstet Gynecol Clin North Am.* 2009;36(3):401–419.

Di Tella M, Ghiggia A, Tesio V, et al. Pain experience in Fibromyalgia Syndrome: the role of alexithymia and psychological distress. *J Affect Disord.* 2017;208:87–93.

Farré M, Farré A, Fiz J, et al. Cannabis use in fibromyalgia. In: Preedy VR, ed. *Handbook of cannabis and related pathologies.* San Diego: Academic Press; 2017:e158–e167.

Imamura M, Cassius DA, Fregni F. Fibromyalgia: from treatment to rehabilitation. *Eur J Pain Suppl.* 2009;3(2):117–122.

Rao SSC, Bharucha AE, Chiarioni G, et al. Anorectal disorders. *Gastroenterology.* 2016;150(6):1430–1442,e4.

Santoro GA, Sultan AH. Pelvic floor anatomy and imaging. *Semin Colon Rectal Surg.* 2016;27(1):5–14.

Waldman SD. Levator ani syndrome. In: *Atlas of pain management injection techniques.* 4th ed. Philadelphia: Elsevier; 2017:441–444.

第 97 节

尾骨痛
(Coccydynia)

ICD-10 CODE **M53.3**

临床综合征

尾骨痛是一种常见的综合征，以尾骨局部疼痛为主要特征，并向骶骨下部和会阴放射。尾骨痛女性患者比男性患者多见。它最常发生在直接外伤后，由于外伤或跌倒直接损伤尾骨。经历过困难的阴道分娩后也会发生尾骨痛。通常认为多数尾骨痛是由于骶尾骨韧带劳损会造成的，极少数是由于尾骨骨折造成。骶尾骨关节炎也可引起尾骨痛，但不太常见。最近的临床研究有报告称阴道避孕环也会造成尾骨痛。

症状和体征

体格检查时，患者尾骨有压痛；尾骨移位时疼痛加剧。尾骨的移位可能造成直肠尖锐刺激感觉，使患者感到非常痛苦。直肠检查时，肛提肌、梨状肌和尾骨肌可感到硬化，触诊这些肌肉时可引起严重痉挛。坐姿会加重尾骨痛，患者通常会试图坐于一侧臀部避免尾骨受压（图 97-1）。

检查

X 线检查适用于所有表现为来自尾骨的疼痛的患者，以排除隐匿性骨性疾病和肿瘤。根据患者的临床表现，可能需要进行其他检查，包括全血计数、前列腺特异性抗原水平、红细胞沉降率和抗核抗体测试。如果怀疑有隐匿性肿块或肿瘤，则提示骨盆（包括骶尾骨关节和韧带）的磁共振和超声（图 97-2）。放射性核素骨扫描可能有助于排除在平

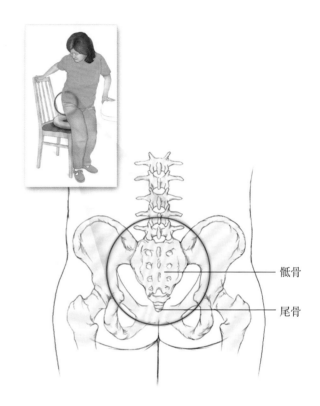

图 97-1 涉及到肛提肌的肌筋膜疼痛综合征患者的原发性疼痛位于盆底，可能涉及臀部后端和下肢后端

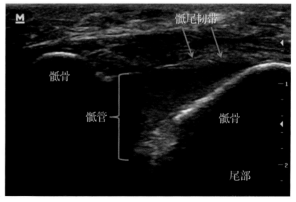

图 97-2 纵向超声图像显示骶尾韧带

片上不可见的应力骨折。稍后所述的注射技术可作为该病的诊断和治疗手段。

鉴别诊断

直肠和肛门的原发疾病有时与尾骨痛相混淆。

骶骨或尾骨的原发肿瘤或转移性病变也可表现为尾骨痛（图 97-3）。痉挛性肛周疼痛和尾骨痛相似，但因为尾骨的活动不会引发疼痛而易于鉴别。骨盆或骶骨不全骨折和骶髂关节紊乱有时可能与尾骨痛出现相似的症状。

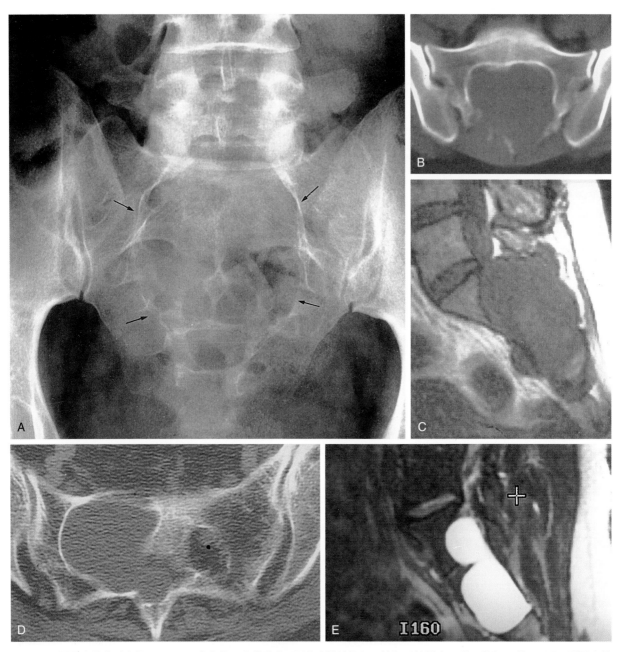

图 97-3　尾骨痛的鉴别诊断；A-C，28 岁女性，室管膜瘤；腰背痛持续数年，神经系统检查正常，常规 X 片 (a) 显示骶骨溶骨性病变 (箭头)；经轴向计算机断层扫描 (CT)(B) 证实其中心位置和后伸；矢状位，T1 加权，脊柱回声磁共振成像 (MRI)(C) 显示其较大，后伸，低信号强度；该肿瘤在 T2 加权自旋回波 MRI 上呈高信号强度 (未显示)；组织学分析证实为黏液乳头状室管膜瘤，不与硬膜囊相通；D 和 E，脑膜膨出；经轴位 CT 扫描 (D) 显示右侧骶部病变扭曲神经孔；轮廓清晰，边缘硬化；矢状位快速自旋回波 MRI(E) 显示伴有骨侵蚀的高信号病变

（Resnick D. *Diagnosis of bone and joint disorders*[M]. 4th ed. Philadelphia: Saunders; 2002:4018.）

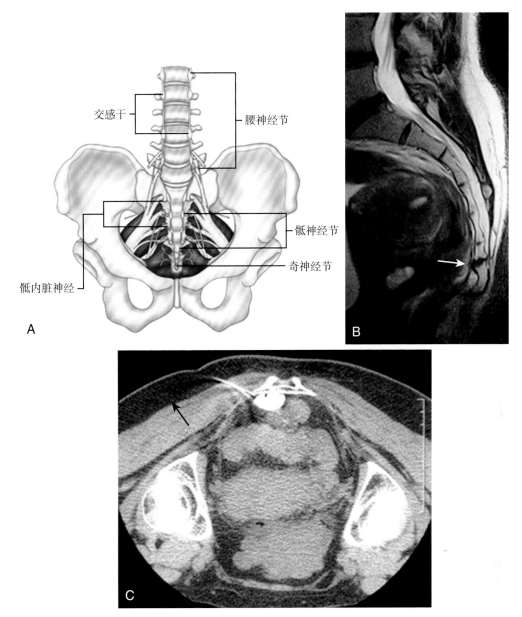

图 97-4　A 为神经节的解剖位置；奇神经节代表椎旁交感神经链的终止，汇聚在骶尾骨水平；B 为矢状位 T2 加权磁共振成像显示奇神经节为骶尾骨水平前的一个小的等强度的信号结构（白色箭头）；C 为造影剂显示奇神经节不完整，可见造影剂池内充盈缺损（黑色箭头）

（Datir A, Connell D. CT-guided injection for ganglion impar blockade: a radiological approach to the management of coccydynia [J]. *Clin Radiol*. 2010;65(1):21–25.）

治疗

短疗程的保守治疗包括简单的止痛剂，如非甾体抗炎药（NSAIDs）或环氧合酶 -2 抑制剂。使用环形泡沫圈坐垫（甜甜圈状）也是一种治疗选择，因为这样可以防止骶尾骨韧带进一步刺激，是治疗尾骨痛的合理方法。如果症状没有得到快速改善，局部注射是下一步的治疗选择。

注射治疗尾骨痛时患者取俯卧位，小腿和足跟外展防止臀肌收紧造成骶尾骨关节的识别难度增加。皮肤应大面积使用消毒液准备，确保所有的操作都可以无菌触诊。放置无菌洞巾可避免触诊手指污染。术者非惯用手的中指置于无菌洞巾上，指尖触诊骶骨底部的骶尾骨关节。在确定骶尾骨关节位置后，将一根 3.8cm 长 25G 的针以 45° 角穿过皮肤插入骶尾骨关节和韧带区域。如刺穿韧带，会感到突破感，应当将针尖稍微后撤退出韧带。如果与骶骨的骨壁接触，针应轻微地拔出，使针头脱离骨膜。当针的位置满意时，将含有5ml 1%无防腐剂利多卡因和40mg甲基泼尼松龙的无菌注射器连接在针头上。轻轻回抽以确定是否有脑脊液或血液。如果抽吸测试结果为阴性，缓慢注射注射器的内容物。注射时应该感觉到阻力很小。在注射过程中，任何明显的疼痛或突然阻力增加都表明针头的放置不正确，临床医师应立即停止注射并重新评估针头的位置。注射后，取下针头，在注射部位敷上无菌压力敷料和冰袋。超声引导可以提高置针的准确性，降低针刺相关并发症的发生率。如果注射不能长期缓解疼痛，则应考虑神经阻滞术（图97-4）。临床报告表明，使用体外冲击波治疗也可缓解患者的症状。

物理治疗包括局部热敷、温和适度的运动锻炼、通过直肠按摩受影响的肌肉。在患者接受尾骨痛注射几天后应开始提肛肌伸展训练。剧烈运动会加重疼痛症状，因此应尽量避免。镇痛药和非甾体抗炎药可以与注射技术同时使用。

并发症及不良反应

尾骨痛在尾骨及其韧带无损伤的情况下应被认为是排除性诊断，如果未能诊断出隐藏的肿瘤会有严重的后果。在仔细注意临床相关解剖情况下，注射技术是相对安全的。注射的主要并发症是感染，因为注射部位较靠近直肠。但如果严格遵循无菌技术或使用必要的预防措施，可尽量减少操作者的风险，这种并发症较为罕见。注射后立即对注射部位加压，可降低瘀斑和血肿形成的发生率。大约25%的患者注射后会感觉疼痛短暂增加，应预先告知患者发生这种情况的可能性。

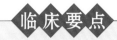

临床要点

坐着时使用中间漏空的泡沫圈（坐垫），以及其他上述提到的治疗方式，可以缓解症状，并促进骶尾骨韧带愈合。注射技术在尾骨痛的治疗中非常有效。同时并发的骶髂炎可能会导致尾骨痛，此时需要局部注射更大剂量的局麻药和甲基泼尼松龙。

（韩 琦 译　谭宏宇 审校）

原书参考文献

Bharucha AE, Lee TH. Anorectal and pelvic pain. *Mayo Clinic Proceedings.* 2016;91(10):1471–1486.

Hodges SD, Eck JC, Humphreys SC. A treatment and outcomes analysis of patients with coccydynia. *Spine J.* 2004;4(2):138–140.

Marwan Y, Husain W, Alhajii W, et al. Extracorporeal shock wave therapy relieved pain in patients with coccydynia: a report of two cases. *Spine J.* 2014;14(1):e1–e4.

Rao SSC, Bharucha AE, Chiarioni G, et al. Anorectal disorders. *Gastroenterology.* 2016;150(6):1430–1442, e4.

Tejón P, Belmonte MA, Lerma JJ, et al. Coccydynia related to the use of a contraceptive vaginal ring. *Reumatología Clínica (English Edition).* 2017;13(1):42–43.

Trouvin AP, Goeb V, Vandhuick T, et al. Role for magnetic resonance imaging in coccydynia with sacrococcygeal dislocation. *Joint Bone Spine.* 2013;80(2):214–216.

Waldman SD. Coccydynia. *Atlas of pain management injection techniques.* Philadelphia: Saunders; 2007:412–416.

Waldman SD. Coccydynia. *Pain Review.* Philadelphia: Saunders; 2009:252–253.

Waldman SD. *Coccydynia and other abnormalities of the sacrococcygeal joint.* In: *Waldman's comprehensive atlas of diagnostic ultrasound of painful conditions.* Philadelphia: Wolters Kluwer; 2016:703–709.

Waldman SD. Sacrococcygeal joint injection. *Atlas of pain management injection techniques.* 4th ed. Philadelphia: Elsevier; 2017:482–486.

第 98 节

髋关节炎
(Arthritis Pain-Hip)

ICD-10 CODE　M16.9

临床综合征

　　髋关节是临床上常见的疾病之一。髋关节易受各种疾病的影响而发展成关节炎，这些疾病会损害关节软骨。骨关节炎是导致髋关节疼痛的最常见的关节炎；类风湿关节炎和创伤后关节炎也是髋关节疼痛的常见原因。较少见的原因包括结缔组织病、感染、绒毛结节性滑膜炎和莱姆病。急性感染性关节炎通常伴有明显的全身症状，包括发热和不适，很容易识别；治疗方法是细菌培养和对症应用抗生素，而非注射疗法。免疫性疾病通常表现为多关节病，而不是局限于髋关节的单关节病，本节介绍的关节内注射技术对免疫性髋关节疼痛治疗效果较好。

症状和体征

　　患者主诉为髋关节周围和大腿的疼痛（图98-1）。大多数髋关节疾病患者的骶髂关节分离试验（屈曲、外展、外旋、外伸）试验结果为阳性（图98-2）。患者最初可能表现为腹股沟不明确的疼痛，偶尔疼痛会局限于臀部。活动后疼痛加剧，而休息和热敷可以缓解疼痛。疼痛呈持续性，可影响睡眠。有些患者会主诉活动关节时有摩擦或弹响的感觉，体格检查时可发现摩擦音。

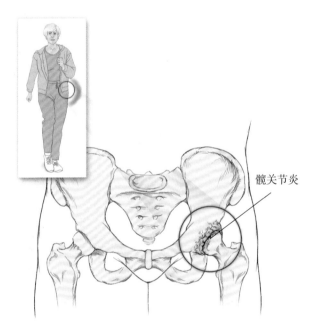

图 98-1　髋关节关节炎的疼痛定位于髋关节、腹股沟和大腿；负重和运动会加重疼痛

　　除了疼痛，患者的髋关节活动范围减少，导致功能逐渐下降，这使得走路、爬楼梯、上下汽车等简单的日常工作变得非常困难。如果持续不活动，可能会发生肌肉萎缩，并且继发粘连性髋关节僵硬。

辅助检查

　　X线检查适用于所有出现髋关节疼痛的患者。根据患者的临床表现，可能需要进行其他检查，包括全血细胞计数、红细胞沉降率和抗核抗体检查。

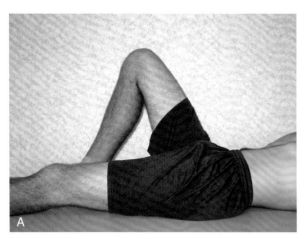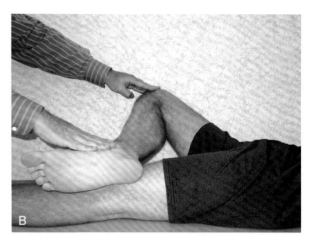

图 98-2 骶髂关节分离试验

（Waldman SD. *Physical diagnosis of pain: an atlas of signs and symptoms*[M]. Philadelphia: Saunders; 2006:304.）

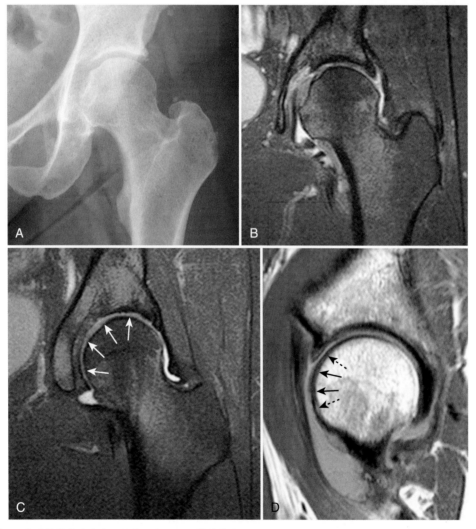

图 98-3 A 为 60 岁髋关节疼痛患者正位片，未见明显骨关节炎 (OA) 改变；B 为然而，冠状位 T2-weighted 脂肪抑制 (FST2W) 磁共振图像清楚显示，由于早期 OA，髋关节高信号强度 (SI) 积液，股骨头弥漫性软骨缺失；C 为与正常髋关节的 FST2W MR 图像相比，中 SI 软骨覆盖低 SI 软骨下骨板（白色箭头）；D 为矢状面质子密度图也可见软骨缺失（黑色箭头断裂），但部分区域软骨保留（黑色箭头）

（Waldman SD, Campbell RSD. *Imaging of pain*[M]. Elsevier; 2011）

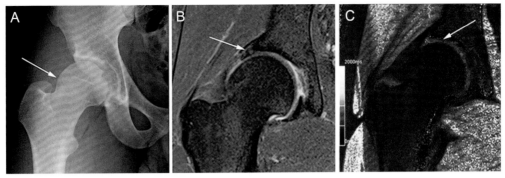

图 98-4　18 岁男性运动患者软骨钆增强磁共振成像 (dGEMRIC)，临床表现为 FAI；A 为骨盆正位片显示股骨头颈上外侧过渡处凸轮型畸形（箭头），注意正常的关节间隙宽度和右髋关节边缘骨赘的消失；B 为右侧髋关节相应的冠状面质子密度脂肪抑制图像，关节软骨形态正常，髋臼唇轻度变性（箭头）；C 为对应的冠状 dGEMRIC 彩色图显示髋臼软骨局灶性暗线表示 dGEMRIC 指数降低（箭头），提示软骨可能存在早期变性

（Vinatier C, Merceron C, Guicheux J. Osteoarthritis: from pathogenic mechanisms and recent clinical developments to novel prospective therapeutic options[J]. *Drug Discovery Today*. 2016;21(12):1932–1937.）

如果怀疑有无菌性坏死或隐匿性肿物或肿瘤，或诊断存疑，则应进行髋关节磁共振和超声成像（图 98-3 至图 98-5）。

鉴别诊断

许多疾病可引起髋关节疼痛（表 98-1）。腰椎神经根病可能会与髋关节关节炎相关的疼痛或症状相似；然而，在这些患者中，髋关节检查结果为阴性。神经压迫性疾病，如感觉异常性股痛和转子滑囊炎，可能会混淆诊断，但这两种疾病都可能与髋关节炎并发。髋关节和脊柱的原发性及转移性肿瘤也可能与髋关节炎有相似的表现。

治疗

髋关节炎疼痛和功能障碍的初步治疗包括合并非甾体类药物、环氧合酶 -2 抑制剂和物理治疗。局部冷敷或热敷也可能对治疗有益。对于那些对这些治疗方式没有效果的患者，关节内注射局麻药和糖皮质激素应作为下一步考虑。

将患者置于仰卧位进行髋关节关节内注射。使用消毒液对髋关节和关节间隙的皮肤进行消毒。配置注射药物，为含有 4ml 0.25% 不含防腐剂的丁哌卡因和 40mg 甲泼尼龙，使用严格无菌的 5cm 长的 25G 针头。在确定股动脉的位置后，在股动脉外侧大约 5cm、腹股沟韧带下面找到髋关节。进针需谨慎穿过皮肤和皮下组织，穿过关节囊进入关节。如

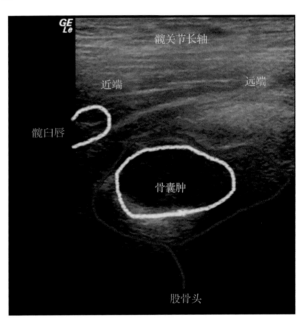

图 98-5　纵向超声图像显示股骨头缺血性坏死

果碰到骨头，退针至皮下组织，并重新定向，至进针点上方并稍偏内侧。进入关节间隙后，轻轻注射药物。注射时应该感觉阻力很小，如明显感觉到阻力，针可能在韧带或肌腱，应继续进针至关节间隙，直到感觉到无明显阻力时进行注射。注射完成后拔针，使用无菌加压敷料和冰袋敷在注射部位。超声引导下进针将简化这一过程，提高进针的准确性，减少进针相关并发症的发生率。最近的临床研究表明，关节内注射富含血小板的血浆和（或）干细胞可以减轻髋关节骨关节炎患者的疼痛和功能障碍。

物理疗法，包括局部热敷和轻柔的运动锻炼，应在患者髋关节腔内注射几天后就开始进行。避免

表 98-1　髋关节疼痛及功能受限原因					
骨及关节腔局部病变	关节周围病变	其他系统性疾病	其他介导的疼痛	牵涉痛	血管病变
骨折	滑囊炎	类风湿关节炎	灼性神经痛	腰丛病变	主髂动脉硬化
原发性骨肿瘤	肌腱炎	血管性疾病	交感反射营养不良	腰椎神经根病变	髂动脉闭塞
原发性滑膜肿瘤	粘连性滑囊炎	赖特综合征	椎关节强硬	卡压征	
关节不稳定	关节不稳定	痛风	纤维肌痛		
局限性关节炎	肌肉拉伤	其他结晶性关节病	肌筋膜炎		
骨赘形成	关节扭伤	夏科氏神经性关节炎	腹股沟疝		
股骨头坏死	关节周围不累及关节囊内的感染				
关节腔感染					
关节内滑膜炎					
关节内假体					
股骨头-骨骺滑脱(Legg-Calve-Perthes 病)					
慢性髋关节脱位					

剧烈运动，否则会加重患者的症状。

并发症与不良反应

髋关节或脊柱的原发或转移性肿瘤引起的误诊往往是灾难性的。如果仔细注意临床相关解剖，注射技术是相对安全的。髋关节关节内注射的主要并发症是感染，但如果严格遵循无菌技术，并采取全身预防措施，可以最大限度地降低感染风险。注射后立即对注射部位加压，可降低瘀斑和血肿形成的发生率。大约 25% 的患者会抱怨在髋关节关节内注射后出现了疼痛短暂增加的情况，因此操作前应告知患者这种可能性。

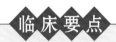

临床要点

滑囊炎和肌腱炎也可能导致髋关节疼痛，因此可能需要多次局部注射局麻药和甲基泼尼松龙。所述的注射技术对髋关节关节炎继发疼痛的治疗效果极其有效。

（韩　琦　译　谭宏宇　审校）

原书参考文献

Crema MD, Watts GJ, Guermazi A, et al. A narrative overview of the current status of MRI of the hip and its relevance for osteoarthritis research – what we know, what has changed and where are we going? Osteoarthritis Cartilage. 2017;25(1):1–13.

Vinatier C, Merceron C, Guicheux J. Osteoarthritis: from pathogenic mechanisms and recent clinical developments to novel prospective therapeutic options. Drug Discov Today. 2016;21(12):1932–1937.

Waldman SD, Campbell RSD. Anatomy: special imaging considerations of the pelvis, hip, and lower extremity pain syndromes. In: Imaging of pain. Philadelphia: Saunders; 2011:335–338.

Waldman SD. Arthritis pain of the hip. In: Pain review. 2nd ed. Philadelphia: Elsevier; 2017:299–300.

Waldman SD. Functional anatomy of the hip. In: Pain review. 2nd ed. Philadelphia: Elsevier; 2017:134–137.

Waldman SD. Intra-articular injection of the hip joint. In: Atlas of pain management injection techniques. 4th ed. Philadelphia: Elsevier; 2017:385–390.

Waldman SD. Waldman's comprehensive atlas of diagnostic ultrasound of painful conditions. Philadelphia: Wolters Kuwer; 2016:613–621.

Waldman SD, Campbell RSD. Osteoarthritis of the hip joint. In: Imaging of pain. Philadelphia: Saunders; 2011:351–352.

第 99 节

弹响髋

(Snapping Hip Syndrome)

ICD-10 CODE **M65.80**

临床综合征

　　弹响髋患者在髋关节外侧会有弹响感，并伴有大转子区域突发的剧烈疼痛。弹响感和疼痛是髂腰肌肌腱在大转子或髂耻隆起上半脱位的结果（图 99-1）。转子囊位于大转子、臀中肌肌腱和髂胫束之间。臀中肌起源于髂骨的外表面，肌肉纤维向下并向外侧延伸，附着在大转子的外表面。在行走和跑步时，臀中肌将骨盆固定在适当的位置；这块肌肉受臀上神经支配。髂耻隆起是指髂骨和耻骨融合的部位。腰肌和髂肌在腰肌外侧连接，合并的纤维称为髂腰肌。和腰肌一样，髂肌可以弯曲躯干上的大腿，或者，如果大腿是固定的，髂肌也可以弯曲躯干上的大腿，比如从仰卧位移动到坐姿时。弹响髋的症状最常发生在从坐姿上升到站立或快步行走时（图 99-2）。转子滑囊炎常与弹响髋并存，加重患者的疼痛和残疾。

症状和体征

　　体格检查显示，患者可以通过从坐姿移动到站立的姿势，并内收臀部，来重现这种响弹响和疼痛。这种弹响症阳性被认为是弹响髋的诊断特征（图 99-3）。转子滑囊上的压痛点是转子滑囊炎的表现。

检查

　　X 线检查适用于所有伴有髋关节疼痛的患者，以排除隐匿性骨骼疾病和肿瘤。根据患者的临床表现，可能需要进行其他检查，包括全血计数、前列腺特异性抗原水平、红细胞沉降率和抗核抗体测试。如果怀疑有隐匿性肿物或无菌性坏死，应对患侧髋关节进行磁共振和超声成像，以帮助确诊（图 99-4 和图 99-5）。肌电图诊断和 X 线检查可以识别并发

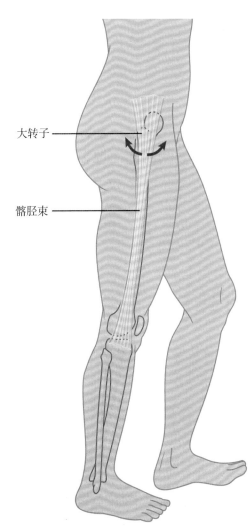

图 99-1　弹响感和疼痛是髂腰肌肌腱在大转子或髂耻隆起上半脱位的结果

（Waldman SD. Snapping hip syndrome. In: *Atlas of pain management injection techniques*[M]. 2nd ed. Philadelphia: Saunders; 2007:368.）

大转子

髂胫束

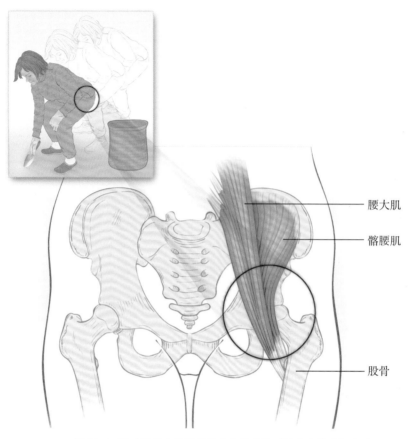

图 99-2　弹响髋的症状通常发生在从坐姿到站姿或快速行走时

腰大肌

髂腰肌

股骨

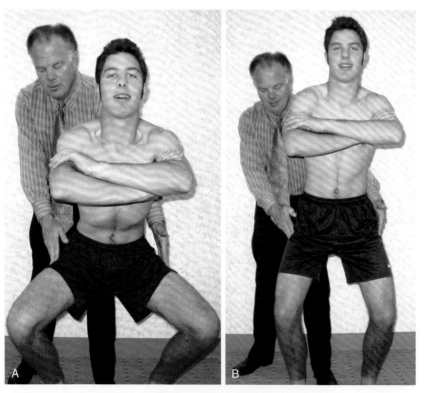

图 99-3　诱发弹响体征

（Waldman SD. *Physical diagnosis of pain: an atlas of signs and symptoms*[M]. Philadelphia: Saunders；2006:320.）

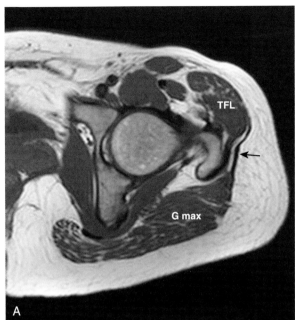

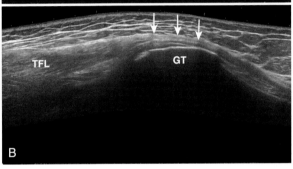

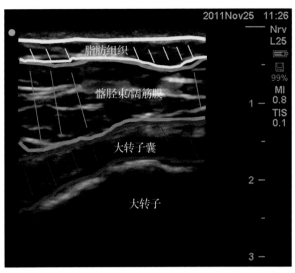

图 99-5　髋关节超声图像显示大转子及转子囊和髂胫束

图 99-4　A 为正常轴向 T1W 磁共振 (MR) 图像，显示低 SI、薄髂胫束 (ITB，黑色箭头) 与前侧阔筋膜张肌 (TFL) 和后侧臀大肌 (G max) 的关系；B 为纵行超声 (US) 图像显示回声明亮的 ITB 位于大转子 (GT) 浅表，它与近端 TFL 肌肉的关系（Waldman SD, Campbell RSD. *Imaging of pain*[M]. Philadelphia: Saunders；2011.）

疾病，如髋关节内部紊乱和腰骶神经病变。稍后所述的注射技术可作为该病的诊断和治疗手段。

鉴别诊断

弹响髋的诊断是基于临床表现，而不是特定的实验室、肌电图或 X 线检查。因此，应进行有针对性的病史和体格检查，并系统地寻找髋关节疼痛的其他原因。临床医师必须排除其他可能与弹响髋有相似症状的疾病，如原发性炎性肌肉疾病、原发性髋关节疾病、直肠和盆腔肿瘤。

治疗

与弹响髋相关的疼痛和功能障碍初步治疗包括非甾体抗炎药或环氧合酶 -2 抑制剂与物理治疗的结合。局部应用冷敷、热敷也可能有益。对于以上治疗方法无效的患者，可以考虑采用注射局麻药和糖皮质激素。

注射时，患者置于侧卧位，患侧朝上。确定大转子的中点，并将覆盖在该点上的皮肤用消毒液处理。一支含有 2ml 0.25% 不含防腐剂的丁哌卡因和 40mg 甲泼尼龙的注射器被连接到一个 5cm 长的 25G 针头上。在放置针之前，应指示患者说"就是这"。如果患者下肢感觉异常，表明针刺已触及坐骨神经。如果出现感觉异常，立即拔出针并重新定位到更外侧。针在与皮肤成直角的位置，缓慢地穿过之前确定的点，直接朝向大转子的中心，直到针碰到骨头；然后将针从骨膜中抽出。仔细抽吸血液后，如果没有感觉异常，轻轻注射注射器的内容物。注射阻力应最小。超声导下进针可以提高进针位置的准确性，降低进针相关并发症的发生率。

并发症及不良反应

如果熟悉临床相关解剖，特别是坐骨神经注射技术是相对安全的，由于邻近坐骨神经，因此该手术必须由熟悉局部解剖和经验丰富的人员进行。虽然发生感染的情况罕见，但必须使用无菌技术和全身预防措施，以减少风险。注射技术的并发症大多与注射部位和皮下组织的进针创伤有关。注射后立即对注射部位加压，可降低瘀斑和血肿形成的发生率。许多患者注射后会有短暂疼痛加剧的感觉，应该警惕这种可能性。

临床要点

弹响髋是一种常见病，常与转子滑囊炎并发。由于弹响髋经常被误诊，因此需进行仔细的评估，明确潜在的疾病过程。注射技术是治疗弹响髋的有效疗法。

（韩 琦 译　谭宏宇 审校）

原书参考文献

Anderson CN. Iliopsoas: pathology, diagnosis, and treatment. *Clin Sports Med.* 2016;35(3):419–433.

Gopisankar Balaji G, Patil NK, Menon J. Coxa saltans caused by extraarticular synovial chondromatosis overlying an isolated osteochondroma of the greater trochanter: a rare aetiology. *J Clin Orthop Trauma.* 2015;6(2):126–130.

Spencer-Gardner LS, Pourcho AM, Smith J, et al. Atypical coxa saltans due to partial proximal hamstring avulsion: a case presentation highlighting the role for dynamic sonography. *PM R.* 2015;7(10):1102–1105.

Waldman SD. Arthritis pain of the hip. In: *Pain review.* 2nd ed. Philadelphia: Elsevier; 2017:365–366.

Waldman SD. External snapping hip syndrome. In: *Waldman's comprehensive atlas of diagnostic ultrasound of painful conditions.* Philadelphia: Wolters Kluwer; 2016:717–724.

Waldman SD. Functional anatomy of the hip. In: *Pain review.* 2nd ed. Philadelphia: Elsevier; 2017:134–137.

Waldman SD. Snapping hip syndrome. In: *Atlas of pain management injection techniques.* 4th ed. Philadelphia: Elsevier; 2017:424–428.

Waldman SD, Campbell RSD. Anatomy: special imaging considerations of the pelvis, hip, and lower extremity pain syndromes. In: *Imaging of pain.* Philadelphia: Saunders; 2011:335–338.

Waldman SD, Campbell RSD. Snapping hip syndrome. In: *Imaging of pain.* Philadelphia: Saunders; 2011:351–352.

髂耻滑囊炎

(Iliopectinate Bursitis)

ICD-10 CODE M70.70

临床综合征

滑囊液由滑和囊袋构成，可使肌肉和肌腱在反复运动中更易相互交叉滑动。滑囊的内层是滑膜，膜内有血管网并能分泌滑液。过度使用或不当使用可造成滑囊的炎症，但极少发生感染；滑囊炎症会造成滑液生成增加，从而导致滑囊肿胀。虽然滑囊的数量、大小和位置个体间存在显著差异，但髂耻滑囊通常位于腰肌、髂肌和髂耻隆起之间。髂耻滑囊可能以单一的滑囊囊袋形式存在，也可能在部分患者中以多段串联具有分隔的囊袋形式存在。髂耻滑囊很容易因急性创伤和反复的微创伤而受损。急性损伤常由于髋关节受伤而对滑膜直接造成损伤（图 100-1）；过度活动也会造成损伤，例如使用运动器材加强下肢力量。如果髂耻滑囊的炎症演变成慢性炎症可能会发生钙化。

症状和体征

髂耻滑囊炎患者常抱怨髋关节前部和腹股沟疼痛。疼痛位于腹股沟皱褶下方区域，疼痛放射至髋关节和骨盆前面。通常，患者不能患侧卧位睡觉，并主诉在髋关节的活动范围内有剧烈的"卡住"感和受限感。髂耻滑囊炎常与髋关节关节炎并发。

体格检查可发现大腿上方临近腹股沟皮肤皱褶下方有点压痛。受累下肢被动屈曲、内收和外展，以及主动抵抗屈曲和内收，均可复现疼痛。查体过程中突然停止对抗会引起明显的疼痛增强。

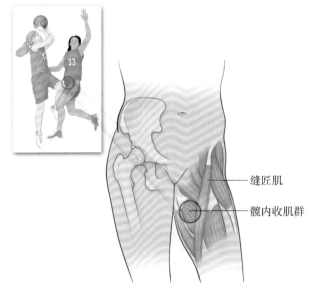

缝匠肌

髋内收肌群

图 100-1　髂耻囊在急性创伤和反复微创伤时均易受损伤，急性损伤可由髋关节受伤后滑囊的直接损伤引起

检查

X 线检查或计算机断层扫描可发现滑囊及相关结构的钙化，与慢性炎症表现相似（图 100-2）。如果怀疑有肌腱炎、部分韧带断裂、应力骨折、髋关节内移位或盆腔肿块，则需对髋关节和骨盆进行磁共振和超声成像，以确认诊断（图 100-3）。超声检查可确认结构中囊性性质（图 100-4）。如果考虑存在隐匿性骨折、转移性疾病或髋骨、骨盆的原发肿瘤，则需要进行放射性核素骨扫描。根据患者的临床表现，可能需要进行其他检查，包括全血细胞计数、红细胞沉降率和抗核抗体检查。后文所述的注射技术可作为该病的诊断和治疗手段。

鉴别诊断

髂耻滑囊炎是髋关节和腹股沟疼痛的常见原

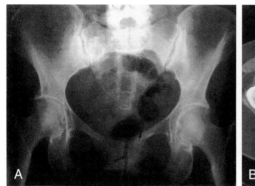
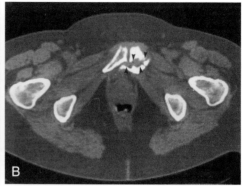

图 100-2　61 岁女性，耻骨不全骨折引起的骨性赘生物；A 为骨盆 X 线平片显示左侧联合部位发生硬化，提示软骨样成骨或类骨质损害（红色箭头）；B 为 CT 显示骨折愈合后的线状骨折面和周围的骨痂（红色箭头）；无软组织肿块存在证据
（Haaga JR, Lanzieri CF, Gilkeson RC, eds. *CT and MR imaging ofthe whole body*[M]. 4th ed. Philadelphia: Mosby; 2003:1924.）

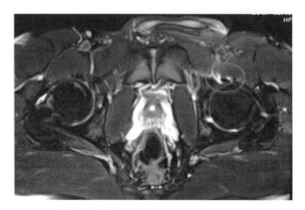

图 100-3　轴向脂肪抑制质子相，可见右侧髂耻滑囊炎，无潜在髋关节疾病的证据
（Brunot, Dubeau S, Laumonier H, et al. Acute inguinal pain associatedwith iliopectineal bursitis in four professional soccerplayers[J]. *Diagn Interv Imaging*. 2013;94(1):91–94.）

因。骨关节炎、类风湿关节炎、创伤后关节炎以及较少见的股骨头无菌性坏死也是髋部和腹股沟疼痛的常见原因，并可能与髂耻滑囊炎并存。关节炎相关性疼痛较少见的病因包括免疫性疾病、感染、绒毛结节性滑膜炎和莱姆病。急性感染性关节炎通常伴有明显的全身症状，如发热和不适，很容易识别，治疗方法是进行微生物培养和抗生素治疗，而不是注射疗法。免疫性疾病通常表现为多关节病，而不是限于髋关节的单关节病，但继发于免疫性疾病的疼痛对后文所述的注射技术反应非常好。

治疗

髂耻滑囊炎相关的疼痛和功能障碍的初始治疗包括非甾体抗炎药（NSAIDs）或环氧合酶 -2 抑制

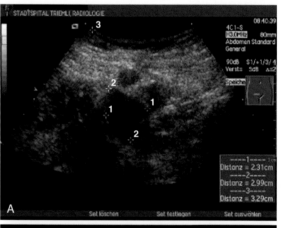
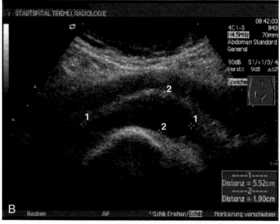

图 100-4　右侧腹股沟区广泛的髂耻滑囊炎的超声影像
（Weber M, Prim P, Lüthy R. Inguinalpain with limping: iliopectineal bursitis as first sign of polymyalgia rheumatica[J]. *Joint Bone Spine*. 2008;75(3):332–333.）

剂以及物理疗法的联合治疗，局部应用冷敷或热敷也可能有益。对于那些对这些治疗方式效果不佳的患者，在髂耻囊内注射局麻药和糖皮质激素是下一步治疗的合理选择。

髂耻囊注射时患者取仰卧位，在腹股沟韧带中点确定股动脉搏动，在搏动点下方 6.4cm 和外侧 8.9cm 处进针，该进针点在缝匠肌的外侧缘。对进针点附近的皮肤进行消毒。注射药物选择 0.25% 不含防腐剂的丁哌卡因和 40mg 甲泼尼龙共 9ml，配置好后连接于 8.9cm 的 25G 针头上。在进针前应告知患者操作期间一旦出现下肢感觉异常需立即告知操作者，因异感出现说明针已触及股神经。此时应立即后退穿刺针并重新向更外侧方向进针，针头朝向头侧以 45° 角便于针头安全地穿过股动脉、静脉和神经下方。为了避免伤及股神经，需尽量缓慢进针，在针触及髂骨和耻骨结合处的骨质后，将针退离开骨膜（图 100-5）。仔细回抽确认无血后，如果患者无感觉异常，将注射器内药物缓慢注射入滑囊。注射阻力应较小。超声引导下操作可提高穿刺准确性，降低穿刺相关损伤发生率。

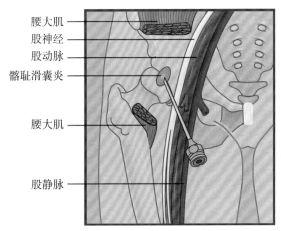

图 100-5　髂耻滑囊注射进针的正确位置

（Waldman SD. *Atlas of pain managementin jection techniques* [M]. 2nd ed. Philadelphia: Saunders; 2007:359.）

在接受注射治疗几天内，可以进行物理治疗，包括局部热敷和小范围伸展运动。由于剧烈运动会加重症状，因此应尽量避免。普通镇痛药和非甾体抗炎药可以与注射治疗同时使用。

并发症和不良反应

如果掌握临床相关解剖，此项注射技术是安全的。具体来说，必须注意避免损伤股神经。髂耻滑囊注射的主要并发症是感染，但如果严格遵守无菌技术就基本不会发生感染，联合应用通用的预防措施，会使各种风险降到最低。其他并发症与注射部位及皮下组织的针刺损伤有关。注射后立即对注射部位加压，可降低瘀血和血肿形成的发生率。大约 25% 的患者主诉注射后疼痛短暂增加，应提前告知患者这种可能性。

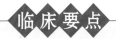

注射技术对治疗髂耻滑囊炎非常有效。髂耻滑囊炎经常合并髋关节炎，需要特殊的治疗来缓解疼痛和恢复功能。

（韩　琦　译　　谭宏宇　审校）

原书参考文献

Brunot S, Dubeau S, Laumonier H, et al. Acute inguinal pain associated with iliopectineal bursitis in four professional soccer players. *Diagn Interv Imaging.* 2013;94(1):91–94.

Tibor LM, Sekiya JK. Differential diagnosis of pain around the hip joint. *Arthroscopy.* 2008;24(12):1407–1421.

Waldman SD. Arthritis pain of the hip. In: *Pain review.* 2nd ed. Philadelphia: Elsevier; 2017:299–300.

Waldman SD, Campbell RSD. Anatomy: special imaging considerations of the pelvis, hip, and lower extremity pain syndromes. In: *Imaging of pain.* Philadelphia: Saunders; 2011:335–338.

Waldman SD. Iliopectineal bursa injection. *In: Atlas of pain management injection techniques.* 4th ed. Philadelphia: Elsevier; 2017:385–390.

Waldman SD. Iliopectineal bursitis. In: *Waldman's comprehensive atlas of diagnostic ultrasound of painful conditions.* Philadelphia: Wolters Kluwer; 2016:666–670.

第 101 节

坐骨滑囊炎
(Ischial Bursitis)

ICD-10 CODE **M70.70**

临床综合征

滑囊由滑液和囊袋构成，其作用是保证肌肉和肌腱在反复性运动时能够轻松地相互交叉滑动。关节滑囊内层为滑膜，内有血管网并分泌关节滑液。过度运动或运动不当均可引起滑囊炎症，少数情况下会出现感染。滑囊发炎可引起关节滑液生成增多，进而导致滑囊肿胀。虽然不同患者之间滑囊数量、大小及位置存在显著差异，但滑囊的位置通常存在于臀大肌和坐骨结节之间。它可能以单个滑囊袋形式存在，部分患者也可表现为多节段包裹性积液。

急性损伤和局部反复性微损伤均为坐骨滑囊损伤的原因。急性损伤通常由跌落后臀部着地及过度运动，如长时间骑马或骑自行车对滑囊的直接损伤引起（图 101-1）。在不平整或松软的地面（如沙地），上跑步也会引起坐骨滑囊炎。如果坐骨滑囊炎发展为慢性炎症，则可能出现钙化。

症状和体征

坐骨滑囊炎患者常主诉为臀部下方疼痛，并伴随下肢伸展受限。疼痛部位局限于坐骨结节处，若疼痛区域放射至大腿后部腘绳肌，可能提示同时存在肌腱炎。患者常无法以患侧卧位入睡，还会主诉髋关节伸展或屈曲时出现强烈的"卡住"感，晨起时候尤为明显。体格检查过程中会发现坐骨结节处有压痛点（图 101-2）。受累侧下肢被动直腿抬高和主动对抗下肢伸展动作能够诱发疼痛，操作过程中

如突然停止对抗可加重疼痛程度。这种疼痛加重的现象被视为抗伸髋试验阳性，有助于明确坐骨滑囊炎的诊断（图 101-3）。

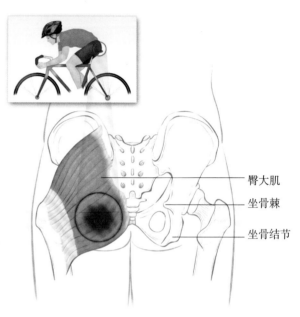

臀大肌
坐骨棘
坐骨结节

图 101-1 急性创伤和反复性微创伤均易使坐骨滑囊受损，急性损伤源于对滑囊的直接损伤，发生于跌倒后臀部着地和过度活动，如长时间骑马或骑自行车

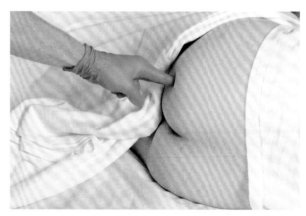

图 101-2 坐骨滑囊炎患者在体格检查时可有坐骨结节压痛点

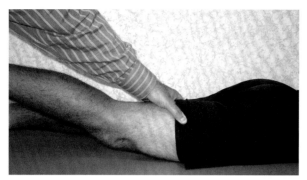

图 101-3　坐骨滑囊炎的抗伸髋试验
（Waldman SD. *Physical diagnosis of pain: an atlas of signs and symptoms*[M]. Philadelphia: Saunders, 2006: 309.）

检查

　　X 线平片可见与慢性炎症表现一致的滑囊及周围结构钙化。若怀疑肌腱炎、韧带部分断裂、应力性骨折、髋关节内紊乱及骨盆肿物，行髋关节和盆腔磁共振成像（MRI）和超声检查或有助于明确诊断（图 101-4 和图 101-5）。若怀疑髋部或骨盆隐匿性骨折、转移性肿瘤或原发性肿瘤，需要行放射性核素骨扫描。根据患者临床表现，进行一些检查如全血细胞计数、红细胞沉降率和抗核抗体检查也应考虑实施。后文提到的注射疗法亦可作为该病的诊断和治疗的手段。

鉴别诊断

　　坐骨滑囊炎是臀部和腹股沟部疼痛的常见原因。骨性关节炎、类风湿性关节炎、创伤后关节炎和少见的无菌性股骨头坏死也是臀部和腹股沟部疼痛的常见原因，并可能与坐骨滑囊炎并发。还可能伴发腘绳肌肌腱炎或腘绳肌断裂。引起关节炎性疼痛的不常见原因包括胶原血管病、感染、绒毛结节性滑膜炎和莱姆病。急性感染性关节炎常伴随明显的全身症状，包括容易识别的发热和乏力；这种情况下应该使用细菌培养和全身抗生素而非局部注射疗法。结缔组织病常表现为多关节受累，并非只局限于髋关节的病变。

治疗

　　坐骨滑囊炎的首选治疗方法包括联合使用非甾

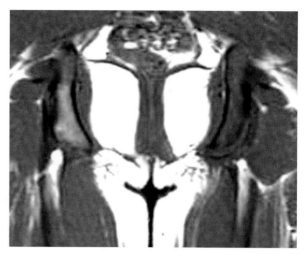

图 101-4　一名 16 岁坐骨应力性损伤的女运动员；冠状位 T1W 磁共振成像显示左侧坐骨的骨髓信号强度不对称性降低
（Edelman RR, Hesselink JR, Zlatkin MB, et al. *Clinical magnetic resonance imaging*[M]. 3rd ed. Philadelphia: Saunders, 2006: 3385.）

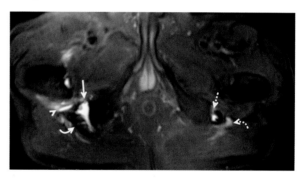

图 101-5　一位 77 岁，进行性臀部疼痛 5 年的患者；轴位 T2W 脂肪饱和磁共振（MRI）图像示腘绳肌肌腱起点（弧形箭头）和坐骨结节之间的坐骨滑囊扩张（实线箭头）；需注意对侧无扩张的坐骨囊（虚线箭头），坐骨臀侧（弧形虚线箭头），和同侧坐骨股骨侧滑囊炎（箭头）

体类抗炎药（NSAIDs）或 COX-2 抑制剂和物理治疗。局部热敷与冷敷也可能有效。对于上述治疗方法疗效差的患者，可以在坐骨滑囊内注射局部麻醉药和激素。

　　坐骨滑囊内注射时，患者取侧卧位，患侧朝上，患侧膝关节屈曲。对坐骨结节区域皮肤进行消毒准备。将含 4ml 的 0.25% 无防腐剂丁哌卡因和 40mg 甲泼尼龙的注射器接到一个 3.8cm 长的 25G 针头。戴无菌手套触诊确认坐骨结节位置。在进针前应告知患者一旦穿刺过程中下肢出现感觉异样时，应立即告知操作者，这表明穿刺针碰触到了坐骨神经。出现感觉异常后应立即拔出穿刺针，并朝向更内侧重新定位。随后小心地进针，逐层穿过皮肤、皮下组织、肌层和肌腱，直到针头触及坐骨结节的骨质上（图 101-6）。操作者务必保持沿中线进针，而不是朝向外侧，从而避免接触到坐骨神经。注射器前仔细回吸，在患者无感觉异常后，将注射器内药物缓慢注入滑囊内。超声引导下操作可提高穿刺准确性，降低穿刺相关损伤发生率（图 101-7）。

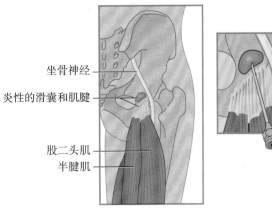
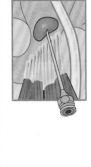
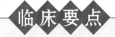

坐骨神经

炎性的滑囊和肌腱

股二头肌
半腱肌

图 101-6　坐骨滑囊注射的正确穿刺针针位置

（Waldman SD. *Atlas of pain management injection techniques*[M]. 2nd ed. Philadelphia: Saunders, 2007.）

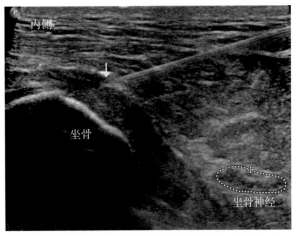

内侧

坐骨

坐骨神经

图 101-7　超声图像示穿刺针抵达坐骨滑囊内；臀大肌位于针尖上方，腘绳肌肌腱起点位于针尖下方；箭头表示针尖；图像上方为皮肤，图像下方为深部组织；

（Wisniewski SJ, Hurdle M, Erickson JM, Finnoff JT, Smith J. Ultrasound-guided ischial bursa injection: technique and positioning considerations[J]. *PM&R*. 2014;6(1):56–60.）

在患者接受注射治疗后几天内应采用物理疗法，包括局部热敷和进行小范围伸展运动。应避免剧烈运动，因为剧烈运动会使症状加重。一般的镇痛药物和非甾体抗炎药（NSAIDs）可以与注射治疗同时应用。

并发症和注意事项

掌握相关解剖结构能够保证注射方法的安全性。穿刺过程最需要注意的就是避免损伤坐骨神经。坐骨滑囊注射疗法最主要的并发症是感染，但只要严格遵循无菌操作就基本不会发生，联合应用通用的预防措施，就会使操作者的各种风险降到最低。其他并发症与穿刺针所致注射部位及其下面的组织损伤有关。如果注射药物后立即按压注射部位，可以降低皮肤瘀血和血肿的发生率。约有 25% 的患者主诉注射后疼痛暂时加重，因此需要提前告知患者可能出现这种情况。

临床要点

采用本节所描述的注射疗法治疗坐骨滑囊炎非常有效。坐骨滑囊炎常与髋关节炎并发，因此可能需要专门的治疗方法来缓解疼痛和恢复功能。

（钮昆译　于玲审校）

原书参考文献

Hodnett PA, Shelly MJ, MacMahon PJ, et al. MR imaging of overuse injuries of the hip. *Magn Reson Imaging C*. 2009;17(4):667–679.

Sando JP, McCambridge TM. Nontraumatic sports injuries to the lower extremity. *Clinical Pediatric Emergency Medicine*. 2013;14(4):327–339.

Waldman SD. Ischial bursa injection. In: *Atlas of pain management injection techniques*. 4th ed. Philadelphia: Elsevier; 2017:400–403.

Waldman SD. Ischial bursitis. In: *Waldman's comprehensive atlas of diagnostic ultrasound of painful conditions*. Philadelphia: Wolters Kluwer; 2016:655–659.

Waldman SD, Campbell RSD. Anatomy: special imaging considerations of the pelvis, hip, and lower extremity pain syndromes. In: *Imaging of pain*. Philadelphia: Saunders; 2011:335–338.

Wisniewski SJ, Hurdle M, Erickson JM, et al. Ultrasound-guided ischial bursa injection: technique and positioning considerations. *PM&R*. 2014;6(1):56–60.

第102节

感觉异常性股痛
(Meralgia Paresthetica)

ICD-10 CODE **G57.10**

临床综合征

感觉异常性股痛（也叫股外侧皮神经病）是由于股外侧皮神经受到腹股沟韧带压迫造成的。这种卡压性神经病变表现为股外侧皮神经支配区的疼痛、麻木和感觉障碍。最初症状表现为大腿外侧灼烧痛和皮肤敏感。感觉异常性股痛病人在坐、蹲或穿低腰裤（紧身）及系宽腰带均会使症状加重（图102-1）。虽然感觉异常性股痛与股外侧皮神经损伤相关，但多数患者没有明显的外伤史。

症状和体征

查体时可发现在髂前上棘，即腹股沟韧带起点处存在股外侧皮神经压痛点。在股外侧皮神经穿过腹股沟韧带下方部位，可出现蒂内尔征阳性。患者会主诉神经支配区有灼烧样感觉异常（图102-2）。在大腿外侧区域进行仔细的检查可发现股外侧皮神经支配区存在感觉缺失，但无运动障碍。穿低腰裤（紧身）、腰带过紧或过宽均会压迫神经，使症状加重。

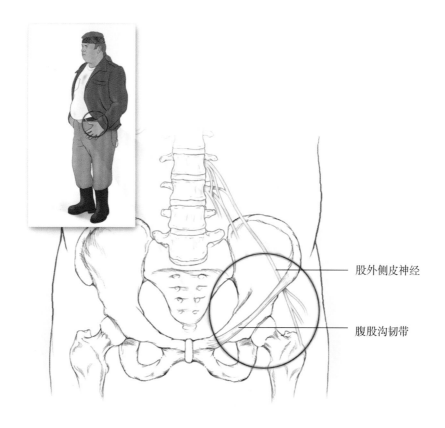

股外侧皮神经

腹股沟韧带

图102-1 肥胖和系宽腰带可压迫股外侧皮神经，从而导致感觉异常性股痛

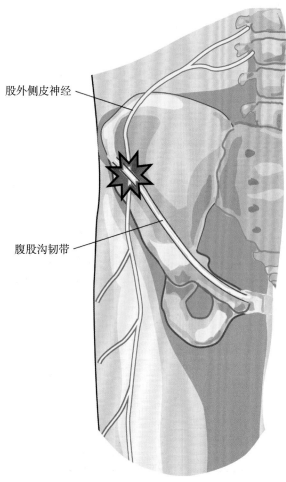

图 102-2　感觉异常性股痛表现为大腿外侧的灼痛

（Waldman SD. *Physical diagnosis of pain: an atlas of signs and symptoms*[M]. Philadelphia: Saunders, 2006: 279.）

检查

　　肌电图（EMG）可将感觉异常性股痛与腰神经根病和糖尿病性股神经病变加以鉴别。所有感觉异常性股痛的患者均应行腰部、髋部和骨盆的 X 线平片检查，以排除隐匿性骨病。根据患者的临床表现，也可能需要行其他检测，包括血常规、尿酸水平、红细胞沉降率和抗核抗体。如果怀疑椎间盘突出、椎管狭窄或占位性病变，应行腰部磁共振成像（MRI）和超声成像。后面介绍的注射疗法是一种同时兼顾诊断和治疗的手段。

鉴别诊断

　　感觉异常性股痛常被误诊为腰神经根病、转子滑囊炎或原发性髋部病变。髋关节 X 线和 EMG 可

鉴别感觉异常性股痛与源于髋部的神经根病变或疼痛。此外，腰神经根病患者除腰痛外多伴有反射、运动和感觉障碍，而感觉异常性股痛患者无腰痛及运动或感觉异常；感觉异常性股痛患者的感觉异常仅局限于股外侧皮神经支配区，并且不会放射至膝以下。腰神经根病和股外侧皮神经卡压并发为双重挤压综合征。糖尿病股神经病变偶尔会引起大腿前部疼痛，从而混淆诊断。

治疗

　　应指导感觉异常性股痛患者采用避免技巧来减轻这种卡压性神经病变相关的症状和疼痛。短期内使用由一般镇痛药物、非甾体抗炎药或 COX-2 抑制剂构成的保守疗法为合理化治疗感觉异常性股痛的第一步。如果症状未改善可采用注射治疗。

　　患者取仰卧位，如果下肢伸直会牵拉神经而加重疼痛程度可在膝下方垫一个枕头。通过触诊确认髂前上棘。在髂前上棘内侧约 2.5cm 处腹股沟韧带正下方，确认为穿刺点，对皮肤杀菌消毒。手持长 3.8cm 的 25G 穿刺针，垂直皮肤缓慢进针，直到感到针尖突破筋膜。此时常会诱发异常感觉。当穿刺针穿过腹外斜肌筋膜，仔细回吸后，将 5～7ml 含有 1% 无防腐剂利多卡因和 40mg 甲泼尼龙的注射液以扇形方式注入。操作者穿刺时务必谨慎，避免将穿刺针置入过深而进入腹腔、损伤腹部脏器（图 102-3）。注入药液后，应对皮肤穿刺点用力按压以避免瘀血和形成血肿，局部治疗后出现的血肿可能

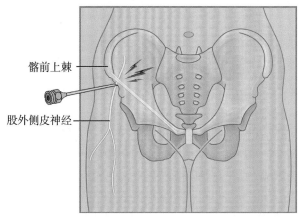

图 102-3　治疗感觉异常性股痛时股外侧皮神经注射的正确穿刺针位置

（Waldman SD. *Atlas of pain management injection techniques* [M]. Philadelphia: Saunders, 2000.）

会相当巨大，尤其是接受血液抗凝的患者。如果解剖标志难以辨认，则应考虑在透视或超声引导下进行（图 102-4 和图 102-5）。临床有报道称在感觉缺陷区应用 A 型肉毒杆菌毒素局部浸润可缓解伴有 2 型糖尿病的感觉异常性股痛患者症状（图 102-6）。

并发症和注意事项

　　必须注意排除其他可能与感觉异常性股痛相似

的所致疼痛的原因。此注射疗法的主要并发症是皮肤瘀血和血肿。如果进针太深进入腹腔，造成了结肠穿孔可导致腹腔内脓肿和瘘管形成。及早发现感染对于避免危及生命的后果至关重要。如果进针位置太靠近内侧，可能会阻滞股神经，造成行走困难。

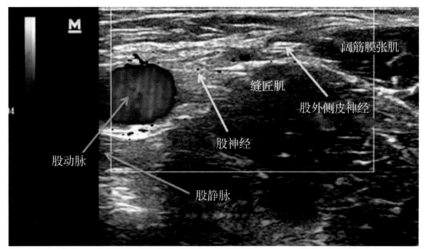

图 102-4　斜位彩色超声多普勒图像示位于股外侧皮神经内侧的股神经、股动脉和股静脉

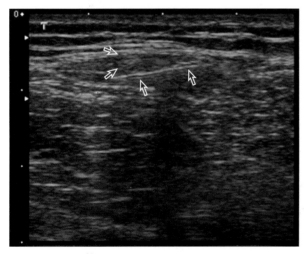

图 102-5　注射 2ml 局部麻醉药后股外侧皮神经的超声图像；可观察到局部麻醉药在神经周围扩散，穿刺针位于神经深部，呈强回声线

（Hurdle MF, Weingarten TN, Crisostomo RA, et al. Ultrasound-guided blockade of the lateral femoral cutaneous nerve: technical description and review of 10 cases[J]. *Arch Phys Med Rehabil*, 2007, 88(10):1362–1364.）

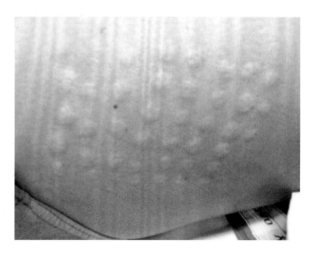

图 102-6　肉毒杆菌毒素以网格状分布注射于患者大腿

（Dhull P, Tewari AK, Upreti V, Prakash MS, Hari Kumar KVS. Botulinum toxin for meralgia paresthetica in type 2 diabetes[J]. *Diabetes Metab Syndr*. 2013;7(1)1–2.）

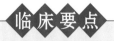

临床要点

　　感觉异常性股痛是一种常见疾病，但常被误诊为腰神经根病。本节介绍的注射疗法可显著改善疼痛症状。如果患者疼痛症状符合感觉异常性股痛但对股外侧皮神经阻滞术没有反应，则应考虑腰神经丛近端病变或 $L_{2~3}$ 神经根病。对这类疾病硬膜外阻滞术通常有效。腰神经丛的肌电图（EMG）和磁共振成像（MRI）可用于排除造成疼痛的其他原因，如侵犯腰神经丛的恶性肿瘤或位于 $L_{2~3}$ 的硬膜外或椎骨转移性肿瘤。

（钮　昆　译　　于　玲　审校）

原书参考文献

Dhull P, Tewari AK, Upreti V, et al. Botulinum toxin for meralgia paresthetica in type 2 diabetes. *Diabetes Metab Syndr.* 2013;7(1):1–2.

Moucharafieh R, Wehbe J, Maalouf G. Meralgia paresthetica: a result of tight new trendy low cut trousers ("taille basse"). *Int J Surg.* 2008;6(2):164–168.

Ramírez Huaranga MA, Ariza Hernández A, Ramos Rodríguez CC, et al. What meralgia paresthetica can hide: renal tumor as an infrequent cause. *Reumatol Clín.* 2013;9(5):319–321.

Stewert JD. Meralgia paresthetica: topography of the sensory deficit. *J Neurol Sci.* 2013;333(suppl 1):e450–e451.

Suh DH, Kim DH, Park JW, et al. Sonographic and electrophysiologic findings in patients with meralgia paresthetica. *Clin Neurophysiol.* 2013;124(7):1460–1464.

Trummer M, Flaschka G, Under F, et al. Lumbar disc herniation mimicking meralgia paresthetica: case report. *Surg Neurol.* 2000;54(1):80–81.

Waldman SD. Abnormalities of the lateral femoral cutaneous nerve. In: *Waldman's comprehensive atlas of diagnostic ultrasound of painful conditions.* Philadelphia: Wolters Kluwer; 2016:629–633.

Waldman SD. Lateral femoral cutaneous nerve block. In: *Atlas of pain management injection techniques.* 4th ed. Philadelphia: Elsevier; 2017:450–452.

Waldman SD. *Pain review.* 2nd ed. Philadelphia: Elsevier; 2017:268–269.

第 103 节

幻肢痛
(Phantom Limb Pain)

ICD-10 CODE M54.6

临床综合征

　　几乎所有经受截肢的患者都会常常感到疼痛以及失去的肢体部位仍然存在的痛苦感觉（图 103-1）。这种现象的原因尚未完全清楚，但很可能与脊髓水平的调节有关。先天性四肢缺失不会出现这种情况。幻肢痛患者能够描述已经失去的肢体，虽然细节中

的肢体常常处于扭曲或异常位置。许多患者的幻肢感会随着时间的推移逐渐消退，但在一些患者中，幻肢痛仍然会成为他们的日常生活中令人痛苦的一部分。幻肢的疼痛通常被描述为持续的、令人不愉快的钝痛，移动或刺激患侧皮肤可能加剧这种疼痛；剧烈的冲击样神经炎性痛可能会与持续的钝痛叠加，部分患者还会感到烧灼感，这可能与反射性交感神经营养不良有关。有研究称截肢前存在严重的肢体疼痛会增加幻肢疼痛的发生率，但另一些研究却认为二者无关。

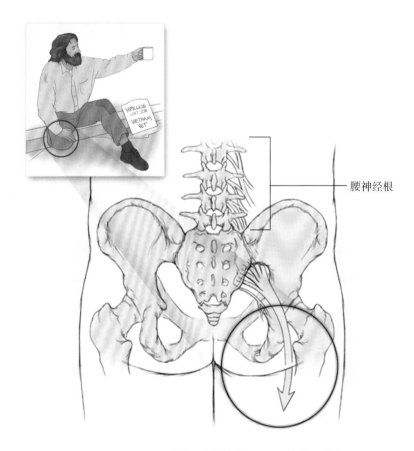

腰神经根

图 103-1　几乎所有截肢患者都会出现不同程度的幻肢痛

症状和体征

幻肢疼痛可表现为多种形式，但通常都会包括钝痛。此外，患者可能会感到异常的肢体位置觉（如肢体处于异常位置）或异常的肢体运动觉（如肢体在移动）。有报道称，许多幻肢疼痛患者会经历伸缩性幻觉现象；例如，患者形容其不存在的手部直接连接到了上肢近端（图 103-2）。幻肢疼痛可能随着时间推移而消失，越年轻患者越容易有症状的消失。由于幻肢疼痛的独特的本质，行为因素总是在其中发挥作用。

检查

多数情况下，幻肢痛的诊断很容易根据临床表现确定。检查一般用来发现其他可能并发的疾病，如神经根病，这些检查包括实验室检查、残肢是否有神经瘤、肿瘤或隐匿性感染；对于怀疑骨折和骨髓炎的患者，可行 X 线和放射性核素骨扫描检查以明确诊断。

鉴别诊断

应对所有幻肢痛患者，尤其是可能并发感染或骨折的患者采集详实的病史和查体。如果因恶性肿瘤而截肢的患者，需要排除隐匿性肿瘤。造成患者受累侧肢体神经分布区域疼痛的其他原因（如神经根病和周围神经病）也应该被纳入考虑。

治疗

首先要安抚患者，使其明白失去肢体后的一段时间内存在幻肢感是正常的，这些感觉是真实的而非幻觉，仅凭这些安抚就可以减轻患者的焦虑和痛苦。许多疼痛专家的共识是：对于可能会截肢的疾病（如肢端供血不足），在自然病程早期超前给予镇痛治疗能够降低患者出现幻肢痛的可能性。下述方法可以用来缓解幻肢痛。

镇痛药

抗惊厥药加巴喷丁是缓解幻肢痛的一线治疗药物。加巴喷丁应在疾病的早期使用，并且可以同时

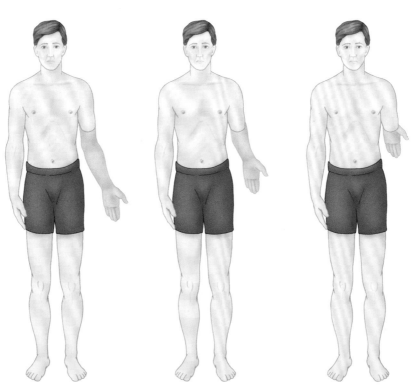

图 103-2　幻肢综合征的伸缩性幻觉

应用神经阻滞、阿片类镇痛药和其他辅助镇痛药物，包括抗抑郁药，注意避免中枢神经系统不良反应。加巴喷丁起始剂量为 300mg，睡前服用，然后在可耐受其不良反应的前提下每次以 300mg 剂量逐渐递增，直至达到 3600mg/d 分次给药的最大剂量。普瑞巴林是加巴喷丁的合理替代药物，并在一些患者中耐受性更好。普瑞巴林的起始剂量为 50mg/d，一天 3 次，如果能够耐受不良反应，可以逐渐增加至 100mg/d，一天 3 次。由于普瑞巴林主要由肾脏排泄，肾功能受损的患者应减少剂量。

对于严重疼痛且对神经阻滞和加巴喷丁治疗无效的患者，应考虑使用卡马西平。若使用此药，需严格监测血药浓度，尤其是进行化疗或放疗的患者。苯妥英钠可能也有助于治疗神经炎性疼痛，但不能用于淋巴瘤患者，因为该药会诱发一种难以与实际的淋巴瘤区分的假性淋巴瘤样状态。

抗抑郁药

抗抑郁药可能是治疗幻肢痛最初的有效辅助手段。在急性期，这类药物可以有助于患者减轻严重的睡眠障碍。此外，抗抑郁药可能有助于改善神经炎性疼痛，而阿片类药物对这类疼痛治疗效果较差。治疗数周后，抗抑郁药会使患者情绪好转，这对于一些患者而言非常有益。医师需要密切观察服用抗抑郁药患者的中枢神经系统副作用，此外这些药物还可能会引起尿潴留和便秘。

神经阻滞术

如果上述药物无法控制幻肢痛，以局部麻醉药和糖皮质激素进行硬膜外阻滞术或支配疼痛区域的交感神经阻滞术可作为下一阶梯治疗方案。虽然神经阻滞术缓解幻肢痛的确切机制尚不清楚，但可能与在脊髓层面疼痛信号传递的调控有关。一般而言，神经毁损术成功率非常低，如果要毁损的话，只有在其他治疗方法都失败后才使用。

阿片类镇痛药

阿片类镇痛药治疗幻肢痛作用有限，而且弊多利少。按时而非按需使用长效的强阿片类镇痛药（如口服吗啡、美沙酮）可作为交感神经阻滞术的有效辅助用药。由于大部分幻肢痛患者的年龄较大或患有严重的全身多系统疾病，因此应密切观察阿片

类镇痛药产生的潜在不良反应（如会使患者跌倒的精神错乱或眩晕）。每日膳食纤维补充剂和含镁的乳剂应与阿片类镇痛药一起服用，以防止便秘。

辅助治疗

用冰袋对残肢进行冷敷可以缓解部分患者幻肢痛症状。热敷会加剧大部分患者的疼痛，这可能与加速小纤维传导有关，但是如果冷敷无效情况下可尝试进行热敷。经皮神经电刺激和震动疗法也可以使小部分患者受益。这种疗效好、风险低的治疗方法，成为了那些无法或不愿接受交感神经阻滞术，或无法忍受药物治疗的患者的合理替代方案。脊髓刺激试验同样也是一种合理选择。局部应用辣椒素可使部分幻肢痛患者受益；然而，这种药物带来的灼烧感限制了它的应用。新近临床经验显示虚拟现实多感官反馈训练在治疗幻痛综合征相关的肢体位置异常感和疼痛具有较好的前景（图 103-3）。

并发症和注意事项

虽然幻肢痛本身并无特定的并发症，但持续疼痛造成的后果非常严重。如未能积极治疗幻肢痛及

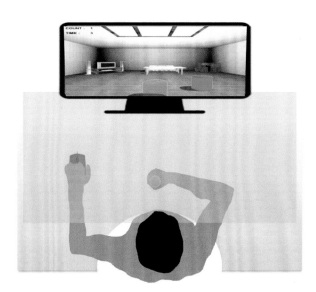

图 103-3　基于虚拟现实的本体感觉训练系统；残肢侧的手向目标位置（虚拟圆柱体）进行了伸展运动；当受试者认为残肢侧的手部位置对应于目标位置时，未受影响的手会按下鼠标按钮

(Cho S, Ku J, Cho et al. Development of virtual reality proprioceptive rehabilitation system for stroke patients[J]. *Comput Methods Programs Biomed*. 2014;113(1):258–265.)

相关的睡眠障碍和抑郁症状，可能导致患者自杀。

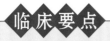

　　由于幻肢痛症状非常严重并可导致严重后果，临床医师必须果断且积极地对其进行救治。需要特别注意重度抑郁的隐匿发作，这要求患者接受住院治疗并采取自杀预防措施。

（钮　昆　译　　于　玲　审校）

原书参考文献

Anderson-Barnes VC, McAuliffe C, Swanberg KM, et al. Phantom limb pain: a phenomenon of proprioceptive memory? *Med Hypotheses.* 2009;73(4):555–558.

Boller F, Bogousslavsky J. Paul Wittgenstein's right arm and his phantom: the saga of a famous concert pianist and his amputation. In: Altenmüller E, Finger S, Boller F, eds. *Progress in Brain Research.* Vol. 216. Philadelphia: Elsevier; 2015:293–303.

Lewis RP, Kriukelyte I. Complex neuropathic pain states. *Anaesthesia & intensive care medicine.* 2016;17(11):571–574.

Nikolajsen L, Springer JS, Haroutiunian S. Phantom limb pain. In: Benzon HT, Rathmell JP, Wu CL, et al., eds. *Practical management of pain.* 5th ed. Philadelphia: Mosby; 2014:369–377.e3.

Senkowski D, Heinz A. Chronic pain and distorted body image: implications for multisensory feedback interventions. *Neurosci Biobehav Rev.* 2016;69:252–259.

Wade NJ. Beyond body experiences: phantom limbs, pain and the locus of sensation. *Cortex.* 2009;45(2):243–255.

Waldman SD. Phantom limb pain. In: *Pain review.* 2nd ed. Philadelphia: Elsevier; 2017:301–302.

第104节

转子滑囊炎
(Trochanteric Bursitis)

ICD-10 CODE M70.60

临床综合征

转子滑囊炎在临床中很常见。患者常主诉臀部外侧疼痛，并向下肢放射，与坐骨神经痛症状相似（图104-1）。疼痛局限于股骨大转子所在区域，患者常无法以患侧卧位入睡，并在伸展范围内活动髋关节时会有强烈的"卡住"感，尤其在晨起时发生。患者会出现上楼梯越来越困难。转子滑囊炎常合并髋关节、腰部、骶髂关节病变以及步态异常。

转子滑囊位于大转子与臀中肌肌腱和髂胫束之间。该滑囊可能以单一滑囊袋形式存在，或在某些患者中以多段串联具有分隔的囊袋形式存在。转子滑囊易受到急性创伤和反复的微损伤。急性损伤可由于跌倒后大转子着地对滑囊的直接损伤引起，也

可由髋关节手术引起，或者由于过度使用造成损伤，如在松软或不平坦的地面跑步。如果转子滑囊炎发展为慢性，可出现滑囊钙化。

症状和体征

查体可发现大腿外侧的大转子部位压痛，被动内收和外展，或主动抵抗外展患肢会诱发疼痛，检查过程中突然释放外展的阻力亦可加重疼痛（图104-2）。股外侧皮神经支配区无感觉减退，此特征是与感觉异常性股痛的鉴别依据。该图显示了特伦德伦堡（Trendelenburg）步态（图104-3）

检查

髋关节X线平片可能出现滑囊及相关结构的钙化，提示有慢性炎症（图104-4）。如果怀疑髋部或

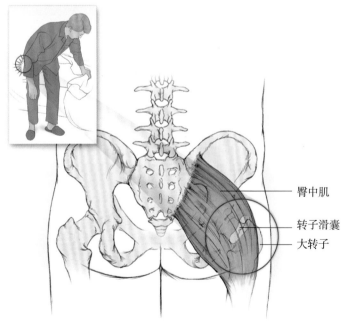

臀中肌
转子滑囊
大转子

图 104-1　转子滑囊炎所致的疼痛与坐骨神经痛相似

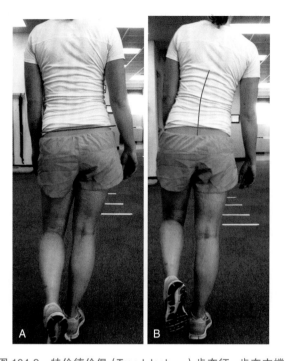

图 104-2　特伦德伦堡（Trendelenburg）步态征：步态支撑相（A）对侧髋部过度下垂或（B）躯干向患侧侧弯
（Mulligan EP, Middleton EF, Brunette M. Evaluation and management of greater trochanter pain syndrome[J]. *Physical Therapy in Sport*. 2015;16(3):205–214.）

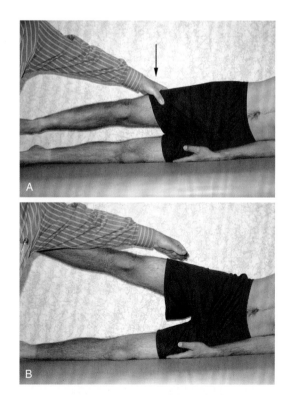

图 104-3　A 和 B 为外展阻力试验
（Waldman SD. *Physical diagnosis of pain: an atlas of signs and symptoms*[M]. Philadelphia: Saunders, 2006: 316.）

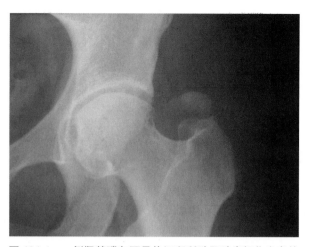

图 104-4　一例羟基磷灰石晶体沉积所致肌腱炎钙化患者的髋部 X 线；此图可见大转子上方的臀肌肌腱钙化的局部区域；6 个月后该患者的 X 线显示钙化已自行消退
（Waldman SD, Campbell RSD[M]. *Imaging of pain*. Philadelphia: Elsevier; 2011.）

腹股沟区有隐匿性肿块或肿瘤或者为了明确诊断，可行磁共振成像（MRI）检查（图 104-5 和图 104-6）。如果怀疑有感染，应做全血细胞计数和红细胞沉降率检查。肌电图（EMG）可用于将转子滑囊炎与感觉异常性股痛和坐骨神经痛区分开来。后文描述的注射疗法既可以是该病的诊断方法又是治疗手段。

鉴别诊断

转子滑囊炎常与髋关节炎并发。转子滑囊炎偶尔也会与感觉异常性股痛难以区分，因为二者都表现为大腿外侧的疼痛，但感觉异常性股痛患者在叩击其大转子时不会诱发疼痛。EMG 有助于鉴别易混淆的临床表现。髋部原发或继发的肿瘤也应与转子滑囊炎相鉴别。

治疗

短期内使用由普通镇痛药、非甾体抗炎药或 COX-2 抑制剂组成的保守疗法是转子滑囊炎的第一阶梯合理化治疗方案。应告知患者避免进行有可能损伤转子滑囊的运动如在沙滩上跑步。如果症状没有改善，下一步可实施注射疗法。

注射治疗时患者取侧卧位，患侧朝上。确认大转子的中点，对术野消毒。将含有 2ml 0.25% 无防

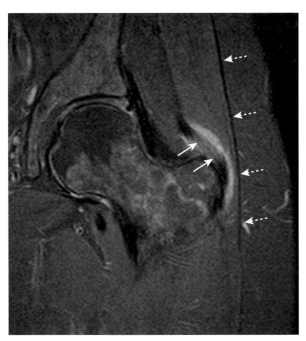

图 104-5　一名伴有外侧髋部疼痛和转子滑囊炎的患者，冠状位抑脂（FST2W）磁共振成像显示位于髂胫束（白色虚线箭头）和臀小肌肌腱（白色箭头）之间的存在高信号液体（Waldman SD, Campbell RSD[M]. *Imaging of pain*. Philadelphia: Elsevier; 2011.）

腐剂丁哌卡因和 40mg 甲泼尼龙溶液的注射器连接到长 8.9cm 的 25G 穿刺针。在进针前应告知患者一

且穿刺过程中下肢出现感觉异样时，应立即告知操作者，这表明穿刺针碰触到了坐骨神经。出现感觉异常后应立即后退穿刺针并向更外侧重新定位。穿刺针应从之前确认的穿刺点垂直于皮肤缓慢进针，直至触及大转子中点骨性结构（图 104-7），然后稍许退针离开骨膜。仔细回抽无血且无异感后，将注射器中的溶液缓慢注射至滑囊，此时注射阻力应很小。超声引导下穿刺可提高穿刺准确性，降低穿刺所致的并发症（图 104-8）。

应在注射治疗后数日内进行物理疗法，包括局部热疗和小范围伸展运动。患者应避免剧烈运动，因为会加剧疼痛症状。普通的镇痛药、NSAIDs 和抗肌强直药可以与注射治疗同时应用。与注射富含血小板的血浆和（或）干细胞一样，低能量体外冲击波疗法也被证实可以减轻转子滑囊炎相关的疼痛。几乎不需要手术切除滑囊进行治疗。

并发症和注意事项

应排除与转子滑囊炎疼痛症状相似的疾病。如果关注相关解剖结构，这种注射方法就是安全的。穿刺过程需特别注意避免损伤坐骨神经，这就要求

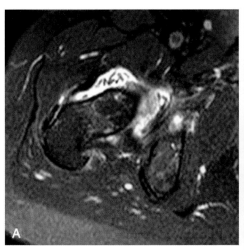

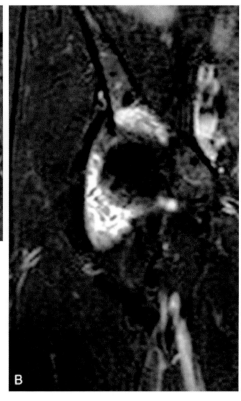

图 104-6　滑膜骨软骨瘤或软骨瘤病；A 为轴位，抑脂 T2- 加权磁共振成像（MRI）；B 为冠状位，抑脂 T2- 加权 MRI（Edelman RR, Hesselink JR, Zlatkin MB, et al., *Clinical magnetic resonance imaging*[M]. 3rd ed. Philadelphia: Saunders; 2006:3392.）

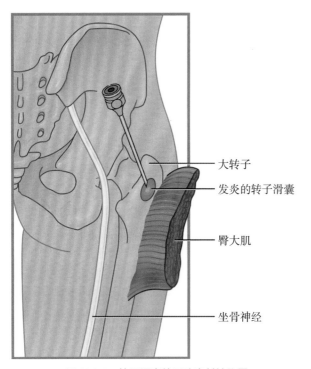

图 104-7   转子滑囊的正确穿刺针位置

（Waldman SD. *Atlas of pain management injection techniques*[M]. Philadelphia: Saunders, 2000.）

只有熟悉局部解剖和此项技术的人才能操作。转子滑囊注射的主要并发症是穿刺针导致的注射部位和皮下组织损伤。感染虽然罕见，但仍有发生的可能，所以需严格遵守无菌原则。许多患者会主诉注射后疼痛暂时加重，因此需要提前告知患者可能出现这种情况。

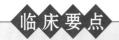

临床要点

转子滑囊炎经常与髋关节炎并发，需要其他治疗手段才能缓解疼痛和恢复功能。本节介绍的注射疗法治疗转子滑囊炎极为有效。

（钮昆 译   于玲 审校）

原书参考文献

Hodnett PA, Shelly MJ, MacMahon PJ, et al. MR imaging of overuse injuries of the hip. *Magn Reson Imaging Clin N Am.* 2009;17(4):667–679.

Mallow M, Nazarian LN. Greater trochanteric pain syndrome diagnosis and treatment. *Phys Med Rehabil Clin N Am.*

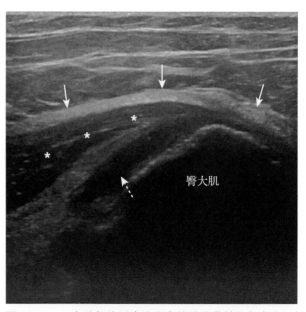

图 104-8   一个髋部外侧疼痛患者的髋关节轴位超声（US）成像；臀中肌滑囊（白色虚线箭头）内有低回声液体，位于臀中肌和肌腱（星号）与大转子的后外侧之间；髂胫束位于臀中肌（白色箭头）的表面

（From Waldman SD, Campbell RSD. Imaging of pain[M]. Philadelphia: Elsevier; 2011.）

2014;25(2):279–289.

Mulligan EP, Middleton EF, Brunette M. Evaluation and management of greater trochanter pain syndrome. *Phys Ther Sport.* 2015;16(3):205–214.

Reid D. The management of greater trochanteric pain syndrome: a systematic literature review. *J Orthop.* 2016;13(1):15–28.

Waldman SD. Trochanteric bursa injection. In: *Atlas of pain management injection techniques.* 4th ed. Philadelphia: Elsevier; 2017:415–419.

Waldman SD. Trochanteric bursitis. In: *Waldman's comprehensive atlas of diagnostic ultrasound of painful conditions.* Philadelphia: Wolters Kluwer; 2016:671–676.

Waldman SD. Trochanteric bursitis. In: *Pain review.* 2nd ed. Philadelphia: Elsevier; 2017:303–304.

Waldman SD, Campbell RSD. Trochanteric bursitis. In: *Imaging of pain.* Philadelphia: Saunders; 2011:361–363.

第 105 节

膝关节炎性痛
(Arthritis Pain of the Knee)

ICD-10 CODE M17.9

临床综合征

　　膝关节炎是一种常见的疼痛病症。各种损害关节软骨的疾病都容易使膝关节发展为关节炎。骨性关节炎是导致膝关节疼痛最常见的关节炎类型。类风湿关节炎和创伤后关节炎也是膝部疼痛的常见原因。引起膝关节炎性痛的非常见原因包括结缔组织病、感染、绒毛结节性滑膜炎和莱姆病。急性感染性关节炎常伴随明显的全身症状，包括发热和乏力，容易识别；这种情况下应该使用细菌培养和全身抗生素而非局部注射疗法。结缔组织病常表现为多关节受累，而非只局限于膝关节的病变，然而，关节内注射疗法对于结缔组织病的疼痛症状缓解效果非常好。

症状和体征

　　大多数膝关节炎或创伤后关节炎的患者常主诉疼痛局限于膝部和股骨远端周围。活动会加重疼痛，休息和热敷可缓解。疼痛呈持续性酸痛；可影响睡眠。部分患者会主诉使用关节时有刺痛感或爆裂感，体格检查时可能出现捻发音。

　　除疼痛外，患者通常会因为关节活动减少而导致其功能逐渐减退，这使得像步行、爬楼梯、上下车等简单的日常行为变得异常困难（图 105-1）。如果持续不使用关节，则会出现肌肉萎缩，进而因粘连性关节囊炎发展为膝关节僵直。

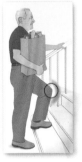
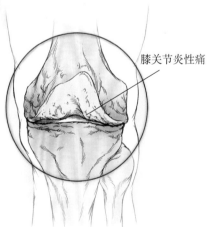

膝关节炎性痛

图 105-1　负重活动使膝关节炎的疼痛加重

检查

　　X 线、磁共振成像（MRI）和超声成像适用于所有膝关节疼痛患者（图 105-2，图 105-3 和图 105-4）。

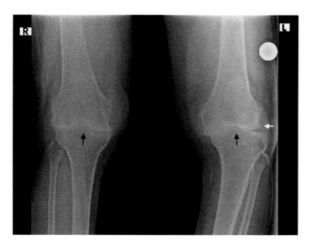

图 105-2　双侧膝关节 X 线显示关节间隙变窄（黑色箭头），并存在骨赘（白色箭头），符合骨性关节炎征象
（Das S, Chattopadhyay P, Ray A, Sharma V. Incidental diagnosis of bilateral synovial lipomatosis in long standing knee osteoarthritis[J]. *Human pathology: case reports*. 2015;2(4):103–105.）

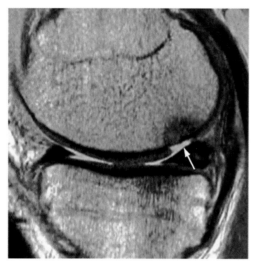

图 105-3　通过内侧关节线的矢状位快速自旋回波图像显示局灶性软骨全层损伤伴有软骨下骨的改变（箭头）
（Edelman RR, Hesselink JR, Zlatkin MB, et al. *Clinical magnetic resonance imaging*[M]. 3rd ed, Philadelphia: Saunders, 2006: 3425.）

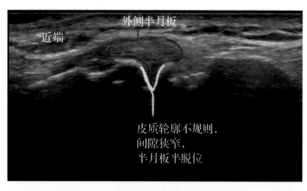

图 105-4　膝外侧超声长轴扫描图像显示

根据患者的临床表现，一些其他检查如全血细胞计数、红细胞沉降率和抗核抗体检查也应考虑实施。如果怀疑有隐匿性肿块、肿瘤或外伤存在，或者诊断不明确，还需进行膝关节 MRI 和超声成像检查（图 105-5）。

鉴别诊断

腰神经根病可与膝关节炎所致的疼痛和失能相似，但此类患者膝部检查是阴性的。膝部滑囊炎和卡压性神经病，如感觉异常性股痛也可能会混淆诊断。这两种疾病都可能与膝关节炎同时存在。股骨和脊柱的原发性和转移性肿瘤也会表现为与膝关节炎相似的症状。

治疗

针对膝关节疼痛和功能障碍的初步治疗方案包括合用非甾体类抗炎药或 COX-2 抑制剂和物理疗法。局部热敷和冷敷也可能有效果。对于这些治疗方法没有反应的患者，关节腔内注射局部麻醉药和糖皮质激素可作为下一阶梯治疗方案。

进行膝关节腔内注射时，患者取平卧位，膝下垫枕以使关节稍微屈曲。对膝关节内侧区域皮肤进行杀菌消毒。在严格的无菌条件下，将含有 5ml 0.25% 无防腐剂丁哌卡因和 40mg 甲泼尼龙溶液的注射器连接到长 3.8cm 的 25G 穿刺针。确认关节间隙，操作者将其拇指放在髌骨侧缘，并向内侧推动。在髌骨内侧缘中点旁，髌骨与股骨髁之间进针。针尖缓慢穿过皮肤和皮下组织，然后穿过关节囊进入关节腔内（图 105-6）。如果针尖触到骨质，则需要将穿刺针后退至皮下组织并朝上缘调整进针方向。针尖进入关节腔后，将注射器内药物缓慢注入。注射时阻力应很小。如果遇到阻力，针尖可能在韧带或肌腱中，此时应稍微向前进针至关节腔内，直到注射过程无明显阻力。拔出穿刺针后，在穿刺处进行无菌加压包扎和冰袋冷敷。超声引导下穿刺可提高穿刺准确性，降低穿刺所致并发症的发生率。注射富含血小板的血浆和（或）干细胞已被证实可以减轻膝关节多种病理因素相关的疼痛症状。

应在注射治疗后数日内进行物理疗法，包括局部热敷和小范围关节锻炼。平底、有弹性的鞋有助

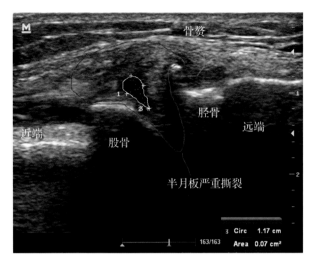

图 105-5　超声长轴扫描图像显示内侧半月板瓣状撕裂

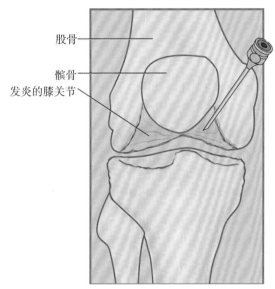

图 105-6　膝关节腔内注射时穿刺针的正确位置

（Waldman SD. *Atlas of pain management injection techniques*[M]. Philadelphia: Saunders; 2000.）

于减少内侧膝关节负荷并改善部分患者症状。应避免剧烈运动，因为会使症状加重。

并发症和注意事项

　　没有发现导致疼痛的原发性或转移性肿瘤是严重的失误。掌握相关解剖结构能够保证注射方法的安全性。膝关节腔内注射的主要并发症是感染，但只要严格遵循无菌操作就基本不会发生感染，同时采取通用的预防措施，就会使操作者的各种风险降到最低。如果注射药物后立即按压注射部位，可以降低皮肤瘀血和血肿的发生率。约有 25% 的患者会

主诉注射后疼痛暂时加重，因此需要提前告知患者可能会出现这种情况。

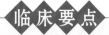

　　并发的滑囊炎和肌腱炎可能会造成膝部疼痛，因此需要通过注射局部麻醉药和甲泼尼龙进行治疗。本节介绍的注射疗法在治疗继发于膝关节炎的疼痛极为有效。

（钮　昆译　于　玲审校）

原书参考文献

Blagojevic M, Jinks C, Jeffery A, et al. Risk factors for onset of osteoarthritis of the knee in older adults: a systematic review and meta-analysis. *Osteoarthritis Cartilage.* 2010;18(1):24–33.

de Lange-Brokaar BJE, Ioan-Facsinay A, Yusuf E, et al. Evolution of synovitis in osteoarthritic knees and its association with clinical features. *Osteoarthritis Cartilage.* 2016;24(11):1867–1874.

He Wei-wei, Kuang Ming-jie, Zhao Jie, et al. Efficacy and safety of intraarticular hyaluronic acid and corticosteroid for knee osteoarthritis: a meta-analysis. *Int J Surg.* 2017;39:95–103.

Javaid MK, Lynch JA, Tolstykh I, et al. Pre-radiographic MRI findings are associated with onset of knee symptoms: the most study. O*steoarthritis Cartilage.* 2010;18(3):323–328.

Paterson KL, Bennell KL, Wrigley TV, et al. Effects of foot twear on the knee adduction moment in medial knee osteoarthritis: classification criteria for flat flexible vs stable supportive shoes. Osteoarthritis Cartilage. 2017;25(2):234–241.

Waldman SD. Arthritis and other abnormalities of the knee. In: *Waldman's comprehensive atlas of diagnostic ultrasound of painful conditions.* Philadelphia: Wolters Kluwer; 2016:269–275.

Waldman SD. Arthritis pain of the knee. In: *Pain review.* 2nd ed. Philadelphia: Elsevier; 2017:304–305.

Waldman SD. Intra-articular injection of the knee. In: *Atlas of pain management injection techniques.* 4th ed. Philadelphia: Elsevier; 2017:487–490.

Waldman SD, Campbell RSD. Anatomy: special imaging considerations of the knee. In: *Imaging of pain.* Philadelphia: Saunders; 2011:367–388.

第 106 节

膝关节缺血性坏死
(Avascular Necrosis of the Knee Joint)

ICD-10 CODE M87.059

临床综合征

膝关节缺血性坏死是一种常被漏诊的疾病。和舟状骨一样，由于关节软骨的血供少，膝关节血液供应很容易遭到破坏，经常使骨的近端失去营养，导致骨坏死（图 106-1）。除了继发于免疫性疾病的膝关节缺血性坏死外，膝关节缺血性坏死在 40 ~ 50 岁男性中更为常见（图 106-2）。在 45% 到 50% 的病例中是双侧发病。

膝关节缺血性坏死的易感因素列在表 106-1 中。这些疾病包括关节创伤、糖皮质激素使用、库欣综合征、酗酒、结缔组织疾病（特别是系统性红斑狼疮）、骨髓炎、HIV 感染、器官移植、血红蛋白病（包括镰状细胞病）、高脂血症、痛风、肾功能衰竭、妊娠以及涉及股骨头的放疗。

膝关节缺血性坏死的患者常主诉患侧膝关节疼痛，这些疼痛可能会辐射到下肢近端。疼痛剧烈而持续，患者经常抱怨患侧膝关节活动时有绞锁的感觉。随着疾病的发展，活动范围逐渐受限。

症状和体征

对膝关节缺血性坏死的患者行膝关节深部触诊会诱发疼痛。被动和主动活动膝关节都会加重疼痛。检查膝关节活动范围时，还可能出现膝关节弹响或捻发音。大部分患者的膝关节活动范围会减少。

检查

具有膝关节疼痛的患者都要进行 X 线检查，以排除潜在的隐匿性骨病，并确定关节面是否有软骨硬化和骨裂。在疾病早期，X 线检查完全不可靠，

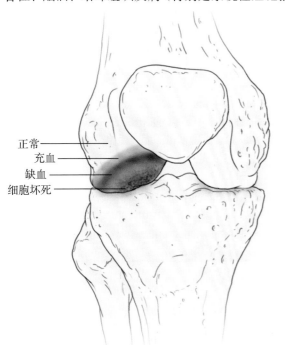

正常
充血
缺血
细胞坏死

图 106-1 主动和被动活动膝关节都会加重膝关节缺血性坏死患者的疼痛

表 106-1 膝关节缺血性坏死的易感因素
• 膝关节创伤
• 糖皮质激素
• 库欣综合征
• 酗酒
• 结缔组织疾病，特别是系统性红斑狼疮
• 骨髓炎
• HIV 感染
• 器官移植
• 血红蛋白病，包括镰状细胞病
• 高脂血症
• 痛风
• 肾功能衰竭
• 妊娠
• 放疗

MRI 可显示出关节改变（图 106-3 和图 106-4）。根据患者的临床表现，还可以进行其他检查，包括全血细胞计数、尿酸、血沉、凝血疾病筛查和抗核抗体检测。镰状细胞检测在那些非裔美国人后裔中是有意义的。所有怀疑膝关节缺血性坏死的患者，或怀疑其他原因导致关节不稳定、怀疑感染或肿瘤的，或 X 线平片无法确诊的患者，均应进行膝关节 MRI 检查（图 106-5）。使用钆剂对比造影有助于了解血液供应；膝关节的对比增强是一个良好的预后征象。

如果怀疑合并颈神经根病或臂丛病变，应做肌电图检查。膝关节内注射少量局部麻醉药可以立即减轻疼痛，并有助于诊断患者疼痛的病灶实际上是膝关节。尽管全膝关节假体的寿命有限，大多数膝关节缺血性坏死的患者最终还是会选择全关节置换术，但新的保守治疗技术在更年轻、更活跃的患者中越来越受欢迎。

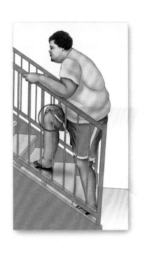

图 106-2　膝关节缺血性坏死患者行膝关节深部触诊会诱发疼痛；被动和主动活动膝关节都会加重疼痛，同时还可能出现膝关节弹响或捻发音，以及活动范围的减少

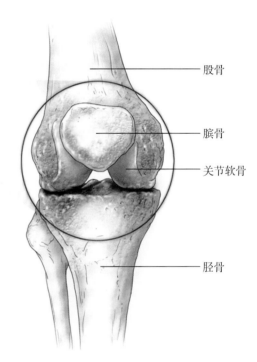

股骨

髌骨

关节软骨

胫骨

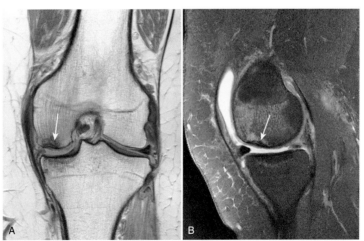

图 106-3　A 为一位 14 岁患者的膝关节影像检查；股骨外侧髁有明显的碎裂；B 为矢状位梯度回波磁共振 (MRI) 图像显示骨质碎裂（白色箭头），但有完整的关节软骨

(Waldman SD, Campbell RSD. *Imaging of pain*[M]. Philadelphia:Elsevier; 2011.)

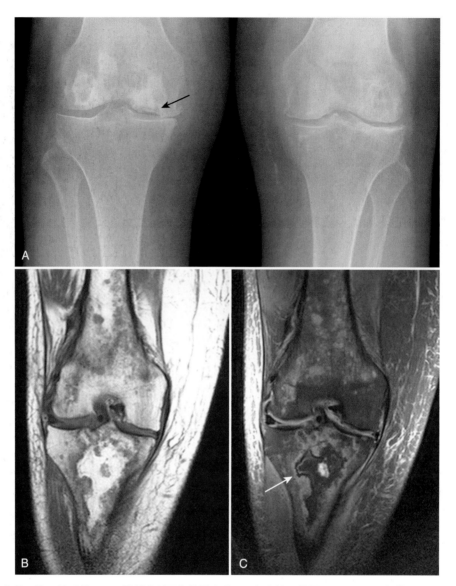

图 106-4　A 为膝关节正位 X 线平片，显示股骨内侧髁部软骨炎（OCD）病灶，软骨下透光区（黑色箭头）；B 为相应的冠状面质子密度相磁共振 (MRI) 图像显示病变基底部有高信号强度的骨软骨碎片，关节软骨有局灶性断裂；C 为脂肪抑制的 T2 加权 MRI 显示的更清晰

(Waldman SD, Campbell RSD. *Imaging of pain*[M]. Philadelphia: Elsevier, 2011.)

鉴别诊断

　　关节炎、膝关节痛风、滑囊炎和肌腱炎也可能与膝关节缺血性坏死并存，加重患者的疼痛和功能障碍。韧带撕裂、骨囊肿、骨挫伤和骨折、转移性肿瘤也可能有与膝关节缺血性坏死类似的疼痛表现。

治疗

　　与膝关节缺血性坏死相关的疼痛和功能障碍的初步治疗应该包括非甾体抗炎药（NSAIDs）或 COX-2 抑制剂的联合治疗，以及减轻膝关节负重。应开始治疗引起骨坏死的潜在疾病，例如对肥胖症应用降脂药物。局部应用热敷和冷敷也可能会有效果。对于对这些治疗方式没有反应的患者，下一步合理的做法可能是在膝关节内注射局部麻醉药，以缓解急性疼痛。临床经验表明，脉冲电磁场疗法可以缓解与膝关节缺血性坏死相关的膝关节疼痛。应避免剧烈运动，否则会加重患者的症状。全膝关节置换术是最终的治疗方法。

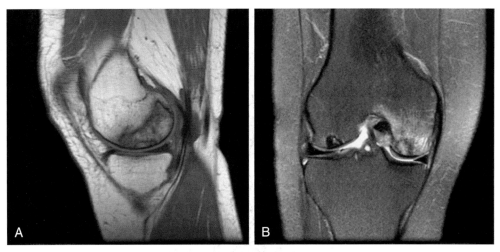

图 106-5　T1 加权 (A) 和 T2 加权 (B)MRI 图像显示股骨内侧髁和外侧髁软骨下病变（图 106-3 患者 3 个月前）

(Zywiel MG, Armocida FM, McGrath MS, et al. Bicondylar spontaneousosteonecrosis of the knee: a case report[J]. *Knee*. 2010; 17(2):167–171.)

并发症及注意事项

　　如果不能手术治疗严重的膝关节缺血性坏死，通常会导致持续的疼痛和功能障碍，并且通常会导致膝关节的进行性破坏（图 106-3）。使用少量的局部麻醉药注射关节腔时，医师应避免注射高压力造成的膝关节损伤。注射局部麻醉剂是一种相对安全的技术，感染是注射治疗的主要并发症。大约 25% 的患者关节注射后疼痛会暂时加重，这种情况必须提前告知患者。

临床要点

　　膝关节缺血性坏死是一个经常被漏诊的疾病，因此导致了许多不必要的疼痛和功能障碍。医师应在鉴别所有主诉膝关节疼痛的患者时考虑膝关节缺血性坏死，特别是存在表 106-1 中列出的危险因素的患者。并发的关节炎、肌腱炎和痛风也可能导致疼痛，可能需要额外治疗。局部热敷和冷敷以及减轻膝关节负重都可以使症状减轻。应该避免剧烈运动，否则可能使症状加重，并可能对膝关节造成进一步损伤。镇痛药物和非甾体抗炎药可与注射治疗同时使用。

（李　硕　译　　董长江　审校）

原书参考文献

Jordan RW, Aparajit P, Docker C, et al. The importance of early diagnosis in spontaneous osteonecrosis of the knee — a case series with six year follow-up. *Knee*. 2016;23(4):702–707.

Lieberman JR, Varthi AG, Polkowski GG II. Osteonecrosis of the knee — Which joint preservation procedures work? *J Arthroplasty*. 2014;29(1):52–56.

Muccioli M, Grassi A, Setti S, et al. Conservative treatment of spontaneous osteonecrosis of the knee in the early stage: pulsed electromagnetic fields therapy. *Eur J Radiol*. 2013;82(3):530–537.

Waldman SD, Campbell RSD. Osteonecrosis. In: *Imaging of pain*. Philadelphia: Saunders; 2011:393–395.

第 107 节

内侧副韧带综合征
(Mesial Collateral Ligament Syndrome)

ICD-10 CODE **M23.50**

临床综合征

内侧副韧带综合征的特征是膝关节内侧疼痛。这种综合征通常是由于跌倒导致内侧副韧带损伤所致，通常是在滑雪事故或橄榄球撞击时腿部外翻和外旋造成（图 107-1）。内侧副韧带，也被称为胫侧副韧带，是一条宽而扁平的带状韧带，起于股骨的内髁止于胫骨干内侧半膜肌附着沟的上方（图 107-2）。内侧副韧带也附着在内侧半月板的边缘。内侧副韧带易在关节结合处拉伤，或在起点和终点处撕脱。

症状和体征

内侧副韧带综合征患者表现为关节内侧疼痛，

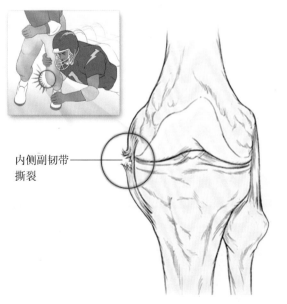

内侧副韧带撕裂

图 107-1　内侧副韧带综合征的特征是关节内侧疼痛，膝关节屈曲或外展时疼痛加重

膝关节被动屈曲或外展时疼痛加重，而休息和热敷可以缓解一些疼痛。疼痛的特点是持续性的酸痛，可能会干扰睡眠。内侧副韧带损伤的患者可能会抱怨患侧膝盖屈曲时锁定或弹响。膝关节创伤后并存的滑囊炎、肌腱炎、关节炎或膝关节内部紊乱可能会混淆临床表现。

在体格检查中，内侧副韧带损伤的患者在韧带所在的股骨髁到胫骨附着处有压痛。如果韧带在骨性附着处撕脱，压痛可能局限于近端或远端韧带，而韧带拉伤的患者有更广泛的压痛。韧带严重损伤的患者在用力外翻或内翻膝关节时，可能会表现出关节松弛（图 107-3）。内侧副韧带损伤的 Swain 试验也可能在韧带严重损伤时呈阳性（图 107-4）。因为疼痛可能会产生肌肉紧张，可进行膝关节的磁共振成像（MRI），关节积液和肿胀可与内侧副韧带损伤并存，MRI 可以确认诊断。

检查

所有出现内侧副韧带疼痛的患者，尤其是怀疑关节内部紊乱或隐匿性肿块或肿瘤的患者，均行 MRI 和超声检查（图 107-5 ~ 图 107-7）。此外，所有保守治疗无效或临床检查显示关节不稳定的患者都应进行磁共振和超声检查（图 107-8）。同位素骨扫描可能有助于识别关节的隐匿性应力性骨折，特别是曾发生创伤的患者。根据患者的临床表现，可能需要其他检查，包括全血细胞计数、血沉和抗核抗体检测。

鉴别诊断

任何影响膝关节内侧间隙的情况都可能产生与内侧副韧带综合征相似的症状。滑囊炎、关节炎、

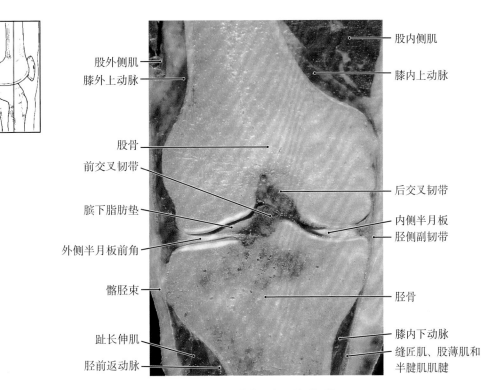

图 107-2　内侧副韧带也称为胫侧副韧带

(Kang HS, Ahn JM, Resnick D. *MRI of the extremities: an anatomic atlas*[M]. 2th ed. Philadelphia:Saunders; 2002.)

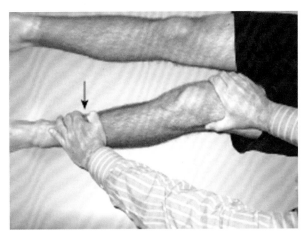

图 107-3　外翻应力试验检查内侧副韧带完整性

(Waldman SD. *Physical diagnosis of pain: an atlas of signs and symptoms*[M]. 2th ed. Philadelphia: Saunders; 2010:291.)

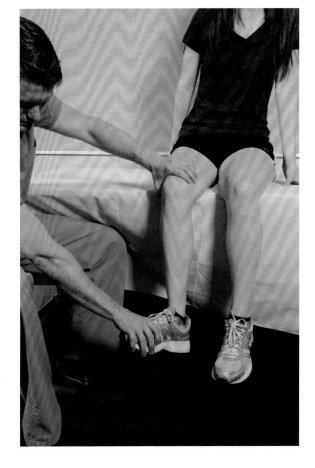

图 107-4　内侧副韧带损伤的斯温（Swain）试验；膝关节屈曲 90°，膝关节外旋屈曲时胫骨外旋，副韧带收紧，十字韧带相对松弛；关节内侧疼痛提示副韧带受损；许多受伤后慢性关节内松弛的患者在进行这种操作时会沿着内侧关节疼痛；关节内侧疼痛提示内侧副韧带损伤

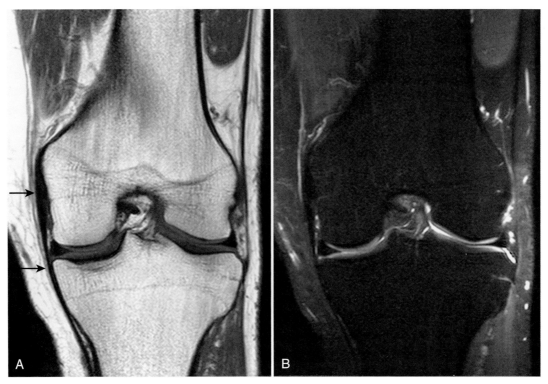

图 107-5　正常低内侧副韧带（黑色箭头）的冠状面质子密度 (PD) 磁共振 (MR) 图像，从股骨的内上髁延伸到胫骨近端干骺端；B 为 FST2W MR 图像也显示了低内侧副韧带；邻近软组织正常，无软组织水肿

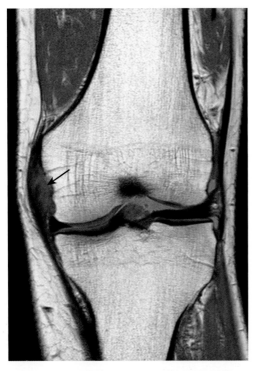

图 107-6　近端内侧副韧带的亚急性部分撕裂（黑色虚线箭头），冠状位磁共振 (MR) 图像上韧带深部纤维的增厚

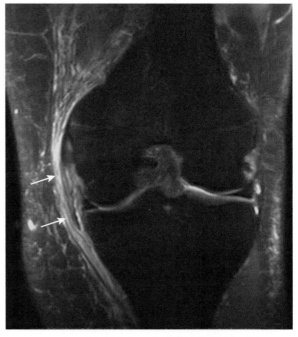

图 107-7　内侧副韧带急性 II 级撕裂的冠状位脂肪抑制 T2 加权 (FST2W) 磁共振 (MR) 图像，韧带纤维界定不清，周围软组织水肿（白色箭头）

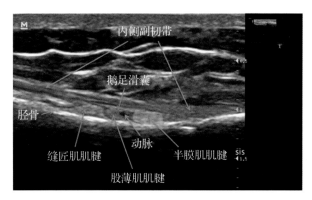

图 107-8 膝关节内侧的纵向超声图像,显示鹅足滑囊位于鹅足肌腱下方

膝关节和脊柱的原发性肿瘤、嵌顿性神经病变也可能混淆诊断。

治疗

初步治疗内侧副韧带损伤相关的疼痛和功能障碍的方法包括:非甾体抗炎药或 COX-2 抑制剂和物理疗法的结合。局部冷敷与热敷也可能会有效。应避免任何加重患者症状的重复活动。对于对这些治疗方式无效及无手术指征的患者,注射疗法是下一阶段的治疗选择。

进行内侧副韧带注射时,患者平卧位,膝下垫毯子,使关节稍微屈曲。常规消毒膝内侧部区域。将一个含 2ml 0.25% 丁哌卡因和 40mg 甲泼尼龙的注射器接上一个 5cm 25G 针头。确认韧带中最柔软的部位,在此处以 45° 进针。针小心地穿过皮肤和皮下组织,进入内侧副韧带附近(图 107-9)。

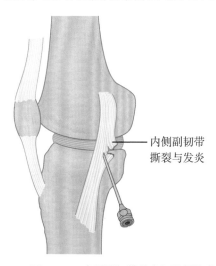

图 107-9 内侧副韧带综合征注射技术

内侧副韧带撕裂与发炎

如果遇到阻力,针头可能在韧带或肌腱中,应该稍微前进或收回,直到注射可以继续进行而没有明显阻力。注射后拔出针头,在注射部位加压包扎和冷敷。超声导针可提高置针的准确性,减少并发症的发生。注射富含血小板的血浆和(或)干细胞可以缓解内侧副韧带损伤患者的症状。

并发症和注意事项

注射治疗的主要并发症是感染,但如果遵循严格的无菌技术,罕见感染。大约 25% 的患者在膝关节注射后疼痛会暂时加重。必须提前告知患者这种情况。

临床要点

内侧副韧带损伤最好用膝微屈的体位进行检查。临床医师可以先检查健侧膝盖,以减轻患者的焦虑,并确定正常检查的结果。注射技术对治疗内侧副韧带综合征引起的疼痛疗效甚佳。并发的滑囊炎、肌腱炎、关节炎和膝关节内部紊乱引起的疼痛需要通过局部麻醉药和糖皮质激素进行额外的多部位局部注射。

(李 硕 译 董长江 审校)

原书参考文献

Kim C, Chasse PM, Taylor DC. Return to play after medial collateral ligament injury. *Clin Sports Med.* 2016;35(4):679–696.

Waldman SD. Abnormalities of the medial collateral ligament. In: *Waldman's comprehensive atlas of diagnostic ultrasound of painful conditions.* Philadelphia: Wolters Kluwer; 2016:754–760.

Waldman SD. Medical collateral ligament injection. In: *Atlas of pain management injection techniques.* 4th ed. Philadelphia: Elsevier; 2017:509–512.

Waldman SD, Campbell RSD. Anatomy: special imaging considerations of the knee. In: *Imaging of pain.* Philadelphia: Saunders; 2011:267–269.

Waldman SD, Campbell RSD. Medial collateral ligament tear. In: *Imaging of pain.* Philadelphia: Saunders; 2011:381–383.

第108节

内侧半月板撕裂
(Medial Meniscal Tear)

ICD-10 CODE **M23.219**

临床综合征

半月板具有独特的解剖结构，可以实现各种功能，使人能够直立行走（表108-1）。半月板很容易遭受急性外伤和发生慢性退行性病变。内侧半月板撕裂可以按照撕裂的方向和形状分类（表108-2）。

急性内侧半月板损伤是临床实践中最常见的创伤后膝关节疼痛的原因。急性撕裂的发病率约为万分之六。急性撕裂通常发生在急性扭转或者在负重状态下蹲造成的（图108-1）。男女患病比例约为

2∶1。内侧半月板撕裂常见于30～40岁的男性及20多岁的女性。在老年患者中，退行性内侧半月板撕裂的发生率接近60%，但并非所有的撕裂都会引起明显的疼痛和功能障碍。

内侧半月板撕裂的特征是膝关节内侧疼痛。内侧半月板在横断面上为三角形结构，前后径约3.5cm（图108-2）。内侧半月板后侧较宽，并通过冠状韧带与胫骨相连。冠状韧带是关节囊和内侧副韧带之间的纤维连接，也容易受到外伤的影响。

症状和体征

内侧半月板撕裂的患者表现为关节腔内侧疼痛，

表 108-1　内侧半月板的功能
• 承重
• 压力转换为张力
• 载荷分配
• 稳定关节
• 润滑关节
• 本体感觉

表 108-2　内侧半月板撕裂的分类
• 纵向撕裂
• 桶柄样撕裂
• 鹦鹉嘴形斜行撕裂
• 水平撕裂
• 放射状撕裂
• 复合撕裂

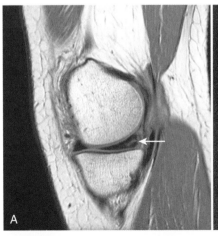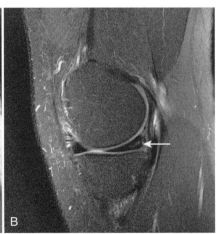

图 108-1　矢状位质子密度内侧半月板 (A) 和 T2W 伴脂肪抑制 (FST2W)(B) 磁共振 (MRI) 图像；半月板后角内有线性增大的 SI(白色箭头)，不延伸至半月板表面，不代表半月板撕裂

半月板回旋挤压试验、下蹲试验和研磨试验可诱发疼痛（图 108-3）。活动会加重疼痛，尤其是膝关节的屈曲和外旋，而休息和热敷可以减轻疼痛。疼痛常常表现为持续性疼痛，它可能会干扰睡眠。内侧半月板损伤的患者还表现为膝关节屈曲受限，在某些患者中可出现明显的关节积液。膝关节创伤后并存的滑囊炎、肌腱炎、关节炎或其他原因导致的膝

关节内部结构紊乱，都可能会混淆该病的临床表现。

内侧副韧带损伤的患者行体格检查时，关节内侧缘常有压痛。内侧半月板撕裂的患者可表现为 McMurray 试验、深蹲试验和研磨试验结果阳性。由于疼痛可能会产生肌肉紧张，难以准确完成体格检查，因此可能要对膝关节进行 MRI 检查以确认临床诊断。

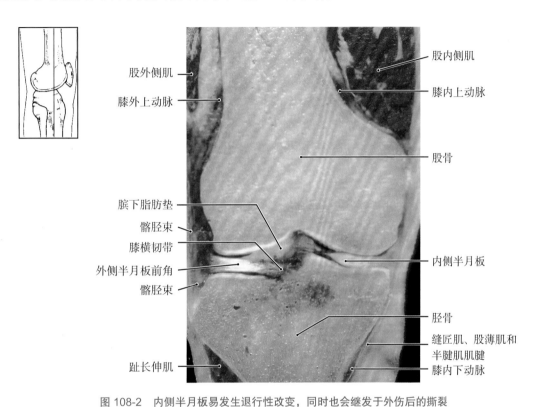

图 108-2　内侧半月板易发生退行性改变，同时也会继发于外伤后的撕裂

(From Kang HS, Ahn JM, Resnick D. *MRI of the extremities: an anatomic atlas*[M]. 2nd ed. Philadelphia: Saunders; 2002.)

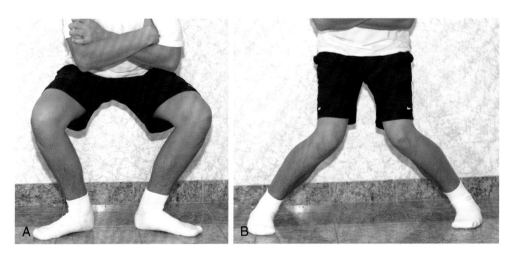

图 108-3　半月板撕裂深蹲试验；首先要求病人做一个完全下蹲，双脚和双腿完全外旋；然后，病人再进行一个完全下蹲，双脚和双腿完全内旋

(Waldman SD. *Physical diagnosis of pain: an atlas of signs and symptoms*[M]. 2th ed. Philadelphia: Saunders; 2010.)

检查

　　所有出现膝关节疼痛的患者都要做 X 线平片、超声成像和 MRI 检查，特别是怀疑膝关节内部结构紊乱或可能有隐匿性肿块或肿瘤的患者（图 108-4）。此外，对于内侧半月板损伤、保守治疗无效或临床检查显示关节不稳定的所有患者，均应行 MRI 和超声检查（图 108-5 和图 108-6）。骨扫描检查有助于发现涉及关节的隐匿性应力性骨折，特别是曾发生创伤的患者。根据患者的临床表现，可能需要进一步检查，包括全血细胞计数、血沉和抗核抗体检测。关节镜检查可以作为一种诊断和治疗手段。

鉴别诊断

　　任何影响膝关节内侧间隙的情况都能引起与内侧半月板撕裂相似的疼痛。滑囊炎、关节炎、卡压性神经病、膝关节和脊柱的原发性肿瘤也可能混淆诊断。

治疗

　　初步治疗与内侧副韧带损伤相关的疼痛和功能障碍的方法包括：非甾体抗炎药或 COX-2 抑制剂和物理疗法的结合。局部冷敷与热敷也可能有效果。应避免任何加重患者症状的重复性活动。对于对这些治疗方式无效及没有手术指征的患者，注射疗法是合理的下一阶段治疗。

　　膝关节内侧半月板注射是在患膝的关节腔内注射局部麻醉药和糖皮质激素。进行膝关节内侧半月板内注射时，患者平卧位，膝下垫毯子，使关节稍微屈曲。常规消毒膝内侧部区域。将一个含 2ml 的 0.25% 丁哌卡因和 40mg 甲泼尼龙的注射器接上一个 3.8cm 的 25G 针头。确认关节腔，术者将其拇指放在髌骨的外侧边缘，并将髌骨推向内侧。在髌骨内侧边缘的中点，髌骨和股骨髁之间进针。小心地穿过皮肤和皮下组织，穿过关节囊进入关节腔。如

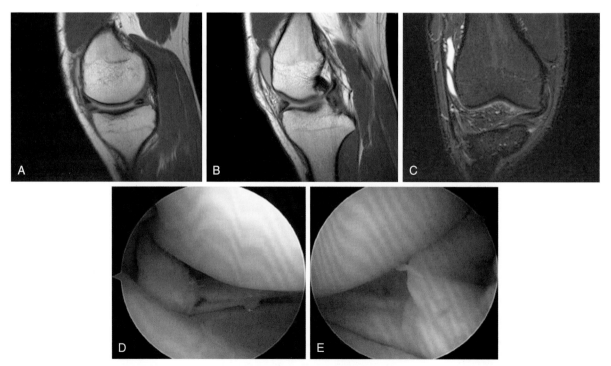

图 108-4　A 至 C，矢状位 MRI 显示内侧半月板水平撕裂，前角碎片游离至股骨内侧髁前方 (A)，后角碎片游离至与后交叉韧带相邻的髁间切迹 (B)；两个移位的碎片在 MRI 上都被遗漏了；C 为冠状位短时反转恢复序列 (STIR)MRI 也显示了 A 中提到的游离前角半月板碎片，患者可以感觉到该碎片，使得医师在关节镜检查时特别注意了这个位置；D 和 E 为上述患者的关节镜图像，显示出半月板的水平撕裂，移位的后角 (D) 和前角碎片 (E)

(Sampson MJ, Jackson MP, Moran CJ, et al. Three Tesla MRI for the diagnosis of meniscal and anterior cruciate ligament pathology: a comparison to arthroscopic findings. *Clin Radiol.* 2008;63(10):1106–1111.)

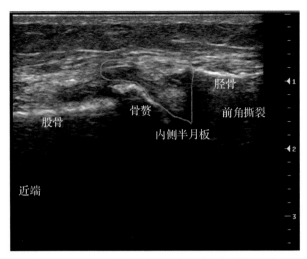

图 108-5　纵向超声图像显示内侧半月板前角撕裂

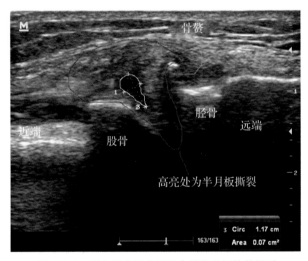

图 108-6　纵向超声图像显示内侧半月板片状撕裂

果碰到骨质，针头后退到皮下组织处，向头侧端调整后重新进针。进入关节腔后，缓慢注入注射器内药物。注射时应该只有微小阻力，如果遇到很大阻力，针头可能在韧带或肌腱中，应该将针头稍微向前推进到关节腔内，直到注射可以顺利进行而没有明显阻力。注射后拔出针头，在注射处加压包扎和冷敷。超声引导进针可以提高置针的准确性，减少针相关并发症的发生。临床经验表明，注射富含血小板的血浆和（或）干细胞可以减轻内侧半月板功能障碍的疼痛和功能障碍。

物理治疗形式包括热敷和轻微的关节活动锻炼，应该在注射治疗后数日内进行。应避免剧烈运动，否则会加重患者的症状。

并发症和注意事项

注射的并发症是感染，但如果遵循严格的无菌技术，感染罕见。大约 25% 的患者在膝关节注射后疼痛会暂时加重。必须提前告知患者这种情况。

临床要点

内侧半月板损伤的患者最好用膝关节微屈的体位进行检查。临床医师可以先检查健侧膝，以减轻患者的焦虑，并确定正常检查的结果。前述的注射技术对治疗继发于内侧半月板撕裂引起的疼痛非常有效。并发的滑囊炎、肌腱炎、关节炎和膝关节内部紊乱引起的疼痛，需要通过局部麻醉药和糖皮质激素进行额外的多部位局部注射。

（李　硕　译　　董长江　审校）

原书参考文献

Englund M, Haugen IK, Guermazi A, et al. Evidence that meniscus damage may be a component of osteoarthritis: the Framingham study. *Osteoarthritis Cartilage.* 2016;24(2):270–273.

Gimber LH, Hardy JC, Melville DM, et al. Normal magnetic resonance imaging anatomy of the capsular ligamentous supporting structures of the knee. *Can Assoc Radiol J.* 2016;67(4):356–367.

Salati U, Doody O, Munk PL, et al. Evaluation of knee pain in athletes: a radiologist's Perspective. *Can Assoc Radiol J.* 2017;68(1):27–40.

Waldman SD. Arthritis and other abnormalities of the knee. In: *Waldman's comprehensive atlas of diagnostic ultrasound of painful conditions.* Philadelphia: Wolters Kluwer; 2016:269–275.

Waldman SD. Arthritis pain of the knee. In: *Pain review.* 2nd ed. Philadelphia: Elsevier; 2017:304–305.

Waldman SD. Intra-articular injection of the knee. In: *Atlas of pain management injection techniques.* 4th ed. Philadelphia: Elsevier; 2017:487–490.

第 109 节

前交叉韧带综合征

(Anterior Crucite Ligament Syndrome)

ICD-10 CODE **S83.509A**

临床综合征

前交叉韧带综合征的特征是膝关节前部疼痛。通常在高速运动中突然减速造成膝关节过伸、旋转，导致韧带损伤。常见导致受伤的运动包括足球、篮球、滑雪（图 109-1）。与其他造成膝关节疼痛的综合征不同，前交叉韧带综合征的女性发病率更高。

前交叉韧带限制胫骨向前过度移位，提供了膝关节位置的本体感觉。该韧带由致密的弹性纤维组成，从股骨远端的外髁表面通过髁间切迹延伸至胫骨前表面（图 109-2）。前交叉韧带由胫后神经后支支配。韧带容易发生扭伤，或部分甚至完全撕裂。

症状和体征

前交叉韧带综合征的患者表现为膝关节前部疼痛，关节正常活动或被动外翻、受力时疼痛增加。日常活动会使疼痛加重，而休息和热敷可以缓解疼痛。疼痛常表现为持续性，可能会影响睡眠。前交

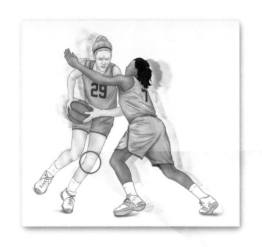

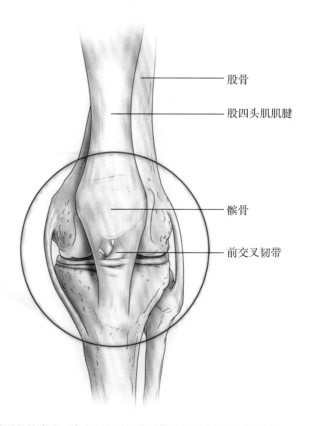

股骨

股四头肌肌腱

髌骨

前交叉韧带

图 109-1　前交叉韧带综合征患者会表现为膝关节前部的疼痛，疼痛程度随着膝关节外翻压力的增加而增加

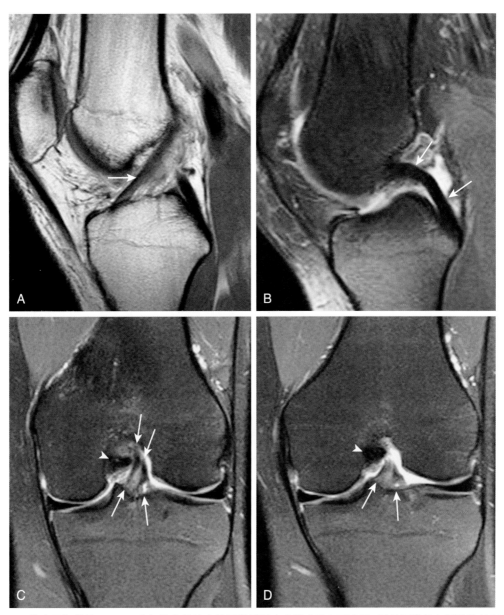

图 109-2　正常交叉韧带的 MRI；A 为矢状位快速自旋回波质子密度相 (FSE PD)MRI 显示正常前交叉韧带 (ACL) 内的条纹状等密度信号；注意 ACL 的垂直面的前缘与股骨髁间窝顶线 (Blumensaat'sline) 平行；B 为矢状位脂肪饱和的 FSE PD-MRI 显示后交叉韧带 (PCL) 的低密度信号，可见其向后突出的曲线 (箭头)；C 和 D，正常 ACL 和 PCL 的连续冠状脂肪饱和 FSE PD-MRI 图像；注意 PCL(短箭头) 为低密度信号，相对高强度信号为前交叉韧带接近其胫骨附着点 (长箭头)。前交叉韧带的前内侧束和后外侧束都可以看到 (长箭头)

(Kam CK, Chee DW, Peh WC. Magnetic resonance imaging of cruciate ligament injuries of the knee[J]. *Can Assoc Radiol J.* 2010;61(2): 80–89.)

叉韧带急性损伤时，可能会听到关节内弹响，伴有膝关节错动感。膝关节创伤后并发的滑囊炎、肌腱炎、关节炎或膝关节内部紊乱可能会混淆临床表现。当患者的膝关节创伤严重到足以破坏前十字韧带时，往往也会损伤半月板。

　　前交叉韧带损伤的患者行触诊检查时，膝关节

前部常会有压痛点。如果韧带从骨性附着点撕脱，压痛可能局限于附着点，对于韧带拉伤的患者常表现为弥漫性压痛。韧带严重损伤的患者对膝盖前方施加压力时，可能会表现出关节松弛。确认前交叉韧带完整性最好的查体方式是抽屉试验（图 109-3）。其他评估前交叉韧带完整性的查体方式包括屈曲 -

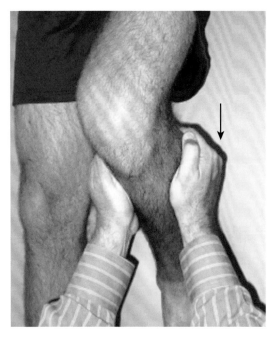

图 109-3　抽屉试验测试前交叉韧带完整性

(Waldman SD. *Physical diagnosis of pain: an atlas of signs and symptoms*[M]. 2th ed. Philadelphia: Saunders; 2010.)

旋转试验和拉赫曼试验。

　　因为疼痛可能会产生肌肉紧张，膝关节的磁共振成像（MRI）是明确诊断的必要手段。韧带损伤和半月板损伤时都可能出现关节积液和肿胀，MRI检查可以明确诊断。

检查

　　所有出现前交叉韧带损伤的患者均应行 MRI 检查和超声检查，以排除并发的膝关节内部结构紊乱、隐匿性肿块或肿瘤，并确认诊断（图 109-4）。此外，对于所有保守治疗无效或临床检查显示关节不稳定的前交叉韧带损伤患者，也应进行 MRI 和超声检查（图 109-5）。骨扫描可能有助于识别涉及关节的隐匿性应力性骨折，特别是曾发生创伤的患者。根据患者的临床表现，可能需要进一步检查，包括全血细胞计数、血沉和抗核抗体检测。

鉴别诊断

　　任何影响膝关节内侧间隙的疾病都会引起和前交叉韧带综合征类似的疼痛。滑囊炎、关节炎、膝关节和脊柱的原发性肿瘤、嵌顿性神经病变也可能混淆诊断。

治疗

　　初步治疗与前交叉韧带损伤相关的疼痛和功能障碍的方法包括：非甾体抗炎药或 COX-2 抑制剂和物理疗法的结合。局部冷敷和热敷也可能有效果。应避免任何加重患者症状的重复性活动。对于对这些治疗方式无效及目前不需要手术修复的患者，注射疗法是合理的下一阶段治疗。

　　注射治疗前交叉韧带综合征是在患膝的关节腔内注射局部麻醉药和糖皮质激素。进行膝关节内注射时，患者平卧位，膝下垫毯子，使关节稍微屈曲。常规消毒膝内侧部区域。将一个含 5ml 的 0.25% 丁哌卡因和 40mg 甲泼尼龙的注射器接上一个 3.8cm 长的 25G 针头。确认关节腔，术者将其拇指放在髌骨的外侧边缘，并将髌骨推向内侧。在髌骨内侧边缘的中点，髌骨和股骨髁之间进针。小心地穿过皮肤和皮下组织，穿过关节囊进入关节腔。如果碰到骨质，针头后退到皮下组织处，向头侧调整后重新进针。进入关节腔后，缓慢注入注射器内药物。注射时应该只有微小阻力，如果遇到很大阻力，针头可能在韧带或肌腱中，应该将针头稍微向前推进到关节腔内，直到注射可以顺利进行而没有明显阻力。注射后拔出针头，在注射处加压包扎和冷敷。超声引导可以提高置针的准确性，减少针相关并发症的发生。临床经验表明，注射富含血小板的血浆和（或）干细胞可以减轻前交叉韧带综合征的疼痛和功能障碍。

　　物理治疗形式包括热敷和轻微的关节活动锻炼，应该在注射治疗后数日内进行。应避免剧烈运动，否则会加重患者的症状。固定膝盖的矫形器可以减轻患者的疼痛并改善功能。

并发症和注意事项

　　注射疗法的并发症是感染，但如果遵循严格的无菌技术，感染罕见。大约 25% 的患者在膝关节注射后疼痛会暂时加重。这种情况必须提前告知患者。

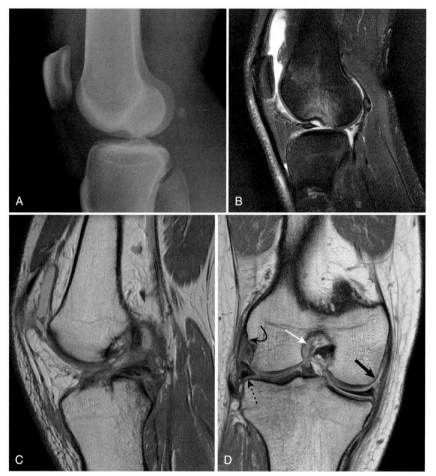

图 109-4　急性完全性前交叉韧带断裂；A 侧位 X 线平片显示股骨外侧髁有压缩性骨折；B 为骨折在矢状位 T2 加权脂肪抑制 (FST2W) 磁共振 (MR) 图像上清晰可见，伴有股骨外侧髁骨小梁瘀伤和大量关节积液；C 为在矢状位质子密度相 (PD)MRI 图像上，韧带是不可见的；D 为冠状位质子密度相 (PD)MRI 图像显示"空凹槽"标志（白色箭头）；还有半月板外侧撕裂（折断的黑色箭头），外侧副韧带的部分撕裂（弯曲的黑色箭头），以及内侧副韧带 (MCL) 的 II 级撕裂，包括 MCL 深层纤维的半月板股骨部分断裂（黑色箭头）

(Waldman SD, Campbell RSD. *Imaging of pain*[M]. Philadelphia: Elsevier; 2011.)

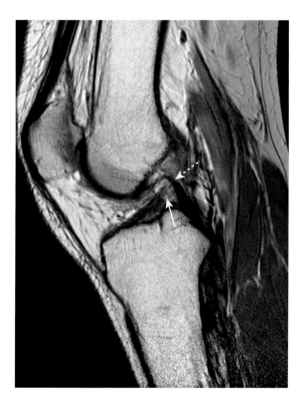

图 109-5　慢性前交叉韧带撕裂的矢状位质子密度 (PD)MRI；韧带撕裂的一端位于髁间切迹的下方（白色箭头），后十字韧带 (PCL) 由于胫骨在股骨上的后移而弯曲（折断的白色箭头）

(Waldman SD, Campbell RSD, *Imaging of pain*[M]. Philadelphia: Elsevier; 2011.)

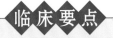

临床要点

前交叉韧带损伤的患者最好用膝关节微屈的体位进行检查。临床医师可以先检查健侧膝，以减轻患者的焦虑，并确定正常检查的结果。前述的注射疗法对治疗继发于前交叉韧带综合征引起的疼痛非常有效。并发的滑囊炎、肌腱炎、关节炎和膝关节内部紊乱引起的疼痛需要通过局部麻醉药和糖皮质激素进行额外的多部位局部注射。

（李　硕　译　　董长江　审校）

原书参考文献

Salati U, Doody O, Munk PL, et al. Evaluation of knee pain in athletes: a radiologist's perspective. *Can Assoc Radiol J.* 2017;68(1):27–40.

Waldman SD. Arthritis and other abnormalities of the knee. In: *Waldman's comprehensive atlas of diagnostic ultrasound of painful conditions.* Philadelphia: Wolters Kluwer; 2016:269–275.

Waldman SD. Intra-articular injection of the knee. In: *Atlas of pain management injection techniques.* 4th ed. Philadelphia: Elsevier; 2017:487–490.

Waldman SD. An overview of painful conditions of the knee. In: *Physical diagnosis of pain: an atlas of signs and symptoms.* 3rd ed. Philadelphia: Elsevier; 2016:308.

Waldman SD. The anterior drawer test for anterior cruciate ligament instability. In: *Physical diagnosis of pain: an atlas of signs and symptoms.* 3rd ed. Philadelphia: Elsevier; 2016:314.

Waldman SD. The flexion-rotation anterior drawer test for anterior cruciate ligament instability. In: *Physical diagnosis of pain: an atlas of signs and symptoms.* 3rd ed. Philadelphia: Elsevier; 2016:315.

Waldman SD, Campbell RSD. Anatomy: special imaging considerations of the knee. In: *Imaging of pain.* Philadelphia: Saunders; 2011:367–388.

Waldman SD, Campbell RSD. Anterior cruciate ligament tear. In: *Imaging of pain.* Philadelphia: Elsevier; 2011:375–377.

第 110 节

跳跃者膝
(Jumper's Knee)

ICD-10 CODE **M776.9**

临床综合征

跳跃者膝的特点是疼痛位于髌骨的上端或下端。高达 20% 的跳跃型运动员在职业生涯的某个阶段会出现这种症状。它可能影响单膝或双膝。只有一只膝受累的患病率，男性是女性的两倍。跳跃者膝通常是由于在坚硬的地面上跑步、跳跃、过度训练、直接损伤股四头肌或髌骨的韧带（橄榄球顶撞或跆拳道中的踢打）而导致膝关节过度使用或不当使用的结果（图 110-1）。

股四头肌肌腱由股四头肌纤维组成：股外侧肌、股中间肌、股内侧肌和股直肌。这些肌肉是下肢的主要伸展肌群。这些肌肉的肌腱汇合并结合在一起，形成一条非常强壮的肌腱（图 110-2）。髌骨在股四头肌肌腱内起到籽状骨的作用，肌腱纤维在髌骨周围扩张，形成内侧和外侧髌骨支持带，加强膝关节。髌韧带从髌骨延伸到胫骨粗隆。股四头肌和腘肌无力、膝关节解剖结构的先天变异（如髌骨高位或低位），以及肢体长度不等被认为是跳跃者膝的危险因素。调查人员推测，落地时股四头肌的不均衡收缩是跳跃者膝的诱发因素，而不是跳跃动作本身。

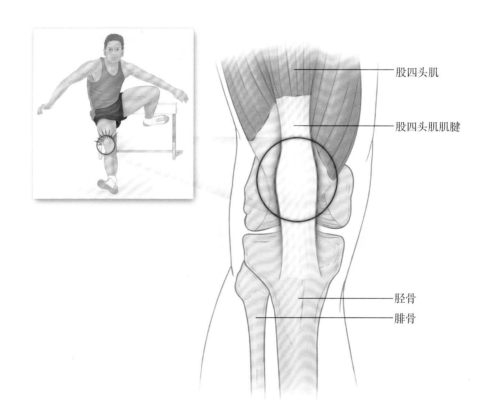

股四头肌

股四头肌肌腱

胫骨
腓骨

图 110-1　跳跃者膝的特征是髌骨上端或下端疼痛，约 20% 的跳跃型运动员在职业生涯的某个阶段会出现这种症状

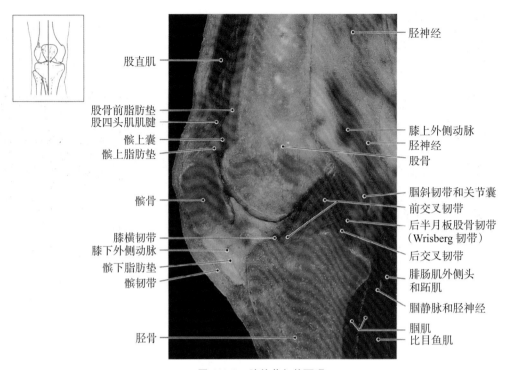

图 110-2　膝关节矢状面观

(Kang HS, Ahn JM, Resnick D. *MRI of the extremities: an anatomic atlas*[M]. 2nd ed. Philadelphia: Saunders; 2002.)

症状和体征

跳跃者膝患者的疼痛位于髌骨的上端或下端（或上下两端）。跳跃者膝会同时影响股四头肌和髌韧带的内外两侧。患者在走下斜坡或下楼梯时疼痛加重。使用膝盖的活动，特别是跳跃，会使疼痛加剧，而休息和热敷可以缓解疼痛。疼痛的特点是持续性痛，可能会干扰睡眠。查体可见股四头肌或髌韧带（或两者都有）压痛，并可能出现关节积液。膝关节对抗伸展动作会产生疼痛。跳跃者膝患者的浮髌试验（Ballottement 试验）呈阳性（图 110-3）。并发的髌骨上和髌下滑囊炎、肌腱炎、关节炎、膝关节内部紊乱都可能会与膝盖受到创伤后的临床表现相混淆。

检查

对于表现为膝关节疼痛的患者都应行 X 线平片。如果怀疑跳跃者膝，可行 MRI 和超声检查，可以很容易显示出股四头肌或髌韧带的异常（图 110-4）。超声成像还可以提供髌韧带和股四头肌腱的血

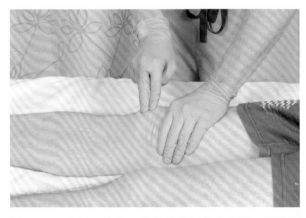

图 110-3　跳跃者膝患者常常有大量关节积液，浮髌试验（Ballottement 试验）阳性；对膝关节积液进行浮髌试验（Ballottement 试验），患者伸展并完全放松膝盖，抓住受影响的膝盖，在关节间隙上方施加压力，将滑液从髌上滑囊移入关节，这个操作会抬高髌骨；然后，移动髌骨，如果髌骨很容易移动，试验结果阳性

管性和完整性的有益信息（图 110-5）。骨扫描有助于识别涉及关节的隐匿性应力性骨折，特别是曾发生创伤的患者。超声组织特性测试也可以提供有关肌腱病变程度的有用信息（图 110-6）。根据患者的临床表现，可能需要进一步检查，包括全血细胞计数、血沉和抗核抗体检测。

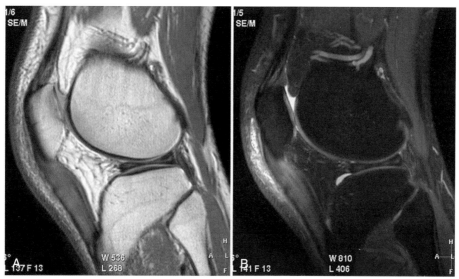

图 110-4 弥漫性髌韧带病患者的矢状位 T1W MRI 图像 (A) 和脂肪抑制 T2 MRI(FST2W)(B) 图像。两个脉冲序列的肌腱均增厚，信号强度增加，但在 FST2WMRI 图像上，其信号强度不如液体亮；高 SI 髌前滑囊炎在 FST2W MRI 图像上也很明显
(Waldman SD, Campbell RSD. *Imaging of pain*[M]. Philadelphia: Elsevier; 2011.)

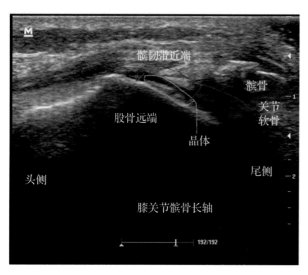

图 110-5 纵向超声图像显示晶体沉积病影响髌韧带

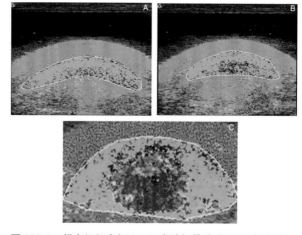

图 110-6 超声组织表征 (A) 正常髌韧带外观，(B) 轻度髌韧带撕脱，(C) 严重髌韧带撕脱；注：绿色代表良好的肌腱结构；蓝色、红色和黑色代表日益严重的肌腱结构破坏
(Rudavsky A, Cook J. Physiotherapy management of patellar tendinopathy (jumper's knee)[J]. *J Physiother*. 2014;60(3):122–129.)

鉴别诊断

跳跃者膝是反复的压力性病变引起股四头肌和髌韧带慢性炎症，该病与股四头肌肌腱炎或股四头肌扩张综合征有别，两者可以合并存在，从而引起临床表现的混淆。股四头肌扩张综合征好发于髌骨上极的内侧。股四头肌肌腱也易患急性钙化性肌腱炎，并可能与急性劳损和跳跃者膝的慢性改变并发。

股四头肌钙化性肌腱炎在髌骨前上部有特征性的 Whiskers 征 X 线表现。髌上、髌下和髌前滑囊也可能因股四头肌肌腱功能障碍而出现炎症。

治疗

初步治疗跳跃者膝关节疼痛和功能障碍的方法包括：非甾体抗炎药或 COX-2 抑制剂和物理疗法的结合。夜间用夹板保护膝关节也可能有助于缓解症状。对这些治疗方法没有反应的患者，关节内注射局部麻醉药和糖皮质激素可作为下一阶段治疗。

注射过程中，患者平卧位，膝下垫毯子，使关节稍微屈曲。如果只有股四头肌肌腱受到影响，常规消毒膝内侧部区域。将一个含 2ml 的 0.25% 丁哌卡因和 40mg 甲泼尼龙的注射器接上一个 3.8cm 长的 25G 针头。确认髌骨内侧上缘（图 110-7），在此点水平进针，针头可以到达股四头肌腱下方（图110-8）。如果碰到骨质，把针头稍微后退，然后向更深的位置重新进针。针尖在股四头肌腱下方时，缓慢注入注射器内药物。注射时应该只有微小阻力，如果遇到很大阻力，针头可能在韧带或肌腱中，应该将针头稍微向前或后退，直到注射可以顺利进行而没有明显阻力。注射后拔出针头，在注射处加压包扎和冷敷。

如果只有髌韧带受累，常规消毒髌骨下缘内侧区域。一支装有 2ml 0.25% 无防腐剂丁哌卡因和 40mg 甲泼尼龙的无菌注射器通过严格的无菌技术固定在一根 3.8cm 长的 25G 针头上。确认髌骨内侧下缘（图 110-7），在此点以和髌骨成直角进针，从髌韧带下方滑入髌下滑囊（图 110-9）。如果碰到髌骨，则需要把针头稍微后退，然后向尾侧调整后重新进针。针尖在髌下滑囊时，缓慢注入注射器内药物。注射时应该只有微小阻力，如果遇到很大阻力，针头可能在韧带或肌腱中，应该将针头稍微向前或后退，直到注射可以顺利进行而没有明显阻力。注射后拔出针头，在注射处加压包扎和冷敷。如果股四头肌和髌韧带都受到影响，应该同时进行两次注射。超声引导下进针可以提高置针的准确性，减少

针相关并发症的发生。临床经验表明，注射富含血小板的血浆和（或）干细胞可以减轻跳跃者膝的疼痛和功能障碍。

物理治疗形式包括热敷和轻微的关节活动锻炼，应该在注射治疗后数日内进行。应避免剧烈运动，

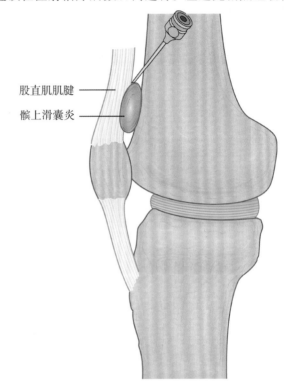

股直肌肌腱

髌上滑囊炎

图 110-8　髌上滑囊注射时针的正确位置

(Waldman SD. *Atlas of pain management injection techniques* [M]. Philadelphia: Saunders; 2000.)

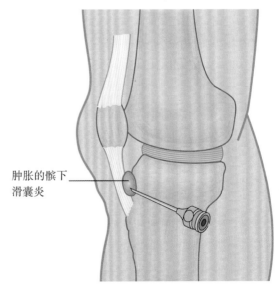

肿胀的髌下滑囊炎

图 110-9　髌下滑囊注射时针的正确位置

(Waldman SD. *Atlas of pain management injection techniques* [M]. Philadelphia: Saunders; 2000.)

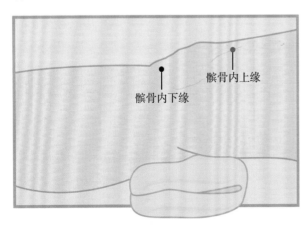

髌骨内上缘

髌骨内下缘

图 110-7　髌骨内侧上缘（蓝色）和髌骨内侧下缘（红色）

(Waldman SD. *Atlas of pain management injection techniques*[M]. Philadelphia: Saunders; 2000.)

否则会加重患者的症状。普通的镇痛药和非甾体抗炎药可以与注射技术同时应用。

并发症和注意事项

如果漏诊引起患者疼痛的股骨或膝关节远端的原发性或转移性肿瘤后果严重。对临床上相关的解剖结构多加注意，此注射技术是非常安全的。注射的主要并发症是感染，大约 25% 的患者在膝关节注射后疼痛会暂时加重。这种情况必须提前告知患者。

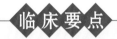

并发的滑囊炎、肌腱炎、关节炎和膝关节内部紊乱引起的疼痛需要通过局部麻醉药和激素进行额外的多部位局部注射。前述的注射技术对治疗跳跃者膝疼痛非常有效。

（李　硕　译　　董长江　审校）

原书参考文献

Nuttall C, Winters BA. Understanding anterior knee pain: patellofemoral pain syndrome. *J Nurse Pract.* 2015;11(10):1032–1035.

Rudavsky A, Cook J. Physiotherapy management of patellar tendinopathy (jumper's knee). *J Physiother.* 2014;60(3):122–129.

Waldman SD. Jumper's knee and other abnormalities of the patella. In: *Waldman's comprehensive atlas of diagnostic ultrasound of painful conditions.* Philadelphia: Wolters Kluwer; 2016:771–779.

Waldman SD, Campbell RSD. Patellar tendinopathy. In: *Imaging of pain.* Philadelphia: Saunders; 2011:397–398.

第111节

髂胫束摩擦综合征
(Runner's Knee)

ICD-10 CODE **M76.899**

临床综合征

髂胫束摩擦综合征也叫跑步者膝，是引起膝部外侧疼痛的常见原因之一。髂胫束是阔筋膜张肌的延伸，它的末端附着于胫骨的外侧髁。髂胫束滑囊位于髂胫束和股骨外上髁之间。跑步者膝是由于过度使用膝关节而产生的症状，在跑步时由于不断在股骨外上髁处摩擦而引起髂胫束损伤（图111-1）；这种摩擦也会刺激髂胫束滑囊。如果髂胫束的炎症变成慢性的，可能发生钙化。髂胫束对股骨外侧

上髁的冲击也可能导致患者的股骨外上髁疼痛（图111-2）。

跑步者膝和髂胫束滑囊炎有别，但两种疼痛可能同时存在。这种疾病常与穿破损的鞋跑步有关，更多是发生在膝内翻或扁平足的患者身上。

症状和体征

跑步者膝患者的疼痛位于股骨远端外侧，就在股骨外上髁处。与髂胫束滑囊炎相比，疼痛范围稍大，且基本不会有渗出。跑步者膝常发生在穿着磨损且缺乏缓冲的鞋子进行长距离骑车或慢跑后（图111-3）。休息和热敷可以缓解疼痛，而涉及下肢的运动，特别是需要外展和被动内收的运动，会加重疼痛。许多跑步者膝患者屈曲患侧膝盖会产生疼痛。患者常无法下跪或下楼梯。疼痛的特点是持续的酸痛，可能会干扰睡眠。并发的髂胫束滑囊炎、肌腱炎、关节炎、膝关节内部紊乱都可能会使跑步者膝的临床表现复杂多样化。

查体可发现髂胫束跨越股骨外上髁处有压痛（图111-1）。如果髂胫束滑囊炎存在，滑囊周围可能有液体聚积和滑囊肿胀。患者屈曲和伸展膝关节时，可能会有弹响或卡住的感觉。主动对抗下肢外展和

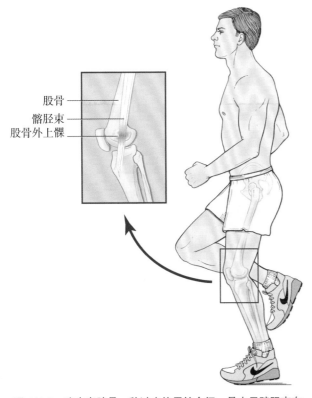

图111-1 跑步者膝是一种过度使用综合征，是由于髂胫束在股骨外上髁处来回摩擦造成的损伤引起的

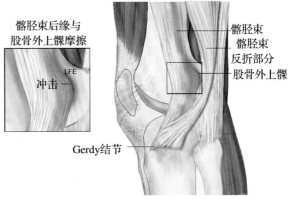

图111-2 摩擦与冲击模拟图（LFE，股骨外上髁）

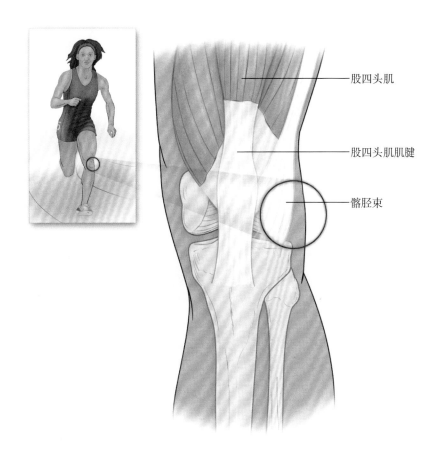

股四头肌

股四头肌肌腱

髂胫束

图 111-3　跑步者膝的患者表现为股骨外侧远端疼痛即股骨外上髁处；这种情况通常与穿着破旧的鞋子长跑或慢跑有关

被动内收下肢会产生疼痛。在操作过程中如突然释放阻力会明显加重疼痛。患者用患肢承受身体重量站立时弯曲患侧膝关节 30 ~ 40° 会加剧疼痛。

检查

膝部 X 线检查可能会发现滑囊和相关结构（包括髂胫束韧带）的钙化，提示有慢性炎症。如果考虑是跑步者膝、髂胫束滑囊炎、膝关节内部紊乱、隐匿性肿瘤等需要进行 MRI 检查（图 111-4、图 111-5）。超声成像可能有助于明确诊断（图 111-6）。髂胫束滑囊炎可以通过肌电图和神经病变、腰神经根病、神经丛病变相鉴别。同位素骨扫描可以发现关节隐匿性应力骨折，尤其是有外伤史的患者。

鉴别诊断

髂胫束的功能障碍可以引起髂胫束滑囊、髌上囊、髌下滑囊、髌前囊滑囊发炎。从髌骨到胫骨结节的髌韧带也易患肌腱炎，从而使临床表现更复杂。

膝关节内部紊乱可以和髂胫束滑囊炎并发。

治疗方法

初步治疗与跑步者膝相关的疼痛和功能障碍的治疗方法包括：非甾体抗炎药、COX-2 抑制剂和物理疗法。夜间使用夹板固定膝盖，可以缓解疼痛。对这些治疗无效的患者，关节内注射局麻药和糖皮质激素可作为下一阶段的治疗。

进行膝关节内注射时，患者平卧位，膝下垫枕，使关节稍微屈曲。常规消毒股骨外上髁区域。严格无菌操作下将一个含 2ml 的 0.25% 的丁哌卡因和 40mg 甲泼尼龙的注射器接上一个 3.8cm 的 25G 针头。确认股骨外上髁压痛最明显处，在此点以相对股骨髁 45° 角进针，穿过皮肤、皮下组织和髂胫束，进入髂胫束滑囊。如果遇到骨质，则需要把针头稍微后退。确认针尖在髂胫束滑囊内时，将注射器内药物缓慢注入。注射时应该只有微小的阻力，如果遇到太大的阻力，则针头可能在韧带或肌腱内，此时应该将针头稍微前进或后退，直到注射可以顺利

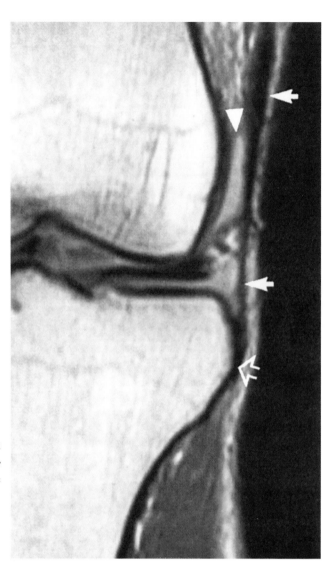

图 111-4 正常的髂胫束；冠状位中等加权像自旋回声影像的磁共振图像显示髂胫束（实心箭头处）附着在胫骨 Gerdy 结节上（空心箭头处）；髂胫束内侧可见少量关节积液（箭头处）

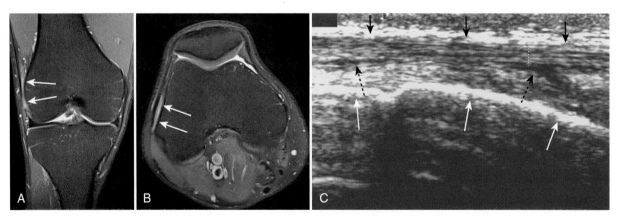

图 111-5 有关节外侧疼痛的跑步者的冠位 (A) 和轴位 (B)T2 加权脂肪抑制 (FST2W) 磁共振 (MRI) 图像；在股骨外上髁与髂胫束之间存在的高信号 (SI) 液体（白色箭头）是由髂胫束摩擦综合征引起的；注意：不要将髌下隐窝的关节液误认为髂胫束滑膜炎；C，超声引导下注射 (US) 图像显示回声高的股骨外上髁（白色箭头）和髂胫束（黑色箭头），其间有一薄层液体（间断的黑色箭头）

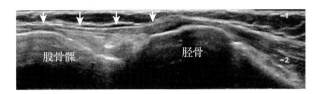

图 111-6　髂胫束综合征；沿髂胫束纵向放置宽超声探头（箭头）；髂胫束深部软组织水肿，纤维未见任何改变

进行而没有明显阻力。注射之后将针头拔出，并在注射处加压包扎和冷敷。超声引导下可以提高穿刺的准确性，降低穿刺相关并发症的发生率。临床经验表明，注射富含血小板的血浆和（或）干细胞可以减轻与运动员膝关节相关的疼痛和功能障碍。

患者在注射治疗后数日内应该进行物理疗法治疗，包括局部热敷、髂胫束拉伸练习及适量轻柔锻炼（图 111-7）。应该避免剧烈运动，否则将加重症状。普通的镇痛药和非甾体抗炎药可以和注射技术同时使用。

并发症和注意事项

如果漏诊远端股骨或膝关节原发或转移性肿瘤后果严重。如果对临床上相关的解剖结构多加注意，注射技术相对安全的。关节内注射的主要并发症是感染。必须严格遵循无菌原则以防止感染。约 25% 的患者在膝关节注射后疼痛会暂时加重，这种情况必须提前告知患者。

◆ 临床要点 ◆

并发的滑囊炎、肌腱炎、关节炎和膝关节内部紊乱可能会造成膝部疼痛，需要额外多次局部注射局部麻醉药加甲基泼尼松龙治疗。注射技术对跑步者膝非常有效。

（张婷婷　译　　董长江　审校）

原书参考文献

Baker RL, Fredericson M. Iliotibial band syndrome in runners: biomechanical implications and exercise interventions. *Phys Med Rehabil Clin N Am*. 2016;27(1):53–77.

Draghi F, Danesino GM, Coscia D, et al. Overload syndromes of the knee in adolescents: sonographic findings. *J Ultrasound*. 2008;11(4):151–157.

Ellis R, Hing W, Reid D. Iliotibial band friction syndrome: a systematic review. *Man Ther*. 2007;12(3):200–208.

Fairclough J, Hayashi K, Toumi H, et al. Is iliotibial band syndrome really a friction syndrome? *J Sci Med Sport*. 2007;10(2):74–76.

Hamill J, Miller R, Noehren B, et al. A prospective study of iliotibial band strain in runners. *Clin Biomech (Bristol, Avon)*. 2008;23(8):1018–1025.

Waldman SD. Runner's knee. In: *Atlas of pain management injection techniques*. 2nd ed. Philadelphia: Saunders; 2007:475–480.

Waldman SD. The iliotibial band bursa. *Pain review*. Philadelphia: Saunders; 2009:154–155.

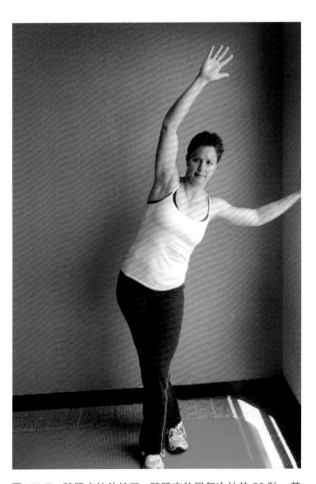

图 111-7　髂胫束拉伸练习；髂胫束伸展每次拉伸 30 秒，其效果优于另外两种方式的拉伸

第112节

髌上滑囊炎
（Suprapatellar Bursitis）

ICD-10 CODE **M70.50**

临床综合征

髌上囊在髌骨后从髌骨上缘向上延伸至股四头肌及其肌腱的深面。股中间肌的一部分称为膝关节肌，对髌上囊起到支撑作用。髌上囊可以是单腔囊，也可以是多腔囊。髌上囊易受到急性创伤和反复微创伤。急性损伤常由于患者膝受到撞击或髌骨骨折对滑囊的直接创伤所致。在柔软或不平的地面上跑步或需要以膝爬行的工作（如铺地毯）可能造成过

度使用的伤害。如果髌上滑囊炎变为慢性，可发生钙化。

症状和体征

髌上滑囊炎患者主诉膝关节前部髌骨上方疼痛，疼痛也可延展至大腿远端前部。患者常无法跪拜或下楼梯（图112-1）。患者也会主诉在活动时膝关节有"交锁"的感觉，特别是晨起时。髌上滑囊炎常合并有关节炎、肌腱炎，因此临床表现复杂多样。

查体可发现在膝关节前面髌骨上方有压痛点。患者被动屈曲和主动对抗伸展膝关节时会产生疼

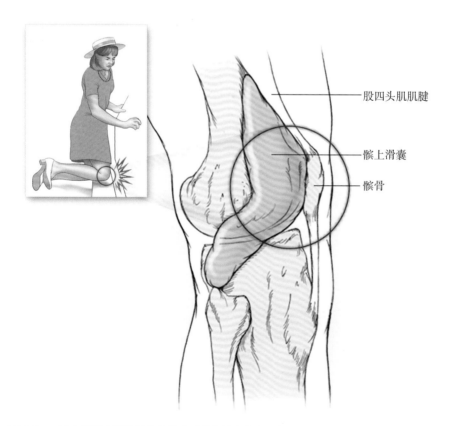

股四头肌肌腱

髌上滑囊

髌骨

图112-1　髌上滑囊炎通常是由外伤造成的急性创伤或反复微创伤（如长时间跪着）所导致的

痛。突然释放对抗会明显加重疼痛。髌骨上区触诊可能有肿胀湿软的感觉。髌上滑囊偶尔会感染，引起全身症状（如发热、乏力）和局部症状（如红肿、变色、疼痛）。

疫疾病，需要检查血常规、全血生化系列包括血尿酸浓度、红细胞沉降率和抗核抗体。如果怀疑有感染，紧急情况下应进行抽吸关节液，进行革兰染色液体培养。

检查

膝部 X 线和 MRI 检查可能会发现滑囊和相关结构（包括股四头肌腱）的钙化，提示有慢性炎症（图 112-2、图 112-3）。如果怀疑膝关节内部紊乱和隐匿性肿瘤则需要进行 MRI 检查。正电子发射断层显像（PET）可能有助于确定髌上滑囊感染（图 112-4）。肌电图检测可将髌上滑囊炎与股神经病变、腰神经根病、神经丛病变相鉴别。后面讲述的注射技术可以作为该病的诊断和治疗的方法。如果怀疑为免

鉴别诊断

膝关节肌腱、滑囊常与髌上滑囊同时发炎，从而混淆诊断。股四头肌腱和髌上滑囊都容易因过度使用、不当使用、直接创伤引起发炎。肌腱纤维伸展时容易拉伤，肌腱本身容易形成肌腱炎。股四头肌的功能障碍可以引起髌上滑囊、髌下滑囊、髌前囊发炎。任何改变膝正常生物力学的情况都可能引起髌上滑囊炎。

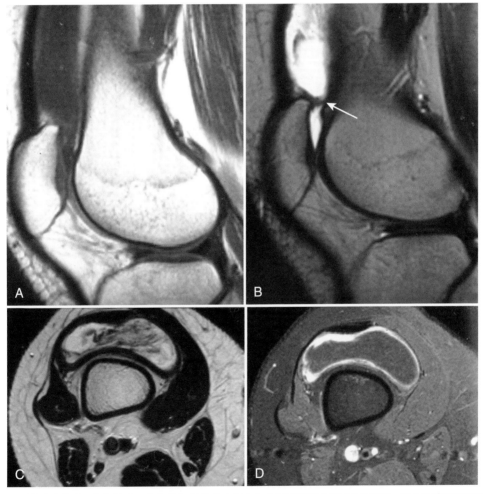

图 112-2　一位上皱襞无穿孔（白色箭头）患者的矢状位 T1W(A) 和 T2W(B) 磁共振 (MR) 图像；髌上囊内有局部积液，但膝关节其他隐窝无明显积液；T2W 矢状面和 T2W 轴位磁共振图像（C）均可见囊内滑膜少量（低 SI）液体；D 为使用造影剂后获得的 T1W 轴位伴脂肪抑制 (FST1W) 磁共振图像显示不平滑的滑膜轻度增强

（Waldman SD, Campbell RSD. *Imaging of pain*. Philadelphia: Elsevier; 2011.）

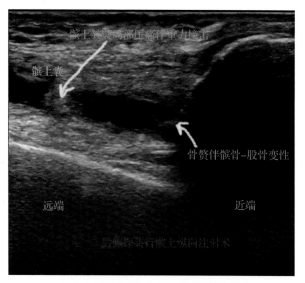

图 112-3　纵向超声图像显示髌上囊炎及皱褶形成；注意骨赘和髌骨 - 股骨退行性改变

治疗方法

髌上滑囊炎治疗包括普通的镇痛药、非甾体抗炎药或 COX-2 抑制剂，并使用膝关节夹板防止膝关节进一步损伤。对这些治疗方法无效的患者，注射技术可作为下一阶段的治疗方法。

进行注射时，患者平卧位，膝下垫枕，使关节稍微屈曲。常规消毒关节处区域。在严格的无菌操作下将一个含 2ml 的 0.25% 的丁哌卡因和 40mg 甲泼尼龙的注射器接上一个 3.8cm 的 25G 针头。确认髌骨内侧上缘，在此点水平进针，针头可以到达股四头肌腱下方。如果碰到骨质，则需要把针头稍微后退，然后朝前重新进针。针尖在股四头肌腱下方时，将注射器内药物缓慢注入。注射时应该只有微小的阻力，如果遇到太大的阻力，则针头可能在韧带或肌腱内，此时应该将针头稍微前进或后退，直到注射可以顺利进行而没有明显阻力。注射之后将针头拔出，并在注射处加压包扎和冷敷。超声引导可以提高穿刺的准确性，降低穿刺相关并发症的发生率。

应该在注射治疗后数日内进行物理疗法治疗，包括局部热敷和适量轻柔锻炼。应该避免剧烈运动，否则将加重症状。普通的镇痛药和非甾体抗炎药可以和注射技术同时使用。

并发症和注意事项

如果无法识别远端股骨或膝部原发或转移性肿瘤后果严重。如果对临床上相关的解剖结构多加注意，此注射技术是非常安全的。关节内注射主要的并发症是感染。必须严格遵循无菌原则以防止感染。约 25% 的患者在膝关节注射后疼痛会暂时加重，这种情况必须提前告知患者。

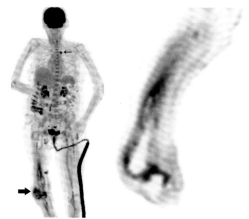
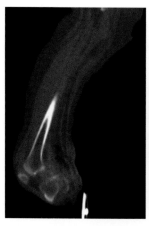
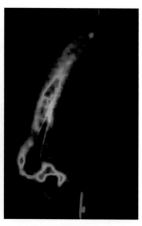

图 112-4　一位 75 岁妇女不明原因发热 (FUO)，血液培养阴性、脊柱磁共振成像 (MRI) 正常；左侧最大强度投影 (MIP) 正电子发射断层摄影 (PET) 图像显示右膝和大腿氟脱氧葡萄糖 (FDG) 摄取异常（黑色粗箭头）；注意与胸主动脉弓相关的摄取增加（细箭头）；矢状位 PET（中）和 CT 平扫（左）显示膝关节 FDG 摄取增加，从向髌上囊向颅骨方向延伸，深至股四头肌（箭头）；临床证实为化脓性关节炎和感染性黏液囊炎；这显示 PET/CT 在全身覆盖方面的优势超过了 CT 和 MRI。对主动脉弓处的局灶性摄取进行进一步的 CT 检查，确认为局灶性粥样斑块

（Vaidyanathan S, Patel CN, Scarsbrook AF, Chowdhury FU. FDG PET/CT in infection and inflammation—current and emerging clinical applications. *Clin Radiol.* 2015;70(7):787–800.）

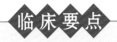

　　并存的膝部滑囊炎、肌腱炎、关节炎和膝关节内部紊乱可能会造成膝部疼痛，需要额外多次局部注射局麻药联合甲泼尼龙来治疗。注射技术治疗髌上囊滑囊炎非常有效。

（张婷婷　译　　董长江　审校）

原书参考文献

O'Keeffe SA, Hogan BA, Eustace SJ, et al. Overuse injuries of the knee. *Magn Reson Imaging Clin N Am.* 2009;17(4):725–739.

Waldman SD. Bursitis syndromes of the knee. In: *Pain review.* Philadelphia: Saunders; 2009:318–322.

Waldman SD. Bursitis syndromes of the knee. In: *Pain Review.* 2nd ed. Philadelphia: Elsevier; 2017:306–308.

Waldman SD. Injection technique for suprapatellar bursitis. *Pain review.* Philadelphia: Saunders; 2009:584–585.

Waldman SD. Suprapatellar bursa injection. In: *Atlas of Pain Management Injection Techniques.* 4th ed. Philadelphia: Elsevier; 2017:523–526.

Waldman SD. Suprapatellar bursitis. In: *Waldman's comprehensive atlas of diagnostic ultrasound of painful conditions.* Philadelphia: Wolters Kluwer; 2016:780–785.

Waldman SD, Campbell RSD. Anatomy: special imaging considerations of the knee. In: *Imaging of Pain.* Philadelphia: Saunders; 2011:367–388.

Waldman SD, Campbell RSD. Anatomy: suprapatellar bursitis. In: *Imaging of Pain.* Philadelphia: Saunders; 2011:401–402.

第113节

髌前滑囊炎
（Prepatellar Bursitis）

ICD-10 CODE **M70.40**

临床综合征

髌前滑囊在皮下组织和髌骨之间，髌前滑囊可以是单腔囊，也可以是多腔囊（图113-1）。髌前滑囊易受到急性创伤和反复微创伤。急性损伤常由于患者膝盖受到撞击或髌骨骨折对滑囊的直接创伤所致。在柔软或不平的地面上跑步或需要以膝盖爬行的工作（如铺地毯或擦地板）可能造成过度使用的伤害，所以髌前滑囊炎别名为"女佣膝"（图113-2）。如果髌前滑囊炎症变为慢性，可发生钙化。

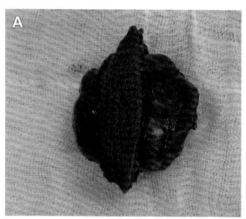
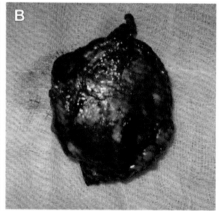
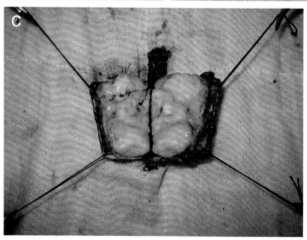

图 113-1　A 为髌前滑囊炎切除标本（大小为 5.5cm × 4cm × 5cm），上面有多余的皮肤、假包膜和健康组织；B 为标本后表面连同假性包膜、髌骨骨膜和髌韧带鞘；C 为肿块的切面（从后表面切开），显示一个界限分明的三叶黄白色纤维结构，无肉眼可见的出血或坏死区域

(Arora S, Batra S, Rao S, Maini L, Gautam VK. A 40-year-old female with painless, slow growing prepatellar mass[J]. *J Clin Orthop Trauma*. 2014;5(4):274–279.)

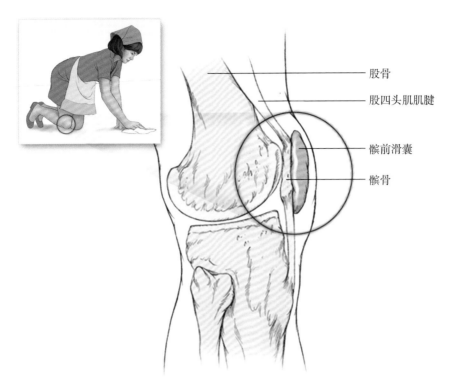

股骨

股四头肌肌腱

髌前滑囊

髌骨

图 113-2　髌前囊滑囊炎也称为"女佣膝"，因为其多发生于需要长时间爬行或跪拜的人群

症状和体征

髌前滑囊炎患者会主诉髌骨前方疼痛，并可能会放射到其上方和下方区域（图 113-3）。患者常无法跪拜或下楼梯。患者也可能会主诉膝关节有"交锁"的感觉，特别是晨起时。髌前滑囊炎常合并有关节炎、肌腱炎，因此临床表现复杂多样。

检查

膝部 X 线和 MRI 检查可能会发现滑囊和相关结构（包括股四头肌腱）的钙化，提示有慢性炎症（图 113-4）。如果怀疑膝关节内部紊乱和隐匿性肿瘤则需要进行 MRI 检查（图 113-5）。超声检查可以帮助明确诊断（图 113-6、图 113-7）。肌电图检测可将髌前滑囊炎与股神经病变、腰神经根病、神经丛病变相鉴别。注射技术可以作为诊断和治疗的方法。如果怀疑为免疫疾病，应进行抗核抗体检测。如果怀疑有感染，紧急情况下应进行抽吸关节液，进行革兰染色和液体培养。

鉴别诊断

由于膝关节周边的肌腱和滑囊易和髌前滑囊同时发炎，从而混淆诊断。股四头肌腱和髌前滑囊都容易因过度使用、不当使用、直接创伤引起发炎。肌腱纤维伸展时容易拉伤，肌腱本身容易形成肌腱炎。股四头肌的功能障碍可以引起髌上囊、髌下深囊、髌前囊发炎。任何改变膝盖正常生物力学的情况都可能引起髌前滑囊炎。

治疗方法

髌前滑囊炎治疗包括普通的镇痛药、非甾体抗炎药或 COX-2 抑制剂，并使用膝关节夹板防止膝关节进一步损伤。对这些治疗方法无效的患者，注射技术可作为下一阶段的治疗方法。

进行注射时，患者平卧位，膝下垫枕，使关节稍微屈曲。常规消毒髌骨前区域。严格无菌操作下将一个含 2ml 的 0.25% 的丁哌卡因和 40mg 甲泼尼龙的注射器接上一个 3.8cm 的 25G 针头。确认髌骨内侧中点，在此点水平进针，针头可以到达皮下的

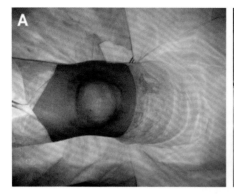
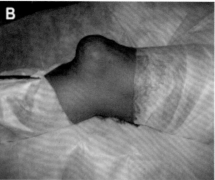

图 113-3 A 为从前方观察髌前滑囊炎患者的临床照片；B 为侧视观察髌前滑囊炎患者的临床照片

(Arora S, Batra S, Rao S, Maini L, Gautam VK. A 40-year-old female with painless, slow growing prepatellar mass[J]. *J Clin Orthop Trauma*. 2014; 5(4): 274–279.)

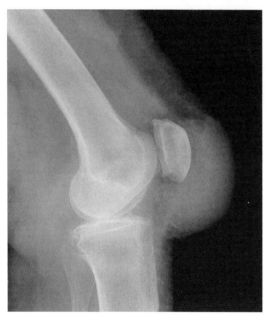

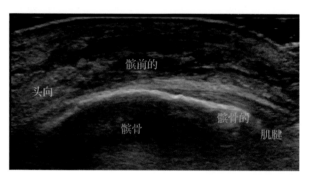

图 113-6 纵向超声图像显示髌前囊滑囊炎

图 113-4 痛风急性发作患者的膝关节侧位片；痛风性滑囊炎存在显著的髌前软组织肿胀

(Waldman SD, Campbell RSD. *Imaging of pain*[M]. Philadelphia: Elsevier; 2011.)

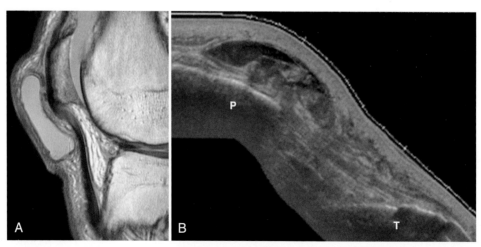

图 113-5 A 为矢状位 T2W 磁共振 (MRI) 图像显示髌前囊内存在明显的高信号强度 (SI) 积液；髌股关节也有晚期骨关节炎变化；B 为相应的纵向超声图像显示广泛的低回声积液；P，髌骨；T，胫骨

(Waldman SD, Campbell RSD. *Imaging of pain*[M]. Philadelphia: Elsevier; 2011.)

髌前囊（图 113-8）。如果触及骨质，则需要把针头稍微后退，然后朝前重新进针。针尖在髌前囊时，将注射器内药物缓慢注入。注射时应该只有微小的阻力，如果遇到太大的阻力，则针头可能在韧带或肌腱内，此时应该将针头稍微前进或后退，直到注射可以顺利进行而没有明显阻力。注射之后将针头拔出，并在注射处加压包扎和冷敷。超声引导可以提高穿刺的准确性，降低穿刺相关并发症的发生率。

应该在注射治疗后数日内进行物理疗法治疗，包括局部热敷和适量轻柔锻炼。应该避免剧烈运动，否则将加重症状。普通的镇痛药和非甾体抗炎药可以与注射技术同时使用。

并发症和注意事项

如果无法识别股骨远端或膝原发或转移性肿瘤导致严重后果。如果对临床上相关的解剖结构多加注意，注射技术是非常安全的。关节内注射的主要并发症是感染。必须严格遵循无菌原则以防止感染。约 25% 的患者在膝关节注射后疼痛会暂时加重，这种情况必须提前告知患者。

临床要点

并发的膝部滑囊炎、肌腱炎、关节炎和膝关节内部紊乱可能会造成膝部疼痛，需要额外多次局部注射局麻药联合甲泼尼龙来治疗。前述的注射技术用于治疗髌前滑囊炎非常有效。

（张婷婷　译　　董长江　审校）

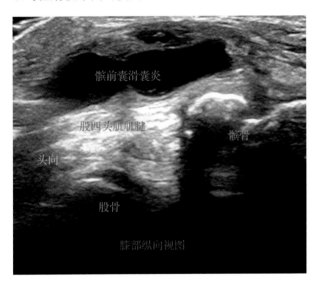

图 113-7　髌前滑囊炎超声图像

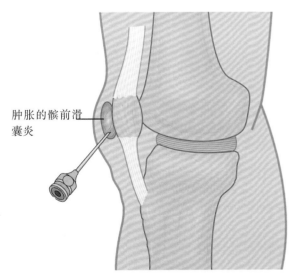

图 113-8　髌前囊注射时针的正确穿刺位置

(Waldman SD. *Atlas of pain management injection techniques*[M]. Philadelphia: Saunders; 2000.)

原书参考文献

Choi H-R. Patellar osteomyelitis presenting as prepatellar bursitis. *Knee.* 2007;14(4):333–335.

Steinbach LS, Stevens KJ. Imaging of cysts and bursae about the knee. *Radiol Clin North Am.* 2013;51(3):433–454.

Waldman SD. Bursitis syndromes of the knee. In: *Pain review.* 2nd ed. Philadelphia: Elsevier; 2017:306–308.

Waldman SD. Prepatellar bursa injection. In: A*tlas of pain management injection techniques.* 4th ed. Philadelphia: Elsevier; 2017:527–529.

Waldman SD. Suprapatellar bursitis. In: *Waldman's comprehensive atlas of diagnostic ultrasound of painful conditions.* Philadelphia: Wolters Kluwer; 2016:786–791.

Waldman SD, Campbell RSD. Prepatellar bursitis. In: *Imaging of pain.* Philadelphia: Saunders; 2011:405–406.

第114节

髌下皮下滑囊炎
（Superficial Infrapatellar Bursitis）

ICD-10 CODE **M76.899**

临床综合征

髌下皮下囊在皮下组织和髌韧带之间。髌下皮下囊可以是单腔囊，也可以是多腔囊。髌下皮下囊易受到急性创伤和反复微创伤。急性损伤常由于患者膝盖受到撞击或髌骨骨折对滑囊的直接创伤所致。在柔软或不平的地面上跑步或需要用膝盖爬行的工作（如铺地毯或擦地板）可能因过度使用造成伤害（图114-1）。如果髌下皮下滑囊炎变为慢性，可发生钙化。

症状和体征

髌下皮下滑囊炎的患者会主诉髌骨前方疼痛和肿胀，并可放射到上方和下方区域。患者常无法跪拜或下楼梯。患者也会主诉膝关节有"交锁"的感觉，特别是晨起时。髌下皮下滑囊炎常并发有关节炎、肌腱炎，因此临床表现复杂多样。

检查

膝部 X 线和 MRI 检查可能会发现滑囊和相关结构（包括股四头肌腱）的钙化，提示有慢性炎症（图114-2 和图114-3）。也可能通过这些检查发现其

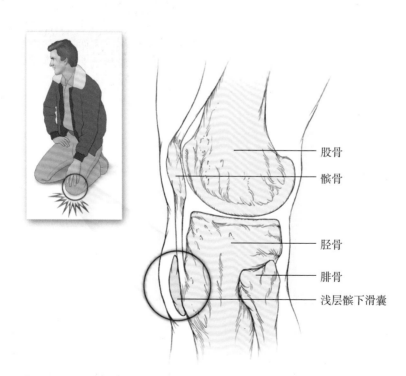

股骨

髌骨

胫骨

腓骨

浅层髌下滑囊

图 114-1　髌下皮下滑囊炎是引起下膝疼痛的常见原因

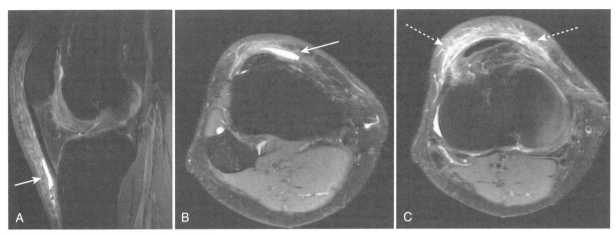

图 114-2　A 为矢状位 T2 加权脂肪抑制 (FST2W) 磁共振 (MRI) 图像，显示髌骨远端肌腱和胫骨粗隆之间有小面积高信号 (SI) 积液（白色箭头）；B 为轴位 FST2W 磁共振 (MRI) 图像中，该区域的液体也很明显；正常情况下也可存在少量液体；C 为在本病例中，轴位 FST2W 磁共振 (MRI) 图像显示邻近软组织有更广泛的弥漫性高 SI 水肿（白色虚线箭头），代表弥漫性滑囊外膜炎 (Waldman SD, Campbell RSD. *Imaging of pain*[M]. Philadelphia: Elsevier; 2011.)

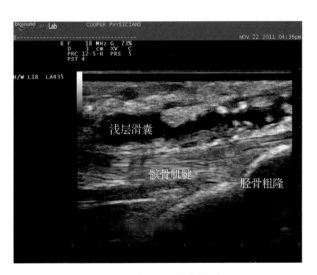

图 114-3　髌下皮下囊超声图像

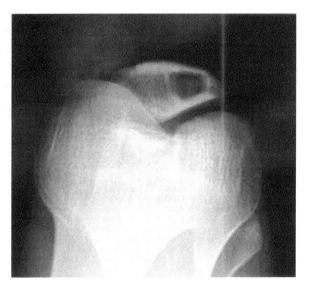

图 114-4　膝关节的 X 线图像显示髌骨内存在界限清楚的溶骨性病变，伴有死骨片，与髌骨结核的图像相似

(Mittal R, Trikha V, Rastogi S. Tuberculosis of patella[J]. *Knee*. 2006;13(1):54–56.)

他与髌下滑囊炎相似的隐匿性疾病（图 114-4）。如果怀疑膝关节内部紊乱和隐匿性肿瘤则需要进行 MRI 检查。肌电图检测可将髌下皮下囊滑囊炎与股神经病变、腰神经根病、神经丛病变相鉴别。后面讲述的注射技术可以作为该病的诊断和治疗的方法。如果怀疑为免疫疾病，应进行抗核抗体检测。如果怀疑有感染，紧急情况下应进行抽吸关节液，进行革兰染色和法囊液培养。

鉴别诊断

由于膝关节的肌腱、滑囊易与髌下皮下滑囊炎同时发炎，从而混淆诊断。股四头肌腱和髌下皮下滑囊都容易因过度使用、不当使用、直接创伤引起发炎。肌腱纤维伸展时容易拉伤，因此肌腱容易发生肌腱炎。髌下脂肪垫也会出现各种异常包括髌下脂肪垫挤压综合征，这种病的症状与髌下皮下滑囊炎的疼痛类似。股四头肌的功能障碍可以引起髌上囊、髌下深囊、髌前囊发炎。任何改变膝盖正常生物力学的情况都可能引起髌下皮下囊滑囊炎。

治疗方法

早期治疗髌下皮下滑囊炎包括镇痛药、非甾体抗炎药或 COX-2 抑制剂，并可使用膝关节夹板防止膝关节进一步损伤。对这些治疗方法无效的患者，注射技术可作为下一阶段的治疗方法。

进行注射时，患者平卧位，膝下垫枕，使关节稍微屈曲。常规消毒髌骨前区域。严格无菌操作下将一个含 2ml 的 0.25% 的丁哌卡因和 40mg 甲泼尼龙的注射器接上 3.8cm 的 25G 针头。确认髌骨下端中点，在此点以 45° 进针，针头可以到达皮下的髌下皮下囊。如果遇到骨质，则需要把针头稍微后退，然后朝下重新进针。针尖在髌下皮下囊时，将注射器内药物缓慢注入。注射时应该只有微小的阻力，如果遇到太大的阻力，则针头可能在韧带或肌腱内，此时应该将针头稍微前进或后退，直到注射可以顺利进行而没有明显阻力。注射之后将针头拔出，并在注射处加压包扎和冷敷。超声引导可以提高穿刺的准确性，降低穿刺相关并发症的发生率。

在注射治疗后数日内应该进行物理疗法治疗，包括局部热敷和适量轻柔的锻炼。患者应该避免剧烈运动，否则将加重症状。普通的镇痛药和非甾体抗炎药可以与注射技术同时使用。

并发症和注意事项

如果无法识别远端股骨或膝部发生了原发或转移性肿瘤，后果将非常严重。如果对临床上相关的解剖结构多加注意，这种注射技术是非常安全的。

关节内注射的主要并发症是感染。必须严格遵循无菌原则以防止感染。约 25% 的患者在膝关节注射后疼痛会暂时加重，这种情况必须提前告知患者。

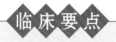

并发的膝部滑囊炎、肌腱炎、关节炎和膝关节内部紊乱可能会造成膝部疼痛，需要额外多次局部注射局部麻醉药联合甲泼尼龙来治疗。前述注射技术对于治疗髌下皮下囊滑囊炎非常有效。

（张婷婷 译 董长江 审校）

原书参考文献

Choi H-R. Patellar osteomyelitis presenting as prepatellar bursitis. *Knee.* 2007;14(4):333–335.

Hong E, Kraft MC. Evaluating anterior knee pain. *Med Clin North Am.* 2014;98(4):697–717.

O'Keeffe SA, Hogan BA, Eustace SJ, et al. Overuse injuries of the knee. *Magn Reson Imaging Clin N Am.* 2009;17(4):725–739.

Steinbach LS, Stevens KJ. Imaging of cysts and bursae about the knee. *Radiol Clin North Am.* 2013;51(3):433–454.

Waldman SD. Bursitis syndromes of the knee. In: *Pain review.* 2nd ed. Philadelphia: Elsevier; 2017:306–308.

Waldman SD. Superficial infrapatellar bursa injection. In: *Atlas of pain management injection techniques.* 4th ed. Philadelphia: Elsevier; 2017:530–532.

Waldman SD. Superficial infrapatellar bursitis. In: *Waldman's comprehensive atlas of diagnostic ultrasound of painful conditions.* Philadelphia: Wolters Kluwer; 2016:792–798.

Waldman SD, Campbell RSD. Superficial infrapatellar bursitis. In: *Imaging of pain.* Philadelphia: Saunders; 2011:407–408.

第 115 节

髌下深层滑囊炎
(Deep Infrapatellar Bursitis)

ICD-10 CODE **M76.899**

临床综合征

髌下深层滑囊在髌韧带和胫骨之间。滑囊可以是单腔囊，也可以是多腔囊。髌下滑囊易受到急性创伤和反复微创伤。急性损伤通常由于患者膝盖受到撞击（图 115-1）或髌骨骨折对滑囊的直接创伤所致。在柔软或不平的地面上跑步或需要以膝盖爬行的工作（如铺地毯或擦地板）可能会因过度使用而造成伤害。如果髌下滑囊炎变为慢性，可发生钙化。

症状和体征

患者会主诉膝前部髌骨下方疼痛和肿胀，并可能会放射到下方周围区域。患者常无法跪拜或下楼梯。患者也会有膝关节有"交锁"的感觉，特别是晨起时。髌下深层滑囊炎常合并有关节炎、肌腱炎，因此临床表现复杂多样。

查体可发现在膝盖前部髌骨下方有压痛点。髌骨下部周围常会出现肿胀和积液（图 115-2）。患者被动屈曲和主动对抗伸展膝关节时会产生疼痛。突然释放对抗会明显加重疼痛。髌下深层滑囊不像髌下浅层滑囊那样容易感染。

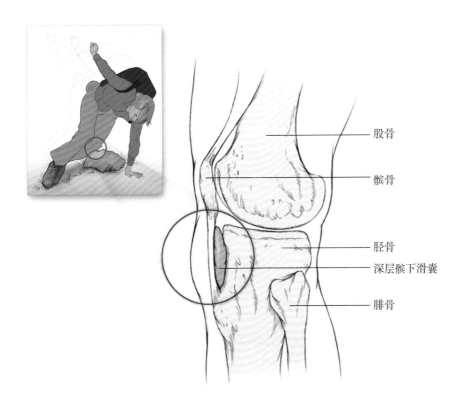

股骨

髌骨

胫骨

深层髌下滑囊

腓骨

图 115-1　髌下深层滑囊炎可能由直接外伤引起的（如摔倒时磕碰到膝盖）

检查

膝部 X 线和 MRI 检查可能会发现滑囊和相关结构（包括股四头肌腱）的钙化，提示有慢性炎症（图 115-3、图 115-4）。如果怀疑膝关节内部紊乱和隐匿性肿瘤则需要进行 MRI 和超声检查（图 115-5）。肌电图检测可将髌下深层滑囊炎与股神经病变、腰神经根病、神经丛病变相鉴别。后面讲述的注射技术可以作为诊断和治疗的方法。如果怀疑为免疫疾病，应进行抗核抗体检测。如果怀疑有感染，紧急情况下应进行抽吸关节液，进行革兰染色和囊液培养。

鉴别诊断

由于膝关节的肌腱、滑囊易和髌下深层滑囊炎同时发炎，从而混淆诊断。股四头肌腱和髌下深层滑囊都容易因过度使用、不当使用、直接创伤引起发炎。肌腱纤维伸展时容易拉伤，肌腱本身容易形成肌腱炎。股四头肌的功能障碍可以引起髌上囊、髌下深层滑囊、髌前囊发炎。任何改变膝盖正常生物力学的情况都可能引起髌下深层滑囊炎。

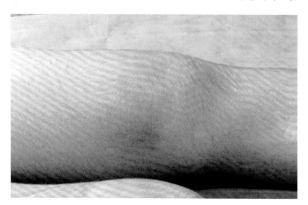

图 115-2 右髌下深层滑囊炎患者；髌下囊肿胀，囊近端轻微凹陷处为髌骨，髌上囊或隐窝内的液体引起髌骨近端的轻微肿胀

(Saavedra MÁ, Navarro-Zarza JE, Villaseñor-Ovies P, et al. Self-assessed efficacy of a clinical musculoskeletal anatomy workshop: A preliminary survey[J]. *Reumatología Clínica*. 2012;8(Suppl 2):39–45.)

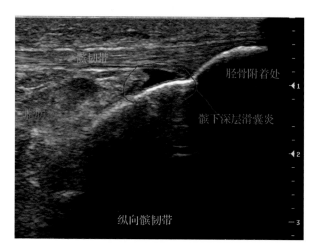

图 115-4 纵向膝关节髌下深层滑囊炎超声图像

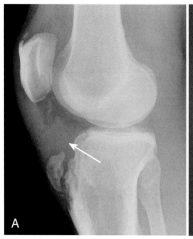
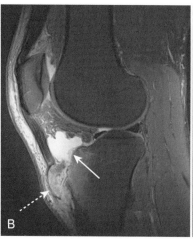
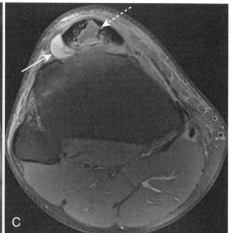

图 115-3 A 为伴胫骨粗隆撕脱的慢性髌韧带炎患者的侧位 X 线平片；髌韧带远端深处有软组织阴影（白色箭头），部分掩盖了 Hoffa 脂肪垫；矢状位 (B) 和轴位 (C)T2 加权脂肪抑制 (FST2W) 磁共振 (MR) 图像清晰显示髌下深层囊内高信号强度 (SI) 积液（白色箭头）；在撕脱的胫骨粗隆和邻近的胫骨内也有高 SI 骨髓水肿（白色虚线箭头）

(Waldman SD, Campbell RSD. *Imaging of pain*[M]. Philadelphia: Elsevier, 2011.)

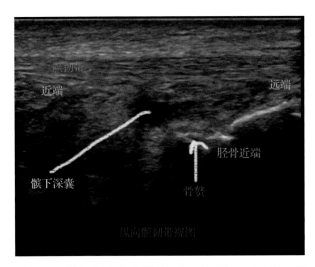

图 115-5　纵向髌下深层滑囊炎超声图像；注意：髌下深层囊远端的骨赘，可能是炎症病灶

治疗方法

髌下深层滑囊炎治疗包括镇痛药、非甾体抗炎药或 COX-2 抑制剂，并可使用膝关节夹板防止膝关节进一步损伤。对这些治疗方法无效的患者，注射技术可作为下一阶段的治疗方法。

进行注射时，患者平卧位，膝下垫枕，使关节稍微屈曲。常规消毒髌骨下缘内侧区域。严格无菌操作下将一个含 2ml 的 0.25% 的丁哌卡因和 40mg 甲泼尼龙的注射器接上 3.8cm 的 25G 针头。确认髌骨内侧下缘，在此点和髌骨成直角进针，针头可以到达髌韧带下方进入深部的滑囊。如果碰到髌骨，则需要把针头稍微后退，然后更朝尾侧重新进针。针尖在髌下滑囊时，将注射器内药物缓慢注入。注射时应该只有微小的阻力，如果遇到太大的阻力，则针头可能在韧带或肌腱内，此时应该将针头稍微前进或后退，直到注射可以顺利进行而没有明显阻力。注射之后将针头拔出，并在注射处加压包扎和冷敷。超声引导可以提高穿刺的准确性，降低穿刺相关并发症的发生率。

在注射治疗后数日内应该开始进行物理疗法治疗，包括局部热敷和适量轻柔锻炼。患者应该避免剧烈运动，否则将加重症状。镇痛药和非甾体抗炎药可以与注射技术同时使用。

并发症和注意事项

如果无法识别远端股骨或膝部出现了原发或转移性肿瘤，那么后果将非常严重。如果对临床上相关的解剖结构多加注意，该注射技术是非常安全的。关节内注射的主要并发症是感染。必须严格遵循无菌原则以防止感染。约 25% 的患者在膝关节注射后疼痛会暂时加重，这种情况必须提前告知患者。

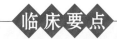

并发的膝部滑囊炎、肌腱炎、关节炎和膝关节内部紊乱可能会造成膝部疼痛，需要额外多次局部注射局部麻醉药联合甲泼尼龙来治疗。前述注射技术用于治疗髌下深囊滑囊炎非常有效。

（张婷婷　译　　董长江　审校）

原书参考文献

Steinbach LS, Stevens KJ. Imaging of cysts and bursae about the knee. *Radiol Clin North Am.* 2013;51(3):433–454.

Waldman SD. Deep infrapatellar bursa injection. In: *Atlas of pain management injection techniques.* 4th ed. Philadelphia: Elsevier; 2017:533–535.

Waldman SD. Deep infrapatellar bursitis. In: *Waldman's comprehensive atlas of diagnostic ultrasound of painful conditions.* Philadelphia: Wolters Kluwer; 2016:799–804.

Waldman SD. Bursitis syndromes of the knee. In: *Pain review.* 2nd ed. Philadelphia: Elsevier; 2017:306–308.

Waldman SD, Campbell RSD. Deep infrapatellar bursitis. In: *Imaging of pain.* Philadelphia: Saunders; 2011:408–410.

第116节

胫骨结节骨骺炎

（Osgood Schlatter）

ICD-10 CODE **M92.50**

临床综合征

胫骨结节骨骺炎的特征是膝前疼痛，对股四头肌施加机械应力和胫骨粗隆施加直接压力可以加剧疼痛。虽然该病可影响所有年龄段，但大多数病例发生在青少年，发病高峰约为 13 岁。男性发病率是女性的两到三倍，但一些研究人员认为，近期女性病例的增加是女性参与竞技体育人数增加的结果。25% ~ 30% 的胫骨结节骨骺炎患者可表现为双侧疼痛和功能障碍，并且一侧症状较重。胫骨结节骨骺炎与膝关节过度使用或误用有关，如在硬地面跑步、跳跃或过度训练以及需要反复收缩股四头肌的活动（图 116-1）。与胫骨结节骨骺炎相关的竞技体育包括足球、体操、篮球、芭蕾、田径、曲棍球、棒球以及爱尔兰和苏格兰高地风格的舞蹈（表 116-1）。

股四头肌腱由四块肌肉的肌纤维组成：股外侧肌、股中间肌、股内侧肌和股直肌。这些肌肉是在膝关节处伸展下肢的主要肌肉。这些肌肉的肌腱汇聚成一根强壮的肌腱。髌骨是股四头肌腱内的籽骨，肌腱的纤维在髌骨周围延展形成髌骨内侧和外侧的

表 116-1　与胫骨结节骨骺炎有关的运动
• 足球
• 体操
• 篮球
• 棒球
• 田径
• 曲棍球
• 芭蕾舞
• 爱尔兰排舞
• 苏格兰高地舞

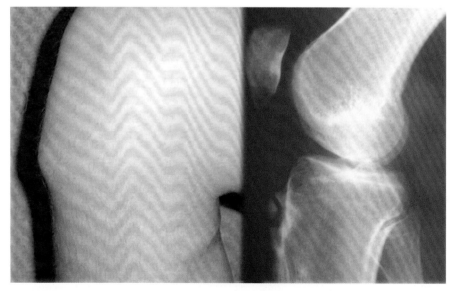

图 116-1　胫骨结节骨骺炎

（Macnicol MF. Paediatric knee problems[J]. *Orthop Trauma*. 2010;24(5):369–380.）

支持韧带，从而加强膝关节。髌腱从髌骨延伸至胫骨粗隆。由于股四头肌反复收缩并作用于胫骨结节导致骨突炎和异位骨生长，因此在胫骨粗隆产生骨骺炎疼痛和功能障碍。尽管如前所述，这种疾病在所有年龄组中均有报道，但这种反复应力引起的损伤常见于骨骼快速生长的青春期。

症状与体征

胫骨结节骨骺炎患者表现为按压胫骨粗隆时膝关节前部疼痛。在下坡或上下楼梯以及进行任何类型的股四头肌收缩的活动时，都会使疼痛加重。膝的活动会使疼痛加剧，而休息和热敷可以缓解疼痛。持续性酸痛可影响睡眠。进行体格检查时，触诊胫骨粗隆和髌腱时可有明显疼痛。胫骨粗隆肿大很常见，这种外观异常会引起患者和父母的严重焦虑。查体时还可发现关节广泛肿胀、髌腱增厚表现。抗膝关节伸展产生的疼痛与按压胫骨粗隆的疼痛相似。同时存在的髌上滑囊炎、髌下滑囊炎、肌腱炎、关节炎或膝关节内部紊乱可能会干扰膝关节损伤的临床表现。

检查

所有膝关节疼痛并怀疑胫骨结节骨骺炎的患者都应该进行 X 线检查（图 116-2）。如果怀疑患有胫骨结节骨骺炎，则需要进行膝关节 MRI 检查，因为膝关节 MRI 检查很容易检测出髌腱以及胫骨粗隆存在的任何状况（图 116-3）。超声成像也可以提供关于髌腱的血管条件和结构完整性以及胫骨粗隆异常的有效信息（图 116-4 和图 116-5）。骨扫描有助于识别膝关节的隐匿性应力性骨折，特别是在有创伤发生的情况下。根据患者的临床表现，可能需要进一步进行全血细胞计数、红细胞沉降率和抗核抗体检查。

鉴别诊断

胫骨结节骨骺炎是一种受到反复应力所致的疾病，其临床本质与髌腱的肌腱炎和股四头肌扩张综合征不同。但肌腱炎、滑囊炎以及其他导致膝前部疼痛的疾病可能与胫骨结节骨骺炎并发，从而混淆

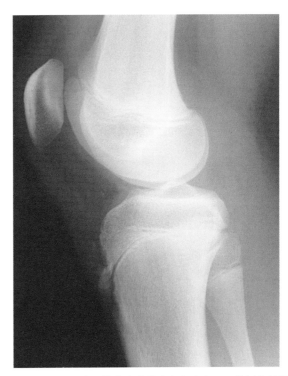

图 116-2　主诉膝关节前疼痛的青少年患者，X 线侧位片显示由胫骨结节骨骺炎引起的胫骨粗隆破坏

（Waldman SD, Campbell RSD. *Imaging of pain*[M]. Philadelphia: Elsevier, 2011.）

临床表现。与胫骨结节骨骺炎相似的疾病见表 116-2。股四头肌扩张综合征好发于髌骨上极内侧。股四头肌腱也可能发生急性钙化性肌腱炎，与胫骨结节骨骺炎的急性劳损以及慢性改变共同存在。钙化性股四头肌腱炎在 X 线平片上的特征性表现为髌骨前上方晶须状高密度影。髌上、髌下和髌前滑囊也可能因发炎导致股四头肌腱功能障碍。髌下脂肪垫综合征是一种影响髌下脂肪垫的疾病，也可能与胫骨结节骨骺炎并发。

治疗

胫骨结节骨骺炎相关的疼痛和功能障碍的早期治疗包括联合非甾体抗炎药或 COX-2 抑制剂和休息，患者要避免与股四头肌收缩相关的任何活动。冰敷治疗可缓解症状。在患者症状允许的情况下，可以通过拉伸股四头肌和对抗的腘绳肌来进行适度的物理治疗。为保护膝关节，夜间可使用夹板和护膝，在活动时使用髌下绷带，也有助于缓解症状。对这些治疗方法没有效果的患者，可以在胫骨粗隆处注射局麻药和糖皮质激素。

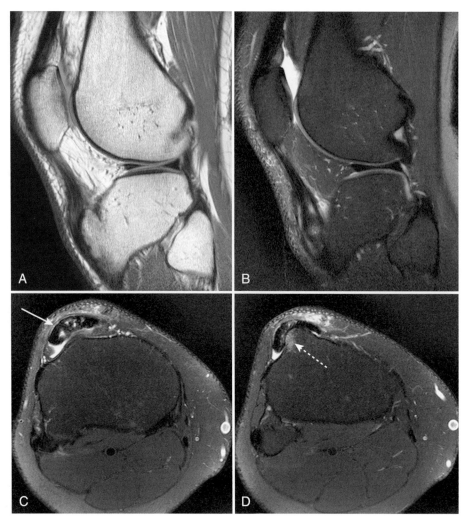

图 116-3　A 为膝关节前部疼痛的年轻患者的质子密度磁共振 (MRI) 矢状位图像；由胫骨结节骨骺炎引起的胫骨粗隆突出；B 为矢状位 T2 加权抑脂相 (FST2W)MRI 图像显示增厚的远端髌腱内 SI 增加；轴位 FST2WMR 图像 (C 和 D) 也显示肌腱改变（白色箭头）和胫骨粗隆处骨髓水肿（白色虚线箭头），这是由慢性伸入性肌腱病变造成的

（Waldman SD, Campbell RSD. *Imaging of pain*[M]. Philadelphia: Elsevier, 2011.）

表 116-2　胫骨结节骨骺炎的鉴别诊断	
Sinding-Larson-Johansson 综合征	附骨
股骨头骨骺骨软骨病	滑膜炎
跳跃者膝	胫骨平台骨折
髌下皮下滑囊炎	前交叉韧带损伤
髌下深层滑囊炎	髌骨骨髓炎
髌前滑囊炎	胫骨骨髓炎
化脓性关节炎	髌下脂肪垫综合征
蜂窝织炎	异物
股四头肌肌腱病	滑膜皱襞损伤
髌骨软化	胫骨粗隆骨折
髌骨肌腱炎	胫腓骨近端关节紊乱
成骨肉瘤	髌股关节紊乱
软组织恶性肿瘤	

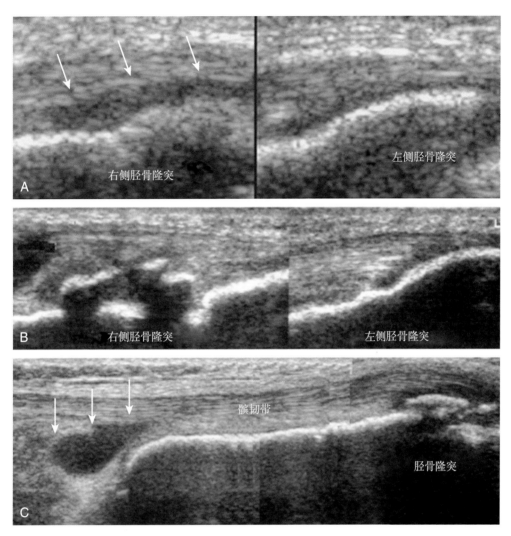

图 116-4　胫骨结节骨骺炎；A 为矢状面超声扫描对比：右侧胫骨隆起处可见软骨肿胀（箭头）；B 为矢状面超声扫描对比：右侧胫骨粗隆骨化中心破坏；C 为矢状面超声扫描显示胫骨深髌囊反应性滑囊炎（箭头），胫骨粗隆骨化中心破坏

（Draghi F, Danesino GM, Coscia D, et al. Overload syndromes of the knee in adolescents: sonographic findings[J]. *J Ultrasound*. 2008;11(4):151–157.）

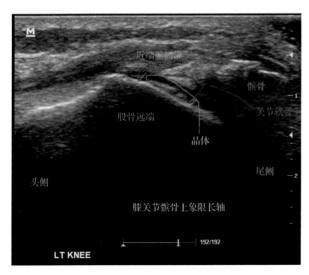

图 116-5　纵向超声图像显示晶体沉积病影响的髌腱

进行注射时，患者仰卧位，膝下垫枕，使关节稍微屈曲。确定髌腱位置，常规消毒髌骨下缘内侧部分的皮肤。严格遵循无菌原则，将一个含 2ml 的 0.25% 的无防腐剂丁哌卡因和 40mg 甲泼尼龙的注射器接上一个 3.8cm 长的 25G 针头。确认髌骨内侧下缘，在此点和髌骨成直角进针，针头进入髌韧带深部的髌下滑囊。如果碰到髌骨，则需要把针头稍微后退，然后朝更向下的方向重新进针。针尖位于髌骨下滑囊时，将注射器内药物缓慢注入。注射时应该只有微小的阻力，如果阻力很大，则针头可能在韧带或肌腱内，此时应该将针头稍微前进或后退，直到注射可以顺利进行且没有明显阻力。注射之后将针头拔出，并在注射处加压包扎和冷敷。超声引

导技术的应用将提高进针位置的准确性，降低穿刺相关并发症的发生率。

如果上述方式无法缓解患者的症状，专家建议石膏外固定膝关节 4 ~ 6 周时间，使膝关节得到完全休息。在一些顽固性疼痛病例中，可能需要切除胫骨粗隆和相关骨质。

并发症与注意事项

如果漏诊股骨远端或膝关节原发或转移性肿瘤将造成严重后果。如果对相关的解剖结构多加了解和注意，此注射技术是非常安全的。关节内注射的主要并发症是感染，预防感染的措施必须遵循严格的无菌操作。约 25% 的患者在膝部关节注射后会有短暂的疼痛加剧，这种情况必须提前告知患者。

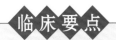

临床要点

并发的膝关节滑囊炎、肌腱炎、关节炎和膝关节内部紊乱可能会造成膝部疼痛，需要额外以局麻药加激素在其他部位进行局部注射治疗。注射技术在治疗胫骨结节骨骺炎的疼痛方面非常有效。患者及其家属常会对肿大的胫骨粗隆产生顾虑，医师应明确表示这并不是肿瘤，而是一种引起前膝关节疼痛的常见疾病，这样可以帮助他们减少不必要的心理压力。

（谢乙宁　译　于　玲　审校）

原书参考文献

Belhaj K, Meftah S, Lahrabli S, et al. Osgood-Schlatter and patellar instability: fortuitous association or complication? *Ann Phys Rehabil Med.* 2014;57(suppl 1):e275.

Hong E, Kraft MC. Evaluating anterior knee pain. *Med Clin North Am.* 2014;98(4):697–717.

Talawadekar GD, Mostofi B, Housden P. Unusually large sized bony ossicle in Osgood-Schlatter disease. *Eur J Radiol Extra.* 2009;69(1):e37e39.

Waldman SD. Osgood-Schlatter disease. In: *Waldman's comprehensive atlas of diagnostic ultrasound of painful conditions.* Philadelphia: Wolters Kluwer; 2016:810–819.

Waldman SD, Campbell RSD. Osgood-Schlatter disease. In: *Imaging of pain.* Philadelphia: Saunders; 2011:408–410.

第 117 节

腘窝囊肿

(Baker's Cyst of the Knee)

ICD-10 CODE `M70.20`

临床综合征

滑囊的炎症产生过多的滑液，聚集在袋状囊肿内。由于单向阀门效应，囊肿可逐渐扩大。腘窝囊肿是滑液在腘窝内异常聚积的结果。内侧半月板撕裂或内侧腘绳肌肌腱炎是腘窝囊肿形成的常见原因。类风湿关节炎的患者也容易形成腘窝囊肿。

症状和体征

腘窝囊肿患者主诉常为膝后面有饱胀感（图117-1）。可以看到膝窝有肿块，在弯曲膝盖时更明显。囊肿可能继续扩大并向下延伸至小腿（图117-2），类风湿性关节炎的患者更容易发生这种情况。延伸到小腿的疼痛症状可能会和血栓性静脉炎相混淆，导致不恰当地使用抗凝药。在频繁蹲踞后偶尔会出现腘窝囊肿自发破裂。这种情况下，小腿会红肿和发热，也会与血栓性静脉炎相似，但直腿伸踝试验为阴性，且无法触及条索组织（图117-3）。

查体可发现腘窝囊肿患者在腘窝内面有相当大的囊肿。蹲下或走路时会加重疼痛，休息和热敷可以缓解症状。疼痛特点是持续的酸痛，甚至可能会干扰睡眠。

检查

应该对表现为腘窝囊肿的患者进行膝关节 X 线、MRI 检查和超声成像检查（图117-4 和图117-5）。磁共振成像和超声成像也可以鉴别出关节内部结构紊乱、隐匿性肿块或肿瘤。根据患者的临床表现，

需要全血细胞计数、红细胞沉降率和抗核抗体检测。

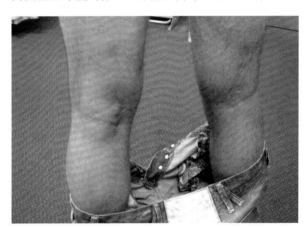

图 117-1　腘窝囊肿的典型表现

（Ali F. Clinical examination of the knee[J]. *Orthop Trauma*. 2013;27(1):50–55.）

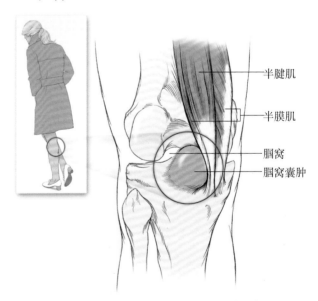

图 117-2　腘窝囊肿患者常抱怨膝后有肿块或饱胀感

半腱肌
半膜肌
腘窝
腘窝囊肿

鉴别诊断

由于腘窝囊肿会自发破裂，容易误诊为血栓性

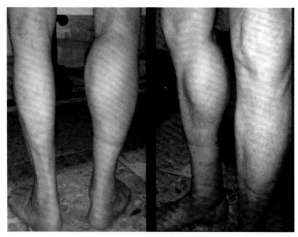

图 117-3　巨大腘窝囊肿破裂与血栓性静脉炎相似；注意腓肠肌不对称

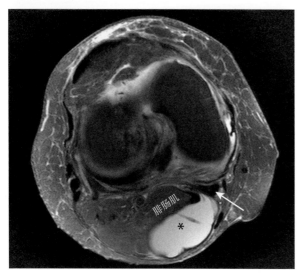

图 117-4　一例特殊的腘窝囊肿患者的 T2 加权抑脂相（FST2W）磁共振（MR）图像；特征相同，在腓肠肌（Gastroc）和半膜肌腱（白色箭头）之间出现高信号（SI）、充满液体的囊肿（星号）

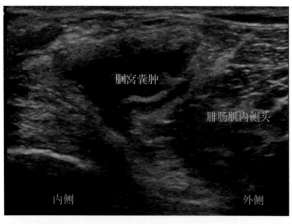

图 117-5　横断超声图像显示低回声贝克囊肿

静脉炎。有时，内侧腘绳肌肌腱炎或内侧半月板损伤会与腘窝囊肿相混淆。该区域的原发性或转移性肿瘤虽然罕见，但在鉴别诊断中也必须考虑。必须注意不要将腘动脉瘤误认为腘窝囊肿。如果动脉受累，仔细触诊腘窝应显示搏动性肿块。

治疗方法

虽然腘窝囊肿常需要手术治疗，但短期可以保守治疗，包括弹性绷带、非甾体抗炎药或 COX-2 抑制剂。对这些保守治疗方法失败，注射技术可作为下一阶段的治疗方法。

进行腘窝囊肿注射时，患者俯卧位，脚踝前部垫一块毛巾，使膝稍微屈曲。确定腘窝的中部，在腘窝折痕内侧两指宽和下方两指宽的位置，消毒这个区域。将一个含 2ml 的 0.25% 的无防腐剂丁哌卡因和 40mg 甲泼尼龙的注射器接上一个 5cm 长 22G 针头。自先前确定的点进针，小心地从腘窝内侧缘 45° 方向进针，直接朝向腘窝囊肿穿刺。进针要非常缓慢，同时要注意回吸，以免损伤胫神经或腘动、静脉。进入囊肿后，滑液会突然进入注射器内。如果在此位置没有腓总神经或胫神经支配区的感觉异常，可以将注射器内药物缓慢注入。注射时应该只有微小的阻力。注射后加压包扎，防止液体重新聚积。超声引导可以帮助临床医师在解剖标志难以识别时确定穿刺针的位置，也有助于大腘窝囊肿的引流（图 117-6）。

并发症和注意事项

如果无法识别原发的膝部病变，如内侧半月板撕裂，可能会进一步引起疼痛和失能。因为邻近腓总神经、胫神经、腘动静脉，应该由熟悉腘窝解剖结构和熟悉此项技术的医师进行腘窝囊肿注射。部分患者在注射后疼痛会暂时加重。感染虽然极少出现，但还是可能会发生。

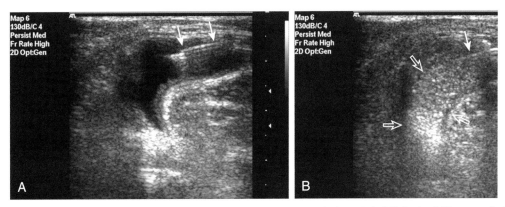

图 117-6　腘窝囊肿的治疗；A 为在超声引导下，将一根针（如箭头所示）插入囊肿；B 为囊肿排空后，注射 40mg 醋酸曲安奈德；注入的物质呈液体状，囊内充满回声点（空心箭头）；实心箭头指向穿刺针

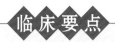

　　注射技术在治疗腘窝囊肿疼痛和肿胀方面非常有效。同时存在的半膜肌滑囊炎、内侧腘绳肌肌腱炎和膝关节内部紊乱可能会导致疼痛，因此需要用局麻药联合糖皮质激素进行局部注射治疗。

（谢乙宁　译　于　玲　审校）

原书参考文献

Alonso-Gómez N, Pérez-Piqueras A, Martínez-Izquierdo A, et al. Giant Baker' cyst. Differential diagnosis of deep vein thrombosis. *Reumatología Clínica (English Edition).* 2015;11(3):179–181.

Drescher MJ, Smally AJ. Thrombophlebitis and pseudothrombophlebitis in the ED. *Am J Emerg Med.* 1997;15(7):683–685.

Marra MD, Crema MD, Chung M, et al. MRI features of cystic lesions around the knee. *Knee.* 2008;15(6):423–438.

Steinbach LS, Stevens KJ. Imaging of cysts and bursae about the knee. *Radiol Clin North Am.* 2013;51(3):433–454.

Torreggiani WC, Al-Ismail K, Munk PL, et al. The imaging spectrum of Baker's (popliteal) cysts. *Clin Radiol.* 2002;57(8):681–691.

Waldman SD. Baker cyst. In: *Waldman's comprehensive atlas of diagnostic ultrasound of painful conditions.* Philadelphia: Wolters Kluwer; 2016:853–860.

Waldman SD. Injection cyst for Baker cyst. In: *Atlas of Pain Management Injection Techniques.* 4th ed. Philadelphia: Elsevier; 2017:556–559.

Waldman SD, Campbell RSD. Baker cyst. In: *Imaging of Pain.* Philadelphia: Saunders; 2011:413–415.

第 118 节

鹅足滑囊炎
(Pes Anserine Bursitis)

ICD-10 CODE **M76.899**

临床综合征

鹅足滑囊位于鹅足韧带下方，是缝匠肌、股薄肌和半腱肌在胫骨近端内侧面的延伸肌腱（图 118-1）。此滑囊可能以单一的滑囊袋形式存在，或以多段分隔的囊袋形式存在。鹅足滑囊可能是由于过度使用、不当使用、直接创伤引起了炎症反应。如果炎症反应变成慢性炎症，可能会发生钙化。鹅足滑囊很少发生感染。

如果内侧膝关节受伤，内侧副韧带常会和鹅足滑囊一起受累。内侧副韧带是一条宽而扁的带状韧带，附着范围从股骨的内髁到胫骨干内侧半膜肌附着处的沟上方。内侧副韧带也附着于内侧半月板的边缘。内侧副韧带的下部有缝匠肌、股薄肌和半腱肌的韧带越过。

症状和体征

鹅足滑囊炎的患者会有内侧膝关节疼痛，膝关节被动外翻和外旋会加重疼痛。运动会加重疼痛，特别是膝关节的屈曲和外旋会加重疼痛，休息和热敷可以缓解疼痛。患者通常无法下跪或下楼梯（图 118-2）。鹅足滑囊炎疼痛的特点是持续性的酸痛，可能会影响睡眠。并发的滑囊炎、肌腱炎、关节炎、膝关节内部紊乱都可能会与膝关节创伤后的临床表

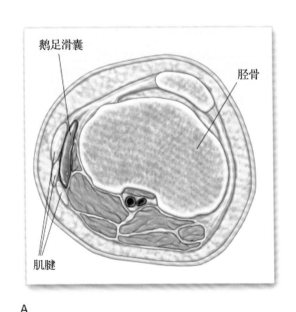

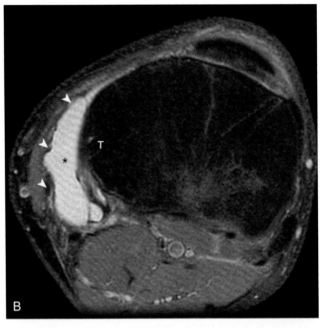

图 118-1　A 为鹅足滑囊炎图示；轴向视图显示了位于胫骨内侧和构成鹅足的肌腱之间的鹅足囊（蓝色，从前到后：缝匠肌、股薄肌和半腱肌）；B 为轴向质子密度（PD）加权抑脂图像显示位于鹅足状突（箭头）和胫骨内侧髁（T）表面之间的液体聚集（星号），与鹅足滑囊炎一致

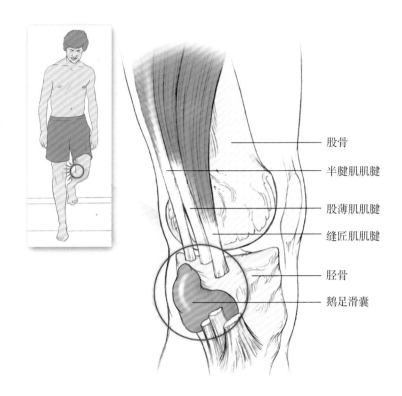

股骨

半腱肌肌腱

股薄肌肌腱

缝匠肌肌腱

胫骨

鹅足滑囊

图 118-2　鹅足滑囊炎患者主诉膝内侧疼痛，跪下或下楼梯时疼痛加剧

现相混淆。

查体可出现膝前部，位于内侧膝关节下方的鹅足韧带附着处有压痛点。滑囊周围可有液体聚积和肿胀。对抗屈膝动作可诱发疼痛，对抗时如突然撤掉阻力会使疼痛明显加重。

检查

膝关节 X 线检查可能会发现滑囊和包括鹅足肌腱的相关结构的钙化，符合慢性炎症改变。如果考虑存在膝关节内部紊乱、隐匿性肿块或恶性肿瘤则需要进行 MRI 检查和超声检查（图 118-3 ～图 118-5）。鹅足滑囊炎可以通过肌电图和神经病变、腰神经根病、神经丛病相鉴别。接下来要讲述的注射技术既可以作为该病的诊断方法又可以作为治疗的方法。

鉴别诊断

由于膝关节内侧解剖结构比较特殊，骨刺可与鹅足滑囊炎并存，从而使临床表现易于混淆。很难明确诊断出是具体哪个结构引起患者疼痛。MRI 可以排除需要手术治疗的损伤（如内侧半月板撕裂）。

任何改变膝正常生物力学的情况都可能引起鹅足滑囊炎。

治疗方法

鹅足滑囊炎治疗方案包括常用的镇痛药、非甾体抗炎药（NSAIDS）或 COX-2 抑制剂，联合使用膝关节夹板防止膝关节进一步损伤。如果患者症状无明显改善，注射技术可作为下一阶段的治疗选择。

进行鹅足滑囊注射时，患者平卧位，膝下垫枕，使关节稍微屈曲。常规消毒膝关节内下方区域。使用严格无菌技术，将含 2ml 的 0.25% 的无防腐剂丁哌卡因和 40mg 甲泼尼龙的无菌注射器接上一个 3.8cm 的 25G 针头。通过患者对抗阻力用力屈曲腿部以确认鹅足肌腱的位置。鹅足滑囊位于膝关节内侧、鹅足肌腱在胫骨附着处的远端。可以通过压痛点来确认滑囊位置，在压痛点以相对于胫骨 45° 方向进针，针头穿过皮肤和皮下组织进入鹅足滑囊。如果遇到胫骨，则需要把针头稍微后退到滑囊内。针尖在鹅足滑囊内时，将注射器内药物缓慢注入。注射时应该只有微小的阻力，如果遇到阻力，则针头可能在韧带或肌腱内，此时应该将针头稍微前进

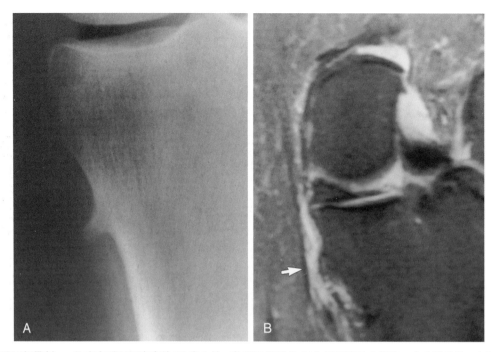

图 118-3　鹅足部骨刺；一位患有鹅足滑囊炎的 65 岁女性，常规 X 线平片（A）显示胫骨内侧有一个小赘生物；在冠状位、抑脂、快速自旋回波磁共振图像（B）上，可以看到与骨骼外增生有关的高信号液体（箭头所示）

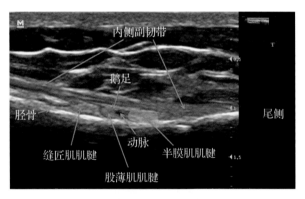

图 118-4　膝关节超声图像显示鹅足囊位于鹅足肌腱下方

或后退，直到注射可以顺利进行而没有明显阻力。注射之后将针头拔出，并在注射处加压包扎和冷敷。使用超声引导穿刺技术可以提高进针的准确性和降低进针相关并发症的发生率。

　　应该在注射治疗后数日内开始进行物理疗法，包括局部热敷和适度范围内的运动。应该避免剧烈运动，否则将会使症状加重。普通的镇痛药和非甾体抗炎药可以与注射技术同时使用。

并发症和注意事项

　　远端股骨或膝关节发生原发或转移性肿瘤可引发的疼痛，这种漏诊的后果会非常严重。如果对临

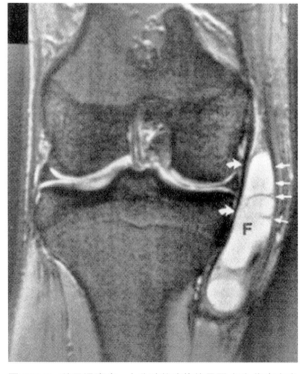

图 118-5　鹅足滑囊炎；大分叶状液体信号团（F）代表在内侧副韧带（MCL，弯箭头）和鹅足肌腱（小箭头）之间充满炎性液体的鹅足滑囊

床相关的解剖结构多加注意，注射技术是非常安全的。注射的主要并发症是感染，但严格遵循无菌原则，感染几乎不会发生。约 25% 的患者在膝关节注射后疼痛会暂时加重，这种情况必须提前告知患者。

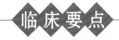

临床要点

　　并发的膝关节滑囊炎、肌腱炎、关节炎和膝关节内部紊乱可能会造成患者疼痛，因此需要局麻药联合甲泼尼龙进行局部注射治疗。注射技术用于治疗鹅足滑囊炎非常有效。

（谢乙宁　译　于　玲　审校）

原书参考文献

Maheshwari AV, Muro-Cacho CA, Pitcher JD Jr. Pigmented villonodular bursitis/diffuse giant cell tumor of the pes anserine bursa: a report of two cases and review of literature. *Knee.* 2007;14(5):402–407.

Steinbach LS, Stevens KJ. Imaging of cysts and bursae about the knee. *Radiol Clin North Am.* 2013;51(3):433–454.

Waldman SD. Pes anserine bursa injection. In: *Atlas of pain management injection techniques.* 4th ed. Philadelphia: Elsevier; 2017:536–539.

Waldman SD. Pes anserine bursitis. In: *Waldman's comprehensive atlas of diagnostic ultrasound of painful conditions.* Philadelphia: Wolters Kluwer; 2016:805–809.

Waldman SD. Bursitis syndromes of the knee. In: *Pain review.* 2nd ed. Philadelphia: Elsevier; 2017:306–308.

第 119 节

腓总神经卡压综合征
(Common Peroneal Nerve Entrapment)

ICD-10 CODE G57.30

临床综合征

　　腓总神经也可称为腓神经，当它穿过腓骨颈时，经常会被嵌夹或卡压；腓总神经卡压综合征也被称为交叉腿或瑜伽麻痹。腓总神经在此解剖位置受到卡压的症状是麻木和足下垂。腓总神经也会受到多种病理因素的影响，包括神经病变、麻风和血管炎。腓总神经肿瘤以及包括神经囊肿在内的外源性肿物也可能夹住腓总神经。石膏托和矫正支架必须小心安装，以避免神经受压（表 119-1）。普通瑜伽姿势金刚体式也与下肢神经卡压有关（图 119-1）。

体征与症状

　　腓总神经卡压患者的主诉包括运动和感觉症状。由于经常出现足和足踝的背伸肌和外翻肌无力，患者会采用跨阈步态来代偿足下垂（图 119-2）。

表 119-1　腓总神经卡压的原因
外部压迫
麻醉、昏迷、睡眠、卧床
石膏外固定、支架
习惯性交叉腿
盘腿坐姿
长时间蹲、跪
直接创伤
钝性伤、割伤
腓骨骨折
膝关节内收性损伤和脱位
膝关节和腘窝的手术和关节镜检查
牵引伤
急性踝关节损伤
肿物
神经节，腘窝囊肿，骨痂，腓骨肿瘤，骨肿瘤，血肿
肿瘤
神经鞘肿瘤
神经鞘神经节
脂肪瘤
卡压
腓骨隧道内卡压
前（胫骨）室综合征
血管性
血管炎，局部血管疾病
糖尿病：易造成压迫、缺血性损伤
特发性麻风

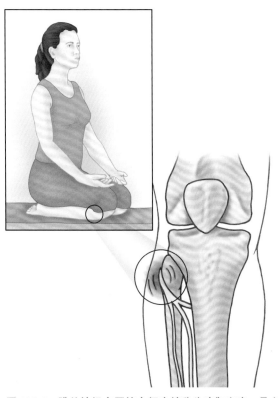

图 119-1　腓总神经卡压综合征也被称为瑜伽麻痹，是由腓总神经穿过腓骨颈时被嵌夹或压迫导致

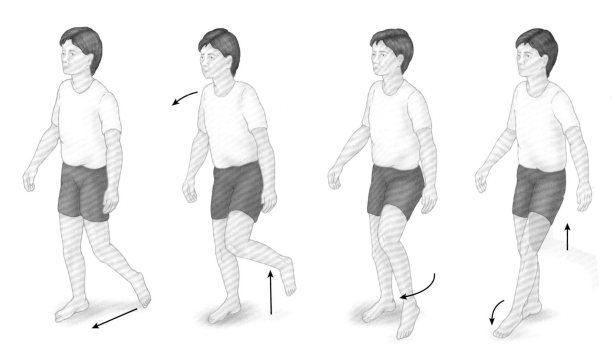

图 119-2　足下垂患者的跨阈步态

常见的症状包括腓总神经感觉分布区的灼烧、刺痛、麻木和感觉障碍，夜间加重，痛觉过敏也是常见的症状之一（图 119-3）。

检查

膝关节 X 线、超声和磁共振（MRI）检查能显示滑囊和相关结构的钙化，以及可能压迫腓总神经的肿块，包括腘窝囊肿或神经囊肿（图 119-3 ~ 图 119-4）。所有腓总神经功能障碍患者应考虑进行电生理诊断检查，以提供神经功能相关的神经解剖和神经生理学信息。应进行全面的代谢检查和甲状腺功能检测，以排除导致易感神经综合征的系统性疾病和内分泌疾病（如糖尿病）。如果怀疑有免疫性疾病，则需要进行抗核抗体检测。

鉴别诊断

由于该区域的解剖结构，相关的肌腱和膝关节结构都有可能发炎，从而混淆诊断。任何压迫、夹卡或损坏腓总神经的因素都可能导致患者的疼痛和功能障碍（图 119-5，表 119-1）。

治疗

腓总神经卡压综合征的保守治疗包括给予常用的镇痛药、非甾体抗炎药（NSAIDs）或环氧合酶 -2 COX-2 抑制剂，以及踝足矫形器，以防止受累及的肌腱受到进一步的创伤，并降低跌倒的风险。去除神经卡压或压迫的原因对防止永久性神经损伤至关重要。三环类抗抑郁药可能有助于缓解睡眠障碍。如果患者无法快速改善症状，注射疗法是合理的下一步治疗选择。

进行腓总神经注射疗法时，患者取仰卧位，腿部略微弯曲。确定髌骨上缘，可设想有一条假想线向外延伸至股外侧肌边缘和股二头肌边缘之间凹槽上方的点。通过让患者对抗阻力下屈曲腿部，可以更容易地识别这些肌肉的边缘。常规消毒相应的皮肤区域。然后将一根 25G，7cm 长的针从这一点垂直于皮肤缓慢进针，朝向位于下肢外侧的腓总神经穿刺（图 119-6）。针尖慢慢向腓总神经推进，直到出现腓总神经分布区域的异感。应提醒患者会出现异感，并告知患者感觉到异感时立即汇报。

一旦腓总神经分布区出现异常感觉，则将针回退 1mm，然后确认是否存在持续性异感。如果没有持续性异常感，仔细抽吸后，缓慢注射 1.0ml 1.0%

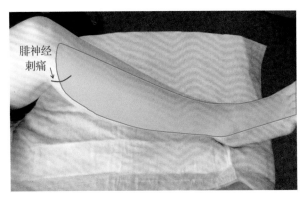

图 119-3　腓总神经（腓神经）感觉分布区

（Anderson JC. Common fibular nerve compression: anatomy, symptoms, clinical evaluation, and surgical decompression. *Clin Podiatr Med Surg*. 2016;33(2):283–291.）

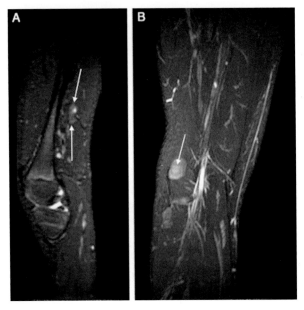

图 119-4　腓总神经神经鞘瘤；三维 IDEAL 序列，脂肪饱和，轴面（A）和冠状面（B）的多平面重建，显示一例多发性神经炎患者的坐骨神经区域存在椭圆形损伤（箭头），肌电图显示腓总神经损伤（PN）

（Pineda D, Barroso F, Cháves H, Cejas C. High resolution 3T magnetic resonance neurography of the peroneal nerve. *Radiología (English Edition)*. 2014;56(2):107–117.）

无防腐剂的利多卡因。在注射过程中，必须小心不要将针头推进入神经内，造成神经内注射。由于穿刺部位靠近股浅动脉和静脉，仍然存在血管内意外注射的可能性。

　　如果疼痛中有炎症的原因，则可以将局麻药与 80mg 甲泼尼龙混合。随后每天以类似的方式进行神经阻滞，甲泼尼龙逐渐由最初的 80mg 剂量改为 40mg。注射溶液后，向注射部位施加压力，以降

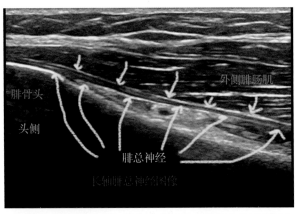

图 119-5　小腿上外侧长轴超声显示腓总神经在绕过腓骨头后进入小腿上部

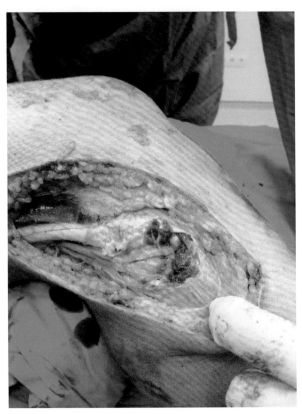

图 119-6　骨软骨瘤继发腓总神经卡压；腓神经因腓骨颈平的胫骨软骨瘤而水肿和发炎

（Demiroğlu M, Özkan K, Kılıç B, Akçal A, Akkaya M, Özkan FÜ. Deep peroneal nerve palsy due to osteochondroma arising from fibular head and proximal lateral tibia. *Int J Surg Case Rep*. 2017;31:200–202.）

低阻滞后瘀血和血肿的发生率。使用神经刺激器可能有助于更准确地确定穿刺针的位置。坐骨神经在 0.2 ～ 0.5mA 的电流刺激下出现足趾抽动证明了针在坐骨神经附近的位置（图 119-7）。超声引导可提高注射针位的准确性，降低穿刺相关并发症的发生率。

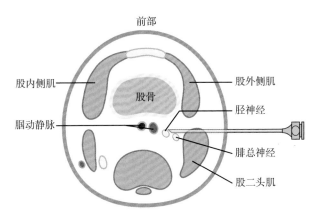

图 119-7　横截面图：穿刺针位于股外侧肌和股二头肌之间凹槽内；针尖缓慢地穿过腓总神经，直到接近胫神经（Waldman SD. *Atlas of interventional pain management* [M]. 4th ed. Philadelphia: Saunders; 2015:740.）

在患者接受注射后几天内，应采用物理方法，包括局部热敷和适度小范围内运动锻炼。应避免剧烈运动，这会加剧患者的症状。常用的镇痛药和非甾体抗炎药可以与这种注射技术同时使用。

并发症

如果无法识别引起患者疼痛的原因是原发性或转移性膝关节肿瘤，可能会导致灾难性的后果。如果仔细注意临床相关解剖，注射技术是相对安全的。注射的主要并发症是感染，预防措施遵循严格的无菌技术。大约 25% 的患者在注射后疼痛会短暂加剧，应提前告知患者这种可能性。

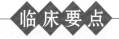

同时存在的滑囊炎、肌腱炎、关节炎和膝关节内部紊乱可能会导致患者疼痛，因此需要局部注射局麻药和甲泼尼龙进行治疗。注射技术在治疗腓总神经卡压疼痛方面非常有效。

（谢乙宁　译　于　玲　审校）

原书参考文献

Anderson JC. Common fibular nerve compression: anatomy, symptoms, clinical evaluation, and surgical decompression. *Clin Podiatr Med Surg.* 2016;33(2):283–291.

Steinbach LS, Stevens KJ. Imaging of cysts and bursae about the knee. *Radiol Clin North Am.* 2013;51(3):433–454.

Waldman SD. Bursitis syndromes of the knee. In: *Pain review.* 2nd ed. Philadelphia: Elsevier; 2017:306–308.

Waldman SD. Deep infrapatellar bursa injection. In: *Atlas of pain management injection techniques.* 4th ed. Philadelphia: Elsevier; 2017:533–535.

Waldman SD. Deep infrapatellar bursitis. In: *Waldman's comprehensive atlas of diagnostic ultrasound of painful conditions.* Philadelphia: Wolters Kluwer; 2016:799–804.

Waldman SD, Campbell RSD. Deep infrapatellar bursitis. In: *Imaging of pain.* Philadelphia: Saunders; 2011:408–410.

第 120 节

网球腿
(Tennis Leg)

ICD-10 CODE **S86.919**

临床综合征

网球腿是指腓肠肌肌腱的急性损伤。这种损伤最常发生在足部快速的、强力的蹬离动作之后。尽管这种网球腿的命名是由于该病通常见于网球运动员，但是它也可见于潜水员、跳高运动员、山地跑步者和篮球运动员。网球腿好发于 40 ~ 60 岁的男性，大多是因为下肢的猛然蹬离或猛冲时，膝关节伸直而足背屈、使腓肠肌长轴处于最大张力状态下导致的急性损伤（图 120-1）。网球腿也曾被报道见于某些宗教礼拜动作中，因为此举要求患者同时保持踝关节被动背屈和膝关节伸展而致。

腓肠肌的主要功能是使踝关节跖屈，为膝关节提供稳定性。腓肠肌的内侧头起源于股骨内侧髁的后方，向下移行，与比目鱼肌的肌腱一起形成跟腱。止点分布于腓肠肌的腹部，这也是最容易发生拉伤和完全撕裂的部位（图 120-2）。

症状和体征

在大多数患者中，网球腿为突然发生，疼痛非常剧烈并伴有肌腱撕裂发出的噼啪声。疼痛持续而严重，并且局限于小腿内侧。患者常主诉疼痛像是一把刀突然插入小腿内侧。当腓肠肌肌腱完全断裂时，患腿会出现明显的肿胀、瘀斑和血肿，血肿范围可从大腿内侧延伸至踝关节。如果局部肿胀不太严重，医师可触及小腿内侧部位的凹陷，与健侧相比具有明显的不对称性。医师可通过被动背屈患侧下肢踝关节或对抗主动跖屈踝关节来诱发疼痛。

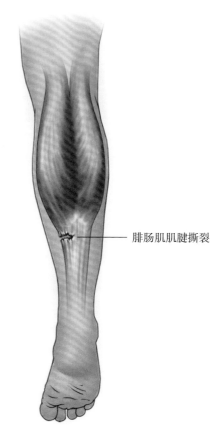

腓肠肌肌腱撕裂

图 120-1 网球腿突然发生，因腓肠肌肌腱部撕裂伴有可闻及的咔哒声或爆裂声

检查

如果怀疑是网球腿，应行小腿 MRI 检查，并排除相似表现的疾病（图 120-3）。超声也可以协助诊断；在腓肠肌和比目鱼肌之间的液体征象是诊断网球腿的重要依据（图 120-4 ~ 图 120-7）。超声成像还可以明确肌腱的缺损。根据患者的临床表现，可能需要其他检查，包括全血细胞计数、红细胞沉降率和抗核抗体检查。

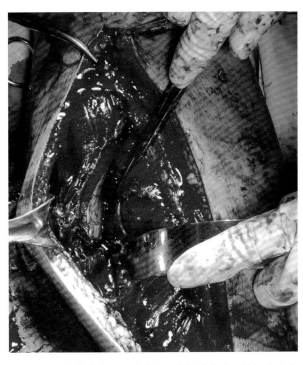

图 120-2　血肿清除后可见腓肠肌内侧头在肌腱连接处完全断裂

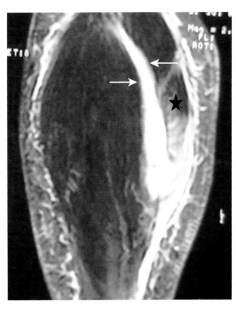

图 120-4　一名 53 岁女性患者主诉，她在 Sajdah 祈祷后（祈祷时前额放在覆盖地板的祈祷垫上）起身时，后腿突然传来爆裂声并伴有剧痛；T2 加权冠状磁共振图像显示腓肠肌和比目鱼肌之间的液体（箭头）；值得注意的还有，靠近跗骨关节的腓肠肌内侧头内信号（星号）增加，表明存在肌肉损伤

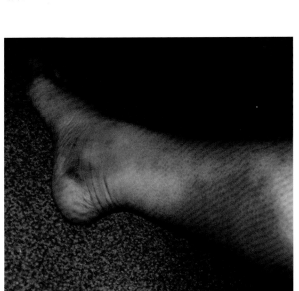

图 120-3　腓肠肌肌腱严重撕裂或完全断裂的患者有明显肿胀、瘀斑和血肿的形成，范围可从小腿内侧延伸至脚踝

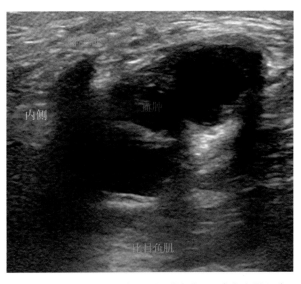

图 120-5　横向超声图像显示撕裂的腓肠肌内有大量血肿

鉴别诊断

　　通过患者的病史及临床检查，通常可以直接诊断网球腿。偶尔血栓性静脉炎的症状也会与网球腿相似。当膝关节及下肢远端因过度使用或误用引起的滑膜炎或肌腱炎并发时可能会混淆诊断。在某些情况，应考虑到患处具有原发或继发性肿瘤的可能。继发于下肢血肿造成的神经卡压（特别是在抗凝治疗的患者中）也容易混淆诊断。

治疗方法

　　网球腿带来的疼痛和功能障碍的初始治疗方法

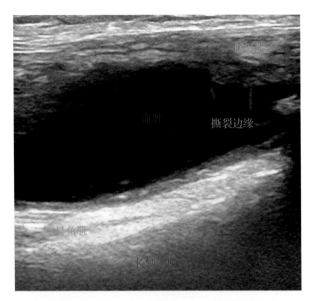

图 120-6　超声图像显示撕裂的腓肠肌内有大量血肿

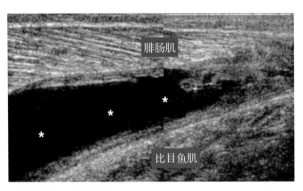

图 120-7　腓肠肌（MHG）内侧头完全断裂（星号）患者的超声图像，也可见比目鱼肌

包括休息、抬高患肢、使用弹力压缩绷带，以及患侧下肢冰敷以缓解肿胀和疼痛。疼痛的治疗可使用对乙酰氨基酚或 COX-2 抑制剂，联合或不联合短效阿片类药物（如羟考酮）。由于网球腿的创伤可能伴有严重出血，因此应避免使用对血小板有影响的阿司匹林。肿胀消退时，应在几天内进行温和的物理治疗以帮助恢复正常的步态和关节的运动范围。

　　患者应避免剧烈运动，因为会加剧患者的症状。如果患者出现较严重的功能性障碍或无法接受肌腱和肌肉回缩导致的外形缺陷，则可行外科手术进行修复。

并发症和注意事项

　　对于下肢出血严重，尤其是抗凝治疗的患者，需早期密切观察，避免发展为下肢筋膜室综合征。

　　考虑到网球腿和深静脉血栓的临床症状有部分重叠，医师应时刻警惕深静脉血栓的发生，尤其是对康复后期以及停止使用抗凝药物的患者。损伤的肌腱愈合后，瘢痕的形成可能会导致慢性疼痛和功能障碍。如果出现这种情况，则需要手术切除瘢痕并重建肌腱。

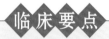

临床要点

　　网球腿急性损伤后明显的肿胀和瘀伤可能会对患者及家属造成极大的心理影响和引发焦虑。诊断明确后需要尽早告知并经常安慰患者及家属。为避免严重后果，需时刻警惕下肢深静脉血栓的形成及筋膜室综合征的发生。

（谢乙宁　译　于　玲　审校）

原书参考文献

Armfield DR, Kim DH, Towers JD, et al. Sports-related muscle injury in the lower extremity. *Clin Sports Med.* 2006;25(4):803–842.

Flecca D, Tomei A, Ravazzolo N, et al. US evaluation and diagnosis of rupture of the medial head of the gastrocnemius (tennis leg). *J Ultrasound.* 2007;10(4):194–198.

Harwin JR, Richardson ML. "Tennis leg": gastrocnemius injury is a far more common cause than plantaris rupture. *Radiol Case Rep.* 2017;12(1):120–123.

Kwak H-S, Lee K-B, Han Y-M. Ruptures of the medial head of the gastrocnemius ("tennis leg"): clinical outcome and compression effect. *Clin Imaging.* 2006;30(1):48–53.

Li T, Huang J, Ding M, et al. Acute compartment syndrome after gastrocnemius rupture (tennis leg) in a nonathlete without trauma. *J Foot Ankle Surg.* 2016;55(2):303–305.

Pai V, Pai V. Acute compartment syndrome after rupture of the medial head of gastrocnemius in a child. *J Foot Ankle Surg.* 2007;46(4):288–290.

Waldman SD. Tennis. In: *Waldman's comprehensive atlas of diagnostic ultrasound of painful conditions.* Philadelphia: Wolters Kluwer; 2016:866–874.

第 121 节

踝关节炎性痛

(Arthritis Pain of the Ankle)

ICD-10 CODE M19.90

临床综合征

踝关节炎性痛在临床上非常常见。各种损害关节软骨的情况都容易使踝关节形成炎症。骨性关节炎是导致踝关节疼痛的最常见关节炎类型。类风湿关节炎和创伤后关节炎也是踝部疼痛的常见原因。引起踝关节炎性痛的其他原因包括：免疫性疾病、感染、绒毛结节性滑囊炎和莱姆病。急性感染性关节炎常伴有显著的全身性症状（包括发热和乏力）可以很容易进行识别，诊断需要靠细菌培养，治疗应该使用抗菌药物而不是注射疗法。免疫性疾病一般的表现如同多发性关节病变，而非局限于踝部关节的单一关节病变，关节内注射技术对免疫性疾病所导致的踝部疼痛效果非常好。

体征和症状

大多数患者会主诉疼痛位于踝周围和下肢远端。活动会加重疼痛，休息和热敷后疼痛会缓解。疼痛特点是持续的酸痛，甚至可以影响睡眠。部分患者会主诉活动关节时会感觉到刺痛或弹响，查体时可出现捻发音。除了疼痛之外，患者常会觉得因为踝部运动范围减小使其功能逐渐减退，使得简单的日常活动如走路、上楼梯、爬梯子都变得困难（图 121-1）。如果因此持续废用踝关节，可能会发生肌肉萎缩，并可能发展为粘连性关节炎形成冰冻踝（frozen ankle）。

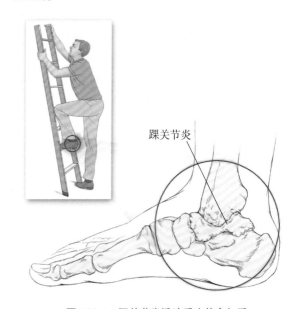

踝关节炎

图 121-1 踝关节炎活动后症状会加重

检查

所有表现为踝部疼痛的患者都需要进行 X 线检查（图 121-2）。如果有外伤或怀疑有隐匿性肿块或肿瘤，或者对诊断有怀疑，应该进行踝部 MRI 检查和超声（图 121-3 和图 121-4）。根据患者的临床表现，可能需要其他检查，包括血液常规、综合代谢产物、红细胞沉降率和抗核抗体。

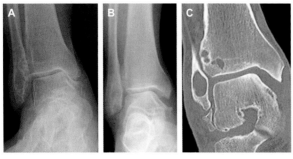

图 121-2　内翻性踝骨关节炎伴内踝侵蚀的病例；A 为负重 X 线显示距骨相对于胫骨的内侧平移和内侧沟闭合；B 为一张非负重 X 线显示内侧沟增宽，内踝可疑侵蚀；C 为冠状位 CT 图像显示内踝关节面在胫骨平台下方约 2mm 处完全侵蚀

鉴别诊断

腰神经根病可能会与踝关节炎性痛相似，但腰

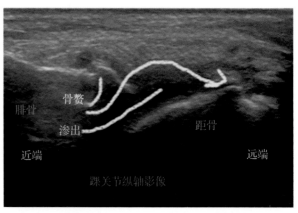

图 121-4　外侧踝关节纵向超声图像可见明显的踝关节骨关节炎表现，注意骨赘和渗出

神经根病踝部检查是阴性的。踝部滑囊炎和卡压性神经病（如跗管综合征）可能会混淆诊断，这两种情况都会和踝关节炎性痛同时存在。腓骨和胫骨远端以及脊椎的原发和转移性肿瘤、隐匿性骨折也会有和踝关节炎性痛相似的表现。

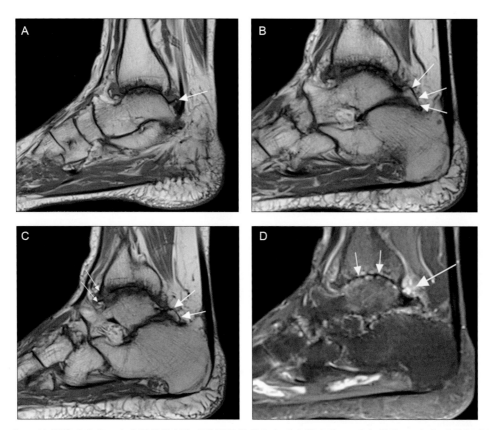

图 121-3　一名 58 岁男性跑步者，患有踝关节创伤后进展骨关节炎和后方的疼痛；A 为矢状位 T1 加权磁共振成像（MRI）显示胫距关节的晚期骨关节炎和一个巨大的距骨后骨赘侵入后关节囊，尤其是足底腓骨（箭头）；B 为距骨后缘可见另一个较大的骨赘，导致跟距关节撞击（如箭头所示）；C 为骨赘向远侧延伸（大箭头），也可观察到胫骨距骨前部的骨赘（小箭头）；D 为矢状面增强 T1 加权脂肪抑制 MRI 显示要在后方可见的反应性滑膜炎（大箭头），胫距关节完全闭合（小箭头）

治疗方法

踝关节炎性痛治疗方法包括：非甾体抗炎药、COX-2 抑制剂和物理疗法。局部热敷与冷敷也可能会有效果。应避免加重症状的过度活动，踝关节短期固定可以缓解疼痛。对这些治疗方法没有效果的患者，可进行关节内注射局麻药和激素。

注射时，患者平卧位，常规消毒踝部区域。严格遵循无菌原则，将一个含 2ml 的 0.25% 的丁哌卡因和 40mg 甲泼尼龙的注射器接上一个 3.8cm 的 25G 针头。使足保持在中立位，在距骨上方确认胫骨和腓骨的结合处。在此处可以触摸到一个三角形凹陷，即为关节间隙（图 121-5）。在此进针穿过皮肤和皮下组织，然后穿过关节囊进入关节腔。如果触及到骨头，则需要把针头后退到皮下组织处，然后朝上和朝内重新进针。进入关节腔后，将注射器内药物缓慢注入。注射时应该只有微小的阻力，如果遇到太大的阻力，则针头可能在韧带或肌腱内，此时应该将针头稍微前进至关节腔内，直到注射可以顺利进行而没有明显阻力。注射之后将针头拔出，并在注射处加压包扎和冷敷。

物理疗法应该在注射治疗后数日内进行，包括局部热敷和活动范围内适当的运动锻炼。

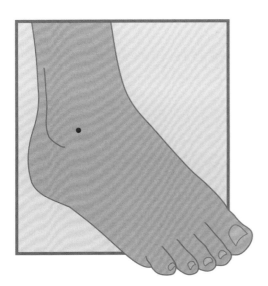

图 121-5　将足摆放为中立位，在距骨上方确认胫骨和腓骨的结合处，在此处可以触摸到一个三角形凹陷（关节间隙）（Waldman SD. Atlas of pain management injection techniques[M]. Philadelphia: Saunders, 2000: 301.）

并发症和注意事项

漏诊踝部原发或转移性肿瘤后果严重。如果熟悉解剖结构，此类注射技术是相对安全的。踝部关节的关节内注射的主要并发症是感染，因此必须严格遵循无菌原则以防止感染。约 25% 的患者在踝部关节注射后疼痛会暂时加重，必须提前告知患者这种情况。

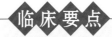

临床要点

并发的滑囊炎和肌腱炎可能会造成踝部疼痛，需要额外以局麻药联合激素进行更多的局部注射治疗。前述注射技术对于治疗踝关节炎疼痛非常有效。

（杨蕙帆　译　李　君　审校）

原书参考文献

Alcaraz MJ, Megías J, García-Arnandis I, et al. New molecular targets for the treatment of osteoarthritis. *Biochem Pharmacol.* 2010;80(1):13–21.

Repetto I, Biti B, Cerruti P, et al. Conservative treatment of ankle osteoarthritis: can platelet-rich plasma effectively postpone surgery? *J Foot Ankle Surg.* 2017;56(2):362–365.

Robinson AHN, Keith T. Osteoarthritis of the ankle. *Orthop Trauma.* 2016;30(1):59–67.

Waldman SD. Arthritis and other abnormalities of the ankle joint. In: *Waldman's comprehensive atlas of diagnostic ultrasound of painful conditions.* Philadelphia: Wolters Kluwer; 2016:875–882.

Waldman SD. Functional anatomy of the ankle and foot. In: *Pain review.* 2nd ed. Philadelphia: Elsevier; 2017:149–150.

Waldman SD. Intra-articular injection of the ankle Joint. In: *Atlas of pain management injection techniques.* 4th ed. Philadelphia: Elsevier; 2017:587–589.

Waldman SD, Campbell RSD. Anatomy: special imaging considerations of the ankle and foot. In: *Imaging of pain.* Philadelphia: Saunders; 2011:417–420.

第 122 节

跗中关节炎性痛
(Arthritis of the Midtarsal Joints)

ICD-10 CODE M19.90

临床综合征

  跗中关节炎性痛在临床上较为常见。各种损害关节软骨的因素都会使跗中关节形成关节炎。骨性关节炎是导致跗中关节疼痛最常见的关节炎类型。类风湿关节炎和创伤后关节炎也是跗中关节疼痛的常见原因。引起跗中关节炎疼痛的原因包括：免疫性疾病、感染、绒毛结节性滑囊炎和莱姆病。急性感染性关节炎经常伴随着显著的全身性症状（包括发热和乏力）可以很容易鉴别；诊断依据细菌培养，治疗应使用抗菌药物而不是注射疗法。神经性跗中关节病可能由多种周围神经病变引起（图 122-1）。一般表现为多发性关节病变，而非局限于跗中关节的单一关节病变，但是关节内注射技术对免疫性疼痛的跗中关节疼痛的疗效非常好。

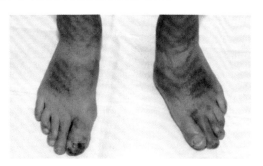

图 122-1　跗中关节的神经性关节病表现在足背部
(Young N, Neiderer K, Martin B, et al. HIV neuropathy induced Charcot neuroarthropathy: a case discussion[J]. Foot (Edinb). 2012;22(3):112–116.)

体征和症状

  大多数患者会主诉疼痛位于足背。活动会加重疼痛，特别是跗中关节的内翻和内收会加重疼痛（图 122-2），休息和热敷后疼痛会缓解。疼痛的特点是持续酸痛并影响睡眠，部分患者会主诉有刺痛感或爆裂感，进行查体时可能发现捻发音。除了疼痛之外，患者通常会觉得因为跗中关节运动范围减小使其功能逐渐减退，使得完成简单的日常活动（如走路、上楼梯）变得困难。

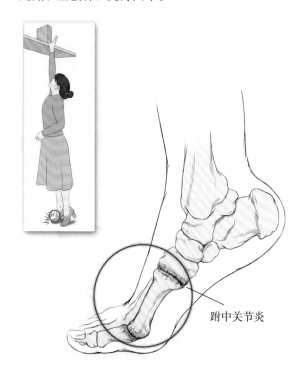

图 122-2　跗中关节炎表现为足背部疼痛足内翻时疼痛会加重

检查

  所有表现为跗中关节疼痛的患者都应进行 X 线和超声检查（图 122-3）。如果怀疑有无菌性坏死、炎症性关节炎或隐匿性肿块或肿瘤，则应进行跗中关节的磁共振成像（图 122-4）。根据患者的临床表现，可能需要进行其他检查，包括血液常规检测、

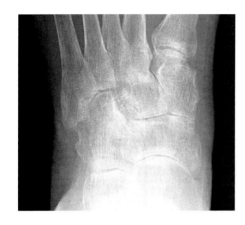

图 122-3　跗中关节软骨损伤

(Brower AC, Flemming DJ, eds. Rheumatoid arthritis. In: Arthritis in black and white[M]. 3rd ed. Philadelphia: Saunders; 2012;170–199.)

代谢产物、红细胞沉降率和抗核抗体。

鉴别诊断

　　足部的原发性病变（如痛风和隐匿性骨折）的症状可能会与跗中关节炎性的疼痛和失能相似。足部滑囊炎和足底腱膜炎，以及卡压性神经病（如跗管综合征）可能会混淆诊断，这些情况都会与跗中关节炎性痛同时存在。足部的原发和转移性肿瘤也会与跗中关节炎性痛有相似的表现。

治疗方法

　　跗中关节炎相关疼痛和功能障碍的治疗方法包括：非甾体抗炎药、COX-2 抑制剂和物理疗法。局部热敷与冷敷也可能会有效果。避免会加重疼痛症状的过度活动，短期的跗中关节固定可以缓解疼痛。对这些治疗方法没有效果的患者，可以选择关节内注射局麻药和激素。

　　进行跗中关节的关节内注射时，患者平卧位，常规消毒跗中关节区域。严格遵循无菌原则，将一个含 2ml 的 0.25% 的丁哌卡因和 40mg 甲泼尼龙的注射器接上一个 3.8cm 的 25G 针头。确认跗中关节间隙，在此处以与踝部背面成直角的角度进针，穿

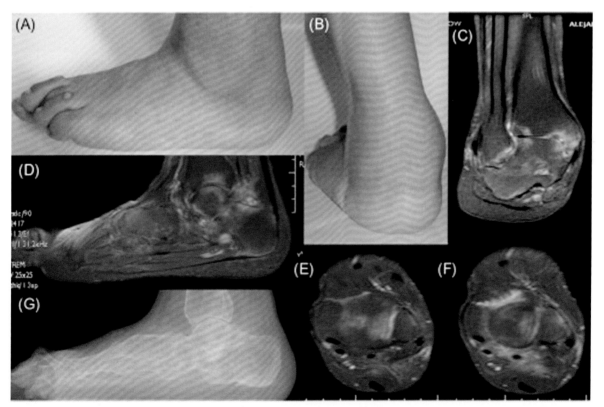

图 122-4　男性，16 岁，强直性背柱炎患者 9 年，合并强直性跗中关节炎和骶髂关节炎，A 和 B 为患者平足，踝周肿胀，C ~ F 显示关节软组织水肿

(Burgos-Vargas R, Tse SML. Juvenile-onset spondyloarthritis. In: Cimaz R, Lehman T, eds. Handbook of systemic autoimmune diseases[M]. Vol. 11. Philadelphia: Elsevier; 2016:31-52.)

过皮肤和皮下组织，然后穿过关节囊进入关节腔。如果碰到骨头，则需要把针头后退到皮下组织处，然后重新进针。进入关节腔后，将注射器内药物缓慢注入。注射时应该有微小的阻力，如果遇到太大的阻力，则针头可能在韧带或肌腱内，此时应该将针头稍微前进至关节腔内，直到注射可以顺利进行而没有明显阻力。注射之后将针头拔出，并在注射处加压包扎和冷敷。超声引导下操作可提高注射的准确性，降低相关并发症的发生率。使用富含血小板的血浆和（或）干细胞可减轻踝关节炎的疼痛和功能残疾。

物理疗法应该在注射治疗后数日内进行，物理疗法包括局部热敷和适度范围内、柔和的运动锻炼。患者应该避免剧烈运动，否则将会使症状加重。

并发症和注意事项

漏诊跗中关节原发或转移性肿瘤后果严重。如果熟悉相关的解剖结构，这种注射技术是相对安全的。跗中关节注射的主要并发症是感染。必须严格遵循无菌原则以预防感染。约 25% 的患者在跗中关节注射后，疼痛会暂时加重，这种情况必须提前告知患者。

临床要点

并发的滑囊炎和肌腱炎可能会造成疼痛，需要额外以局麻药联合激素进行更多的局部注射治疗。注射技术对于治疗跗中关节炎性痛非常有效。

（杨蕙帆 译 李君 审校）

原书参考文献

Alcaraz MJ, Megías J, García-Arnandis I, et al. New molecular targets for the treatment of osteoarthritis. *Biochem Pharmacol.* 2010;80(1):13–21.

Repetto I, Biti B, Cerruti P, et al. Conservative treatment of ankle osteoarthritis: can platelet-rich plasma effectively postpone surgery? *J Foot Ankle Surg.* 2017;56(2):362–365.

Robinson AHN, Keith T. Osteoarthritis of the ankle. *Orthopaedics and Trauma.* 2016;30(1):59–67.

Waldman SD. Arthritis and other abnormalities of the ankle joint. In: *Waldman's comprehensive atlas of diagnostic ultrasound of painful conditions.* Philadelphia: Wolters Kluwer; 2016:875–882.

Waldman SD. *Functional anatomy of the ankle and foot. Pain review.* 2nd ed. Philadelphia: Elsevier; 2017:149–150.

Waldman SD. Intra-articular injection of the mid-tarsal. In: *Atlas of Pain Management Injection Techniques.* 4th ed. Philadelphia: Elsevier; 2017:593–595.

Waldman SD, Campbell RSD. Anatomy: special imaging considerations of the ankle and foot. In: *Imaging of pain.* Philadelphia: Saunders; 2011:417–420.

第 123 节

内侧韧带损伤

(Deltoid Ligament Strain)

ICD-10 CODES **S93.429A**

临床综合征

内侧韧带又称三角韧带，位于踝关节内侧，不会像外侧距腓前韧带那样容易损伤。当内侧韧带受到急性创伤（如踝部突然旋前），或者因过度使用、不当使用会形成反复性微损伤（如在柔软或不平的地面上长距离跑步）。内侧韧带包含两层，都附着在踝骨内上方（图 123-1）。深层韧带附着在距骨内侧，浅层韧带附着在距骨内侧、跟骨载距突和舟骨粗隆。

症状和体征

内侧韧带损伤表现为踝骨内下方疼痛。跖屈和外展踝关节会加重疼痛。内侧韧带损伤时患者常会感到"砰"的一声，随即出现明显的肿胀甚至无法行走（图 123-2）。

查体可见踝骨内侧有压痛点。在急性创伤后，韧带处可能会有瘀血。内侧韧带患者外翻试验（eversion test）阳性，即被动外翻和跖屈患侧踝关节（图 123-3）。踝关节炎、滑囊炎和距下关节炎、滑囊炎可能也会同时存在，从而混淆临床表现。

检查

所有表现为踝部疼痛的患者都应进行 X 线检查。（图 123-4）。如果怀疑有内侧韧带断裂、关节不稳、隐匿性肿块或肿瘤，应该进行 MRI 和超声检查。（图 123-5 ~ 图 123-7）。如果怀疑是隐匿性骨折，应该进行同位素骨扫描。根据患者的临床表现，可能需要其他检查，包括血常规检测、红细胞沉降率和

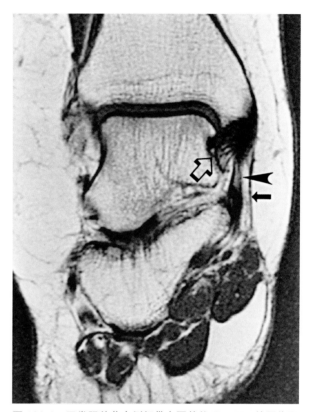

图 123-1　正常踝关节内侧韧带在冠状位 T1 MRI 的图像可见两层韧带，深层的胫距韧带是条纹状的（空心箭头），比较浅的内侧韧带（箭头）可能有垂直条纹，同时可见胫跟韧带浅层的屈肌支持带，表现为薄层垂直低信号结构（实心箭头）（Kaplan PA, Helms CA, Dussault R, et al. *Musculoskeletal MRI*[M]. Philadelphia: Saunders, 2001: 835.）

抗核抗体。

鉴别诊断

跟骨、距骨、内踝或第五跖骨根部撕脱性骨折会与内侧韧带损伤的疼痛相似。跗中关节滑囊炎、肌腱炎和痛风可能和内侧韧带损伤并发，易混淆诊断。跗管综合征可能在踝部创伤后出现，这也使得临床表现变得复杂。

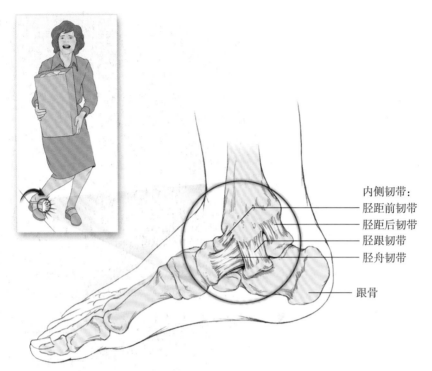

图 123-2　内侧韧带损伤时患者常会感到"砰"的一声，随即出现明显的肿胀

内侧韧带:
胫距前韧带
胫距后韧带
胫跟韧带
胫舟韧带
跟骨

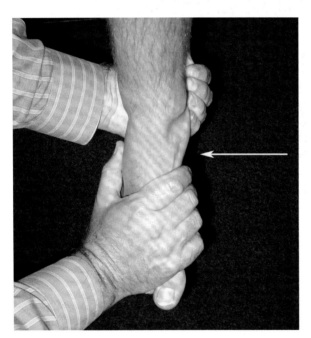

图 123-3　检查内侧韧带功能不全的外翻试验

（Waldman SD. *Physical diagnosis of pain: an atlas of signs and symptoms*[M]. Philadelphia: Saunders, 2006: 369.）

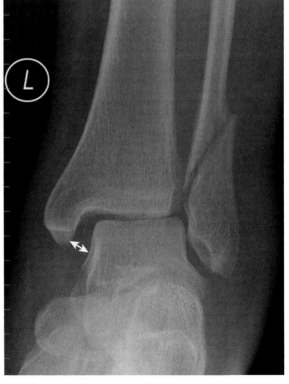

图 123-4　严重急性外翻踝关节损伤的前后位 X 线平片；远端腓骨有斜向骨折；踝穴断裂，内侧关节线加宽（双头箭头），表明内侧肌韧带撕裂；这种损伤类型比韧带完整的内踝撕脱骨折少见

（Waldman SD, Campbell RSD. *Imaging of pain*. Philadel-phia: Elsevier;2011.）

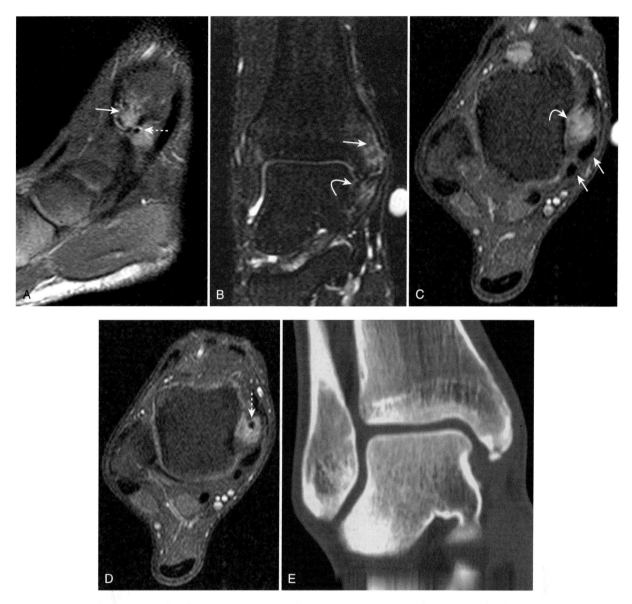

图 123-5　A 为亚急性外翻踝关节扭伤运动员的矢状位脂肪抑制 T2 加权（FST2W）磁共振（MRI）图像；内踝尖端有骨髓水肿（白色箭头）和小的骨撕脱伤（白色箭头断裂）；B 为冠状位 FST2W MRI 图像也显示骨髓水肿（白色箭头），由于部分撕裂，内侧韧带（弯曲的白色箭头）内有高 SI；C 为连续的轴向 FST2W MRI 图像更清楚地显示屈肌腱（白色箭头）前方的内侧韧带水肿（白色箭头）；D 为骨撕脱碎片显示为一个小的低 SI 圆形区域（不连续的白色箭头）；E 为冠状位 CT 证实内踝尖端存在撕脱骨折（Waldman SD, Campbell RSD. *Imaging of pain*[M]. Philadelphia: Elsevier; 2011.）

治疗

　　内侧韧带损伤相关疼痛和功能障碍的治疗方法包括：非甾体抗炎药、COX-2 抑制剂和物理疗法。局部热敷与冷敷也可能会有效果。应避免会加重疼痛症状的过度活动，短期的踝关节固定可以缓解疼痛。对这些治疗方法没有效果的患者，可采用关节内注射局麻药和激素。

　　进行内侧韧带注射时，患者平卧位，常规消毒踝骨内侧区域。严格遵循无菌原则，将一个含 2ml 的 0.25% 的丁哌卡因和 40mg 甲泼尼龙的注射器接上一个 3.8cm 的 25G 针头。下肢稍微外展，确认踝骨内侧下缘，在此点以与踝部成 30° 角的角度进针，穿过皮肤和皮下组织，到达踝骨内侧下缘，碰到骨头后，把针头稍微后退，然后将注射器内药物缓慢注入，注射时应该只有微小的阻力，如果遇到太大的阻力，则针头可能在韧带或肌腱内，此时应该将

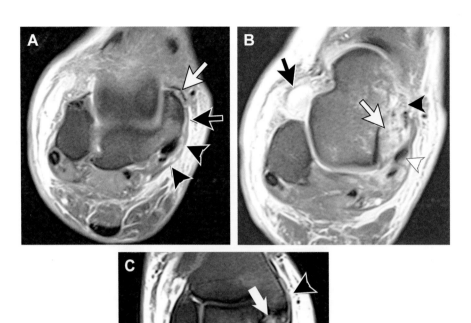

图 123-6　外伤性后旋——内侧韧带外旋损伤

一位 36 岁女性在踝关节旋后位出现严重的踝关节内侧和外侧疼痛；常规踝关节序列（因无法负重而选择不负重）显示外侧软组织肿胀，骨骼排列正常，无骨折；由于疼痛剧烈，受伤后 1 周进行了磁共振（MRI）检查；A 为胫骨平台水平的轴向质子密度脂肪抑制（PDFS）图像显示内踝筋膜袖套完全撕脱，包括内侧韧带起始处的表面（白色箭头）、内侧骨膜（黑色箭头）和屈肌支持带（黑色箭头）的起点；B 为内侧韧带深面水平轴位的 PDFS 图像显示可见模糊、松弛、不连续的内侧韧带（白色箭头）；踝关节积液（黑色箭头）穿过完全撕裂的距骨前韧带；内侧韧带的远端带表面撕裂（黑色箭头）；胫骨后肌腱变薄且形状不规则，表明部分撕裂（白色箭头）；C 为内侧韧带深面水平的冠状快速自旋回波（FSE）T2FS 图像显示内侧韧带完全撕裂（白色箭头）、内踝筋膜袖套撕裂（黑色箭头）和胫骨后肌腱部分撕裂（白色箭头）；此外，可以看到跟骨韧带完全撕裂（黑色箭头）

（Crim J. Medial-sided ankle pain: deltoid ligament and beyond[J]. *Magn Reson Imaging Clin N Am.* 2017;25(1):63–77.）

针头稍微后退，直到注射可以顺利进行而没有明显阻力。注射之后将针头拔出，并在注射处加压包扎和冷敷。超声引导可提高注射的准确性，降低相关并发症的发生率。注射富含血小板的血浆和（或）干细胞可减轻内侧韧带损伤的疼痛和功能残疾。

物理疗法应该在注射治疗后数日内进行，包括局部热疗和在活动范围内进行温和的运动锻炼。应该避免剧烈运动，否则将会使症状加重。简单的镇痛药和非甾体抗炎药可以与这种注射技术同时使用。

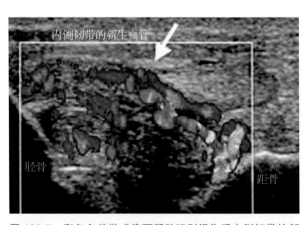

图 123-7　彩色多普勒成像可帮助识别损伤后内侧韧带的新生血管

并发症和注意事项

引起患者足部疼痛和踝部隐匿性骨折漏诊可能会增加患病率，所以对于无法解释的足部和踝部疼痛的患者，特别是有外伤史的患者，应该进行同位素骨扫描和 MRI 检查。注射疗法的主要并发症是感染。必须严格遵循无菌原则以防止感染。约 25% 的患者在关节注射后疼痛会暂时加重，这种情况必须提前告知患者。在损伤的韧带周围注射时，应该注意力度柔和、谨慎操作，避免对已经损伤的韧带造成进一步损伤。

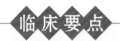

每天约有 25000 人扭脚。虽然大家通常会认为这是很小的问题，但是脚踝扭伤会产生严重的持久性疼痛和失能。注射技术对于治疗内侧韧带损伤疼痛非常有效。并发的关节炎、滑囊炎和肌腱炎也可能会造成疼痛，需要以局麻药联合激素进行更多的局部注射来治疗。

（杨蕙帆　译　　李　君　审校）

原书参考文献

Collins MS. Imaging evaluation of chronic ankle and hindfoot pain in athletes. *Magn Reson Imaging Clin N Am.* 2008;16(1):39–58.

Crim J. Medial-sided ankle pain: deltoid ligament and beyond. *Magn Reson Imaging Clin N Am.* 2017;25(1):63–77.

Hintermann B, Knupp M, Pagenstert GI. Deltoid ligament injuries: diagnosis and management. *Foot Ankle Clin.* 2006;11(3):625–637.

Waldman SD. Abnormalities of the deltoid ligament. In: *Waldman's comprehensive atlas of diagnostic ultrasound of painful conditions.* Philadelphia: Wolters Kluwer; 2016: 905–910.

Waldman SD. Deltoid ligament injection. In: *Atlas of pain management injection techniques.* 4th ed. Philadelphia: Elsevier; 2017:604–609.

Waldman SD. Functional anatomy of the ankle and foot. In: *Pain review.* 2nd ed. Philadelphia: Elsevier; 2017:149–150.

Waldman SD. Intra-articular injection of the ankle and foot. In: *Atlas of Pain Management Injection Techniques.* 2nd ed. Philadelphia: Saunders; 2007:497–500.

Waldman SD. The deltoid ligament. In: *Pain review.* Philadelphia: Saunders; 2009:157.

Waldman SD, Campbell RSD. Anatomy: special imaging considerations of the ankle and foot. In: *Imaging of pain.* Philadelphia: Saunders; 2011:417–420.

Waldman SD, Campbell RSD. Deltoid ligament tear. In: *Imaging of pain.* Philadelphia: Saunders; 2011:439–441.

第 124 节

前跗管综合征

(Anterior Tarsal Tunnel Syndrome)

ICD-10 CODE **G57.50**

临床综合征

前跗管综合征是腓深神经通过踝部浅筋膜时受到压迫而引起的综合征（图 124-1）。造成这种压迫的常见原因是足背受到创伤。前跗管综合征和足部严重剧烈的跖屈有关，如穿着紧绷的鞋或蹲着向前弯腰（如栽花）（图 124-2）。该综合征还与跳舞者踇趾短伸肌肥大有关（图 124-3）。前跗管综合征比后跗管综合征少见。

症状和体征

腓深神经卡压的主要表现为足背疼痛、麻木和感觉异常，并会放射至第一趾蹼间隙背侧，这些症状也可能出现在近侧（如踝部前面）。除非腓深神经远端分支受累，否则不会影响运动神经。与腕管综合征相似，患者常会出现足部夜间疼痛。患者会主诉足部保持在外翻姿势时，可以减轻疼痛和感觉异常。

查体可以发现足背处腓深神经的压痛。在足背脉搏搏动处的内侧，腓深神经经过筋膜的下方，常会出现阳性的蒂内尔征（图 124-4）。主动跖屈会诱发前跗管综合征的症状。如果腓深神经外侧分支受累，可能会出现趾短伸肌无力。

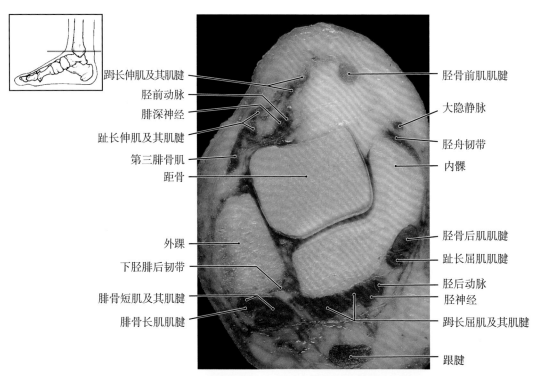

图 124-1　内踝、胫后动脉、胫神经和踝关节屈肌腱的关系

（Kang HS, Ahn JM, Resnick D. *MRI of the extremities: an anatomic atlas*[M]. 2nd ed. Philadelphia: Saunders, 2002: 415.）

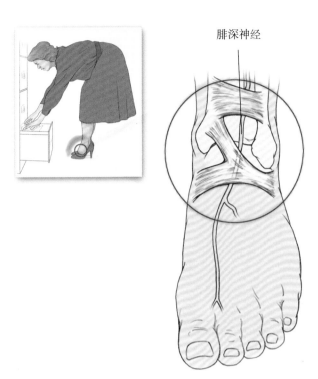

腓深神经

图 124-2　前跗管综合征表现为足背深部的疼痛或刺痛，趾短伸肌无力，腓深神经分布区的麻木

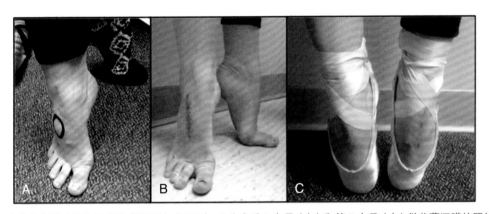

图 124-3　A 为术前右脚确认为短伸肌背侧肥大（EHB）；B 为术后 2 个月（左）和第 5 个月（右）做芭蕾深蹲的照片；C 为术后 7 个月（左）和 10 个月（右）恢复跳舞足尖舞后的临床照片

（Tennant JN, Rungprai C, Phisitkul P. Bilateral anterior tarsal tunnel syndrome variant secondary to extensor hallucis brevis muscle hypertrophy in a ballet dancer: a case report[J]. Foot Ankle Surg. 2014;20(4):e56–e58.）

检查

　　肌电图（EMG）可鉴别腰神经根病、糖尿病周围神经病变和前跗管综合征。X 线适用于所有表现出足部或踝部疼痛的患者，以便排除隐匿的骨性病变（图 124-5）。如果怀疑有关节不稳或占位性病变（图 124-6 和图 124-7），应该进行足踝部 MRI 和超声波检查。根据患者的临床表现，可能需要其他检查，包括血液常规检测、血尿酸浓度、红细胞沉降率和抗核抗体。注射技术可以作为该病诊断和治疗的方法。

鉴别诊断

　　前跗管综合征通常会被误诊为踝关节炎、腰神经根病或糖尿病周围神经病变。踝关节炎的患者会发现 X 线存在异常。大部分腰神经根病的患者会有与背部疼痛相关的反射、运动神经和感觉神经的改变，而前跗管综合征的患者没有反射和运动的缺失，

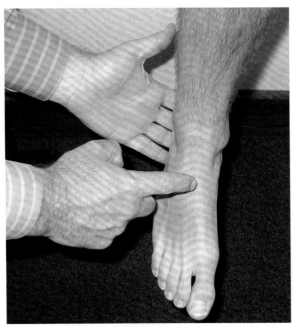

图 124-4 前跗管综合征的蒂内尔征

（Waldman SD. *Physical diagnosis of pain: an atlas of signs and symptoms*[M]. Philadelphia: Saunders, 2006: 373.）

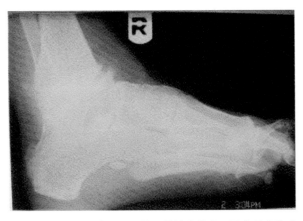

图 124-5 X 线平片显示胫骨距骨外生骨疣，压迫形成前跗管综合征

（DiDomenico LA, Masternick EB. Anterior tarsal tunnel syndrome[J]. *Clin Podiatr Med Surg*. 2006;23(3):611–620.）

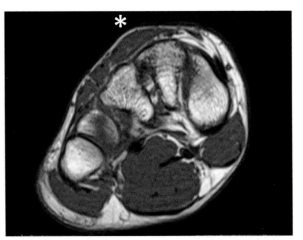

图 124-6 T1 加权磁共振成像（MRI）中足冠状切面，显示患有前跗管综合征的芭蕾舞演员的踇短伸肌（EHB）肥大；* 紧临 EHB 背部

（Tennant JN, Rungprai C, Phisitkul P. Bilateral anterior tarsal tunnel syndrome variant secondary to extensor hallucis brevis muscle hypertrophy in a ballet dancer: a case report[J]. *Foot Ankle Surg*. 2014;20(4):e56–e58.）

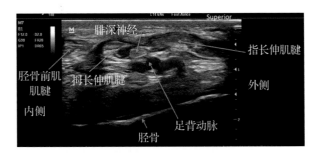

图 124-7 横向超声图像显示胫骨动静脉和腓深神经，腓深神经位于静脉上方和外侧

感觉神经的改变只局限于远端的腓深神经支配区。要注意腰神经根病和腓深神经嵌顿可能同时存在而成为双重挤压综合征。糖尿病周围神经病变一般表现为整个足部感觉缺失，而非按照腓深神经支配区分布。前跗管综合征和糖尿病周围神经病变一样常发生在糖尿病患者。

治疗

轻微的前跗管综合征的患者通常对保守治疗有效，而比较严重的患者应该手术治疗。前跗管综合征初始治疗包括普通的镇痛药、非甾体抗炎药或 COX-2 抑制剂，加上踝部夹板固定。夹板应该在晚上佩戴，如果能 24 小时持续固定效果更佳。应避免从事会造成前跗管综合征的过度活动（如长时间蹲着或穿太紧的鞋）也会协助改善患者症状。如果保守疗法无效，下一步应该进行前跗管的局麻药和激素注射治疗。

进行前跗管注射时，患者平卧位。让患者在对抗阻力下伸展踇趾，找出踇长伸肌肌腱，肌腱经过踝部皮肤褶皱处的内侧为进针点，常规消毒踝部区域，严格遵循无菌原则。注射器接上一个 3.8cm 长的 25G 针头，在此点朝向胫骨缓慢进针，直到在第一和第二脚趾蹼间被诱发出感觉异常，此时针尖通常进入 0.64 ～ 1.27cm。应提前告知患者在出现感觉异常时及时告诉医师。如果没有诱发出感觉异常，应将针头稍微回退并朝向更后方进针，直到诱发出感觉异常。然后退针 1mm，密切观察患者以确保没有出现任何持续性感觉异常。仔细回吸检查后，缓慢注射 6ml 的 1% 利多卡因和 40mg 甲泼尼龙。要注意不要将针刺入神经内。注射后要在注射处加压包扎，减少瘀血和血肿的发生。超声针可提高注射的准确性，降低相关并发症的发生。

并发症和注意事项

前跗管综合征若未经合理的治疗，可能会导致永久性的疼痛、麻木和功能缺失。如果没有积极用交感神经阻滞术治疗并存的反射性交感神经萎缩症，会使这个问题加重。腓深神经阻滞术主要的并发症是瘀血和血肿，可以通过在注射处加压包扎而避免。因为此技术会诱发感觉异常，可能会对腓总神经产生创伤。通过缓慢进针，到达位置后把针拉离神经，可以避免造成针对神经的损伤。

临床要点

疼痛放射至下肢最常见的原因是腰间盘突出或腰椎退行性变引起的腰神经根病，而非腓总神经或腓深神经的病变。腓总神经上位神经的病变（如坐骨神经病变），或在腓总神经绕过胫骨头端的病变，可能会与腓总神经卡压相混淆。腰神经根的肌电图和 MRI 联合病史和查体可鉴别神经根性疼痛和足部疼痛的原因。糖尿病患者和其他容易引起神经损害的患者容易产生前跗管综合征。前述注射技术对于治疗前跗管综合征非常有效。注射前应进行认真的神经专科查体，以排除既有的神经功能缺失，注射前应进行认真的神经专科查体，以排除既有的神经功能缺失。尤其是对于踝部或足部有持续创伤的患者，以及有糖尿病性神经病变的患者，在腓深神经阻滞控制急性疼痛前，仔细进行神经系统查体非常重要。

（杨蕙帆 译　李君 审校）

原书参考文献

Ferkel E, Davis WH, Ellington JK. Entrapment neuropathies of the foot and ankle. *Clin Sports Med.* 2015;34(4):791–801.

Kennedy JG, Baxter DE. Nerve disorders in dancers. *Clin Sports Med.* 2008;27(2):329–334.

Tennant JN, Rungprai C, Phisitkul P. Bilateral anterior tarsal tunnel syndrome variant secondary to extensor hallucis brevis muscle hypertrophy in a ballet dancer: a case report. *Foot Ankle Surg.* 2014;20(4):e56–e58.

Waldman SD. Anterior tarsal syndrome and other abnormalities of the deep peroneal nerve. In: *Waldman's comprehensive atlas of diagnostic ultrasound of painful conditions.* Philadelphia: Wolters Kluwer; 2016:940–951.

Waldman SD. Anterior tarsal tunnel syndrome. In: *Pain review.* 2nd ed. Philadelphia: Elsevier; 2017:309–310.

Waldman SD. Intra-articular injection of the ankle joint. In: *Atlas of pain management injection techniques.* 4th ed. Philadelphia: Elsevier; 2017:587–589.

Waldman SD, Campbell RSD. Anatomy: special imaging considerations of the ankle and foot. In: *Imaging of pain.* Philadelphia: Saunders; 2011:417–420.

第 125 节

后跗管综合征
(Posterior Tarsal Tunnel Syndrome)

ICD-10 CODE G57.50

临床综合征

后跗管综合征是胫神经通过后跗管时受到压迫而引起的症状。后跗管由屈肌束缚带、踝部骨头、腔隙韧带组成。此跗管除了通过胫神经，还有胫后动脉以及容易引起肌腱滑膜炎的屈肌腱通过。踝部创伤（如骨折、脱臼、挤压）是引起该部位胫神经损伤的常见原因。累及胫动脉的血栓脉管炎也与后跗管综合征有关，如穿带绑带的高跟鞋一样。胫神经肿瘤也可引起胫神经卡压的症状（图125-1）。类风湿关节炎患者较其他人群更易罹患后跗管综合征。后跗管综合征比前跗管综合征更常见。

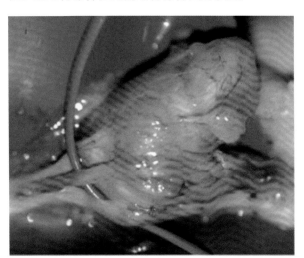

图 125-1　神经鞘瘤保留邻近神经束的完整性

症状和体征

后跗管综合征临床表现类似腕管综合征，主要表现为足底疼痛、麻木和感觉异常，并会从嵌顿的近端放射至踝部内侧（图125-2）。患者会因蚓状肌无力引起脚趾屈肌无力和足部不稳。与腕管综合征相似，患者常会出现足部夜间的疼痛。

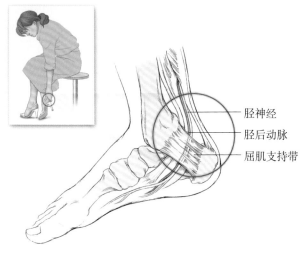

胫神经
胫后动脉
屈肌支持带

图 125-2　后跗管综合征以足底疼痛、麻木和感觉异常为特征

查体可以发现在踝内下面和胫神经处胫神经压痛，常会出现蒂内尔征（图125-3）。主动内翻踝关节常会诱发后跗管综合征的症状。胫神经内侧和外侧分支支配足部内附肌运动，如果这些分支受累，可能会出现屈趾短肌和蚓状肌无力。

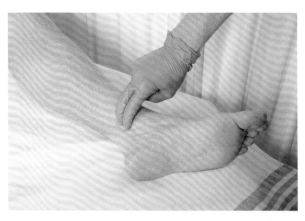

图 125-3　后跗管综合征患者在内踝后方胫神经上方表现为蒂内尔征阳性，即内踝后方胫神经穿过筋膜下方处

检查

肌电图（EMG）可以鉴别腰神经根病和糖尿病周围神经病变和后跗管综合征的不同。X 线、MRI 和超声适用于所有表现出后跗管综合征的患者，以便排除隐匿的骨性病变（图 125-4）。如果怀疑有关节不稳或占位性病变，应该进行足踝部 MRI 和超声波检查（图 125-5 和 125-6）。根据患者的临床表现，可能需要其他检查，包括血常规检测、血尿酸浓度、红细胞沉降率和抗核抗体。注射技术可以作为该病诊断和治疗的方法。

鉴别诊断

后跗管综合征通常会被误诊为踝关节炎、腰神

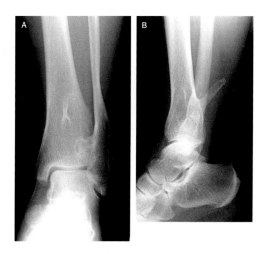

图 125-4　一名 52 岁女性的左足踝正位（A）和侧位（B）X 线平片，其症状与后跗管综合征一致；注意胫骨远端和腓骨上都有骨软骨瘤

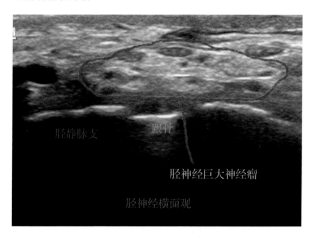

图 125-6　显示胫神经大神经瘤的横向超声图像

经根病或糖尿病周围神经病变。踝关节炎的患者会发现 X 线上存在异常。大部分腰神经根病的患者会有与背部疼痛相关的反射、运动和感觉的改变，而后跗管综合征的患者没有上述改变，运动的缺失和感觉神经的改变只局限于远端的胫神经支配区。要注意腰神经根病和胫神经嵌顿可能同时存在而成为双重挤压综合征。糖尿病周围神经病变一般表现为整个足部感觉缺失，而非按照胫神经支配区分布。后跗管综合征和糖尿病周围神经病变一样，常见于糖尿病患者。

治疗

后跗管综合征的患者通常对保守治疗有效果，而比较严重的患者应该手术治疗。后跗管综合征初步的治疗包括普通的镇痛药、非甾体抗炎药或 COX-2 抑制剂，加上踝部夹板固定。夹板应该在晚上戴上，如果能 24 小时持续固定更佳。避免从事会造成后跗管综合征的过度活动，也会协助改善患者症状。如果保守疗法无效，下一步应该进行后跗管的局麻药和激素注射。

进行后跗管注射时，患者取平卧位，足部稍微

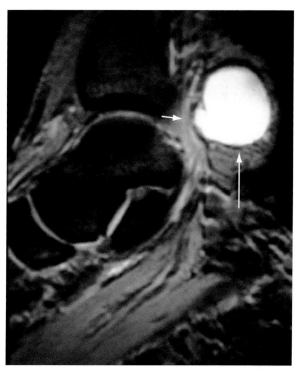

图 125-5　跗管综合征；矢状面 STIR 磁共振图像显示一个神经节囊肿（长箭头）压迫跗管内的神经血管束（短箭头）

屈曲。在内踝和跟腱之间的区域触诊胫后动脉，常规消毒该区域。严格遵循无菌原则，将注射器抽取 6ml 的 1% 利多卡因和 40mg 甲泼尼龙。注射器接上一个 3.8cm 的 25G 针头。确认胫后动脉的位置，然后在踝骨内侧和跟腱之间，朝向胫后动脉的前方进针；如果无法触摸到胫后动脉的脉搏，应该朝向内踝后上缘进针。朝向位于内踝后沟中的胫神经缓慢进针，直到在胫神经分布区诱发出感觉异常，此时针尖通常进入 0.64～1.27cm。应提前告知患者当出现感觉异常时应立刻说出。如果没有诱发感觉异常，应将针头稍微回退并朝向更偏头侧进针，直到诱发出感觉异常。然后将针回退 1mm，观察患者，确保患者没有持续感觉异常，仔细回吸检查后，将药物缓慢注入。要注意不要将针刺入神经内，而误将药物注入神经内。注射后要在注射处加压包扎，减少瘀血和血肿的发生。

超声引导可提高注射的准确性，降低相关并发症的发生率。

并发症和注意事项

跗管综合征若未经合理治疗会导致永久性的疼痛、麻木和功能缺失。如果没有积极用交感神经阻滞术治疗并发的反射性交感神经萎缩症，会使这个问题加重。阻滞术主要并发症是瘀血和血肿，可以通过在注射处加压包扎而避免。因为此技术会诱发感觉异常，所以可能会对神经产生创伤。操作时缓慢进针，到达位置后把针拉离神经，可以避免针对神经的损伤。

临床要点

疼痛放射至下肢最常见的原因是腰间盘突出或腰椎退行性变引起的腰神经根病，而非腓总神经或腓深神经的病变。胫神经和腓总神经上位神经的病变可能会与后跗管综合征相混淆。腰神经根的肌电图和 MRI 结合病史和查体可鉴别根性疼痛和足部疼痛。

（杨蕙帆 译 李君 审校）

原书参考文献

Allen JM, Greer BJ, Sorge DS, et al. MR Imaging of neuropathies of the leg, ankle, and foot. Magn Reson *Imaging Clin N Am.* 2008;16(1):117–131.

Cancilleri F, Ippolito M, Amato C, et al. Tarsal tunnel syndrome: four uncommon cases. *J Foot Ankle Surg.* 2007;13(4):214–217.

Ferkel E, Davis WH, Ellington JK. Entrapment neuropathies of the foot and ankle. *Clin Sports Med.* 2015;34(4):791–801.

Kennedy JG, Baxter DE. Nerve disorders in dancers. *Clin Sports Med.* 2008;27(2):329–334.

Waldman SD. Posterior tarsal syndrome and other abnormalities of the posterior tibial nerve. In: *Waldman's comprehensive atlas of diagnostic ultrasound of painful conditions.* Philadelphia: Wolters Kluwer; 2016:952–963.

Waldman SD. Posterior tarsal tunnel syndrome. In: *Pain review.* Philadelphia: Saunders; 2009:323–324.

Waldman SD. Posterior tibial nerve block at the ankle. In: *Atlas of pain management injection techniques.* 4th ed. Philadelphia: Elsevier; 2017:587–589.

Waldman SD. Posterior tarsal tunnel syndrome. In: *Pain review.* 2nd ed. Philadelphia: Elsevier; 2017:310–311.

Waldman SD, Campbell RSD. Anatomy: special imaging considerations of the ankle and foot. In: *Imaging of pain.* Philadelphia: Saunders; 2011:417–420.

Williams TH, Robinson AH. Entrapment neuropathies of the foot and ankle. *J Orthop Trauma.* 2009;23(6):404–411.

第 126 节

跟腱炎
(Achilles Tendinitis)

ICD-10 CODE　M65.879

临床综合征

随着慢跑运动的流行，跟腱炎也变得越来越常见。跟腱有两个部位容易产生肌腱炎，即跟骨附着处和肌腱最窄处（在附着处上方5cm处）。跟腱易因反复性运动而引起微创伤，并且由于肌腱无血供，从而引起愈合困难。跟腱炎的常见诱发原因是跑步。跟腱炎易与滑囊炎并发，引起附加的疼痛和失

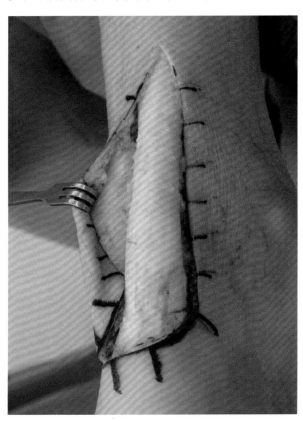

图 126-1　跟腱中央无明显方向性的球茎 "蟹肉样" 的肌腱
（Sundararajan PP. Transosseous fxation in insertional Achilles tendonitis[J]. *J Foot Ankle Surg*. 2012;51(6):806–812.)

能。跟腱炎的外观由于肌腱纤维的非线性走向而呈现 "蟹肉样"（图 126-1）。跑步往往是急性跟腱炎的诱发因素，急性跟腱炎经常与滑囊炎共发，从而导致进一步的疼痛和功能残疾。如果炎症持续，肌腱周围可能钙化，引起治疗困难。对发炎肌腱的持续创伤易导致肌腱断裂。

症状和体征

跟腱炎通常是急性发作，常发生在踝关节的过度使用或不当使用之后。诱因包括跑步时急起急停，如打网球。运动前腓肠肌和跟腱不正常伸展也与跟腱炎或肌腱断裂有关。跟腱炎疼痛特点是局限在踝骨后面的持续性剧痛（图 126-2）。患者容易发生睡眠障碍。患者可以尝试用夹板夹住发炎的跟腱，通过采取扁平足的步态（flat foot edgait）制动跟腱，从而避免跟腱跖屈。拮抗足部跖屈会产生疼痛，被动跖屈可能会感到弹响和摩擦感（图 126-3）。慢性跟腱炎的肌腱会在压力或对肌腱注射时突然断裂。

检查

X 线、超声和 MRI 适用于所有表现踝部疼痛的患者（图 126-4 ～图 126-5）。如果怀疑有关节不稳应该进行踝部 MRI 检查和超声检查。同位素骨扫描可以检查出 X 线上难以显示的压力性骨折。根据患者不同的临床表现，可能需要其他检查，包括血常规检测、红细胞沉降率、综合代谢检查和抗核抗体。后面讲述的注射技术可以作为该病诊断和治疗的方法。

鉴别诊断

跟腱炎临床上很容易诊断。如果跟腱炎和胫骨

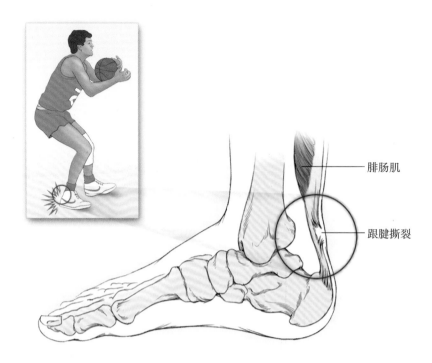

图 126-2　跟腱炎疼痛持续的，程度剧烈，疼痛局限于后踝

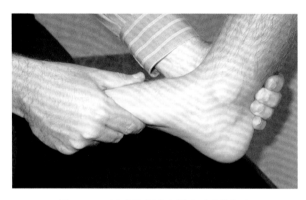

图 126-3　引发的嘎吱声是跟腱炎的标志

（Waldman SD. *Physical diagnosis of pain: an atlas of signs and symptoms*[M]. Philadelphia: Saunders; 2006:377.）

底部与跟骨上部的滑囊炎同时存在，则可能混淆诊断。踝部压力性骨折也可能与跟腱炎有相似的表现。

治疗

　　跟腱炎相关的疼痛和功能障碍的初始治疗方法包括：非甾体抗炎药、COX-2 抑制剂和物理疗法。局部热敷与冷敷也可能会有效果。避免会引起肌腱炎的过度活动，如慢跑，这些活动会导致肌腱炎的原因。对这些治疗方法没有反应的患者，注射局麻药和激素可作为下一阶段的治疗选择。

　　进行跟腱炎注射时，患者取俯卧位，患侧足部搭在治疗桌边。将足部稍微背屈，确认肌腱边缘，从而避免直接注入肌腱。在腱性附着处或肌腱最窄处（腱性附着处上方 5cm）寻找压痛点，用无菌记号笔标注。常规消毒此区域。严格遵循无菌术，将一个含 2ml 的 0.25% 的丁哌卡因和 40mg 甲泼尼龙的注射器接上一个 3.8cm 的 25G 针头。在标记点进针，沿着肌腱穿过皮肤和皮下组织，不要将针刺入肌腱。在针慢慢后退过程中，将注射器内药物缓慢注入。注射时应该只有微小的阻力，如果遇到太大的阻力，则针头可能在跟腱内，此时应该将针头稍微后退，直到注射可以顺利进行而没有明显阻力。注射之后将针头拔出，并在注射处加压包扎和冷敷。

　　物理疗法应该在注射治疗后数日内进行，包括局部热敷和在活动范围内进行柔和的运动锻炼。应该避免剧烈运动，否则将会使症状加重。普通的镇痛药和非甾体抗炎药可以与注射技术同时使用。超声引导可提高注射的准确性，降低注射相关并发症的发生。注射富含血小板的血浆和（或）干细胞可减轻跟腱炎的疼痛和功能残疾。

并发症和注意事项

　　跟腱注射可能引起肌腱损伤。如果直接注射到发炎或以前受过伤的肌腱，容易引起肌腱断裂。术

腓肠肌

跟腱撕裂

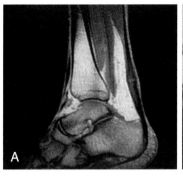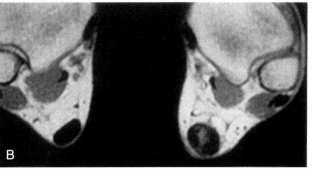

图 126-4　MRI 显示慢性退行性变的肌腱炎在矢状面（A）和冠状面（B）较对侧跟腱明显增厚
(Lesic A, Bumbasirevic M. Disorders of the Achilles tendon. *Curr Orthop*. 2004;18(1):63–75.)

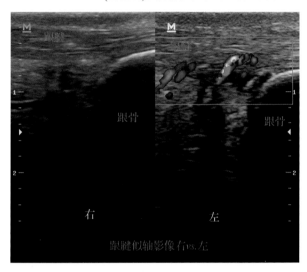

图 126-5　左跟腱肌腱炎的纵轴彩色多普勒图像；与右侧相比，注意新生血管的区别

者应该轻柔操作，并且在遇到阻力时立即停止注射，从而避免此并发症。约 25% 的患者在注射后疼痛会暂时加重。这种情况必须提前告知患者。

原书参考文献

Kim YC, Ahn JH, Kim MS. Infectious Achilles tendinitis after local injection of human placental extracts: a case report. *J Foot Ankle Surg*. 2015;54(6):1193–1196.

Tenforde AS, Yin A, Hunt KJ. Foot and ankle injuries in runners. *Phys Med Rehabil Clin N Am*. 2016;27(1):121–137.

Waldman SD. Achilles tendinitis and other abnormalities of the Achilles tendon. In: *Waldman's comprehensive atlas of diagnostic ultrasound of painful conditions*. Philadelphia: Wolters Kluwer; 2016:986–987.

Waldman SD. Achilles tendon. In: *Pain review*. 2nd ed. Philadelphia: Elsevier; 2017:153–154.

Waldman SD. Achilles tendon injection. In: *Atlas of pain management injection techniques*. 4th ed. Philadelphia: Elsevier; 2017:633–636.

Waldman SD, Campbell RSD. Achilles tendinitis. In: *Imaging of pain*. Philadelphia: Saunders; 2011:427–429.

Waldman SD, Campbell RSD. Anatomy: special imaging considerations of the ankle and foot. In: *Imaging of pain*. Philadelphia: Saunders; 2011:417–420.

Weinfeld SB. Achilles tendon disorders. *Medical Clinics of North America*. 2014;98(2):331–338.

临床要点

跟腱是身体中最厚且最强壮的肌腱，容易受到炎症或断裂的影响。跟腱始于小腿中部，并向下延伸，逐渐变窄，最后附着在跟骨上，在跟骨上 5cm 处最窄。在跟骨附着处和最窄处容易发生肌腱炎。注射技术对于治疗跟腱炎疼痛非常有效。并发的关节炎和滑囊炎可能会造成疼痛，需要额外以局麻药联合激素进行更多的局部注射治疗。

（杨蕙帆　译　李　君　审校）

第 127 节

跟腱断裂

(Achilles Tendon Rupture)

ICD-10 CODE **M66.369**

临床综合征

跟腱断裂常发生在跳跃或短跑时，由于踝关节极度背屈后突然发力导致。多发生于健康成年人，常见于 30～50 岁的男性。跟腱断裂最常见于左腿，因为惯用右手的人通常在跳起时用左腿发力。

跟腱最狭窄的部位最易发生断裂，位于跟腱附着点上方约 5cm 处。跟腱的重复性运动，可能会导致微创伤，由于其血液供应较差而愈合不良，从而导致跟腱断裂。反复的微创伤会导致跟腱炎和跟腱病变，进而可能导致跟腱断裂。跟腱炎与滑囊炎并发时，会加重疼痛和功能障碍。

除了外伤性的跟腱断裂外，也可能会突然发生非创伤性跟腱断裂。创伤性和非创伤性跟腱断裂的易感因素包括糖皮质激素药物的使用、透析、痛风、类风湿关节炎、系统性红斑狼疮、糖尿病、内分泌疾病、肾移植、高脂血症和使用氟喹诺酮类药物（表 127-1）。

表 127-1　与跟腱断裂相关的因素

- 足糖皮质激素药物的使用
- 透析
- 痛风
- 类风湿关节炎
- 系统性红斑狼疮
- 糖尿病
- 内分泌疾病
- 肾移植
- 高脂血症
- 氟喹诺酮类药物

体征和症状

跟腱断裂通常是急性发生的，在跳跃或短跑时由于踝关节极度背屈后突然发力。运动前热身，不适当拉伸腓肠肌和跟腱也与跟腱炎和急性跟腱断裂有关。跟腱断裂的疼痛是剧烈而持续的，疼痛区域局限于踝关节后部。患者经常抱怨疼痛像是脚踝被踢的感觉，跟腱局部出现明显的肿胀和瘀斑。触诊断裂的跟腱时可扪及横行凹陷，提示跟腱缺乏连续性。患者表现出踮脚试验和腓肠肌挤压试验阳性（图 127-1）。膝关节屈曲试验也有助于跟腱断裂的诊断（图 127-2）。

检查

所有出现踝关节后部疼痛且怀疑跟腱断裂的患者均需接受 X 线、超声和磁共振（MRI）检查（图 127-3）。如果怀疑关节不稳、滑囊炎或隐匿性肿瘤，也可进行踝关节 MRI 检查。放射性核素骨扫描有助于确定 X 线上未发现的应力性骨折。超声成像也有助于评估跟腱的完整性（图 127-4）。根据患者的临床表现，可能需要进行额外的检测包括血常规、全面的代谢产物分析、血沉和抗核抗体检测。

鉴别诊断

跟腱断裂在临床上很容易发现。但是，如果位于跟腱和胫骨下端以及跟骨后上部之间的滑囊有炎症，并发的滑囊炎可能会混淆诊断。踝关节应力性骨折引起的疼痛也与跟腱断裂的症状类似。

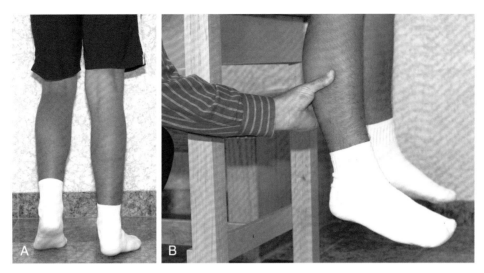

图 127-1　A 为足趾抬高试验：要求患者以舒适的姿势站立，然后踮起足尖站立；B 为腓肠肌挤压试验：检查者在患侧小腿最长周径的下方抓住小腿，挤压小腿腓肠肌，如果未出现足跖屈，则提示跟腱断裂

（Waldman SD. *Physical diagnosis of pain: an atlas of signs and symptoms*[M]. 2nd ed. Philadelphia: Saunders, 2010: 344, 346.）

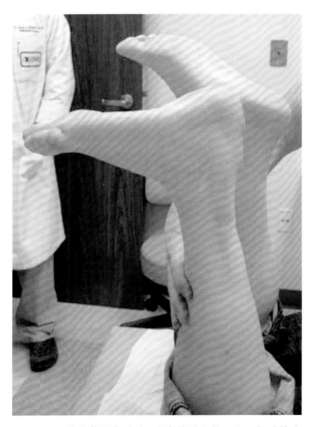

图 127-2　膝关节屈曲试验：患者俯卧位并且足踝超过检查床边缘；要求患者主动屈曲膝关节到 90°；在此运动过程中，若患侧的足垂下成平直或背屈状态，可以诊断为跟腱断裂

（Maffulli N, Via AG, Oliva F. Chronic Achilles tendon disorders: tendinopathy and chronic rupture[J]. *Clin Sports Med.* 2015;34(4):607–624.）

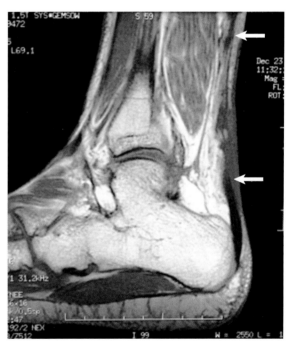

图 127-3　MRI 显示箭头指向跟腱断端，箭头之间的区域表示跟腱断端之间的距离

（Padanilam TG. Chronic Achilles tendon ruptures[J]. *Foot Ankle Clin.* 2009;14(4):711–728.）

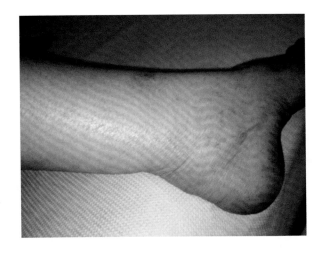

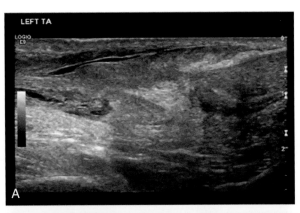

图 127-4　A 跟腱完全断裂的脚踝照片；注意跟腱明显的凹陷；B 为纵向超声图像显示跟腱完全断裂

（AL-Saadi S, Michael A. Levofloxacin-induced Achilles tendinitis and tendon rupture[J]. *Eur Geriatr Med*. 2012;3(6): 380–381.）

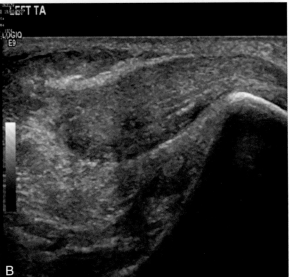

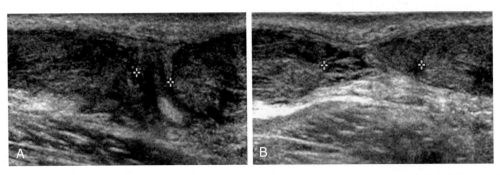

图 127-5　A 为跖屈时断裂跟腱的纵向超声显示跟腱断端之间的距离小于 1cm；患者在足跖屈位应用石膏治疗；B 为背屈时断裂跟腱的纵向超声扫描显示断端的距离增加，更好地显示了完全断裂的跟腱

（Fessell DP, Jacobson JA. Ultrasound of the hindfoot and midfoot[J]. *Radiol Clin North Am*. 2008;46(6):1027–1043.）

治疗

　　跟腱断裂相关疼痛和功能障碍的初步治疗包括抬高患处、适当休息和冰敷。非甾体类抗炎药或 COX-2 抑制剂与短效阿片类镇痛药（如氢可酮）的联合应用可能是治疗与该疾病相关的急性疼痛的必要手段。尽管一些专家建议保守治疗，但大多数专家认为，对于其他方面健康的患者，手术修复肌腱及术后固定是最佳治疗方法（图 127-5）。临床经验表明，注射富含血小板的血浆和（或）干细胞可促进跟腱愈合。

并发症和注意事项

　　无论采用保守治疗还是手术治疗，跟腱的重复断裂都是需考虑到的风险。在肌腱断裂引起的急性肿胀消失后，方可考虑使用石膏固定，否则可能导致神经压迫和压力性溃疡。如果要尽量保持功能，在愈合阶段进行温和的物理治疗是必不可少的。

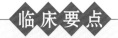

　　虽然跟腱是人体内最厚、最坚韧的肌腱，但却很容易受到损伤甚至断裂。跟腱从小腿中段开始，继续向下，逐渐变窄，附着在跟骨后部；其距离跟骨附着点上方约5cm处最为狭窄。患者可能并发滑囊炎和关节炎，导致症状加重，因此额外需要局部注射局部麻醉药和激素进行注射治疗。

（郭云观　译　　李　君　审校）

原书参考文献

AL-Saadi S, Michael A. Levofloxacin-induced Achilles tendinitis and tendon rupture. *European Geriatric Medicine.* 2012;3(6):380–381.

Ribbans WJ, Henman PD, Bliss WH. Achilles tendon ruptures in teenagers involved in elite gymnastics. *Sports orthopaedics and traumatology.* 2016;32(4):375–379.

Maffulli N, Via AG, Oliva F. Chronic achilles tendon disorders: tendinopathy and chronic rupture. *Clin Sports Med.* 2015;34(4):607–624.

Malagelada F, Clark C, Dega R. Management of chronic Achilles tendon ruptures—A review. *Foot.* 2016;28:54–60.

Tenforde AS, Yin A, Hunt KJ. Foot and ankle injuries in runners. *Phys Med Rehabil Clin N Am.* 2016;27(1):121–137.

Waldman SD. Achilles tendinitis and other abnormalities of the achilles tendon. In: *Waldman's comprehensive atlas of diagnostic ultrasound of painful conditions.* Philadelphia: Wolters Kluwer; 2016:986–987.

Waldman SD, Campbell RSD. Achilles tendon rupture. In: *Imaging of pain.* Philadelphia: Saunders; 2011:431–432.

Weinfeld SB. Achilles tendon disorders. *Med Clin North Am.* 2014;98(2):331–338.

第 128 节

趾骨间关节炎性痛
(Arthritis Pain of the Toes)

ICD-10 CODE **M19.90**

临床综合征

各种损害关节软骨的情况都容易使趾骨间关节形成关节炎。骨性关节炎是导致趾骨间关节疼痛的最常见的关节炎类型；类风湿关节炎和创伤后关节炎也是趾骨间疼痛的常见原因。较不常见的原因包括免疫性疾病、感染和莱姆病。急性感染性关节炎通常伴有明显的全身症状，包括发热和不适，易于识别；治疗方案应该是细菌培养和抗生素治疗，而不是注射疗法。免疫性疾病一般的表现为多发性关节病变，而非局限于趾骨间关节的单一关节病变；关节腔内注射疗法免疫性疾病所导致的趾骨间疼痛疗效非常好。痛风通常会影响到第一跖趾骨间关节，临床也称为 podogra 综合征（图 128-1）。

体征和症状

大多数患者的疼痛局限于足部受累的关节，最常见的是踇趾。活动会使疼痛加剧，尤其是趾骨间关节的活动（图 128-2），休息和热敷可以缓解疼痛。疼痛的特点是持续的酸痛，可能会干扰睡眠。一些患者会主诉关节活动时有摩擦感或弹响，查体时有摩擦音。除了疼痛外，患者通常会觉得因为趾骨间关节运动范围减小使其功能逐渐减退，使得完成行走、踮起足尖和爬楼梯等简单的日常活动也变得相当困难。

检查

所有出现趾骨间关节疼痛的患者均需进行 X 线检查（图 128-3 ~ 图 128-5）。如果怀疑关节不稳、隐匿性肿物或肿瘤，则应进行趾骨间的磁共振成像和超声检查（图 128-6 ~ 图 128-7）。根据患者的临床表现，可能需要进行额外的检测包括血常规、血

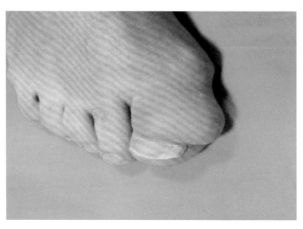

图 128-1　podogra 综合征；急性痛风性关节炎患者右第一跖趾骨间关节内侧肿胀

（Alici T, Imren Y, Erdil M, et al. Gouty arthritis at interphalangeal joint of foot after sildenafil use: a case report[J]. *Int J Surg Case Rep*. 2013;4(1):11–14.）

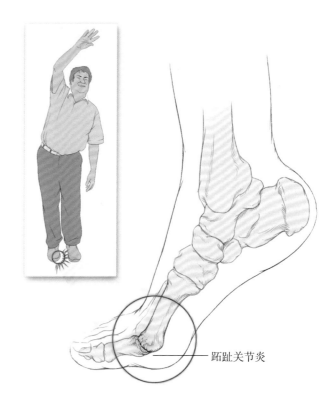

图 128-2　趾骨间关节炎性痛表现为趾骨间着地背屈时加重疼痛

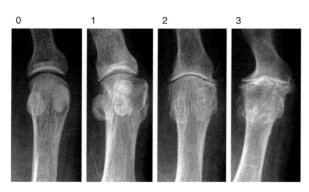

图 128-3　骨关节炎患者第一跖趾关节（背侧）间隙变窄（Menz HB, Munteanu SE, Landorf KB, et al. Radiographic classification of osteoarthritis in commonly affected joints of the foot[J]. *Osteoarthritis Cartilage*. 2007;15(11):1333–1338.）

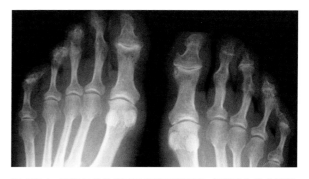

图 128-4　足部 X 线平片显示关节间隙变窄、骨增生和关节僵硬（Mas AJ, Rotés-Querol J. Erosive osteoarthritis of the feet: description of two patients[J]. *Joint Bone Spine*. 2007;74(3):296–298.）

沉和抗核抗体检测。

鉴别诊断

　　足部滑囊炎和肌腱炎，以及诸如跗管综合征等的压迫性神经病变，可能会混淆诊断；这些情况可能与趾骨间关节炎并发。足部原发性和转移性肿瘤、跗骨和跖骨隐匿性骨折以及足部籽骨骨折可能有与趾骨间关节炎相似的症状表现。

治疗

　　对趾骨间关节炎相关的疼痛和功能障碍的初步治疗包括非甾体抗炎药或 COX-2 抑制剂和物理疗法相结合。局部应用冷敷、热敷也可能有效。应避免加重患者症状的重复性活动，以及短期固定趾骨间关节，可以缓解症状。对于这些治疗方法无效的患者，下一步合理的策略是使用局部麻醉药联合糖

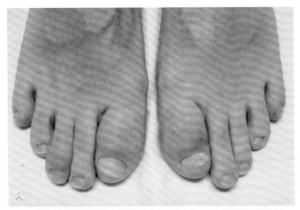

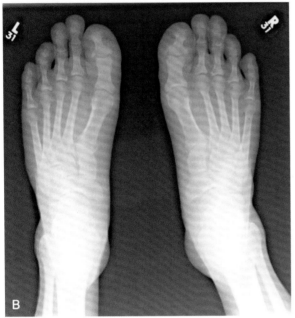

图 128-5　A 为银屑病关节炎患者；照片显示两个跗趾的炎症以及右侧第三趾骨间远端趾骨间关节肿胀和发红；B 为患者双足 X 线平片显示骨侵蚀和轻度骨膜反应

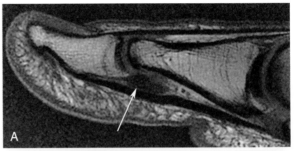

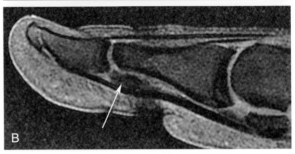

图 128-6　一名 23 岁男子第一跖趾骨间关节损伤。矢状位 T1W（A）和抑脂像（PDFS）（B）图像显示第一跖趾关节足底处增厚且不清晰（箭头）

（Schein AJ, Skalski MR, Patel DB, et al. Turf toe and sesamoiditis: what the radiologist needs to know[J]. Clin Imaging. 2015;39(3):380-389.）

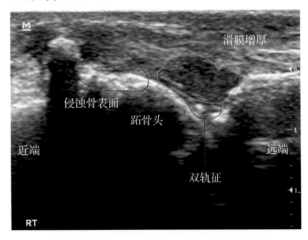

图 128-7　纵向超声图像显示痛风性关节炎所致的关节软骨侵蚀第一跖趾关节滑膜炎，注意"双轨征"

皮质激素进行关节腔内注射治疗。

　　进行趾骨间关节的关节腔内注射时，患者平卧位，常规消毒趾骨间关节区域。严格遵循无菌原则，将一个含 1.5ml 的 0.25% 的丁哌卡因和 40mg 甲泼尼龙的注射器接上一个长 1.6cm 的 25G 针头。将足趾分开，以便确认趾骨间关节间隙，垂直关节间隙，在伸肌肌腱旁小心进针，穿过皮肤和皮下组织，然后穿过关节囊进入关节腔。如果碰到骨面，则需要把针头后退到皮下组织处，然后向上调整进针方向。进入关节腔后，将注射器内药物缓慢注入。注射时应该只有微小的阻力，如果遇到太大的阻力，则针头可能在韧带或肌腱内，此时应该将针头稍微前进至关节腔内，直到注射可以顺利进行而没有明显阻

力。注射之后将针头拔出，并在注射处加压包扎和冷敷。超声引导可提高穿刺的准确性，降低注射相关并发症的发生率。注射富含血小板的血浆和（或）干细胞可减轻趾骨间关节炎的疼痛和功能障碍。

　　物理疗法应该在注射治疗后数日内进行，包括局部热敷和在活动范围内进行柔和的运动锻炼。应该避免剧烈运动，否则将会使症状加重。

并发症和注意事项

如果漏诊足部原发或转移性肿瘤，将导致严重后果。仔细注意临床相关解剖，注射技术是相对安全的。注射疗法要遵循预防感染，大约 25% 的患者会抱怨注射后疼痛暂时加重，这种情况必须提前告知患者。

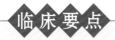

临床要点

并发的滑囊炎和肌腱炎可能会加重患者足部疼痛，需要局部麻醉药和糖皮质激素进行局部注射治疗。注射疗法对于治疗趾骨间关节的关节炎疼痛非常有效。

（郭云观　译　　李　君　审校）

原书参考文献

Alici T, Imren Y, Erdil M, et al. Gouty arthritis at interphalangeal joint of foot after sildenafil use: a case report. *Int J Surg Case Rep.* 2013;4(1):11–14.

Schein AJ, Skalski MR, Patel DB, et al. Turf toe and sesamoiditis: what the radiologist needs to know. *Clin Imaging.* 2015;39(3):380–389.

Waldman SD. Arthritis and other abnormalities of the metatarsophalangeal and interphalangeal joints. In: *Waldman's comprehensive atlas of diagnostic ultrasound of painful conditions.* Philadelphia: Wolters Kluwer; 2016:1030–1042.

Waldman SD. Intra-articular injection of the interphalangeal joints of the toes. In: *Atlas of pain management injection techniques.* 4th ed. Philadelphia: Elsevier; 2017:6600–6603.

Waldman SD, Campbell RSD. Anatomy: special imaging considerations of the ankle and foot. In: *Imaging of pain.* Philadelphia: Saunders; 2011:417–420.

第 129 节

踇趾囊肿疼痛
(Bunion Pain)

ICD-10 CODE **M20.10**

临床综合征

踇趾囊肿是引起足部疼痛的最常见原因之一。bunion 一词是指第一跖趾关节上的软组织肿胀，与关节异常成角有关，导致第一跖骨头突出，第一和第二趾骨间重叠，称为踇外翻畸形。第一跖趾关节可能最终半脱位，导致第一趾和第二趾的重叠加剧（图 129-1）。偶发的囊肿炎症可能与踇趾囊肿同时发生。踇趾囊肿最常见的原因是穿趾骨间鞋头过窄的鞋，高跟鞋会加重疼痛（图 129-2）。因此，踇趾囊肿在女性中更为常见。

体征和症状

大多数患者的疼痛局限于第一跖趾关节，找不到适合的鞋穿。走路会加重疼痛，休息和热敷可缓解。疼痛的特点是酸痛，甚至可以干扰睡眠。部分患者会主诉活动关节时会感觉到摩擦或弹响，进行查体时可能出现摩擦音。除了疼痛之外，踇趾囊肿

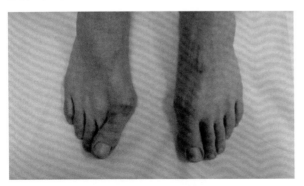

图 129-1 踇外翻畸形

（Johal S, Sawalha S, Pasapula C. Post-traumatic acute hallux valgus: a case report[J]. *Foot (Edinb)*. 2010;20(2–3):87–89.）

患者通常还会有典型的踇外翻畸形以及第一跖骨头突出，跖趾关节角度异常，第一与第二趾骨重叠。

检查

所有出现踇趾囊肿疼痛的患者均需进行 X 线检查（图 129-3）。如果怀疑有关节不稳、隐匿性肿物或肿瘤，则需要对趾骨间进行磁共振成像和超声检查（图 129-4）。根据患者的临床表现不同，可能还需要进行，包括血常规、血沉和抗核抗体检测。

鉴别诊断

踇趾囊肿通常可以单纯通过临床表现而诊断。

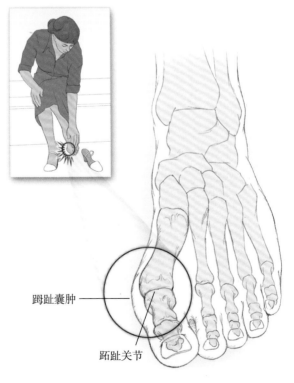

踇趾囊肿

跖趾关节

图 129-2 穿过窄的鞋与踇趾囊肿的形成

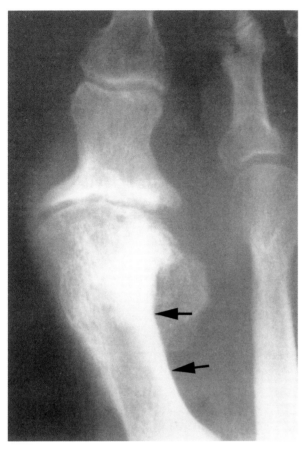

图 129-3　籽骨位于跖骨头外侧，关节间隙变窄，软骨下骨和骨赘形成，跖骨干外侧皮质明显增厚（箭头）

（Brower AC, Flemming DJ. *Arthritis in black and white* [M]. 2nd ed. Philadelphia: Saunders; 1997.）

足部与踝部滑囊炎和肌腱炎通常会和蹈趾囊肿的疼痛同时存在。跖骨、趾骨或足部籽骨应力性骨折也可能混淆诊断，并需要特别的治疗。Joplin 神经瘤是指足底内侧趾骨间神经的纤维瘤，有时在蹈外翻手术后可见，可能会混淆临床诊断。

治疗

蹈趾囊肿引起的疼痛和功能障碍的初始治疗包括非甾体抗炎药或 COX-2 抑制剂和物理疗法的联合治疗。局部应用冷敷、热敷可能也有效。应避免加重患者症状的重复性活动、避免穿鞋头过窄的鞋或高跟鞋，短期固定患病的趾骨间也可以缓解症状。对于这些治疗方法无效的患者，下一步合理的治疗策略是使用局部麻醉药和糖皮质激素进行关节腔内注射。

进行蹈趾囊肿的注射治疗时，患者平卧位，常规消毒要注射的趾骨间关节的皮肤。无菌注射器抽取 1.5ml 0.25% 丁哌卡因和 40mg 甲泼尼龙，连接到长 1.6cm 的 25G 针头上。确定蹈趾疼痛部位，并小心地将针尖置入蹈趾。然后将针头从骨膜稍退出，轻轻地注射药物。应感觉到注射阻力很小。如果遇到阻力，则针头可能位于韧带或肌腱中，应稍微向前或向后移动，直到注射可以顺利进行而没有明显阻力。注射完毕后，在注射部位加压包扎和冷敷。超声引导可提高穿刺的准确性，降低注射相关并发症的发生率。

物理疗法应该在注射治疗后数日内进行，包括局部热敷和在活动范围内进行柔和的运动锻炼。应该避免剧烈运动，否则将会使症状加重。

并发症和注意事项

如果漏诊足部原发或转移性肿瘤，会导致严重后果。如能仔细注意临床相关解剖，注射技术是相对安全的。注射疗法的主要并发症是感染，需遵循严格的无菌技术预防感染。大约 25% 的患者会抱怨注射后疼痛暂时加重，这种情况必须提前告知患者。

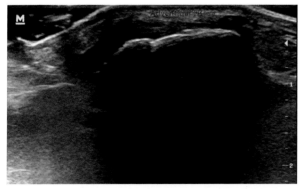

图 129-4　蹈趾囊肿的纵向超声视图；注意蹈趾侧面筋膜组织显著增厚

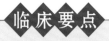

并发的滑囊炎和肌腱炎可能会加重患者足部疼痛，需要进行局部麻醉药和糖皮质激素注射治疗。注射疗法对于治疗踇趾囊肿的疼痛非常有效。患者应避免穿鞋头过窄的鞋或高跟鞋，以免加重的症状。

（郭云观 译 李 君 审校）

原书参考文献

Dayton P, Kauwe M, Feilmeier M. Clarification of the anatomic definition of the bunion deformity. *J Foot Ankle Surg.* 2014;53(2):160–163.

Dayton P, Kauwe M, Feilmeier M. Is our current paradigm for evaluation and management of the bunion deformity flawed? A discussion of procedure philosophy relative to anatomy. *J Foot Ankle Surg.* 2015;54(1):102–111.

Mann R. Bunion deformity in elite athletes. In: Porter DA, Schon LC, eds. *Baxter's the foot and ankle in sport.* 2nd ed. St Louis: Mosby; 2008:435–443.

Melendez MM, Patel A, Lee Dellon A. The diagnosis and treatment of Joplin's neuroma. *J Foot Ankle Surg.* 2016;55(2):320–323.

Waldman SD. Arthritis and other abnormalities of the metatarsophalangeal and interphalangeal joints. In: *Waldman's comprehensive atlas of diagnostic ultrasound of painful conditions.* Philadelphia: Wolters Kluwer; 2016:1043–1048.

Waldman SD. Hallux valgus deformity. In: *Waldman's comprehensive atlas of diagnostic ultrasound of painful conditions.* Philadelphia: Wolthers Kluwer; 2016:1030–1042.

Waldman SD. Injection technique for bunion pain syndrome. In: *Atlas of pain management injection techniques.* 4th ed. Philadelphia: Elsevier; 2017:661–663.

Waldman SD, Campbell RSD. Anatomy: special imaging considerations of the ankle and foot. In: *Imaging of pain.* Philadelphia: Saunders; 2011:417–420.

第 130 节

趾间神经瘤
(Morton's Neuroma)

ICD-10 CODE **G57.60**

临床综合征

趾间神经瘤又称 Morton 神经瘤，是足前部最常见的疼痛综合征之一。其特征是前脚足底面的压痛和灼痛，受累的两个趾骨间存在疼痛性感觉异常。Morton 神经瘤是由趾骨间神经的神经周围纤维化引起的（图 130-1）。第三四趾骨间神经最常受累，也可见于第二三趾骨间神经，第四五趾骨间神经则罕见（图 130-2）。患者在走路时会觉得如同有石子在鞋内。Morton 神经瘤的疼痛会因为长时间站立或长距离走路而加重，并且也会因不合脚的鞋或鞋垫而加重。与姆趾囊肿和锤状趾畸形一样，Morton 神经瘤与穿趾骨间鞋头过窄的鞋有关。

体征和症状

疼痛可以通过 Mulder 手法诱发，即当一只手紧压在趾骨间隙时，另一只手紧紧地同时挤压两跖骨头（图 130-3）。Morton 神经瘤与跖骨痛不同，跖骨痛的触痛区位于跖骨头上方，而 Morton 神经瘤的触痛区仅局限于受累的趾骨间趾骨间隙的足底，伴有放射至两个受累趾骨间的感觉异常。在脚掌叩击指骨间神经时，患者也可能表现出蒂内尔征阳性。Morton 神经瘤患者常表现为"防痛步态"（antalgic gait），即行走时不敢用力着地。

检查

所有怀疑 Morton 神经瘤的患者均需接受 X 线、

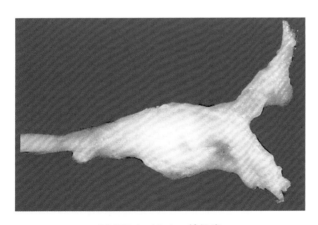

图 130-1 Morton 神经瘤

Morton 神经瘤患者第三四跖骨头间切除的一段趾骨间神经的照片，可见在分叉附近的神经血管束呈梭形肿胀

（Benign soft tissue tumors. In Bullough PG, ed. *Orthopaedic pathology*[M]. 5th ed. Philadelphia: Mosby; 2010:497–532.）

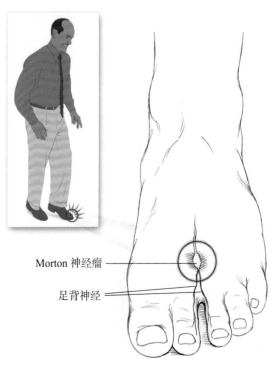

Morton 神经瘤

足背神经

图 130-2 长时间站立或行走，会加重 Morton 神经瘤疼痛

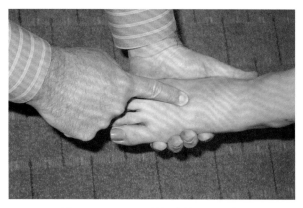

图 130-3　Morton 神经瘤的 Mulder 征

（Waldman SD. *Physical diagnosis of pain: an atlas of signs and symptoms*[M]. Philadelphia: Saunders; 2006:381.）

超声检查和磁共振成像（MRI），以排除骨折，并识别可能的籽骨炎症（图 130-4）。若怀疑关节不稳、隐匿性肿物或肿瘤，也可进行跖骨 MRI 检查。超声成像也有助于诊断 Morton 神经瘤（图 130-5）。放射性核素骨扫描可能有助于确定 X 线上可能遗漏的跖骨或籽骨应力性骨折。根据患者的临床表现不同，可能需要进行其他检查，包括血常规、血沉和抗核抗体检测。

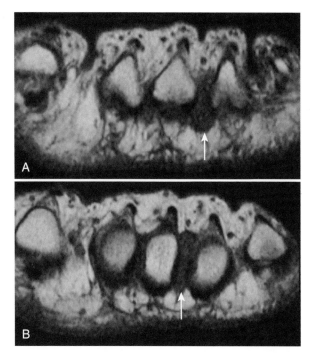

图 130-4　AB 为连续冠状位 T1W 磁共振 (MRI) 图像示第三四跖骨头间低信号强度的 Morton 神经瘤（白色箭头）

（Waldman SD. *Physical diagnosis of pain: an atlas of signs and symptoms*[M]. Philadelphia: Saunders; 2006:381.）

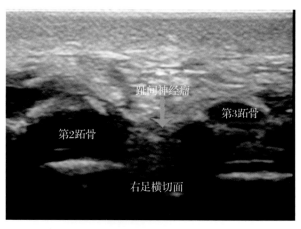

图 130-5　横向超声图像显示第二三跖骨间一个巨大的 Morton 神经瘤

鉴别诊断

足籽骨骨折常与 Morton 神经瘤混淆；虽然籽骨骨折的疼痛局限于足底面，但与 Morton 神经瘤相比，其缺乏神经炎表现。足底肌腱炎、滑囊炎和应力性骨折也可以出现类似 Morton 神经瘤的疼痛。

治疗

Morton 神经瘤引起的疼痛和功能障碍的初始治疗包括非甾体类抗炎药或 COX-2 抑制剂和物理疗法的联合治疗。局部应用冷敷、热敷可能也有效。应避免加重患者症状的重复性活动、避免穿鞋头过窄的鞋或高跟鞋，短期固定患病的趾骨间也可以缓解症状。对于这些治疗方法无效的患者，下一步合理的策略是使用局部麻醉药联合糖皮质激素进行关节腔内注射。

进行 Morton 神经瘤的注射治疗时，患者取平卧位，膝下垫枕头，使腿部轻度屈曲。常规消毒患部脚趾区域。严格遵循无菌原则，将一个含 3ml 的 0.25% 的不含肾上腺素的局部麻醉药和 40mg 甲泼尼龙 12ml 注射器接上一个 3.8cm 的 25G 针头。确认要被阻滞的趾骨间隙，在足背侧用无菌记号笔标记，在跖骨头近端进针（图 130-6）。然后将注射器内药物缓慢注入，一边注射一边将由足部背侧向掌侧推进。由于足底趾神经位于屈肌支持带的背侧，需要前进至将要到达足部掌面的位置。注射之后拔出，并在注射处加压包扎和冷敷，以避免血肿形成。

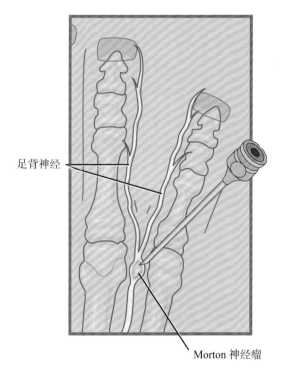

足背神经

Morton 神经瘤

图 130-6　治疗 Morton 神经瘤注射针的正确位置
（Waldman SD. *Physical diagnosis of pain: an atlas of signs and symptoms*[M]. Philadelphia: Saunders; 2006:381.）

超声引导可提高穿刺的准确性，降低注射相关并发症的发生率。

物理疗法应该在注射治疗后数日内进行，包括局部热敷和活动范围内柔和的运动锻炼。

并发症和注意事项

如果漏诊足部原发或转移性肿瘤会有严重后果。注射疗法的主要并发症是感染，预防感染的主要措施是遵循严格的无菌技术。由于跖骨和趾骨间趾骨周围的软组织在一个密闭空间内，所以注射后有可能对血管起到了机械压迫的作用。为了防止血供不足和坏疽的发生，临床医师必须避免快速将大量溶液注入这些密闭空间；出于同样的原因，不应使用含肾上腺素的溶液。大约 25% 的患者会抱怨注射后疼痛暂时加重，这种情况必须提前告知患者。

临床要点

并发的滑囊炎和肌腱炎可能会引起患者足部疼痛，需要额外局部麻醉药和糖皮质激素进行局部注射治疗。注射技术对于治疗 Morton 神经瘤的疼痛非常有效。患者通常需要穿矫正鞋和宽头鞋以减少患部趾骨间神经的压力。

（郭云观　译　李　君　审校）

原书参考文献

Clinical Practice Guideline Forefoot Disorders Panel, Thomas JL, Blitch EL IV, et al. Diagnosis and treatment of forefoot disorders. Section 3. Morton's intermetatarsal neuroma. *J Foot Ankle Surg.* 2009;48(2):251–256.

Ferkel E, Davis WH, Ellington JK. Entrapment neuropathies of the foot and ankle. *Clin Sports Med.* 2015;34(4):791–801.

George VA, Khan AM, Hutchinson CE, et al. Morton's neuroma: the role of MR scanning in diagnostic assistance. *Foot.* 2005;15(1):14–16.

Mahadevan D, Venkatesan M, Bhatt R, et al. Diagnostic accuracy of clinical tests for morton's neuroma compared with ultrasonography. *J Foot Ankle Surg.* 2015;54(4):549–553.

Richardson DR, Dean EM. The recurrent Morton neuroma: what now? *Foot Ankle Clin.* 2014;19(3):437–449.

Waldman SD. Injection technique for Morton neuroma syndrome. In: *Atlas of pain management injection techniques.* 4th ed. Philadelphia: Elsevier; 2017:670–673.

Waldman SD. Morton neuroma syndrome. In: *Waldman's comprehensive atlas of diagnostic ultrasound of painful conditions.* Philadelphia: Wolters Kluwer; 2016:1063–1070.

Waldman SD, Campbell RSD. Anatomy: special imaging considerations of the ankle and foot. In: *Imaging of pain.* Philadelphia: Saunders; 2011:417–420.

Waldman SD, Campbell RSD. Morton neuroma. In: *Imaging of pain.* Philadelphia: Saunders; 2011:459–460.

Williams TH, Robinson AH. Entrapment neuropathies of the foot and ankle. *Orthop Trauma.* 2009;23(6):404–411.

Wu KK. Morton's interdigital neuroma: a clinical review of its etiology, treatment, and results. *J Foot Ankle Surg.* 1996;35(2):112–130.

第 131 节

跖骨间滑囊炎
(Intermetatarsal Bursitis)

ICD-10 CODE **M71.572**

临床综合征

跖骨间滑囊由滑膜囊形成，目的是使肌肉和肌腱在重复运动的区域更容易地相互滑动。这些滑膜囊衬有一层滑膜，滑膜上有一个分泌滑膜液的血管网。滑囊的炎症会导致滑膜液的生成增加，并伴有滑囊的肿胀。由于过度使用或误用，这些滑囊可能会发炎肿胀，并在极少数情况下感染。尽管不同患者间体内滑囊的数量、大小和位置存在显著的差异，但解剖学家已经确定了许多临床相关的滑囊包括跖骨间滑囊。跖骨间滑囊位于相邻跖趾关节之间，就在跖骨间深横韧带的背侧。跖骨间滑囊在第二和第三、第三和第四趾骨之间的跖骨间隙中超出跖骨间深横韧带远端边缘约 1cm。

症状和体征

跖骨间滑囊炎患者在受累的跖骨间间隙会感到疼痛和压痛，穿高跟或鞋头太窄的鞋会使疼痛加剧（图 131-1）。肥胖也可能导致这种情况。疼痛可能向足趾的远端放射，尤其是如果邻近的趾间神经受累。患者通常无法踮起足尖或上楼梯。活动会加剧疼痛。疼痛是持续的，具有锐痛的特征，疼痛可能会干扰睡眠。神经炎、神经病、Morton 神经瘤、应力性骨折、跖骨痛和滑膜炎并发可能会混淆临床表现。随着滑囊炎的恶化，受累的跖骨间囊倾向于扩张，包围相邻的趾间神经，使患者的临床表现与 Morton 神经瘤的疼痛难以区分（图 131-2）。如果跖骨间滑囊的炎症变为慢性，则跖骨间囊可能发生钙化，周围的趾骨间隙可能纤维化。

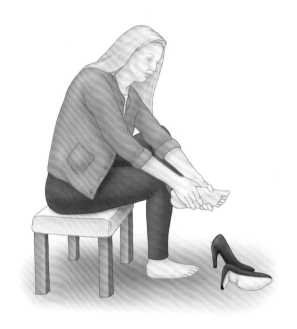

图 131-1　跖骨间滑囊炎患者在受累的跖骨间隙出现疼痛和压痛，穿高跟鞋或鞋头窄的鞋会加剧疼痛

在体格检查时，用示指和拇指挤压受累的跖间隙可诱发疼痛。如果趾间神经受累或患有 Morton 神经瘤，则可通过一只手用力挤压两个跖骨头，同时另一只手对趾骨间隙用力施压，可以诱发 Mulder 征阳性（图 131-3）。

跖骨间滑囊炎患者为了减轻疼痛，通常行走时患侧足不敢着地。

检查

所有跖骨间滑囊炎患者均需进行 X 线平片检查，以排除骨折以及确诊籽骨感染。根据患者的临床表现，可能需要进行其他检查，包括血常规、血沉和抗核抗体检测。如果考虑 Morton 神经瘤、关节不稳定、隐匿性肿物或肿瘤，则需要对跖骨进行磁共振

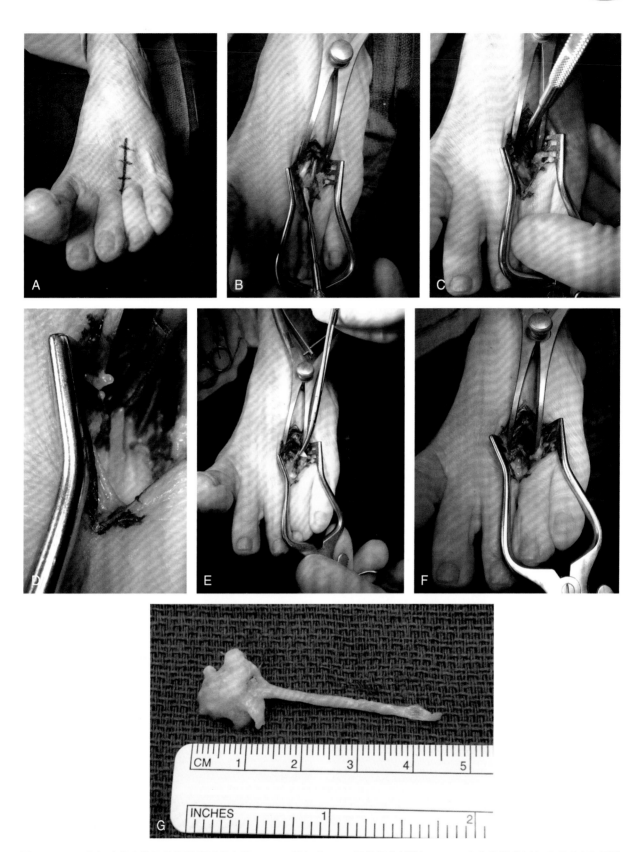

图 131-2　手术切除发炎的跖骨间滑囊及并存的 Morton 神经瘤，(A) 跖骨间背侧纵切口；(B) 在先前的背侧入路后重建跖骨横韧带；C 为在残端神经瘤的近端确定正常的趾间神经；(D) 在（E）神经横断前，止血钳尽可能放置在正常神经的近端，牵拉要轻柔；(F) 和 (G) 神经瘤及周围的滑囊从跖骨间隙分离出来

(Richardson DR, Dean EM. The recurrent Morton neuroma: what now?[J] *Foot Ankle Clin.* 2014;19(3):437–449.)

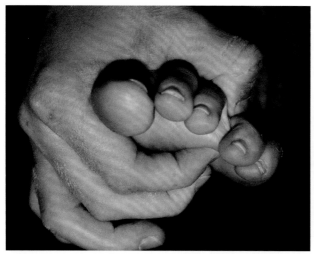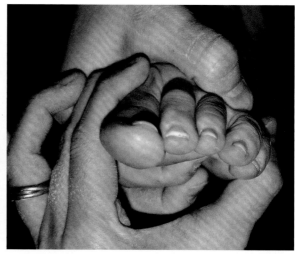

图 131-3 跖骨间滑囊炎的疼痛可通过挤压跖骨再现

（Richardson DR, Dean EM. The recurrent Morton neuroma: what now?[J] *Foot Ankle Clin.* 2014;19(3):437–449.）

（MRI）和超声检查（图 131-4 ~ 图 131-6）。放射性核素骨扫描可能有助于确定跖骨或籽骨的应力性骨折，这些骨折在足部 X 线平片上可能被漏诊。

鉴别诊断

Morton 神经瘤和足籽骨骨折常与跖骨间滑囊炎相混淆；虽然籽骨骨折的疼痛局限于足底表面，但与 Morton 神经瘤相比，其神经炎表现较少。足部肌腱炎、感染、异物、足底疣、滑膜囊肿和应力性骨折也可以出现类似跖骨间滑囊炎的疼痛。

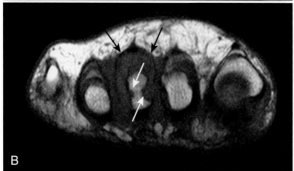

图 131-4 A 为类风湿关节炎患者的冠状位 T2W 磁共振（MRI）图像显示，在跖骨间隙有一个发炎的滑囊（白色箭头），第三跖趾关节有与之相关的滑膜炎（MTP）；B 为相应的 T1W MRI 图像显示滑膜增厚（黑色箭头）和相关的骨质侵蚀（白色箭头）

（Waldman SD, Campbell RSD. *Imaging of pain*[M]. Phila-delphia: Elsevier; 2011）

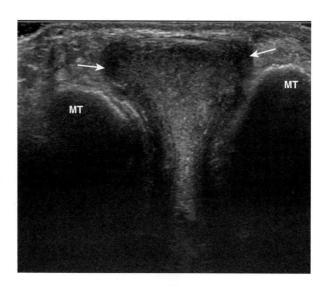

图 131-5 横向超声（US）显示起自跖骨（MT）颈之间的跖骨间滑囊（白色箭头），通过超声探头触诊，肿物很容易压缩

（Waldman SD, Campbell RSD. *Imaging of pain*[M]. Phila-delphia: Elsevier; 2011:160.）

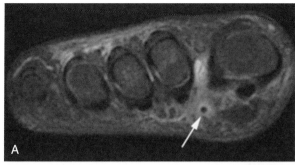

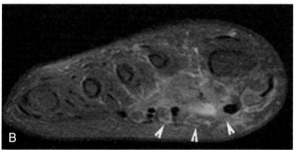

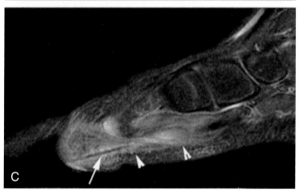

图 131-6　足前部异物肉芽肿；一名 35 岁的农业工人，有 1 个月的足前部疼痛史，外伤史不明确；质子密度（PD）饱和短轴图像（A，B）和矢状位图像（C）显示一个薄的信号空洞结构，在矢状位图像上呈线性，在短轴图像上呈圆形；它被高信号和第一跖骨间间隙足底周围软组织的高信号所包围，手术探查时取出了一根棕榈刺

（Nouh MR, Abd El-Gawad EA, Abdulsalam SM. MRI utility in patients with non-traumatic metatarsalgia: a tertiary musculoskeletal center observational study[J]. *Egypt J Radiol Nucl Med.* 2015;46(4):1057–1064.）

治疗

　　跖骨间滑囊炎相关的疼痛和功能障碍的初始治疗包括非甾体抗炎药或环氧合酶 -2 抑制剂与物理疗法的相结合。局部应用冷敷或热敷也有益处。避免加重患者症状的重复性活动、避免穿鞋头太窄的鞋或高跟鞋以及短期固定受累的脚也可以缓解症状。对于那些对这些治疗方法无效的患者，注射局部麻

醉药和激素的注射疗法是下一步合理的治疗选择。

　　跖骨间滑囊炎患者进行注射时处于仰卧位，膝下垫一个枕头，腿稍微弯曲。在一个 12ml 的无菌注射器中，总共抽取 3ml 不含肾上腺素的局部麻醉药和 40mg 甲泼尼龙。确定受累的趾间间隙，用无菌标记物在足背表面标记，并用消毒剂处理皮肤。在靠近跖骨头近端的一点，将 4cm 25G 针头插入两块跖骨之间的待阻滞区域（图 131-7）。在缓慢注射的同时，临床医师应将针头由足背向掌面推进。因为足底趾神经位于屈肌支持带的背侧，所以针头必须几乎伸入足的掌面。取下针头，对注射部位加压，以避免血肿形成。超声引导可以提高注射的准确性，降低相关并发症的发生率。

　　在患者接受注射后几天内就应采用物理方法，包括热敷和适合的运动练习。

并发症和注意事项

　　未确诊导致患者疼痛的原发性或转移性足部肿瘤可能会带来灾难性的后果。注射疗法主要的并发症是感染，要遵循严格的无菌技术。由于跖骨和趾骨周围的软组织在一个密闭空间内，所以注射后有可能对血管起到了机械压迫的作用。为了防止血供不足和坏疽的发生，临床医师必须避免快速将大量溶液注入这些密闭空间；出于同样的原因，不应使用含肾上腺素的溶液。大约 25% 的患者会抱怨注射后疼痛短暂增加，应提醒患者这种可能性。

临床要点

　　滑囊炎和肌腱炎可能同时存在，加重患者的足部疼痛，因此需要注射局部麻醉剂和甲泼尼龙进行治疗。注射技术治疗在治疗跖骨间滑囊炎疼痛方面极其有效；然而，患者通常需要穿矫形鞋和鞋头较宽的鞋子，以减轻受累的趾间神经的压力。

（杨薏帆　译　　李　君　审校）

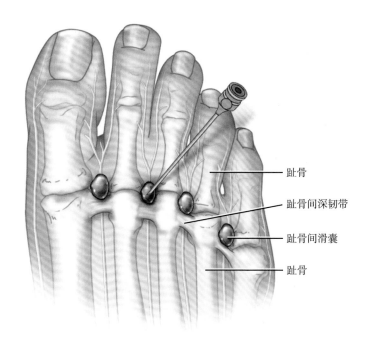

图 131-7　跖骨间滑囊炎注射针的正确位置

（Waldman SD. *Atlas of pain management injection techniques*[M]. 4th ed. Philadelphia: Elsevier; 2017:676.）

原书参考文献

Besse JL. Metatarsalgia. *Orthop Traumatol Surg Res.* 2017;103(suppl 1):S29–S39.

Ferkel E, Davis WH, Ellington JK. Entrapment neuropathies of the foot and ankle. *Clin Sports Med.* 2015;34(4):791–801.

Mahadevan D, Venkatesan M, Bhatt R, et al. Diagnostic accuracy of clinical tests for morton's neuroma compared with ultrasonography. *J Foot Ankle Surg.* 2015;54(4):549–553.

Richardson DR, Dean EM. The recurrent Morton neuroma: what now? *Foot Ankle Clin.* 2014;19(3):437–449.

Waldman SD. Intermetatarsal bursitis. In: *Waldman's comprehensive atlas of diagnostic ultrasound of painful conditions.* Philadelphia: Wolters Kluwer; 2016:1063–1070.

Waldman SD. Intermetatarsal bursitis injection. In: *Atlas of pain management injection techniques.* 4th ed. Philadelphia: Elsevier; 2017:674–677.

Waldman SD, Campbell RSD. Anatomy: special imaging considerations of the ankle and foot. In: *Imaging of pain.* Philadelphia: Saunders; 2011:417–420.

Waldman SD, Campbell RSD. Morton neuroma. In: *Imaging of pain.* Philadelphia: Saunders; 2011:459–460.

第 132 节

第二跖骨软骨炎
(Freiberg Disease)

ICD-10 CODE M72.90

临床综合征

第二跖骨软骨炎是一种经常被漏诊的临床疾病，以第二跖骨头塌陷为特征性影像学表现，偶见于第三跖骨头，据此我们可以确认该疾病。和舟骨一样，因为关节软骨的血液供应很脆弱，第二跖骨关节极易罹患该病。此处的血液供应很容易被破坏，而这往往会使骨的近端部分缺乏营养，从而导致骨坏死。虽然第二跖骨软骨炎可以发生在任何年龄，但最常发生在青少年时期。其中，女性患者的发病率是正常人的 5 倍。

虽然第二跖骨软骨炎的确切病因仍不清楚，但许多研究者认为是第二和第三跖骨头反复微创伤的结果。研究人员认为，第二和第三跖骨的相对固定，加上负重的传导，使这些骨骼特别容易发生缺血性坏死（图 132-1）。高跟鞋会增加跖骨头的负荷，以及减少足部血液供应的疾病（如糖尿病、血管炎和 HIV 感染），都可能会增加罹患第二跖骨软骨炎的风险。糖皮质激素也被认为是第二跖骨软骨炎的病因之一。

第二跖骨软骨炎患者会主诉受累的跖骨头疼痛，可能还会放射到相邻的脚趾。疼痛为持续的深痛，负重时疼痛加剧且伴有跛行。患者可能有或者没有清楚的足部外伤史来明确该病的病因。

体征和症状

第二跖骨软骨炎患者在查体时表现为受累跖骨关节深压痛。被动和主动的运动都会使疼痛加剧。仔细查体时，可能会发现受累关节的微小肿胀（图 132-2）。患者常表现出一种减痛步态。

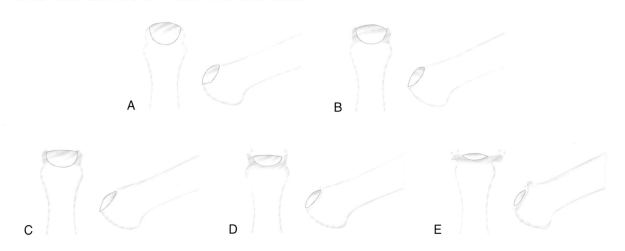

图 132-1 第二跖骨软骨炎的进展程度

A 为软骨下骨骺早期骨折；B 为跖骨背侧中央部分的早期塌陷，关节面变平；C 为跖骨头进一步变平，关节面中央部分持续塌陷，并有内侧和外侧突出物；足底关节软骨保持完整；D 为外侧突出骨折和中央关节碎片分离而形成的松散体；E 为终末期退行性关节病，跖骨头明显变平，关节间隙变窄

（Redrawn from Katcherian DA: Treatment of Freiberg's disease[J], Orthop Clin North Am 25:69–81.）

检查

所有怀疑第二跖骨软骨炎的患者均需进行 X 线检查，以确认诊断，并排除潜在的隐匿性骨病（图 132-3）。早期微小的硬化改变和关节间隙变窄常被归因于退行性关节炎。磁共振成像（MRI）可在 X 线上发现有明显变化之前就能显示关节的变化（图 132-4）。根据患者的临床表现，进行其他检测，包括血常规、尿酸、血沉和抗核抗体检测。在所有第二跖骨软骨炎疑似患者中，以及怀疑存在关节不稳定、感染或肿瘤，或者 X 线无法诊断的情况下，均应行足部 MRI 和 CT 检查（图 132-5 和图 132-6）。使用钆造影剂进行增强成像可能有助于确定血液供应是否充足。跖骨关节出现造影增强是预后良好的标志。如果怀疑并发神经根病变或腰神经丛病变，则应进行肌电图检查。将少量局部麻醉药慢慢地注射到受累的关节内，可以立即缓解疼痛，并有助于判断疼痛的病灶是否来源于跖骨关节。但最终，大多数第二跖骨软骨炎患者都需要关节置换。

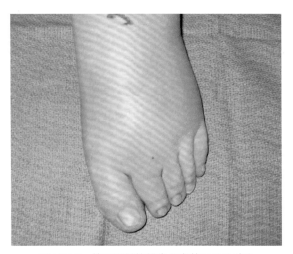

图 132-2 第二跖骨软骨炎患者第二足趾肿胀
（Cerrato RA. Freiberg's disease[J]. *Foot Ankle Clin.* 2011; 16(4):647–658.）

鉴别诊断

关节炎和跖骨关节痛风、滑囊炎、滑膜炎和肌腱炎常常与第二跖骨软骨炎并发，会加剧患者的疼痛和功能障碍。Morton 神经瘤、韧带撕裂、骨囊肿、骨挫裂伤和骨折、隐匿的转移性疾病症状都与第二跖骨软骨炎的疼痛类似。

治疗

第二跖骨软骨炎相关疼痛和功能障碍的初始治疗包括非甾体抗炎药（NSAIDs）或环氧合酶 -2（COX-2）抑制剂并可与减轻关节负重相联合。局部应用冷敷和热敷也可能有效。若这些治疗无效，为缓解急性疼痛下一步合理的策略是向关节内注射局部麻醉药和糖皮质激素。应避免剧烈运动，以免加重患者的症状。全关节置换术是最终的治疗选择。

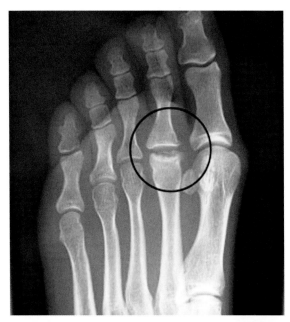

图 132-3 第二跖骨软骨炎梗死的影像学表现（圆圈区域）
（Miller MD. *Review of orthopaedics*[M]. 6th ed. Philadel-phia: Saunders; 2012.）

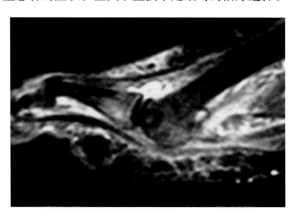

图 132-4 矢状面磁共振图像显示关节旁较高信号的骨髓水肿，第二跖骨头可见清晰的低信号缺损
（Dolce M, Osher L, McEneany P, et al. The use of surgical core decompression as treatment for avascular necrosis of the second and third metatarsal heads[J]. *Foot.* 2007;17(3):162–166.）

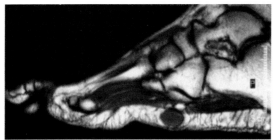

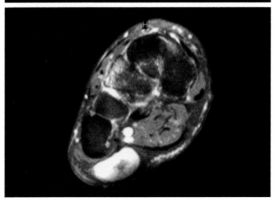

图 132-5　矢状位和轴位 MRI 显示足底结构的病变，但未侵及深层结构，该病变后来显示为屈肌腱鞘的纤维瘤
（Vasconez HC, Nisanci M, Lee EY. Giant cell tumour of the flexor tendon sheath of the foot[J]. *J Plast Reconstr Aesthet Surg.* 2008;61(7):815–818.）

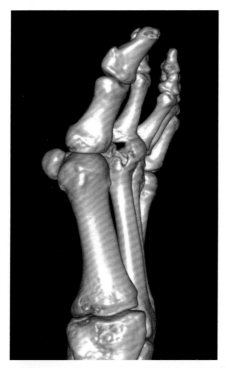

图 132-6　右足 CT 三维重建，显示使用糖皮质激素的第二跖骨软骨炎患者的移位性骨折
（Kenny L, Purushothaman B, Teasdale R, El-Hassany M, Parvin B. Atypical presentation of acute Freiberg disease[J]. *J Foot Ankle Surg.* 2017;56(2):385–389.）

并发症和注意事项

　　未能通过手术妥善治疗的严重的第二跖骨软骨炎通常会持续疼痛和残疾，并且在大多数患者中会导致受累关节持续损伤。如果不能正确鉴别与第二跖骨软骨炎类似的其他疾病，可能会导致严重的疼痛和功能障碍。

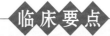

　　第二跖骨软骨炎是一种经常被遗漏的诊断，因此会导致许多不必要的疼痛甚至残疾。对于所有主诉足前部疼痛的患者，临床医师都应将第二跖骨软骨炎纳入鉴别诊断。并发的关节炎、肌腱炎和痛风可能会加重疼痛，可能需要额外的治疗。使用物理疗法，如局部热敷和冷敷，以及减轻负重，都可能缓解症状。应避免剧烈运动，因为剧烈运动会加重患者症状，并可能对足造成进一步损伤。常用镇痛药和非甾体抗炎药可以与注射技术联合使用。

（郭云观　译　李　君　审校）

原书参考文献

Blaise Williams DS III, Hertel J, Ingersoll CD, et al. Rehabilitation of leg, ankle, and foot injuries. In: *Pathology and intervention in musculoskeletal rehabilitation.* 2nd ed. W.B. Saunders; 2016:851–880.

Cerrato RA. Freiberg's disease. Foot *Ankle Clin.* 2011;16(4):647–658.

Kenny L, Purushothaman B, Teasdale R, et al. Atypical presentation of acute Freiberg disease. *J Foot Ankle Surg.* 2017;56(2):385–389.

Parvizi J, Kim GK. Freiberg's disease. In: *High yield orthopaedics.* Philadelphia: W.B. Saunders; 2010:197–198.

Waldman SD. Functional anatomy of the ankle and foot. In: *Pain review.* 2nd ed. Philadelphia: Elsevier; 2017:149–150.

Waldman SD, Campbell RSD. Anatomy: special imaging considerations of the ankle and foot. In: *Imaging of pain.* Philadelphia: Saunders; 2011:417–420.

Waldman SD, Campbell RSD. Freiberg's disease. In: *Imaging of pain.* Philadelphia: Saunders; 2011:447–448.

第 133 节

足底腱膜炎
(Plantar Fascitis)

ICD-10 CODE M72.9

临床综合征

　　足底腱膜炎的特征是跟骨足底的疼痛和压痛。女性的发病率是男性的两倍。足底腱膜炎由足底腱膜炎症引起，可单独发生，也可作为全身性炎症疾病的一部分，如类风湿关节炎、赖特综合征或痛风。长时赤足走路，长期穿拖鞋或者肥胖都可能引起足底腱膜炎（图 133-1）。高强度有氧运动也是足底腱膜炎的诱因之一。

体征和症状

　　当足底腱膜炎患者在一段时间内没有用患足负重行走，首次用患足行走时产生的足底腱膜炎疼痛最为严重，长时间站立或行走会加重疼痛。查体时患者表现为跟骨跳跃征阳性（calcaneal jump sign），由足底内侧跟骨结节上的压痛点所引起（图 133-2）。沿着足底腱膜向前移动时患者也可能会出现压痛。足趾背屈绷紧足底腱膜，然后沿着足底腱膜从脚跟触摸到脚尖，会加重疼痛。

检查

　　所有怀疑由足底腱膜炎引起疼痛的患者均需进行 X 线、磁共振和超声检查，以排除隐匿性骨疾病和肿瘤（图 133-3 ~ 图 133-6）。足底腱膜炎缺乏特征性的影像学改变。但放射性核素骨扫描可显示足底腱膜附着于跟骨内侧结节处的摄取增加；还可以排除在 X 线平片上看不到的应力性骨折。根据患者的临床表现进行其他检测，包括血常规、前列腺特异性抗原水平、血沉和抗核抗体检测。后文所述注射

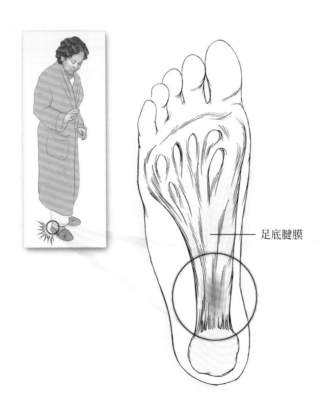

图 133-1　足底腱膜炎的疼痛局限于足后部，可导致明显的功能障碍

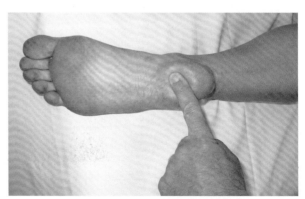

图 133-2　足底腱膜炎会出现跟骨跳跃征

（Waldman SD. *Physical diagnosis of pain: an atlas of signs and symptoms*[M]. Philadelphia: Saunders; 2006:379.）

技术可作为该病的诊断和治疗手段。

鉴别诊断

表 133-1 列出了足跟疼痛的常见原因。足底腱膜炎的疼痛可能与许多疾病相混淆，包括 Sever 病、Morton 神经瘤或籽骨炎。足底腱膜炎特征性的足趾背屈疼痛有助于鉴别诊断。跖骨或籽骨的应力性骨折、滑囊炎和肌腱炎也可能会与足底腱膜炎的临床表现相混淆。

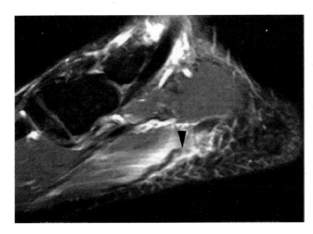

图 133-3　足底腱膜中央束断裂；MRI 显示足底腱膜连续性中断，趾短屈肌广泛水肿（箭头）

（Edelman RR, Hesselink JR, Zlatkin MB, et al., eds. *Clinical magnetic resonance imaging*[M]. 3rd ed. Philadelphia: Saunders; 2006:3456.）

表 133-1　足跟疼痛的常见原因
骨骼疾病
跟骨骨骺炎（Sever 病）
跟骨应力性骨折
跗骨应力性骨折
感染、骨髓炎
关节炎症性疾病（如赖特综合征、银屑病性关节炎）
距下关节炎
软组织疾病
跟腱炎
跟腱断裂
脂肪垫萎缩
跟垫挫伤
足底腱膜断裂
胫骨后肌腱炎
跟骨后滑囊炎
神经性疾病
小指（趾）展肌神经卡压
腰椎疾病
胫后神经跟骨内侧支病变
神经病变
跗管综合征
其他
代谢性疾病
神经瘤
骨软化症
Paget 病
镰状细胞疾病
肿瘤
血管功能不全

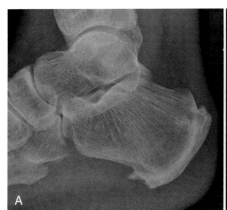
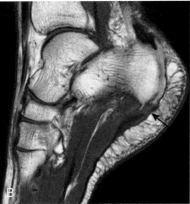
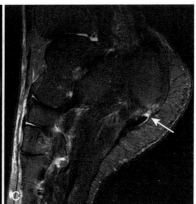

图 133-4　A 为 X 线侧位可见跟骨骨刺；B 为矢状位 T1W 磁共振图像显示足底腱膜起点增厚、信号增强（黑色箭头），骨刺内可见高信号脂髓；C 为在矢状位抑脂 T2 加权（FST2W）MRI 图像上，足底腱膜起点内可见高信号液体（白色箭头），这些表现符合足底腱膜炎和腱膜起始部分撕裂

（Waldman RS, Campbell RSD. *Imaging of pain*[M]. Philadelphia: Elsevier; 2011.）

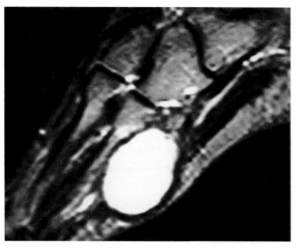

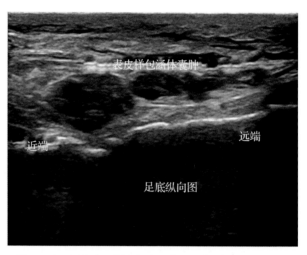

图 133-5　滑膜肉瘤矢状位 T2 加权磁共振图像显示足底有一个较大的软组织肿块；肿块信号均匀，伴有厚囊壁，形似囊液聚集

（Edelman RR, Hesselink JR, Zlatkin MB, et al., eds. *Clinical magnetic resonance imaging*. 3rd ed. Philadelphia: Saunders; 2006:3456.）

图 133-6　足底表面纵向超声图像显示表皮样包涵体囊肿

治疗

　　足底腱膜炎相关疼痛和功能障碍的初始治疗包括非甾体抗炎药（NSAIDs）或 COX-2 抑制剂并联合物理疗法。局部应用冷敷和热敷也可能有效。避免加重患者症状的重复性活动，避免赤足走路或穿着没有良好支撑的鞋走路，短期固定患侧足也可以缓解疼痛。如果这些治疗无效，下一步合理的治疗策略是注射局部麻醉药和糖皮质激素。

　　对足底腱膜炎进行注射治疗时，患者取仰卧位。通过触诊确定足跟内侧，并消毒这一区域。严格遵循无菌原则，用无菌注射器抽取 0.25% 不含防腐剂的丁哌卡因 2ml 和甲泼尼龙 40mg，并连接一个 3.8cm 的 25G 针头。从确定好的部位垂直皮肤缓慢进针，朝向跟骨内侧面的中央，碰到骨头后，将针稍微后退离开骨膜，然后在缓慢退针过程中将药物缓慢注入。由于足跟的密闭性，注射时会感到有轻微的阻力。超声引导下进针可以提高针尖位置的准确性，降低针刺相关并发症的发生率。临床经验表明，注射富含血小板的血浆和（或）干细胞可以缓解症状并有助于康复。

　　在患者接受注射后数日内，应开始物理疗法，包括局部热敷与温和的拉伸运动。应避免剧烈运动，

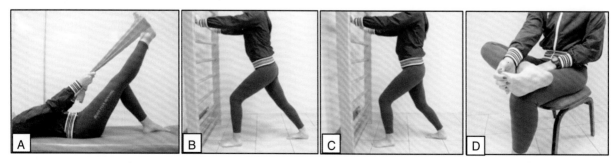

图 133-7　一系列单纯拉伸运动 A 为仰卧位直腿抬高；B 为膝盖伸直的足底屈肌拉伸；C 为膝盖屈曲的足底屈肌拉伸；D 为足底腱膜拉伸。

（Kamonseki AH, Gonçalves GA, Yi LC, et al. Effect of stretching with and without muscle strengthening exercises for the foot and hip in patients with plantar fasciitis: a randomized controlled single-blind clinical trial[J]. *Manual Therapy*. 2016;23:76–82.）

以免加重患者的症状。拉伸运动可能特别有益（图133-7）。足跟护垫或矫正器可能有效。低能量体外冲击波疗法也可以缓解顽固病例的症状。常用镇痛药、非甾体抗炎药和减轻肌张力的药物（如替扎尼定），可与注射技术联合使用。

并发症和注意事项

注射的主要并发症与针头对注射部位和其下方组织的损伤有关。一些患者在注射后会主诉疼痛暂时加重，轻柔缓慢地注射可以减少这种情况。如果不遵循无菌原则，发生感染虽然罕见，但也可能会发生。

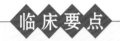
临床要点

本文所述的注射术对治疗足底腱膜炎的疼痛非常有效。如果对临床上相关的解剖结构多加注意，该操作将相对安全；必须严格遵循无菌原则以防止感染，注意采取全面预防措施，将术者的风险降到最低。

（郭云观　译　　李　君　审校）

原书参考文献

Dinneen AJ, Shafafy R, Carne A, et al. Posterior heel pain. *Orthopaedics and Trauma.* 2016;30(1):8–17.

Gogna P, Gaba S, Mukhopadhyay R, et al. Plantar fasciitis: a randomized comparative study of platelet rich plasma and low dose radiation in sportspersons. *Foot (Edinb).* 2016;28:16–19.

Huffer D, Hing W, Newton R, et al. Strength training for plantar fasciitis and the intrinsic foot musculature: a systematic review. *Phys Ther Sport.* 2017;24:44–52.

Rose B, Singh D. Inferior heel pain. *Orthopaedics and trauma.* 2016;30(1):18–23.

Waldman SD. Injection technique for plantar fasciitis. In: *Atlas of pain management injection techniques.* 4th ed. Philadelphia: Elsevier; 2017:648–651.

Waldman SD. Plantar fasciitis. In: *Pain review.* 2nd ed. Philadelphia: Elsevier; 2017:314–315.

Waldman SD. Plantar fasciitis and other abnormalities of the plantar fascia. In: *Waldman's comprehensive atlas of diagnostic ultrasound of painful conditions.* Philadelphia: Wolters Kluwer; 2016:1005–1019.

Waldman SD, Campbell RSD. Plantar fasciitis. In: *Imaging of pain.* Philadelphia: Saunders; 2011:457–458.

第 134 节

籽骨炎
(Sesamoiditis)

ICD-10 CODE **M25.871**

临床综合征

籽骨炎是前脚掌最常见的疼痛综合征之一，其特点是跖骨头的压痛和疼痛。第一跖骨的籽骨最常受累，但第二和第五跖骨头的籽骨也会发生籽骨炎。患者常感到走路时鞋里好像有石头（图 134-1）。长时间站立或长距离行走、穿不合适的鞋或鞋垫会加重疼痛。籽骨炎最常与踢足球时铲球的动作、跑步跳舞时的重复性微创伤有关。籽骨是一个小而圆的结构，嵌入足部的屈肌腱中，通常极为贴近关节。几乎所有患者都有第一跖骨的籽骨，相当一大部分患者第二和五跖骨头也有籽骨。这些籽骨减少了屈肌腱在靠近关节时的摩擦和压力。

体征和症状

籽骨炎引起的疼痛在长时间站立和行走时加重。随着炎症加重，爬楼梯变得越来越困难。穿高跟鞋、穿着不合适的鞋或鞋垫会加剧患者的功能障碍和疼痛。籽骨炎患者常主诉行走时鞋子里好像有石头。

查体时，按压籽骨可再现疼痛。籽骨炎与跖骨痛不同，跖骨痛患者的触痛区固定于跖骨头上方，而籽骨炎患者在主动屈曲足趾时，触痛的位点会随屈肌腱一起移动。受累籽骨相应部位的皮肤会出现硬痂（图 134-2）。籽骨炎患者常表现出减痛步态，以减轻行走时的负重。籽骨急性创伤时，足底表面可能出现瘀斑。

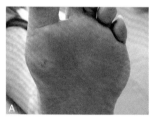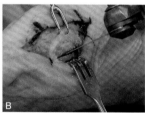

图 134-2 A 为顽固性籽骨炎患者足底相应部位角化；B 为手术照片显示籽骨刮除术，用电锯切除籽骨突出于足底表面的部分

（Cohen BE. Hallux sesamoid disorders[J]. *Foot Ankle Clin.* 2009;14(1):91–104.）

检查

所有怀疑籽骨炎疼痛的患者均需进行 X 线、磁共振和超声检查，以排除隐匿性骨疾病和肿瘤（图 134-3 ～图 134-5）。放射性核素骨扫描可以排除在 X 线平片上看不到的应力性骨折（图 134-6）。根据

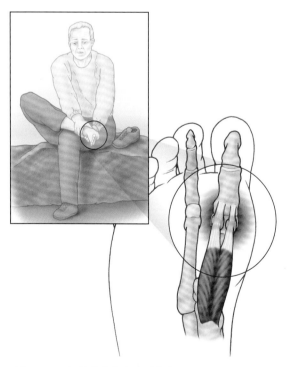

图 134-1 籽骨炎患者走路时常常感到鞋里好像有石头

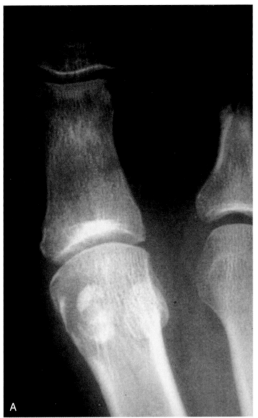

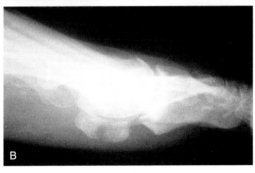

图 134-3　A 为籽骨骨折，胫侧籽骨应力性骨折伴分离正位片；B 为胫侧籽骨应力性骨折伴分离侧位片

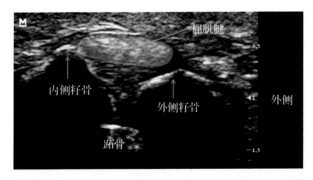

图 134-5　超声图像显示位于跖骨上方的外侧籽骨和内侧籽骨

患者的临床表现进行其他检查，包括血常规、综合代谢分析、前列腺特异性抗原、血沉和抗核抗体检

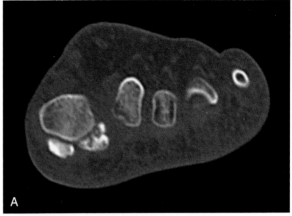

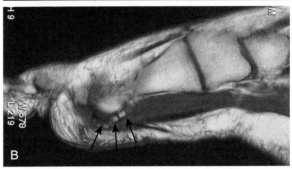

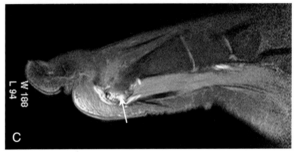

图 134-4　A 为一例籽骨炎患者的冠状位 CT，显示外侧籽骨的碎裂和硬化；B 为矢状位 T1W 磁共振（MRI）图像示显示骨碎裂（黑色箭头）；C 为脂肪抑制 T2 加权（FST2W）MRI图像显示相应位置出现高信号，为组织水肿（白色箭头）（Waldman SD, Campbell RSD. *Imaging of pain*[M]. Philadelphia, Elsevier; 2011.）

测。后文所述注射技术可作为该病诊断和治疗的手段。

鉴别诊断

　　Morton 神经瘤和跖间滑囊炎经常与足部籽骨的炎症和骨折相混淆。籽骨骨折的疼痛局限于足底面，并且不伴有 Morton 神经瘤的神经炎表现。足部肌腱炎和跖骨应力性骨折也可以出现类似 Morton 神经瘤的疼痛。

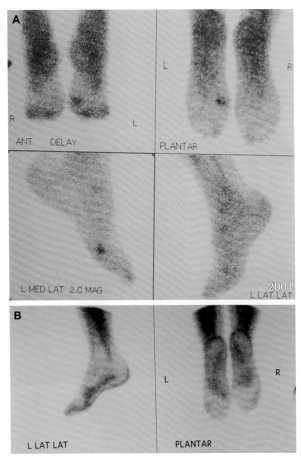

图 134-6　籽骨炎；⁹⁹Te 骨扫描，前足局部视图显示籽骨炎

治疗

籽骨炎相关疼痛和功能障碍的初始治疗包括非

甾体抗炎药（NSAIDs）或 COX-2 抑制剂并联合物理疗法。局部应用冷敷和热敷也可能有效。避免加重患者症状的重复性运动，避免赤足走路或穿着没有良好支撑的鞋走路以及短期固定患侧足可以缓解疼痛。如果这些治疗无效，下一步合理的策略是局部注射局部麻醉药和糖皮质激素。

对籽骨炎进行注射治疗时，患者仰卧位。常规消毒籽骨部位的皮肤。严格遵循无菌技术，用无菌注射器抽取 0.25% 不含防腐剂的丁哌卡因 2ml 和甲泼尼龙 40mg，并连接一个 1.6cm 的 25G 针头。识别受累的籽骨，针头触及籽骨（图 134-7）后将针头稍微后退离开骨膜，当针头位于受累籽骨旁的正确位置且回抽未见血液后，轻轻地注射药物。由于足跟的密闭性，注射时会感到有轻微的阻力。如果遇到明显阻力，针尖可能位于韧带或肌腱中，应稍微向前或向后移动，直到注射过程中没有明显阻力为止。退出针尖，注射部位加压包扎和冰敷。冰敷时间不应超过 10 分钟，以免冻伤。超声引导下进针可以提高针尖位置的准确性，降低针刺相关并发症的发生率。

在患者接受注射后数日内，应采用物理疗法，包括局部热敷与适当的拉伸运动。应避免剧烈运动，以免加重症状。足跟护垫或矫正器可能有效。低能量体外冲击波疗法也可以缓解顽固病例的症状。常用的镇痛药、非甾体抗炎药和减轻肌张力的药物（如替扎尼定），可与注射技术同时使用。

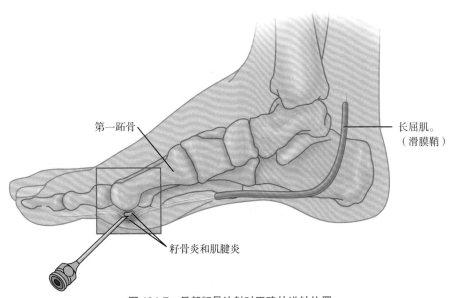

第一跖骨

长屈肌。
（滑膜鞘）

籽骨炎和肌腱炎

图 134-7　足部籽骨注射时正确的进针位置

并发症和注意事项

注射的主要并发症与针尖对注射部位和其下方组织的损伤有关。一些患者在注射后会主诉疼痛暂时加重，轻柔缓慢地注射可以减少这种情况。如果不遵循无菌技术，发生感染虽然罕见，也可能会发生。

临床要点

前脚掌疼痛是一种常见的临床症状。籽骨炎必须与跖骨应力性骨折、跖骨疼痛、Morton神经瘤和籽骨骨折进行鉴别诊断。虽然上文所述的注射技术可以缓解籽骨炎的疼痛，但患者通常还需要穿矫形鞋，包括鞋垫，以帮助减轻受累籽骨的压力。并发的滑囊炎和肌腱炎也可能加重跖骨疼痛，需要局部注射局部麻醉药和皮质糖皮质激素进行额外治疗。如果对临床上相关的解剖结构多加注意，注射操作是相对安全的。必须严格遵循无菌原则以防止感染，并注意采取全面预防措施，将术者的风险降到最低。注射后立即加压包扎，可以减少瘀斑和血肿。应在籽骨炎注射治疗后几天内，开始使用物理治疗，包括局部热敷与小范围的运动锻炼。应避免剧烈运动，以免加剧患者的症状。常用的镇痛药和非甾体抗炎药可与注射治疗同时使用。

（郭云观　译　　李　君　审校）

原书参考文献

Cohen BE. Hallux sesamoid disorders. *Foot Ankle Clin.* 2009;14(1):91–104.

Kulemann V, Mayerhoefer M, Trnka HJ, et al. Abnormal findings in hallucal sesamoids on MR imaging—associated with different pathologies of the forefoot? An observational study. *Eur J Radiol.* 2010;74(1):226–230.

Schein AJ, Skalski MR, Patel DB, et al. Turf toe and sesamoiditis: what the radiologist needs to know. *Clin Imaging.* 2015;39(3):380–389.

Waldman SD. Injection technique for sesamoiditis pain. In: *Atlas of pain management injection techniques.* 4th ed. Philadelphia: Elsevier; 2017:678–681.

Waldman SD. Sesamoiditis. In: *Waldman's comprehensive atlas of diagnostic ultrasound of painful conditions.* Philadelphia: Wolters Kluwer; 2016:1179–1186.

Waldman SD, Campbell RSD. Sesamoiditis. In: *Imaging of pain.* Philadelphia: Saunders; 2011:454–456.

第 135 节

跟骨骨刺综合征
(Calcaneal Spur Syndeome)

ICD-10 CODE **M77.30**

临床综合征

跟骨骨刺是造成足跟部疼痛的常见原因。跟骨骨刺可以发生在跟骨结节的任何地方，但最常见于足底腱膜附着处（图 135-1）。跟骨骨刺常无症状，引起疼痛是因为跟骨结节内侧足底腱膜附着处的纤维发生炎症。跟骨骨刺表现出症状时，通常与足底腱膜炎有关。跟骨骨刺与足底腱膜炎一样，可以单独发生，也可以是全身性炎症的一部分（如类风湿关节炎、赖特综合征、痛风）。一些患者的病因完全是机械性损伤，这些患者常有脚跟过度敲击的异常步态。高强度有氧运动也与跟骨骨刺综合征的形成有关（图 135-2）。

体征和症状

当跟骨骨刺患者在一段时间内没有用患足负重行走后，首次用患足行走时产生的跟骨骨刺疼痛最为严重，长时间站立或行走会加重疼痛。查体可见足底内侧跟骨结节上有压痛点，沿着足底腱膜向前移动时患者也可能会出现压痛。负重会加重跟骨骨刺疼痛，通过护垫保护足跟可以缓解疼痛。

检查

所有怀疑由跟骨骨刺引起疼痛的患者均需行 X 线检查，以明确诊断，并排除骨刺骨折、隐匿性骨病和肿瘤。跟骨骨刺缺乏特征性影像学改变，但放射性核素骨扫描可能显示足底腱膜附着于跟骨内侧结节处的摄取增加（图 135-3）。如果怀疑有跟骨骨刺、隐匿性肿块或肿瘤，则需要对足部进行磁共振（MRI）和超声检查（图 135-4 ~ 图 135-5）。MRI、超声检查和放射性核素骨扫描也有助于排除应力性骨折以及其他在 X 线平片上看不到的隐匿性病变（图 135-6）。根据患者的临床表现，可能需要进行其

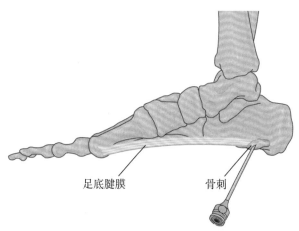

图 135-1　跟骨骨刺在足底腱膜附着的跟骨内侧结节处最常见

足底腱膜　　　　骨刺

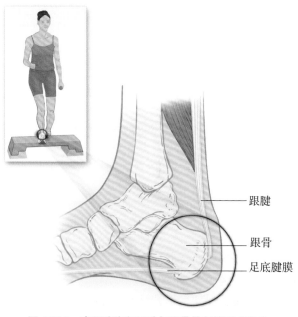

跟腱

跟骨

足底腱膜

图 135-2　高强度有氧运动与跟骨骨刺的形成有关

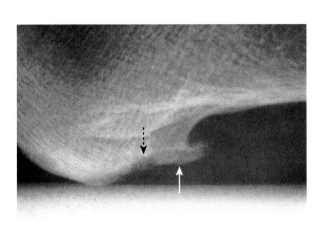

图 135-3　侧位负重 X 线显示跟骨骨刺的特写图，虚线箭头显示小的"鞍型损伤"，实心箭头显示一条细微的骨折线

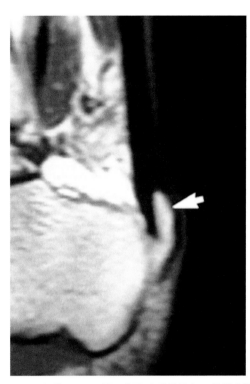

图 135-4　矢状 T1MRI 显示在跟腱附着处有一骨刺（箭头）

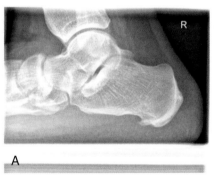
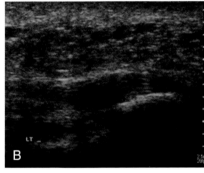
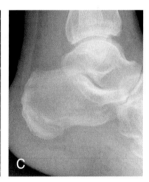

图 135-5　慢性足跟痛的评估；A 为侧位跟骨 X 线平片显示跟骨骨刺，可能与足底腱膜炎有关，但也可发生在无症状个体中；如需要明确诊断，可进一步行足底腱膜超声（US）；B 为足底腱膜炎的足底腱膜增厚。US 可用于引导病灶区域注射糖皮质激素；C 为跟骨侧位片显示跟骨应力性骨折的硬化表现，如果对慢性足跟疼痛患者进行 X 线检查，目标应是排除引起疼痛的其他病因，如应力性骨折，而并非只为了寻找跟骨骨刺

他检测，包括血常规、前列腺特异性抗原、血沉和抗核抗体检测。后文所述注射技术可作为该病诊断和治疗的手段。

鉴别诊断

跟骨骨刺的疼痛常与足底腱膜炎的疼痛相混淆，但足底腱膜炎在足趾背屈时诱发的特征性疼痛可帮助鉴别诊断。跟骨应力性骨折、滑囊炎和肌腱炎也会混淆临床表现。

治疗

跟骨骨刺综合征相关疼痛和功能障碍的初步治疗包括非甾体抗炎药（NSAIDs）或 COX-2 抑制剂并联合物理疗法。局部应用冷敷和热敷也可能有效。避免加重患者症状的重复性运动以及短期固定患部，可以缓解疼痛。如果这些治疗无效，下一步合理的治疗策略是局部注射麻醉药和糖皮质激素。

对跟骨骨刺进行注射治疗时，患者仰卧位。通

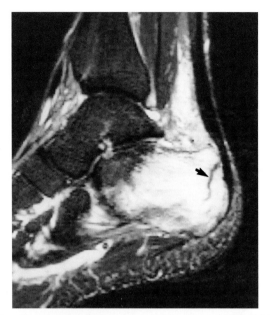

图 135-6　跟骨应力性骨折一名马拉松运动员，矢状位磁共振图像显示跟骨疲劳骨折（如箭头所示），伴有广泛的骨髓水肿和跟腱轻度增厚，该肌腱前异常的高信号提示腱鞘周围炎

临床要点

　　并发的滑囊炎、足底腱膜炎和肌腱炎可能加重患者足部疼痛，因此需要局部注射更多的局部麻醉药和甲泼尼龙进行额外治疗。本文所述的注射技术对治疗跟骨骨刺综合征的疼痛极为有效，如果对临床上相关的解剖结构多加注意，注射操作相对安全。

（郭云观　译　　李　君　审校）

原书参考文献

Chang CD, Wu JS. MR imaging findings in heel pain. *Magn Reson Imaging Clin N Am.* 2017;25(1):79–93.

Johal KS, Milner SA. Plantar fasciitis and the calcaneal spur: fact or fiction? *Foot Ankle Surg.* 2012;18(1):39–41.

Rankine JJ. Imaging of foot and ankle disorders. *Orthop Trauma.* 2009;23(6):412–419.

Waldman SD. Calcaneal spurs. In: *Waldman's comprehensive atlas of diagnostic ultrasound of painful conditions.* Philadelphia: Wolters Kluwer; 2016:1020–1029.

Waldman SD. Injection technique for plantar fasciitis. In: *Atlas of pain management injection techniques.* 4th ed. Philadelphia: Elsevier; 2017:652–654.

过触诊确定与跟骨刺相连的足跟疼痛区域，并对这一部位的皮肤进行消毒。严格遵循无菌技术，用无菌注射器抽取 0.25% 不含防腐剂的丁哌卡因 2ml 和甲泼尼龙 40mg，并连接一个 3.8cm 的 25G 针头。确认足跟疼痛部位，朝向足跟疼痛部位的中央，垂直皮肤进针，碰到骨头后，将针稍微后退离开骨膜，然后在缓慢退针过程中将注射器内的药物缓慢注入。由于足跟的密闭性，注射时会感到有轻微的阻力。超声引导下进针可以提高针尖位置的准确性，降低针刺相关并发症的发生率。

　　在患者接受注射后数日内，应开始物理疗法，包括局部热敷与小范围的运动锻炼。U 型鞋跟和脚跟硅胶鞋垫也可以有效缓解症状。

并发症和注意事项

　　如果漏诊导致患者疼痛的原发性或转移性足部肿瘤，可能会带来灾难性后果。注射的主要并发症是感染，需严格遵循无菌原则预防感染。约 25% 的患者在注射后出现疼痛暂时加重，应提前告知患者这种可能性。

第 136 节

槌状趾
(Mallet Toe)

ICD-10 CODE **M20.40**

临床综合征

槌状趾是远端趾间关节的屈曲畸形并伴有疼痛（图 136-1）。虽然所有足趾均可出现畸形，但第二足趾最常受累。槌状趾通常由挤压伤造成（图 136-2）。与踇趾囊肿和锤状趾一样，槌状趾和穿紧而窄的尖头鞋有关（图 136-3）；同样，与踇趾囊肿一样，女性比男性更常罹患槌状趾。偶发的滑囊炎可以和槌状趾并发，并导致患者疼痛。在受累脚趾的凸起面也可能会出现老茧或溃疡。穿着高跟鞋会加重上述问题。

体征和症状

大多数患者会主诉疼痛局限于远端趾间关节以及没有合适的鞋可穿。走路会加重疼痛，而休息和热敷会缓解疼痛。疼痛的特点为持续性酸痛，甚至可以干扰睡眠。部分患者主诉使用此关节时会感觉到弹响，查体时可能出现摩擦音。除了疼痛，槌状趾患者的远端趾间关节会出现明显的屈曲畸形。与踇趾囊肿不同，槌状趾患者足趾对齐方式相对正常。

检查

所有出现槌状趾的患者均需进行 X 线和超声检查（图 136-4）。如果怀疑有关节不稳定、隐匿性肿块或肿瘤，则需要对足趾进行磁共振成像检查。根

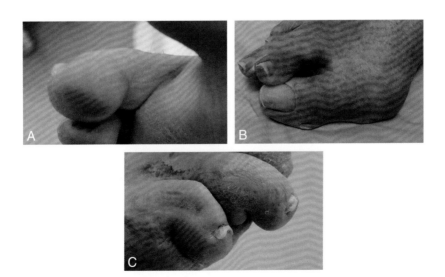

图 136-1　A 为槌状趾的临床表现，远端趾间关节（DIP）有屈曲畸形，近端趾间关节（PIP）和跖趾关节（MTP）处于中立位置；B 为锤状趾的临床表现为 MTP 伸长、PIP 弯曲和 DIP 伸长，可能与踇外翻畸形有关；C 为糖尿病患者爪形趾的临床表现，PIP 和 DIP 弯曲，MTP 伸长

（Di Preta JA. Metatarsalgia, lesser toe deformities, and associated disorders of the forefoot[J]. *Med Clin North Am.* 2014;98(2): 233–251.）

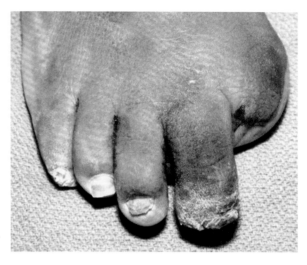

图 136-2　糖尿病患者的足部，第二足趾的远端趾骨骨髓炎和槌状趾（远端趾间关节 DIP 挛缩）；在 DIP 处离断关节，去除感染病灶并截短突出的脚趾；足趾离断术后第二足趾凸出导致其远端被鞋磨伤

（Bowker JH, Pfeifer MA, eds. *Levin and O'Neal's the diabetic foot*[M]. 7th ed. Philadelphia: Mosby; 2008:403–428.）

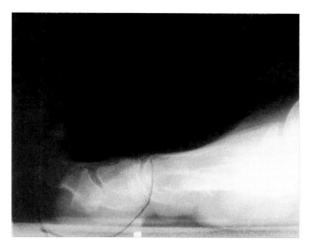

图 136-4　槌状趾；侧位 X 线平片显示远端趾间关节严重弯曲，导致指甲尖端受到创伤

（Ceccarini P, Ceccarini A, Rinonapoli G, Caraffa A. Correction of hammer toe deformity of lateral toes with subtraction osteotomy of the proximal phalanx neck[J]. *J Foot Ankle Surg*. 2015;54(4):601–606.）

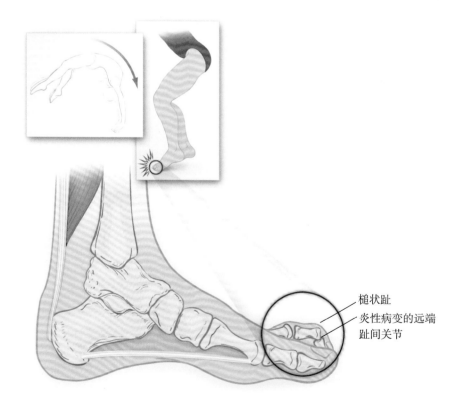

槌状趾
炎性病变的远端趾间关节

图 136-3　槌状趾通常由挤压伤造成；尽管穿紧而窄的尖头鞋与其发生有关，它经常出现在体操运动员身上

据患者的临床表现进行其他检查，包括血常规、血沉和抗核抗体检测。

鉴别诊断

槌状趾通常可以单纯通过临床表现进行诊断。足部与踝部的滑囊炎和肌腱炎通常会和槌状趾并发。跖骨、趾骨或足部籽骨压力性骨折也可能混淆诊断，并且需要特别的治疗。

治疗

槌状趾相关疼痛和功能障碍的初始治疗包括非甾体抗炎药或 COX-2 抑制剂并可联合物理治疗。局部应用冷敷和热敷可能也有效。避免加重患者症状的重复性活动，避免穿尖头鞋或高跟鞋以及短期固定患部脚趾，可以缓解疼痛。如果这些治疗无效，下一步合理的治疗策略是使用局部麻醉药和糖皮质激素进行关节内注射。

对槌状趾进行注射治疗时，患者取仰卧位，消毒患部足趾区域。严格遵循无菌技术，用无菌注射器抽取 0.25% 不含防腐剂的丁哌卡因 1.5ml 和甲泼尼龙 40mg，并连接一个 1.6cm 的 25G 针头。确认槌状趾，将针对着远端趾骨小心进针（图 136-5）。针头碰到骨头后稍微后退，离开骨膜，然后将注射器内药物缓慢注入。注射时应该只有微小的阻力，如果遇到太大的阻力，则针头可能在韧带或肌腱内，此时应该将针头稍微前进或后退，直到可以顺利注射而没有明显阻力。注射之后将针头拔出，并在注射处加压包扎和冷敷。

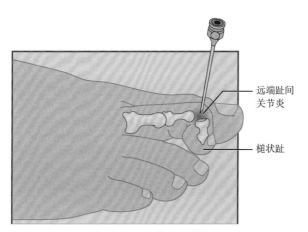

远端趾间
关节炎

槌状趾

图 136-5　槌状趾注射技术

并发症和注意事项

如果漏诊了导致患者疼痛的原发性或转移性足部肿瘤，可能会带来灾难性后果。注射的主要并发症是感染，采用严格遵循无菌技术预防。约 25% 的患者在注射后疼痛会暂时加重，应提前告知患者这种可能性。

在患者接受注射后数日内，应开始物理疗法，包括局部热敷与小范围的运动锻炼。

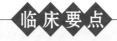

并发的滑囊炎和肌腱炎可能加重患者足部疼痛，需要局部注射更多的局部麻醉药和甲泼尼龙进行治疗。上文所述的注射技术对治疗槌状趾疼痛非常有效，如果仔细注意临床相关的解剖结构，该注射操作是相对安全的。应避免穿尖头鞋和高跟鞋，以免加重患者的症状。

（郭云观　译　　李　君　审校）

原书参考文献

DiPreta JA. Metatarsalgia, lesser toe deformities, and associated disorders of the forefoot. *Med Clin North Am.* 2014;98(2):233–251.

Molloy A, Shariff R. Mallet toe deformity. *Foot Ankle Clin.* 2011;16(4):537–546.

Montgomery HC, Davies MB. Common disorders of the adult foot and ankle. *Surgery (Oxford).* 2016;34(9):475–481.

Waldman SD. Hammer toe, claw toe, and mallet toe pain syndromes. In: *Waldman's comprehensive atlas of diagnostic ultrasound of painful conditions.* Philadelphia: Wolters Kluwer; 2016:1055–1062.

Waldman SD. Injection technique for mallet toe. *In: Atlas of pain management injection techniques.* 4th ed. Philadelphia: Elsevier; 2017:666–667.

锤状趾

(Hammer Toe)

ICD-10 CODE M20.40

临床综合征

锤状趾是近端趾间关节的屈曲畸形并伴有疼痛，中间和远端趾骨向下弯曲至近端趾骨（图 137-1）。第二足趾最常受累，且常为双侧。与踇外翻畸形一样，锤状趾与穿尖头鞋有关，与创伤也有关（图 137-2）。与踇趾囊肿一样，女性比男性更常罹患锤状趾。偶发的滑囊炎可以和锤状趾并存（图 137-3），并导致患者疼痛。在受累足趾的凸起面也可能会出现老茧或溃疡。高跟鞋会加重这些问题。

体征和症状

多数患者会主诉疼痛局限于远端趾间关节以及没有合适的鞋可穿。走路会加重疼痛，而休息和热敷会缓解疼痛。疼痛的特点是持续性酸痛，甚至影

响睡眠。部分患者主诉使用此关节时会感觉到弹响，查体时可能会出现捻发音。除了疼痛，锤状趾患者的近端趾间关节会出现明显的屈曲畸形。

检查

所有出现锤状趾的患者均需进行 X 线检查（图137-4）。如果怀疑有关节不稳定、隐匿性肿块或肿瘤，则需要对足趾进行磁共振和超声检查。根据患者的临床表现，可能需要进行其他检查，包括血常规、血沉和抗核抗体检测。

鉴别诊断

锤状趾常可单纯通过临床表现而诊断。足部与

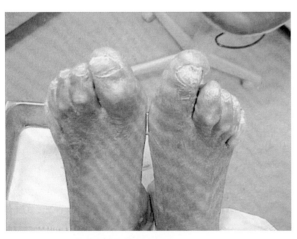

图 137-1　多发半僵硬锤状趾患者；可见真菌性指甲病变，可能由足趾尖的持续损伤引起

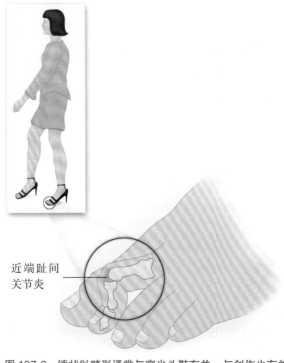

近端趾间关节炎

图 137-2　锤状趾畸形通常与穿尖头鞋有关，与创伤也有关

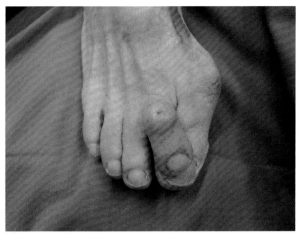

图 137-3 锤状趾畸形，注意偶发的囊性变
（Ceccarini P, Ceccarini A, Rinonapoli G, Caraffa A. Correction of hammer toe deformity of lateral toes with subtraction osteotomy of the proximal phalanx neck[J]. *J Foot Ankle Surg.* 2015;54(4):601–606.）

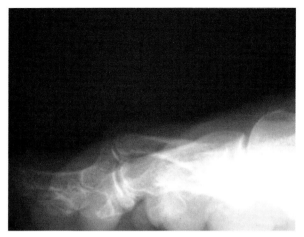

图 137-4 锤状趾畸形的侧位 X 线
（Kwon JY, De Asla RJ. The use of flexor to extensor transfers for the correction of the flexible hammer toe deformity [J]. *Foot Ankle Clin.* 2011;16(4):573–582.）

踝部滑囊炎和肌腱炎通常会与锤状趾并发。跖骨、趾骨或足部籽骨压力性骨折也可能混淆诊断，并需要特别的治疗。

治疗

锤状趾相关疼痛和功能障碍的初始治疗包括非甾体抗炎药或 COX-2 抑制剂并联合物理疗法。局部应用冷敷和热敷可能也有效。避免加重患者症状的重复性活动，避免穿尖头鞋或高跟鞋，以及短期固定患部足趾，也可以缓解疼痛。如果这些治疗无效，下一步合理的治疗策略是使用局部麻醉药和糖皮质激素进行局部注射。

对锤状趾进行注射治疗时，患者仰卧位，消毒患部足趾区域。严格遵循无菌原则，用无菌注射器抽取 0.25% 不含防腐剂的丁哌卡因 1.5ml 和甲泼尼龙 40mg，并连接一个 1.6cm 的 25G 针头。确认锤状趾位置，将针对着第二跖骨头小心进针（图 137-5）。针头碰到骨头后应稍微后退，离开骨膜，然后将注射器内药物缓慢注入。注射时应该只有微小的阻力，如果遇到太大的阻力，则针头可能在韧带或肌腱内，此时应该将针头稍微前进或后退，直到可以顺利注射而没有明显阻力。注射之后将针头拔出，并在注射处加压包扎和冷敷。

在患者接受注射后数日内，应开始物理疗法，包括局部热敷与小范围的运动锻炼。

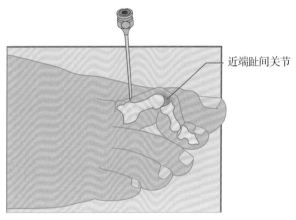

近端趾间关节

图 137-5 锤状趾畸形注射时正确的进针位置
（Waldman SD. *Atlas of pain management injection techniques* [M]. Philadelphia: Saunders; 2000:359.）

并发症和注意事项

如果未能识别导致疼痛的原因是原发性或转移性肿瘤，可能会带来灾难性后果。注射的主要并发症是感染，须遵循严格的无菌技术预防感染。约 25% 的患者在注射后疼痛会暂时加重，应提前告知患者这种可能性。

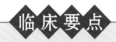

临床要点

　　并发的滑囊炎和肌腱炎可能会加重患者足部疼痛，需要局部注射更多的局部麻醉药和甲泼尼龙进行治疗。上文所述的注射技术对治疗锤状趾疼痛非常有效，如果仔细注意临床相关的解剖结构，该注射操作是相对安全的。患者应避免穿尖头鞋和高跟鞋，以免加重症状。

（郭云观　译　李　君　审校）

原书参考文献

DiPreta JA. Metatarsalgia, Lesser toe deformities, and associated disorders of the forefoot. *Med Clin North Am.* 2014;98(2):233–251.

Montgomery C, Davies MB. Common disorders of the adult foot and ankle. *Surgery (Oxford).* 2016;34(9):475–481.

Waldman SD. Hammer toe, claw toe, and mallet toe pain syndromes. In: *Waldman's comprehensive atlas of diagnostic ultrasound of painful conditions.* Philadelphia: Wolters Kluwer; 2016:1055–1062.

Waldman SD. Injection technique for hammer toe. In: *Atlas of pain management injection techniques.* 4th ed. Philadelphia: Elsevier; 2017:668–669.